运动筋膜学

FASCIA IN SPORT AND MOVEMENT

人民卫生出版社

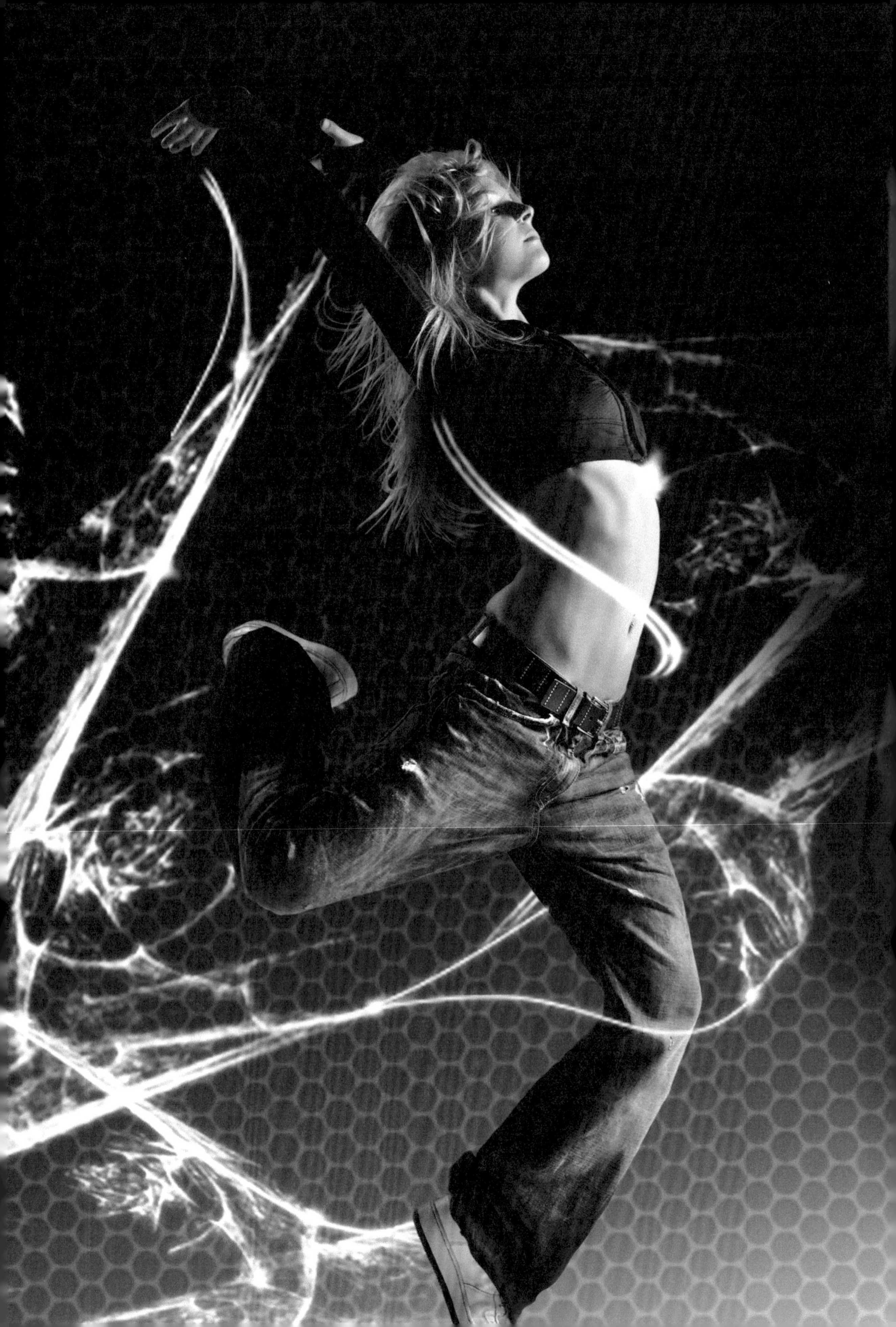

运动筋膜学

FASCIA IN SPORT AND MOVEMENT

主　　编　Robert Schleip　Amanda Baker

主　　译　关　玲

副 主 译　周维金　富大力

译者名单（以汉语拼音为序）

车筱媛　陈伟杰　陈星达　富大力　关　玲
韩云峰　吉　喆　李腾飞　林贵斌　刘海生
齐　伟　孙　扬　汪黎明　王　彦　张宝慧
张梦雪　张　铭　张正阳　周维金

人民卫生出版社

Translation from the English language edition:
Fascia in Sport and Movement

The original English language work has been published by:
Handspring Publishing Limited
Pencaitland, EH34 5EY, United Kingdom

图书在版编目(CIP)数据

运动筋膜学/(德)罗伯特·施莱普(Robert Schleip)主编；关玲主译. —北京：人民卫生出版社，2017
ISBN 978-7-117-24434-3

Ⅰ.①运… Ⅱ.①罗…②关… Ⅲ.①筋膜-运动系统疾病-研究 Ⅳ.①R686.3

中国版本图书馆CIP数据核字(2017)第086739号

人卫智网	www.ipmph.com	医学教育、学术、考试、健康，购书智慧智能综合服务平台
人卫官网	www.pmph.com	人卫官方资讯发布平台

图字:01-2016-6071

运动筋膜学

主　　译：关　玲
出版发行：人民卫生出版社(中继线 010-59780011)
地　　址：北京市朝阳区潘家园南里19号
邮　　编：100021
E - mail：pmph @ pmph.com
购书热线：010-59787592　010-59787584　010-65264830
印　　刷：北京建宏印刷有限公司
经　　销：新华书店
开　　本：787×1092　1/16　　**印张**：16
字　　数：379千字
版　　次：2017年5月第1版　2024年8月第1版第6次印刷
标准书号：ISBN 978-7-117-24434-3/R·24435
定　　价：198.00元
打击盗版举报电话：010-59787491　E-mail：WQ @ pmph.com
（凡属印装质量问题请与本社市场营销中心联系退换）

主译简介

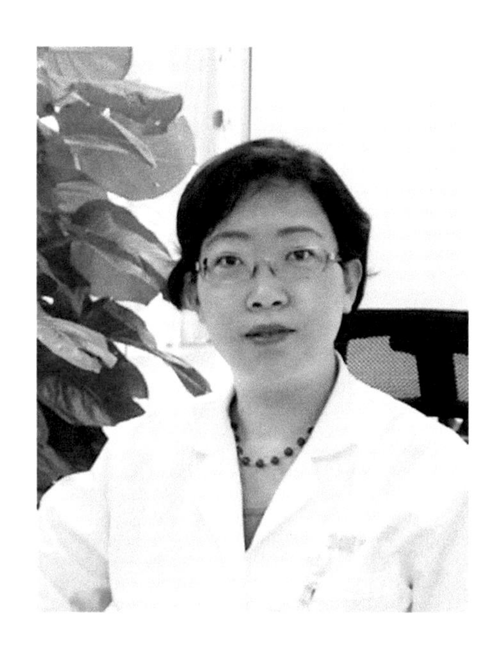

关玲，博士，中国人民解放军总医院(301 医院)针灸科主任，主任医师、教授。中国中医药研究促进会非药物疗法分会会长，解放军中医药学会针灸专业委员会主任委员。出版专著:《针灸基本功》《谢锡亮划经点穴》(DVD)《解剖列车》(第三版主译)

主 编 简 介

主编 Robert Schleip

科学博士、文科硕士,德国 Ulm 大学神经生理系筋膜研究项目负责人;欧洲 Rolfing 联合会研究主管;Ida P. Rolf 研究基金会副主席;Rolfing 和 Feldenkrais 认证教师。

副主编 Amanda Baker

文学硕士,资深临床瑜伽和普拉提教师;健康和健身产业的自由撰稿人;筋膜健康训练导师。

前　　言

多年来，无论是专业运动员和运动爱好者一直都希望运动生理学家和教练员能够用各种方法保持和改善他们的运动能力，同时避免受伤。三十年前，就有大量向心收缩、离心收缩增强肌力的研究，通过等长收缩、等速收缩或者等张训练来塑造肌肉，以及对不同重复收缩次数和间隔时间的研究。随后也有关于缺乏运动导致肌肉量下降以及运动对抗肌肉减少的研究，这些对航空领域有重要意义。肌肉活检技术表明了慢肌和快肌纤维很难互相转换。很久之前，就有研究发现，当肌肉力量在几天内突增时，并不是肌纤维类型的改变，而是神经对肌肉支配和兴奋能力的增加。然而，所有这些研究都获得了结同一结论：要想提高特定的运动能力，例如某一块肌肉的力量，最好的方法是使这块肌肉在全身运动中得到训练。

与此同时，肌骨运动模式在实际运用中受到了挑战，有些事实无法解释。如在腰背部，就应当考虑腰部筋膜对运动能力的影响。最初双腿截肢者是没有资格参加 2008 年奥运会的，原因是认为他的人造下肢比正常人的小腿肌肉更有优势，因为仅靠小腿肌肉的力量是不能支撑并推动人体运动的。有研究发现肌腱和其他结缔组织的能量储备对人类行走至关重要。人类正常的肌筋膜运动系统确实要比人造假肢和动物（例如袋鼠）的下肢略胜一筹，肌腱中的能量存储对于重复性运动至关重要（见第 10 章）。最近研究表明，存储在肩部周围组织里的能量能够让人类投掷的速度超过 161km/h，而与我们近似的灵长类动物的投掷速度仅仅为 32km/h。当肌肉独立工作力量不足时，预拉伸的结缔组织可以快速释放能量来协助其完成动作。腿部大肌腱中已发现一些储能位置，肩部却并非如此。事实上，能量散布在目前还不能确定的网络组织中，但投掷中的“发条机制”已证实全身都在参与。

第 1 章讲述了全身筋膜张力网的基本内涵，从细胞外基质到整联蛋白受体，从细胞膜到细胞核，遍布很多连续的小纤维。可以观察到，运动后的手法按摩，可以激活细胞核的传导通路，数小时后基因转录可以发生变化。把全身设定为一个肌筋膜网络，其中包含骨骼、肌肉，比传统肌骨系统被肌筋膜连接的理念更为实用（见第 1 章）。第 7 章提到的躯干肌肉收缩早于浅表肌肉链的启动，它们也许不仅仅是稳定躯干，或许在利用核心筋膜的松弛以允许“预拉伸”和存储的能量释放，高尔夫球手和武术家在旋转躯干时能够体会到这种力。

如第 8 章所述，关节周围的组织活动性各不相同，有些人更为灵活。然而，弹性在全身并不一致，敏锐的临床医生会发现患者的肘部灵活而腘绳肌紧张，或者相反。当然，也有一些少见的肌肉病，某部位紧张而其他关节很松。第 9 章提到拉伸能增加身体某些部位的活动范围，我们再次发现，获得良好运动表现的最好的方式是练习它。回想筋膜组织储能并在运动中释放，我们就会得出合理的结论：拉伸这些组织达到某一点时，它们的能量吸收性能会改变，结果是减少能量释放，降低随后的运动表现。人类肌肉、肌腱和筋膜之间的相互作用是在数千年中发展出来的，使我们能适应多种活动。我们才刚刚意识到特殊的练习和运动会导致不同的结局，而不能达到你想去的目的地。

骨骼肌对负荷明确的反应有增生或其他方式，最终改变力学分布。第 5 章介绍了结缔组织的概念并探讨它在适宜负荷和过度负荷时的反应。对于某些职业，工作/休息的特殊循环，被认为是耐受或功能缺失。重申一下，任务的特异性很重要。成年以后，除非有伤口修复愈合，否则肌腱将很难再发生变化或重塑。然而，也要看到，每两天就会有细小的结缔组织纤维连接肌肉和附近的小动脉，打开一氧化氮受体，促使血液流向收缩的肌肉。

筋膜生理学和生物化学的附加内容列在第 3 章，下一部分中使用了大量多学科的术语帮助我们理解其在临床中的广泛应用。有些词汇是筋膜特有的。另外一些例如硬化，是塑性形变中的通用名词，已应用于炼铜、钢和其他金属几千年了。第二部分各章或多或少会提及这些生理学原理。在第一部分和第二部分之间相互参照，读者将锻炼一种举一反三的能力。也许这才是这本书最大的贡献，帮助读者在许多不同的治疗系统中决定哪个应做进一步研究思考，哪个应完全或部分纳入自己的临床方法。最重要的是，读者或许将学会鉴别哪些方法适用于哪些患者。

第 25 章提供了在临床检查评估的工具和技术，来协助收集证据以指导治疗、监测进展。我由衷希望这本书能成为医学图书馆里被大家翻烂的多学科补充剂。

Thomas Findley

2014

序

筋膜的确是名副其实的连接！它不仅把人体从关节囊到肌外膜的各种胶原组织连接起来，同时，筋膜学领域的飞速发展也将不同专业、不同个性、不同视角的人们聚集在一起，形成连接。其中既有科学家，也有舞蹈家、拉伸达人以及运动医学名流。所以本书是第一本多学科出版物，它集中整理了筋膜在体育和运动疗法中的重要作用以及有关的科研、实践。

作为编者，我们为本书的完成感到骄傲。在广泛深入的交流合作中，我们成功建立了一个以各个领域顶尖科学家为骨干的团队，他们是不同领域的领军人物，例如运动训练、瑜伽、普拉提、运动康复、壶铃训练、武术、肌肉训练以及舞蹈医疗等。

值得注意的是，正如全身筋膜网中彼此连接的纤维组织特性不同，本书的专业视角也各异。因此，本书特意收纳了多种观点，例如拉伸章节中的争议，正是其他作者就这一话题的后续补充。同样，我们的同行 Thomas Myers 提出的肌筋膜经线在实践中最新的、令人瞩目的进展也在本书中得以展示。然而，也有人提出了肌筋膜经线在人体传导的其他模式。因此，这本书的确展示了诸多令人兴奋的结论和大量可靠、新颖的信息。不仅如此，它还提出了许多具有启发性的新问题。我们基于谨慎的推断以及临床观察认为它们可谓重大的发现，且极具临床价值。

我们还要向 26 位作者致以诚挚的感谢，他们每一位都为这个全新的、充满生机活力的领域中的第一部综合图书贡献了自己的聪明才智。此外，Handspring 出版团队也为我们提供了热情的支持。他们丰富的出版经验以及个人对此领域的熟知程度远远超出了我们的想象。这种“先锋首创”的兴奋与喜悦，在第一届“结缔组织运动医学”大会（Ulm 大学，2013 年 4 月）上就迸发了出来，随后在这个不断发展的领域中形成了多种联合项目，为这本书的诞生提供了一个强大的原动力。我们相信，读者既能感受到这项全新挑战所激发的合作精神，也能获益于这个国际化团队的杰出贡献以及丰富的知识和信息。

Robert Schleip 和 Amanda Baker

写于慕尼黑和布莱顿

2014 年 11 月

编者名录

Joanne Avison, KMI, CTK, E-RYT500, CMED
Director, Art of Contemporary Yoga, Teacher Training, London, UK
Co-chair Presentation Committee: Biotensegrity Interest Group

Leon Chaitow, ND DO
Director, Ida P. Rolf Research Foundation
Honorary Fellow, University of Westminster, London, UK

Stefan Dennenmoser, MA in Sports Science
PhD-student at the Fascia Research Project
Institute of Applied Physiology,
Ulm University, Ulm
Germany
Cert. Adv. Rolfer, Gyrotonic/
Gyrokinesis-Instructor
Fascial-Fitness-Master Trainer (FFA)

Donna Eddy, BHSc TCM,
Grad Dip Counselling, Dip RM,
Cert IV Pilates & Fitness
Physical Therapist & Movement Specialist
Owner & Creator Posture Plus
Co-owner & Creator Everything Movement & The Swinging Weights Academy
Bondi, Sydney, Australia

Klaus Eder, PT
Lecturer at the Institute of Sport Science, University of Regensburg,
Instructor for sports physiotherapy at the German Olympic Sport Confederation,
Donaustauf, Germany

Raoul H.H. Engelbert, PhD, PT
Professor of Physiotherapy, University of Amsterdam, Department of Rehabilitation, AMC Amsterdam
Director, School of Physiotherapy, Amsterdam School of Health Professions, University of Applied Sciences, The Netherlands

Piroska Frenzel, MD
Master student of the Vienna School for Osteopathy at the Danube University Krems, Austria
Member of the Fascia Research Project
Division of Neurophysiology,
Ulm University, Ulm, Germany

Fernando Galán del Río, PhD, PT, DO
Spanish National Football Federation.
Physiotherapy Team
Professor at Department of Physical Therapy, Occupational Therapy,
Rehabilitation and Physical Medicine, Rey Juan Carlos University, Madrid, Spain

Christopher-Marc Gordon SRP, hcpc, HP
Physiotherapist, Naturopath,
Founder of the Center of Integrative Therapy Stuttgart
Myofascial Pain Researcher
Lecturer Institute for Medical Psychology and Behavioural Neurobiology
University Tübingen, Germany

Robert Heiduk, MSc,
Sports Science Director, German Strength and Conditioning Conference Sports Coach,
Bochum, Germany

Helmut Hoffmann, MSS, MBA
Owner Eden Sport Private Institute for Performance Diagnostics
Sportscientific Director Eden Reha Private Clinic for Sport Rehabilitation
Donaustauf, Germany

Birgit Juul-Kristensen, PhD, PT
Associate professor,
Research Unit of Musculoskeletal Function, and Head of Centre for Research in Adapted Physical Activity and Participation, Institute of Sports Science and Clinical Biomechanics
University of Southern Denmark, Odense, Denmark
Professor, Bergen University College, Institute of Occupational Therapy, Physiotherapy and Radiography,
Department of Health Sciences,
Bergen, Norway

Wilbour E. Kelsick, BSC(kin), PhD, DC, FRCCSS(C), FCCRS(C)
Sports Chiropractic Lead
Athletics Olympic Team Canada
Clinical Director
MaxFit Movement Institute
Vancouver, Canada

Michael Kjaer, MD DMSci
Professor, Chief physician
Institute of Sports Medicine, Bispebjerg Hospital and Centre for Healthy Aging
Faculty of Health and Medical Sciences
University of Copenhagen, Copenhagen, Denmark

Werner Klingler, MD, PhD
Director, Neurophysiological Laboratory, Neuroanaesthesiology, Ulm University
Fascia Research Group, Division of Neurophysiology,
Ulm University, Ulm, Germany
Department of Neuroanaesthesiology, Ulm University, Guenzburg, Germany

Elizabeth Larkam
Pilates Method Alliance-Gold CPT
Balanced Body Faculty/Mentor
PMA Heroes in Motion® Pioneer
Distinguished Instructor, Pilates Anytime
GYROTONIC®/GYROKINESIS® Teacher
GCFP®
San Francisco, California, USA

Eyal Lederman, DO, PhD
Director, CPDO Ltd, Self Care Education Ltd.
Senior Honorary Lecturer and Research Supervisor
Institute of Orthopaedics & Musculoskeletal Health, University College London (UCL), UK

Divo G. Müller
FF Mastertrainer
CEO Fascial Fitness Association
Director Somatic Academy
Munich, Germany

Stephen Mutch, MSc (Sports Physiotherapy) BSc (Physiotherapy) MCSP
Clinical Director Spaceclinics.com,
Physiotherapist, Scotland Rugby Team
Vice President Association of Chartered Physiotherapists in Sports & Exercise Medicine, Edinburgh, UK

Thomas W. Myers, LMT, NCTMB
Director: Kinesis LLC,
Walpole, Maine, USA

Sol Petersen, B Phys Ed
Rehabilitation Specialist and Psychotherapist,
Tai Ji & Qi Gong Instructor
Founder, Mana Retreat Centre, Coromandel, New Zealand

Lars Remvig, MD, DMSc
Senior Consultant,
Department of Infectious Medicine and Rheumatology
Rigshospitalet, University of Copenhagen, Copenhagen, Denmark

Philipp Richter, DO
Osteopath, Belgium; Head of the IFAO (Institut für angewandte Osteopathie), Germany

Raúl Martínez Rodríguez, PT, DO
Spanish National Football Federation, Physiotherapy Team
Director of Tensegrity Clinic Physiotherapy & Osteopathy
Health Area, European University of Madrid, Madrid, Spain

Liane Simmel PhD**,** MD, DO
Director, Institute for Dance Medicine 'Fit for Dance', Munich
Medical Consultant, University for Theatre and Performing Arts, Dance Department, Munich
Lecturer for Dance Medicine, Palucca University for Dance, Dresden
Senior Consultant, Dance Medicine Germany eV, Munich, Germany

Adjo Zorn, PhD
Fascia Research Project
Institute of Applied Physiology
Ulm University, Ulm;
European Rolfing Association
Munich, Germany

目　录

第一部分　理论

第二部分　临床应用

第一部分

理论

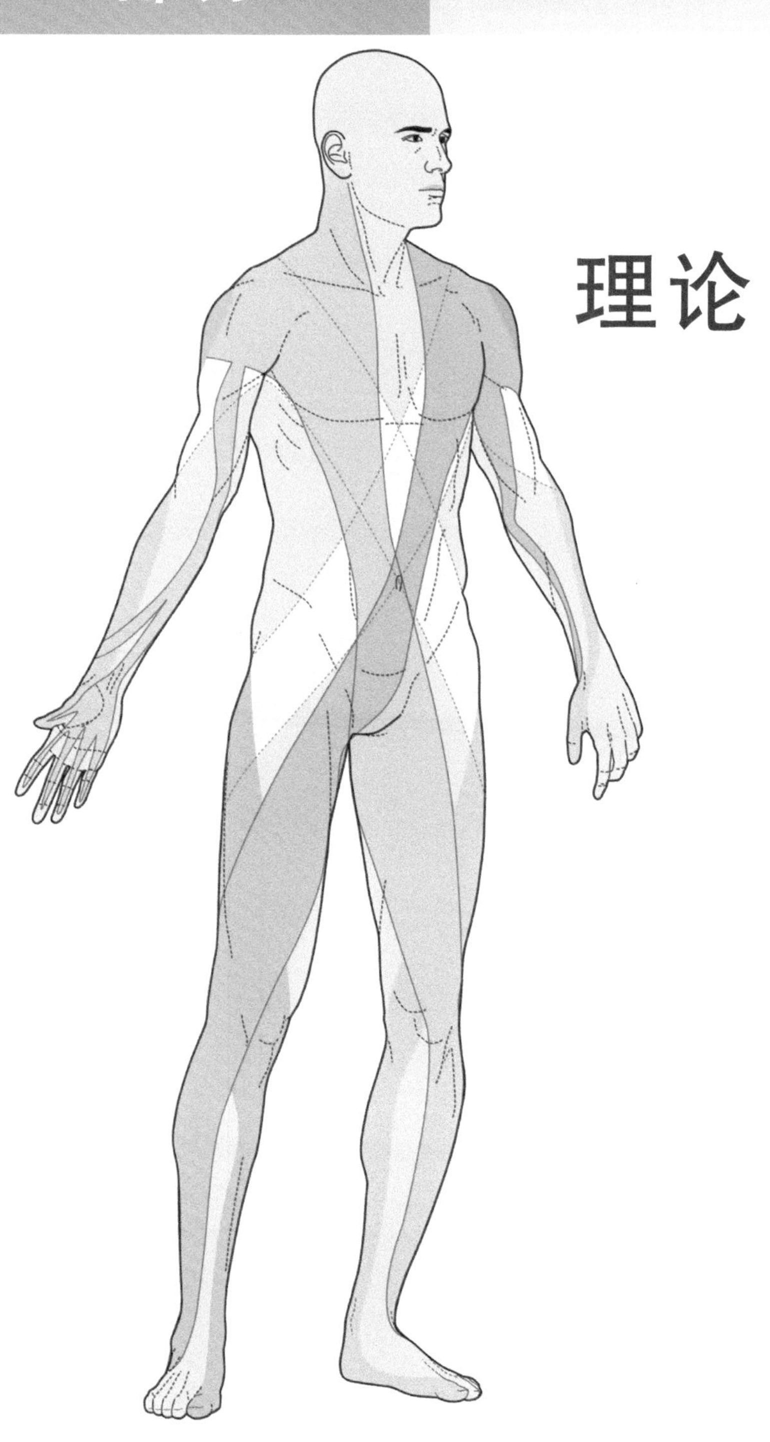

第1章

筋膜是全身性的张力网络结构：解剖、生物力学和生理学

Werner Klinger and Robert Schleip

筋膜——一个被忘却的器官

在过去的几十年中，筋膜就像灰姑娘一样被人们所忽视，却突然间成为了人体科学中令人瞩目的焦点。在大多数解剖中，筋膜多被随意扔掉，这种无色的纤维组织通常被认为是一种毫无感觉的、静止的包裹性器官。筋膜被忽视有几种原因。其一是与其下面的肌肉和器官相比，筋膜没有明确的特质，另外更重要的是缺乏科学恰当的筋膜测量工具。我们可用X线详细评估骨骼、用肌电图评价肌肉，但多年以来，筋膜的变化却很难测量。例如，阔筋膜或者腰筋膜通常厚度小于2mm，局部厚度增加20%仍然太小，尽管它很容易被治疗师触摸到或者被客户在运动中感知到，却不能被超声（或者其他的临床影像学技术）探查到。

这种不幸的情况近些年来有明显改善。随着超声技术和组织学的发展，带来了大量筋膜相关的研究（Chaitow等，2012）。在临床领域，有很多从业者带着浓厚的兴趣参加这一研究，包括手法治疗师、物理治疗师、瘢痕治疗师和肿瘤学（依赖于基质行为的肿瘤细胞）、外科学、康复医学以及其他领域的专业人员。同时，运动科学也关注了这一领域的发展。2013年第一届"运动医学中的结缔组织"会议在乌尔姆大学（Ulm University）召开，对这一领域的发展有重要的推动作用。今天，筋膜对许多运动教师而言，已经成为了运动科学会议中的新热点。

什么是筋膜？

根据筋膜相互连接的性质，在第一届筋膜研究大会上，提出了新的术语，将筋膜定义为整体的胶原纤维结缔组织，是全身张力传递的网络基础。与骨骼或者软骨相比，这些纤维组织的特殊性在于它因张力而不是压力

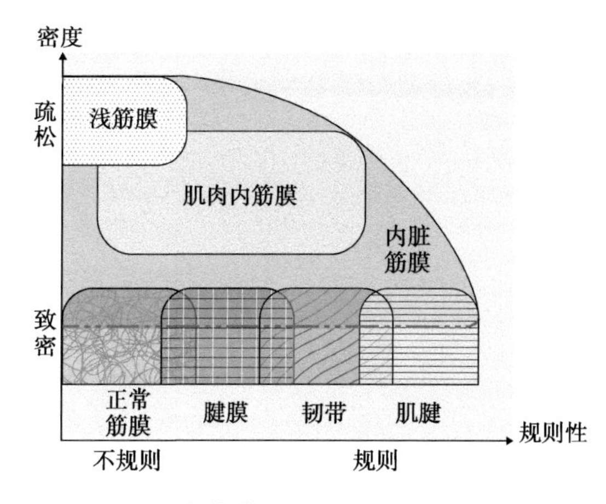

图1.1 全身筋膜网中不同结缔组织的特异性 在第一届筋膜会议中提出的新术语中，所有胶原纤维结缔组织都被认为是"筋膜"，这些组织和胶原纤维的排列有不同的密度和方向。例如，浅筋膜的密度相对低，大多伸向多个方向或者有不规则的排列。然而，肌腱或韧带的纤维多数是单一方向的，密度更高。肌肉间的筋膜-肌间隔、肌束膜、肌内膜表现为不同的方向和密度。内脏筋膜也多种多样，例如柔软的腹部大网膜和坚硬的心包膜。根据局部的负荷，筋膜表现为单一方向、网格状、多方向的排列。（插图参考网站 fascialnet. com.）

而塑形。其特殊形状依赖于局部长期的张力。如果局部张力都是单方向的,筋膜网将表现为肌腱或者韧带。非单方向的,则可表现为网格状的膜或者松散的像藏红花一样纤维区(a loose fibrous arealorsafron)(见图1.1)术语“筋膜”通常被外行认为是“结缔组织”的代名词(而在医学上,结缔组织包括骨骼、软骨,甚至血液,它们都来自胚胎的间充质层。)

全身性的相互连接的张力性网络

这个新的、更具有包容性术语的优点在于确认了广泛的纤维网络连接,同时能够详细地描述局部的结构。注意,与传统解剖教科书的图谱不同,人体主要关节周围的胶原组织是一个很大的过渡性区域,明确区分韧带、关节囊、肌腱、肌肉的隔膜或者外膜几乎是不可能的。

从肌肉到骨骼力的传导到与传统观点相比涉及更多肌肉外的肌筋膜功能。例如2007年Huijing等的研究显示肌肉收缩力量的40%没有传递到相应的肌肉,而是通过筋膜传递到与其相邻的其他肌肉,简直令人难以置信。有趣的是,这往往涉及拮抗肌,它们也会同时变硬,增加对初始运动的抵抗。拮抗肌的力传递增加是导致许多痉挛性挛缩的重要因素(Huijing等,2007)。

通过筋膜连接,涉及力量传递的主要肌肉力有:

- 背阔肌通过腰背筋膜到对侧臀大肌(Barker等,2004)
- 股二头肌通过骶结节韧带到竖脊肌(Vleeming等,1995)
- 肱二头肌通过腱膜纤维到前臂屈肌(Brasseur,2012)
- 臀大肌通过阔筋膜到小腿肌肉(Stecco等,2013)

Don Ingber的研究显示细胞的结构可以被理解为一个张拉整体结构。在此结构中,压缩元件(支杆)处于悬浮状态,没有任何相互间的接触挤压。在那里,拉力元件(弹性带或者膜)通过整个张力传网络彼此连接(Ingber,1998)。这个模型被看作筋膜研究领域的一个重要创意。通过实验观察发现健康的人体在运动中,更像一个高度的张拉结构,许多临床学家和科学家开始将筋膜网络看成具有弹力的张拉结构,骨骼和软骨是被吊起来的垫片,而不是传统认为的负重结构(Levin,2003)。虽然本假设把人体看作单纯的张拉结构,但由于包含像海绵一样的液压元件,所以上面提到的几个关节间的肌筋膜力量传递,有助于增进对筋膜网络及其在肌肉骨骼动力学中作用的理解。

筋膜组织的构成

筋膜结缔组织由两种成分构成:细胞和细胞外基质(图1.2)。和其他大多数组织不同的是:细胞只占总体积的一小部分(通常小于5%)。这些细胞绝大多数是成纤维细胞,对其周围的基质起到支持和维护的作用。而细胞外基质也由两部分构成:液态基质和纤维。液态基质的主要成分是由蛋白多糖所结合的水,而纤维中大部分是胶原纤维,少量是弹性纤维。

一个常见的误区是把液态基质(ground substance)和细胞外基质(matrix)弄混。而胶原蛋白纤维网是细胞外基质一个重要成分。细胞基质的整体结构可以比作工程中的复合结构,里面有坚固的绳索网络,连接着不定形的材料,为多向负荷提供最佳机械强度。

除了水(水是被筋膜中的小动脉挤压出来的),大多数成分是由局部成纤维细胞合成、转化并储存的。这些细胞对机械刺激的反应和对生化刺激反应一样灵敏。生化刺激包括炎性细胞因子、几种其他的细胞因子、激

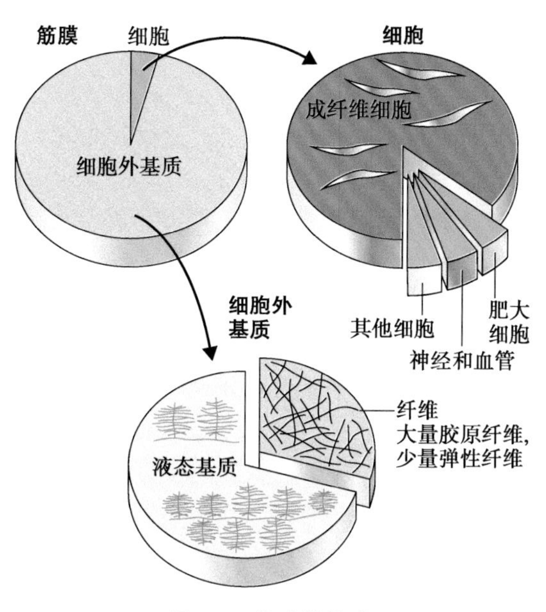

图 1.2 筋膜的构成

基本成分是细胞(主要是成纤维细胞)和细胞外基质(extracellular matrixECM),后者由纤维和含水的液态基质构成。(图片由 fascialnet. com 提供)

素以及 pH 值(液态基质的酸碱度)所带来的影响。例如,人类生长激素(human growth hormone, HGH)——大部分在睡眠时产生——是胶原蛋白合成的重要条件。尽管很多健美运动员在试验人类生长激素后发现,肌肉的增长并不受这种激素的影响。但它对胶原蛋白产生与合成有着明显的作用,因为胶原蛋白的更新与重建依赖充足的生长激素供应,就好比是重要的肥料(Kjaer 等,2009)。

生物力学刺激对组织健康的重要性不亚于生化环境。事实上,如果缺乏适当的力学刺激,无论生化环境好坏,筋膜成纤维细胞都不能创造出一个含有适当纤维的细胞基质。虽然营养保健可以改善生化环境,但体育和运动疗法是保证基质中成纤维细胞的重塑行为最有效的工具。成纤维细胞上有很多装置来“感受”作用在它们上面的张力和机械剪切力的刺激。作为对这些刺激的反馈,它们会不断地改善自身代谢功能。

机械负荷的适应性

在一个以结缔组织为指导的训练中,重要的是理解这个网络为适应特定的、长期的负荷需求而产生的局部变构(Blechschmidt, 1978)(Chaitow,1988)。胶原蛋白在重力场中展现了其对各种需求的强大适应能力。举个例子,双足站立的人类进化出一个独特的结构——大腿外侧致密的阔筋膜,使得我们可以在行走、跑跳时保持髋关节的稳定。没有其他任何一种动物拥有这种筋膜特征,即便是与我们在遗传学上最近的黑猩猩。定期散步或跑步的人,大腿外侧的肌筋膜层会衍化得比大腿内侧结实许多。一个喜欢久坐的电视迷或者一个坐着轮椅几乎没有腿部活动的病人,大腿内外侧筋膜坚硬度几乎看不出区别。相比之下,普通的骑马者则完全相反。短短几个月后,他们腿部内侧的筋膜就会变得致密并且强壮(El-Labban 等,1993)。

对于组织更新的有利条件是:如果连接结构负载合理、构建完好的话,内在的网络细胞——成纤维细胞,将调整细胞外基质的特性,使之更好地适应日常需求。不是只有骨密度会发生改变,众所周知,在零重力下的宇航员的骨质会变得疏松(Ingber,2008)。筋膜组织也会对其优势负荷模式做出反应。在成纤维细胞的帮助下,筋膜组织缓慢但持续地做出改变以适应日常牵拉和特定训练(Kjaer 等,2009)。细胞外基质的张拉整体结构受到反复的应力,促使其重塑。当组织的强度、延展性以及抗剪切力的能力受到挑战时,成纤维细胞就会受到刺激进入一个反馈程序,来不断地重建、重排筋膜网。

运动科学中的筋膜

在运动科学和当代运动教育中,人们普遍重视传统的三部曲,即肌肉训练、心血管功能锻炼以及神经肌肉调节训练。相比之下，很少有人关注涉及结缔组织的针对性训练。这种普遍的做法，并没有考虑到胶原结缔组织在运动过劳和损伤中的重要作用。无论是在跑步、足球、棒球、游泳还是体操运动中，绝大多数重复性拉伤都出现在肌肉的胶原结缔组织中，如肌腱、韧带或者关节囊。即使是所谓的"肌肉撕裂"，明确的断裂也几乎不会出现在红色的肌纤维中，而是出现在整个肌肉结构的白色胶原部分。如此看来，在这些情况中，胶原组织并没有准备充分，其承受负荷挑战的适应能力也比相应的肌肉或骨骼要差(Renström & Johnson，1985)(Hyman & Rodeo，2000)(Counsel & Breidahl，2010)。

当然，任何肌肉训练也会"训练"到相关的结缔组织，尽管并不是通过最具针对性或者最理想的方式。这就好比通过心血管耐力训练来增加肌肉力量，虽不是最好的方式，但也是有效的，反之亦然。同样，所有的运动训练都会以"某种方式"刺激胶原蛋白发生改变。因此，最近以筋膜为指导的训练指出，一个量身定做的结缔组织训练可能会产生与量身定做的力量训练、协调训练或者心血管锻炼项目相同的强化效果。

找回青春的步伐

在筋膜这个全新领域的飞速发展中，对于运动和体育工作者来说最令人欢欣鼓舞的一个方面，就是肌腱和腱膜储存和释放动能的能力。这一点在第10章会详细介绍。假如有一个由胶原结构组成的负载框架，再给予一个足够灵敏的动作感受器来感知合适的振动频率，似乎可以很轻松地完成弹性反冲运动。

通常情况下，年轻人具有更高的弹性储备，表现在他们的筋膜是典型的双向网格排列上，就像女性丝袜的纤维一样排列规则(Staubesand 等，1997)。衰老通常与弹性、弹力和韧性的降低相关，体现在我们的步态上，也体现在筋膜结构上(见图1.3)。图中纤维增殖且不规则排列。动物实验已表明，固化点可以迅速导致纤维排列的失调，并使致密胶原纤维之间的环形连接呈向多方向生长，导致纤维失去原有的弹性和相互运动时的润滑能力。随着时间的推移，逐渐形成组织粘连，更糟的是最后纠缠为一体(Jarvinen 等，2002)。

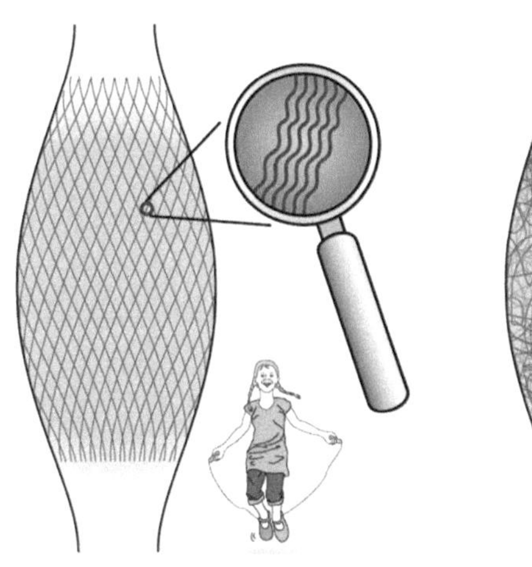

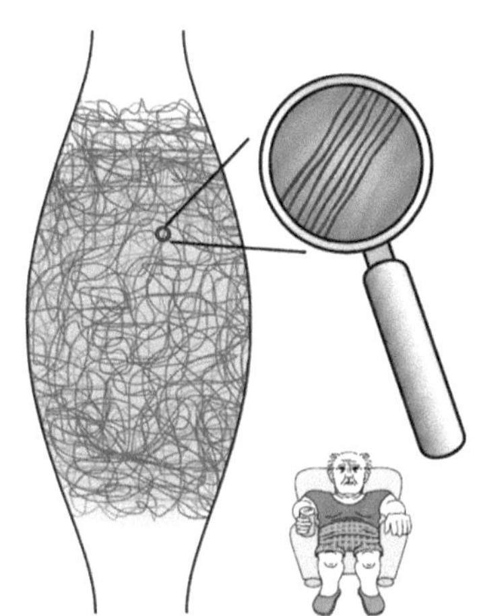

图1.3 胶原纤维网对负荷的反应

健康的筋膜(左图)呈现出清晰的双向的交叉网格的排列，每个胶原纤维呈现出很强的卷曲。右图的筋膜是缺乏运动的，为多方向的纤维网，卷曲和回弹都减少。(图片由 fascialnet. com 提供)

我们近距离观察一下胶原纤维的微观结构,其中波纹起伏,类似于弹簧的部分称为卷曲。老年人或者那些筋膜纤维固化的人,纤维结构平面化,就失去了卷曲和弹性(Staubesand 等,1997)。已研究证实了一个美好的假说:以适当的运动负荷进行规律的运动,可使纤维中的胶原蛋白年轻化,恢复波浪形的排列(Wood 等,1988)(Jarniven 等,2002 年),且能显著增加弹性储备,(图 1.4)(Reeves 等,2006)(Witvrouw 等,2007)。

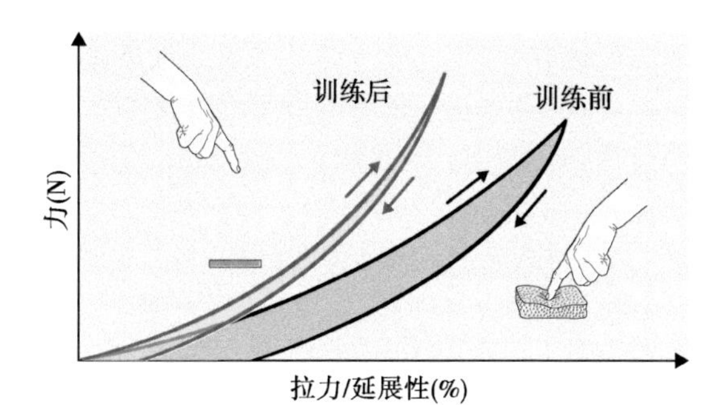

图 1.4 减少受训肌腱的粘滞性(hysteresis) 在跑步机上进行有规律快跑训练的大鼠与不跑的大鼠相比,其腱组织呈现出更好的弹性储备能力。左侧的双曲线,负荷前后曲线间的面积代表"粘滞"的量,它是动能丢失的指标。经过系统训练的大鼠(左双曲线)有较小的粘滞量,表明他们有更多的弹性储备。相反,对照组大鼠有较大的粘滞量,表示他们的组织有更多"粘弹性(visco-elastic)",也可称之为惰性。注意和原始数据进行对比,为了便于理解,本图的双曲线有所夸大。(插图感谢网站 fascialnet. com,在 Reeves 等人基础上修改,2006)

由于足和腿部的筋膜组织有良好的弹性缓冲能力,所以鞋里并不需要垫子来吸收外部震动。赤足跑步或者穿轻便的鞋跑步,与穿一般的运动鞋跑步相比,前脚掌往往与地面的接触较多,足部和小腿的筋膜储备的能力更高(Tam 等,2014)。有趣的是,光脚跑步与穿轻便跑鞋跑步相比,前者在弹性的储备上更多(Bonacci 等,2013 年),这可能是脚直接与地面接触时本体刺激的作用。然而,由于筋膜适应的速度较慢(见第 8 页),我们慎重建议,应该循序渐进地过渡到更"自然"的鞋,以免由于足部过度使用而损伤,转换太快会造成骨髓水肿(Ridge 等,2013 年)。

水化和更新

请注意筋膜组织中大约三分之二由水构成。当面对机械负荷时,无论是拉伸或是局部受压,受压区域都会溢出大量的水,类似于挤海绵(Schleip 等,2012)。随后放松时该区域再次充满了新的液体,它们来自周围的组织以及小动脉。在我们日常运动很少用到的区域中,海绵状结缔组织可能缺乏足够的水。如果筋膜组织加载外部负荷,人体这部分水合作用就会更新(Chaitow,2009)。

这似乎关系到组织中储存的是何种水。在健康的筋膜里,细胞外的水有很大比例是结合水(相对于自由水而言),它的特征是液晶态(Pollack,2013)。许多病症,如炎性病症、水肿或自由基和其他代谢废物的产生增加时,往往伴随着在周围组织中产生更高比例的自由水。在最近 2008 年的研究中,Sommer 和 Zhu 认为,当结缔组织像一块海绵一样被挤压后发生水分更新,以前的一些自由水区域(那些由于压力和老化被炎性细胞因子和自由基所污染的部分)会被从血浆中释放的"新鲜"的水所替代,瞬间形成结合水区,这可以使周围基质中的水构成更加健康。正如 Pollack 的实验那样,结合水像液晶一样具有较高的弹性储备能力(Pollack,2013)。这种水分更新可能是拉伸、瑜伽或泡沫轴自我治疗的作用所在。可能使一些相对脱水的区域发生再水化(Schleip 等,2012),还可能既使总含水量得到改善,也使结合水的百分比更高,从而提高粘弹性组织的性能。

更新速度如何?

这种更新速度如何呢? 这似乎取决于它的成分。跟腱中部分较致密胶原束(是由很厚的1型胶原纤维束构成的)到骨骼生长期的最后阶段就不再替换,成年后也不再流失。与之相反的是,很多水合物质中的蛋白多糖会在几天内更新,并且从不间断。对于软骨中的胶原纤维,已计算出它的半衰期是100年,而皮肤的胶原纤维半衰期估计仅为15年。最近的标志性研究检测跟腱和髌腱肌的胶原蛋白,发现每天约有1%发生改变。本研究估计,胶原组织的更换率大约比相应骨骼肌纤维慢两到三倍(Miller等,2005)。总之,全身筋膜网的更新速度是相当慢的,半衰期需数月到数年,而不是数天或数周。

将筋膜科学用于日常训练

有人建议,为了建立一个预防损伤和弹性良好的身体筋膜网络,把当前筋膜研究的成果应用于实践训练至关重要。量身定制的运动训练肯定可以使受到运动刺激的筋膜组织(图1.4)的弹性储备能力提高。针对不同的筋膜组织重塑,应采用不同的运动训练。例如,在一项关于运动控制负荷的研究中,对一组老年妇女采用慢速和低负荷的肌肉收缩训练,证明这仅仅可以提高肌肉的力量和体积,而不能使肌肉胶原组织的弹性存储能力产生任何变化(Kubo等,2003年)。肌肉胶原组织的弹性存储能力可能与年龄差异有关。最近Arampatzis等(2010年)的研究中发现要使运动对肌腱产生改造效应,所采用的运动训练的强度应超出常规的习惯性数值。

一些研究证明,只有当运动训练的负荷达到一定值时,运动的机械刺激才能影响并改变肌腱状态,这就是所谓的阈值(Arampatzis等2007年的研究)。如果要影响并改变肌腱组织,运动训练所要求的负荷相当高,而我们日常运动训练的负荷显然达不到。与之相比,如果要影响并改变肌肉内的筋膜组织,较低负荷的力量训练就足够了(Kjer的观点,通过专访得到)。

最近的研究显示,在适度运动后的头三个小时里,胶原蛋白合成是增加的,同时降解也增加。有趣的是,在头一天半中,胶原蛋白降解超过其合成(图1.5),而一天半以后,胶原蛋白合成才超过其降解。因此,我们推测每天进行较大负荷的运动可能导致一个较差的胶原蛋白结构。基于这个假设,为了保证在运动训练当中有充足的胶原蛋白更新,我们建议每周安排2~3次针对筋膜组织的运动训练。

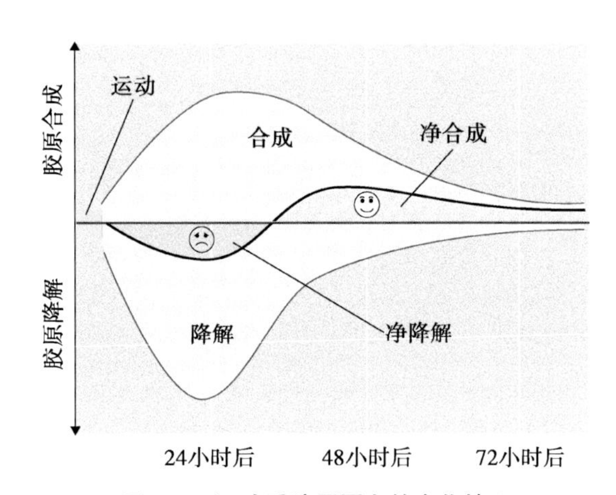

图1.5 运动后胶原蛋白的变化情况
上面的曲线显示胶原蛋白合成在运动后如何增加。24小时后,胶原蛋白合成较之前增加了二成(20%)。但是作为运动的附加作用,受到刺激的成纤维细胞也使胶原蛋白降解的比率增大。有趣的是,在头1~2天中,胶原蛋白降解超过其合成,而第2天之后,这个过程反过来,合成超过降解。因此,为了提高结缔组织的力量,训练建议是每周做2~3次训练。这些数据是基于2009年Miller等人的研究。(插图由fascialnet.com提供,在2010年Magnusson等人基础上修改)

如何诱导筋膜组织的最佳重塑? 相关运动训练指南将在本书的第二部分内容中探讨。此指南将筋膜特性运用到运动处方和治疗建议中。基于以上特殊性,我们将致力于培育一个更强、更快、更年轻、更有弹性、更精致、更耐受损伤、更具有适应性的身体。这方面的内容在体育科学领域中还是很新的,至今只有很少一部分被临床证明过(将在相应的章节中提及)。绝大多数只有一些散在的临床证据,当然也可能因为预期的倾向而存在误差。如需做进一步严格的临床研究,可运用本书最后一章提到的测量工具来验证这些指南的有效性。

参考文献

Arampatzis, A., Karamanidis, K. & Albracht, K. (2007) Adaptational responses of the human Achilles tendon by modulation of the applied cyclic strain magnitude. *J Exp Biol*. 210: 2743–2753.

Arampatzis, A., Peper, A., Bierbaum, S. & Albracht, K. (2010) Plasticity of human Achilles tendon mechanical and morphological properties in response to cyclic strain. *J Biomech*. 43: 3073–3079.

Barker, P.J., Briggs, C.A. & Bogeski, G. (2004) Tensile transmission across the lumbar fasciae in unembalmed cadavers: effects of tension to various muscular attachments. *Spine* 29(2): 129–138.

Blechschmidt, E. (1978). In: Charles, C. (Ed.), *Biokinetics and Biodynamics of Human Differentiation: Principles and Applications*. Thomas Pub Ltd, Springfield, Illinois.

Bonacci, J., Saunders, P.U., Hicks, A.,Rantalainen, T.,Vicenzino, B.G. & Spratford, W. (2013) Running in a minimalist and lightweight shoe is not the same as running barefoot: a biomechanical study. *Br J Sports Med*. 47(6): 387–392.

Brasseur, J.L. (2012) The biceps tendons: From the top and from the bottom. *J Ultrasound*. 15(1): 29–38.

Chaitow, L. (1988) *Soft-tissue Manipulation: A Practitioner's Guide to the Diagnosis and Treatment of Soft-tissue Dysfunction and Reflex Activity*. Healing Arts Press, Rochester, Vermont.

Chaitow, L. (2009) Research in water and fascia. Micro-tornadoes, hydrogenated diamonds & nanocrystals. *Massage Today* 09(6): 1–3.

Chaitow, L., Findley, T.W. & Schleip, R. (Eds.) (2012) *Fascia research III – Basic science and implications for conventional and complementary health care*. Kiener Press, Munich.

Counsel, P. & Breidahl, W. (2010) Muscle injuries of the lower leg. *Seminars in Musculoskelet Radiol* 14: 162–175.

El-Labban, N.G., Hopper, C. & Barber, P. (1993) Ultrastructural finding of vascular degeneration in myositis ossificans circum-scripta (fibrodysplasia ossificans). *J Oral Pathol Med*. 22: 428–431.

Huijing, P.A. (2007) Epimuscular myofascial force transmission between antagonistic and synergistic muscles can explain movement limitation in spastic paresis. *J Electromyogr Kinesiol*. 17(6): 708–724.

Hyman, J. & Rodeo, S.A. (2000) Injury and repair of tendons and ligaments. *Phys Med Rehabil Clin N Am*. 11: 267–288.

Ingber, D.E. (1998) The architecture of life. *Scientific American*. January, 48–57.

Ingber, D.E. (2008) Tensegrity and mechanotransduction. *J Bodyw Mov Ther*. 12: 198–200.

Jarvinen, T.A., Jozsa, L., Kannus, P., Jarvinen, T.L., & Jarvinen, M. (2002) Organization and distribution of intramuscular connective tissue in normal and immobilized skeletal muscles. An immunohistochemical, polarization and scanning electron microscopic study. *J Musc Res Cell Mot*. 23: 245–254.

Jenkins, S. (2005) Sports Science Handbook. In: *The Essential Guide to Kinesiology, Sport & Exercise Science*, vol. 1. Multi-science Publishing Co. Ltd., Essex, UK.

Kjaer, M., Langberg, H., Heinemeier, K., Bayer, M.L., Hanse, M., Holm, L., Doessing, S., Kongsgaard, M., Krogsgaard, M.R. & Magnusson, S.P. (2009) From mechanical loading to collagen synthesis, structural changes and function in human tendon. *Scand J Med Sci Sports* 19(4): 500–510.

Kubo, K., Kanehisa, H., Miyatani, M., Tachi, M., Fukunaga, T. (2003). Effect of low-load resistance training on the tendon properties in middle-aged and elderly women. *Acta Physiol Scand*. 178: 25–32.

Levin, S.L. & Martin, D. (2012) Biotensegrity: The mechanics of fascia. In: Schleip, R. et al. *Fascia – the tensional network of the human body*. Edinburgh: Elsevier, 137–142.

Magnusson, S.P., Langberg, H. & Kjaer, M. (2010). The pathogenesis of tendinopathy: balancing the response to loading. *Nature Rev Rheumat*. 6: 262–268.

Miller, B.F., Olesen, J.L., Hansen M., Døssing, S., Crameri, R.M., Welling, R.J., Langberg, H., Flyvbjerg, A., Kjaer, M., Babraj, J.A., Smith, K. & Rennie, M.J. (2005) Coordinated collagen and muscle protein synthesis in human patella tendon and quadriceps muscle after exercise. *J Physiol*. 567(Pt 3): 1021–1033.

Pollack, G.H. (2013) *The fourth phase of water. Beyond solid, liquid and vapor*. Ebner and Sons Publishers, Seattle, Washington.

Reeves, N.D., Narici, M.V. & Maganaris, C.N. (2006). Myotendinous plasticity to aging and resistance exercise in humans. *Exp Physiol*. 91: 483–498.

Renström, P. & Johnson, R.J. (1985) Overuse injuries in sports. A review. *Sports Med*. 2: 316–333.

Ridge, S.T., Johnson, A.W., Mitchell, U.H., Hunter, I., Robinson, E., Rich, B.S. & Brown, S.D. (2013) Foot bone marrow edema after a 10-wk transition to minimalist running shoes. *Med Sci Sports Exerc*. 45(7): 1363–1368.

Schleip, R., Duerselen, L., Vleeming, A., Naylor, I.L., Lehmann-Horn, F., Zorn, A., Jaeger, H. & Klingler, W. (2012) Strain hardening of fascia: static stretching of dense fibrous connective tissues can induce a temporary stiffness increase accompanied by enhanced matrix hydration. *J Bodyw Mov Ther*. 16(1): 94–100.

Staubesand, J. & Baumbach KUK, Li Y (1997) La structure find de l'aponeurose jambiere. *Phlebologie*. 50: 105–113.

Stecco, A., Gilliar, W., Hill, R., Fullerton, B., & Stecco, C. (2013) The anatomical and functional relation between gluteus maximus and fascia lata. *J Bodyw Mov Ther*. 17(4): 512–517.

Tam, N., Astephen Wilson, J.L., Noakes, T.D. & Tucker, R. (2014) Barefoot running: an evaluation of current hypothesis, future research and clinical applications. *Br J Sports Med.* 48(5): 349–355.

Vleeming, A., Pool-Goudzwaard, A.L., Stoeckart, R., van Wingerden, J.P. & Snijders C.J (1995) The posterior layer of the thoracolumbar fascia. Its function in load transfer from spine to legs. *Spine* 20(7): 753–758.

Witvrouw, E., Mahieu, N., Roosen, P. & McNair, P. (2007) The role of stretching in tendon injuries. *Br J Sports Med.* 41: 224–226.

Wood, T.O., Cooke, P.H. & Goodship, A.E. (1988) The effect of exercise and anabolic steroids on the mechanical properties and crimp morphology of the rat tendon. *Am J Sports Med.* 16: 153–158.

第 2 章

肌筋膜的力学传递

Stephen Mutch

连接作用和运动效果

筋膜的定义是“散布全身的由结缔组织构成的软组织”，是一个全身性张力传导系统(Schleip 等,2012)。筋膜在肌骨动力学中扮演重要的角色：自动调节以及适应张力和拉力，对人体稳定和运动有重要贡献(第 1 章)。适应的过程实质上是对刺激的一种反应。

从机械性的力学刺激转换为细胞反应，此转换被称为机械力转导。事实上，结构的变化是此转导过程的结果，它们在手法的压力作用中或者运动、拉伸中都会产生。(Chaitow,2013)(Khan 和 Scott,2009)。这一过程对运动者有巨大的潜在影响。通过治疗和运动，可以引发特定的生物学变化，调控生理过程，而这种能力才刚开始被人们认知和理解。

除了局部规整排列的结缔组织，大家还知道韧带和肌腱、组织表面层如隔膜、肌肉封套筋膜、关节或内脏的囊和支持带等都包含在一张相互连通的筋膜网中。当然也包括一些更柔软的浅筋膜中的胶原结缔组织，和肌肉之间层状的肌外膜、肌束膜和肌内膜。筋膜具有最多样的细胞类型，每种类型都有不同的组成和结构，但从根本上讲，它们都是由胶原纤维和无定形基质构成的，此基质的成分是水合蛋白多糖。这是结缔组织机械联动的基础(Purslow,2010)。网状的成纤维细胞形成一个整体来传递力、通过细胞间隙连接沟通信息、通过介导细胞骨架的形状变化回应组织拉伸(Langevin,2005)。

显然，肌肉不能独立存在。它与相邻结构发生机械性联系，通过大量的肌筋膜力学传导对肌肉的“力量—长度”特征产生共同影响(Yucesoy 等,2003b)(Yucesoy,2010)。肌内、肌间和肌外的力学转导均有可能改变肌纤维内部的肌小节长度。

为了控制人体骨骼的运动，力量被施加到骨骼架上以形成力矩。至于骨关节，额外的力被施加到关节周围的组织上以达到稳定关节的作用，从而有助于肌肉发挥力学作用和执行相应的功能(Yucesoy,2003)。

本世纪早期有实验证明，有大量额外的力学传递是越过肌肉从筋膜传递的，这有助于发挥肌肉的功能。张力最初产生于肌小节的肌动球蛋白细丝，通过复杂的力学分子通路从肌纤维表面传递到周围的结缔组织(Masi,2010)。肌原纤维既从纵向也向毗邻的肌原纤维和肌纤维膜传递力。然后，肌纤维沿着肌腱传递力量，肌腱一定程度上与肌纤维成一列或平行(Yucesoy,2003)。结缔组织连续的基质和周围的肌纤维是连接的，在纤维束内的纤维之间协调力的传送，使纤维成为整体(Purslow,2010)。

力的传导通过肌外膜、肌束膜和肌内膜

每一块肌肉都被肌外膜包裹着，肌外膜是与肌腱连接的层状结缔组织。它由两组平行的波浪状的胶原纤维嵌入在胶原蛋白基质中，交叉排列于长肌或羽状肌中。胶原平行于肌肉的长轴而形成致密的表面，其作用类似一个表面的肌腱（Purslow，2010）

在肌肉表面，肌束膜和肌外膜毫无缝隙地合并在一起，形成机械连接。肌束膜是连续的网状结缔组织，将肌肉分成束，并在肌纤维束两端形成结实的肌腱。这些肌纤维末端褶曲的指状突形成了肌腱的连接。

肌内膜是一个连续的网状结缔组织，存在于每一个肌束或肌纤维束里，它既把肌纤维分隔又相互连接。由于肌内膜的张力是一致的，力传递或许可以通过剪切连接越过它的层厚，所以它为肌细胞提供了一个高效的力学传导途径。收缩纤维和邻近的非收缩纤维以这种方式共同作用，维持了肌小节的统一长度。肌内膜抗拉强度较低，很容易在力网的平面中变形，因此，肌肉收缩和放松时，不会限制或改变肌纤维的长度和直径（Purslow，2010）。

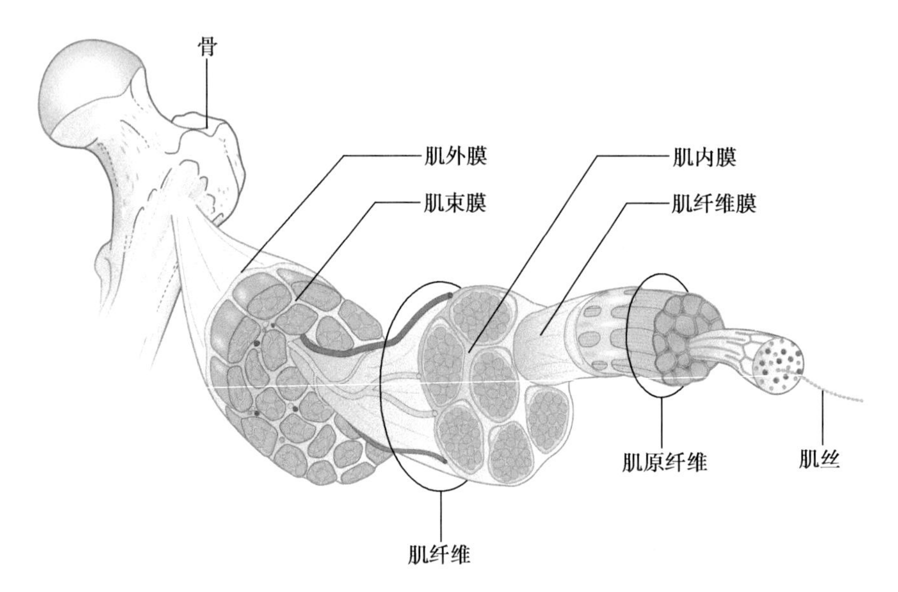

图 2.1 相互关联的解剖结构有利于力的传导

这种肌内膜的横向负荷分配，给肌肉为何在生长、增加和修复时不丢失收缩功能提供了解释。邻近纤维之间的肌内膜连接，确保组织保持高度均衡的张力。即使受损，肌原纤维也会被修复，这是一种内置的保护以防止创伤部位过度使用和进一步撕裂。（Maas & Sandercock，2010）。

肌肉做大量的多样化的动作时产生的剪切应变存在于不同厚度的肌束膜中，因此，肌束膜是能够适应和调整大量的剪切应变力。一般来说，肌内膜的成分、数量和厚度是相同的，但是由于肌束膜所包绕的纤维大小和形状不同，使得肌束膜比肌内膜的厚 50 倍（Purslow，2010）。

肌束有两种规格，被初级肌束膜包裹的多条小肌束组成较大、较粗的次级肌束，后者被次级肌束膜包裹。肌束膜是由蛋白多糖基质中波浪形的胶原纤维交叉而成的，功能是

分隔两个相邻的肌束。这种层状网络延伸并贯穿整个肌肉的横截面。在肌肉放松时,肌束膜的胶原纤维比肌内膜的直径大并呈相互平行分布,且在任一肌肉的静止长度中,与肌纤维的长轴成 20 度到 80 度角(Purslow,2010)。

实际上,肌束膜和肌内膜的拉伸性能是相似的,随着拮抗肌肌纤维和肌束的收缩和拉长,肌束膜和肌内膜的长度和直径的变化导致了其瞬时的变形。从而影响肌纤维和肌束。剪切位移极少发生在肌束内,而是多发生在两肌束之间(Purslow,2010)。

据推测,肌肉被分隔成束就是为了便于剪切形变,从而使肌肉在收缩时改变形状(Purslow,2010)。这也许可以解释肌束膜的直径和形状为什么与肌肉的这种变化相关。长肌内较细的肌束膜与较小的剪切位移有关,大的肌束膜和一级肌束与较大的剪切位移相关。结缔组织网因而可以承担多种剪切应变的调节,同时还保持了肌内膜剪切力紧密连接的优点。肌外膜和肌束膜通过复杂的机械分子途径维持着肌筋膜力学传导。肌束膜也允许肌肉收缩时肌束之间有较大的平面滑移(Purslow,2010)。

当肌肉长度缩短时,肌内膜的胶原纤维是环状排列的。肌肉长度变长时,它们更可能为纵向排列。如不考虑肌节的长度,大部分的胶原纤维都是波浪形的。因此,在适当的生理长度时,软组织网的张力是具有顺应性的,在活体上很容易变形以适应肌肉长度变化。当肌肉长度超过正常范围时,这又是防止超负荷变形所必需的。过去一项啮齿动物的研究表明,除了肌肉的长度—力量特征外,肌筋膜力学传导对肌小节和肌肉的细胞外基质均有作用。任何单一的肌肉都不能完全独立地产生力量和运动(Huijing & Baan,2003)(Masi 等,2010)(Yucesoy,2010)。

在力的传导中,需要不同层次的组织结构,从细胞到间隔结构,再到细胞外基质的矩阵结构,这些深入复杂的结缔组织连接会辅助协调骨骼肌的力学传递(Maas & Sandercock,2010)(Masi 等,2010)。总之,肌肉既不应被视为独立的、又不能视为单独产生力量,或者只产生"收缩"的。它是级联细胞共同作用,最终导致力量同时被施加于骨骼上(Huijing 等,2011)。

适应性证据

创伤修复和"肌成纤维细胞"

结缔组织的纤维母细胞对组织的牵张和刺激有动态反应。胶原的装配和流通替换决定了肌腱、肌腱细胞中主要的细胞类型及其生物力学(Benjamin 等,2008)。典型的纤维母细胞呈纵向排列,与胶原纤维靠得很近,周围环绕着蛋白多糖(二聚糖、纤调蛋白聚糖等)。这些蛋白多糖与 scleraxis 的表达有关,scleraxis 是基质胶原合成和肌腱分化过程中的转录因子(Magnusson 等,2010)。腱细胞与细胞外基质的分泌有关,也有人认为,胶原合成的程度可能被这些成纤维细胞感受到的张力所控制。

肌成纤维细胞一种是特殊的结缔组织细胞,它调整着结缔组织的重建。它们的角色是修复受伤组织,通过纤维母细胞合成新的细胞外基质来实现。纤维母细胞是可收缩的细胞支架,具备平滑肌细胞的可收缩特征(Wipff & Hinz,2009)(Hinz 等,2012)。这和 a 平滑肌肌动蛋白的表达程度相关(Hinz 等,2001a)。成纤维细胞、成软骨细胞、成骨细胞有一种固有能力,既表达 a 平滑肌肌动蛋白的基因,显现可收缩特性(Spector,2002)。这种表达不但在能机械性应力下被激发,在病理状态下也可被激发,例如创伤修复或者整个受伤期间(Hinz 等,2007)。

有一种机制是:细胞的力和细胞外基质的机械力可能通过一种叫作"整联蛋白"的跨膜蛋白的活动而转换为生化信号(Zollner 等,2012)。机械应力通过成肌纤维细胞的收缩作用引起前肌纤维细胞转化生长因子 beta(TGF β1)的活化。TGF β1 是一种蛋白化合物,是由大量的潜在复合体中的多数细胞类型分泌的。"整联蛋白"通过成肌纤维细胞,把张力纤维的收缩传递给细胞外基质,同时也感受着微环境中的力学变化(Wipff & Hinz,2009)。

肌成纤维细胞的活动,应该可以调整到与周围组织张力相匹配的水平。但是,成肌纤维细胞过度活跃和细胞外基质的分泌也会导致不良适应和回缩现象,这也是大多数纤维收缩性疾病的特征,可发生在心脏、肝脏、肾脏,以及硬化病,掌腱膜发生挛缩,增生性瘢痕等(Wipff & Hinz,2009)(Hinz 等,2007)。

当受到机械性挑战或精神压力时,筋膜似乎有主动收缩能力。这是通过拉力和特殊应力相关的细胞因子来调节的。这些仅发生在不健康或者受伤的组织上吗? 正常健康筋膜中的成纤维细胞的收缩性表明,细胞表型的常规表达方式以功能性为目的。也就是说,这些细胞有时像平滑肌一样收缩,有时又辅助筋膜变硬(Schleip 等,2005)。

因此,成纤维细胞和肌成纤维细胞的主动收缩引起了某种程度的张力硬化效应,同时也引起局部肌筋膜含水量的改变(Schleip 等,2012)。组织中细胞外基质的暂时改变可能会导致结缔组织致密区域的筋膜僵硬,如肌腱、关节囊、韧带、系带和腱膜。

中枢神经系统的影响与作用

结缔组织与骨盆带的相互作用

中枢神经系统始终对内、外环境进行取样,并分析即刻的静止或运动的状态,同时计划可预知的任务。这是应对不可预知的负荷和挑战的需要(Hodges & Mosley,2003)。有一种筋膜特性的测试,是用局部和稳定性的挑战来影响骨盆稳定,带来骨盆带、下背部的疼痛。这有助于了解中枢神经系统如何相互作用以达到最佳的运动控制。要知道,骨盆在连接躯干和下肢中扮演着至关重要的角色(Cusi,2010),骨盆带或骶髂关节的功能紊乱与下背疼、损伤、尿失禁和呼吸问题有关。

筋膜张力的神经控制取决于肌肉被动和主动收缩时的张力,这些肌肉或直接附着在筋膜上(如腹横肌),或被筋膜包裹(如竖脊肌和多裂肌)。中枢神经系统是独立的,因此也是以被动、静止的张力呈现在肌筋膜系统中,它提供了姿势稳定性(Masi 等,2010)。多裂肌已被认为具有被动僵硬特性,和肌筋膜有交互关系,在腰部和姿势稳定性中有一定的作用。

节段间控制被 LaPlace 的曲面张力理论所发挥,扩大至腹部范围,并且腹内压力也相应增加(LaPlace's Law of Hoop Tension)。但是,这也会引起膀胱压力增加,对憋尿能力提出了挑战。因为随着腹内压增加,尿道横纹肌的活动度也会按比例增加(Stafford 等,2012)。

为获得令人满意的维持稳定性的方法,依靠骨盆腔底部保持腹内压。所以,就很容易理解在运动的动态控制及静态姿势维持中,呼吸和节制的关系。腹横肌永远不会关闭,准确地说,它涉及筋膜系统的预报及预激活，例如在四肢做举臂或抬腿等单边运动时。

骶髂关节的稳定是通过特定的大范围的肌筋膜引起锁合力及韧带张力，例如骶结节韧带（van Wingerden 等，2004）。锁合力被解释为："是对关节变化的反作用力，源于韧带、筋膜和肌肉的张力及地面反作用力"。要克服重力，就要有强的压力（Cusi，2010）。

臀大肌、股二头肌、背阔肌、棘旁肌、腹横肌/腹内斜肌腱膜和胸腰筋膜中有大量的连接，是有效力学传递的证据（Carvalhais 等，2013）。胸腰筋膜对下段腰椎及骶髂关节的整体性非常重要。值得一提的是它的三维结构，由腱膜和筋膜面联合在一起，包围着棘旁肌并且稳定腰骶椎（Willard 等，2012）。

已有活体研究证明：从背阔肌通过胸腰筋膜到对侧的臀大肌有着明确的筋膜连接（第1章）。肌筋膜的动力学，及其结构、质量和整体性，都毫无疑问影响着骨盆下肢带和腰部的稳定性及刚度。因此它们在运动功能中尤为重要，经过功能性的相互作用，骶髂关节在脊柱和四肢中能高效地传递负荷（Cusi，2010）（Vleeming 等，2012）。

连接在胸腰筋膜前外侧的腹肌在腰和骨盆疼痛时通过改变运动模式而影响脊柱的稳定（Hodges & Richardson，1996）（Hungerford 等，2003）。腰骨盆区的负荷转换机制复杂。当肌肉通过紧邻的肌内膜纵向或横向传递力量时，张力也通过侧缝（lateral raphe）和胸腰筋膜传递（Huijing，2007）。因此局部筋膜密度增加，接收直接或间接的肌力传递然后汇总，活化筋膜的收缩状态，通过细胞外基质显来著增强局部及总体的稳定性。

Brown & McGill（2009）对于啮齿动物研究显示：当腹横肌腱膜被切断，意味着一条预想的力线被断绝，原发的"肌肉"输出的有效力量仍占一定百分比。本结果显示：结缔组织传递大多数（73%）力和刚度。这个令人惊讶的传递效能被归功于：三层床单样的腹斜肌和腹横肌通过它们所附着的复杂的结缔组织被坚固地绑在一起。这是稳定脊柱、增强局部肌肉协调所必需的。

这种组织结构不仅暗示肌肉与筋膜间有显著连接，而且说明，局部的筋膜已达最优化。腰部"筋膜间三角"充满脂肪，位于棘旁肌外侧缘，从第12肋到髂嵴，沿着腰背筋膜的外侧缘形成一个整体性的筋膜鞘。此处结合致密结缔组织合成一条线，被描述成"侧线"，最初是由 Bogduk 和 Mackintosh 于1984年命名。"腰筋膜间三角"的功能是：减少张力作用下相邻筋膜的摩擦，容纳棘旁肌收缩时的横向扩展。或者按最近的观点，它作为一个支点，沿胸腰筋膜的中间或后层，分散侧向的调节性张力以平衡不同的粘弹性模量（Schuenke 等，2012）。

Hoffman 和 Gabel（2013）针对自1992年以来经典的 Punjabi 稳定性模型提出了一个新模型，认为筋膜对经典模型中六个公认的子系统都有帮助。新模型表明，任何一个子系统的崩溃将不可避免地导致运动障碍，不论什么原因，也不论稳定或运动，被动的，主动的或中性的。这个新创意来源于实验诱导的疼痛导致活化时间的改变，从而影响肌肉的稳定性和流动性（Hodges & Moseley，2003）。

对照研究表明，腰痛者局部本体感觉会显著降低（Taimela 等，1999）。没有关节、韧带和分布在广泛筋膜层上的机械感受器的反馈，神经肌肉的协调性将会受损。

多节段神经支配模式可能存在，为背部痛、肌筋膜区的健康和康复运动提供潜在的治疗方案（Schuenke 等，2012）。结缔组织与肌肉、呼吸系统及泌尿系统的连接，可促使人体形成更协调统一的力学稳定系统以提升躯干控制能力。运动、疾病或者相关系统的习惯性功能失常的挑战，可对多层面的运动模式和姿势控制机制造成损害。

临床总结

- 肌力经肌内膜、肌束膜和肌外膜间复杂的传导途径传递。
- 局部结缔组织细胞对机械应力敏感，也容易对其产生适应。运动刺激可以影响这些细胞的代谢和收缩行为。
- 节段稳定性（如动态躯干/核心稳定性）涉及大量的筋膜结构和大量的筋膜力学传递。

参考文献

Benjamin, M., Kaiser, E. & Milz, S. (2008) Structure-function relationships in tendons: a review. *J Anat.* 212: 211–228.

Brown, S.H. & McGill, S.M. (2009) Transmission of muscularly generated force and stiffness between layers of the rat abdominal wall. *Spine* 15; 34(2): 70–75.

Carvalhais, V.O.D., Ocarino, Jde, M., Araujo, V.L., Souza, T.R., Silva, P.L. & Fonseca, S.T. (2013) Myofascial force transmission between the latissimus dorsi and gluteus maximus muscles: An in vivo experiment. *J Biomech.* 46: 1003–1007.

Chaitow, L. (2013) Understanding mechanotransduction and biotensegrity from an adaptation perspective. *J Bodyw Mov Ther.* 17: 141–142.

Corey, S.M., Vizzard, M.A., Bouffard, N.A., Badger, G.J. & Langevin, H.M. (2012) Stretching of the Back Improves Gait, Mechanical Sensitivity and Connective Tissue Inflammation in a Rodent Model. *PLoS ONE* 7(1): 1–8.

Cusi, M.F. (2010) Paradigm for assessment and treatment of SIJ mechanical dysfunction. *J Bodyw Mov Ther.* 14: 152–161.

Hides, J., Stanton, W., Mendis, M.D. & Sexton, M. (2011) The relationship of transversus abdominis and lumbar multifidus clinical muscle tests in patients with chronic low back pain. *Man Ther.* 16: 573–577.

Hinz, B., Celetta, G., Tomasek, J.J., Gabbiani, G. & Chaponnier, C. (2001a) Smooth muscle actin expression upregulates fibroblast contractile activity. *Mol Biol Cell.* 12: 2730–2734.

Hinz, B. Phan, S.H., Thannickal, V.J., Galli, A., Bochaton-Piallat, M.L., Gabbiani, G. (2007) Biological Perspectives. The Myofibroblast. One Function, Multiple Origins. *Am J Pathol.* 170(6): 1807–1819.

Hinz, B., Phan, S.H., Thannickal, V.J., Prunotto, M., Desmoulière, A., Varga, J., De Wever, O., Mareel, M. & Gabbiani, G. (2012) Recent Developments in Myofibroblast Biology: Paradigms for Connective Tissue Remodeling. *Am J Pathol.* 180(4): 1340–1355.

Hodges, P.W. & Moseley, G.L. (2003) Pain and motor control of the lumbopelvic region: effect and possible mechanisms. *J Electromyogr Kinesiol.* 13(4): 361–370.

Hodges, P.W. & Richardson, C.A. (1996) Inefficient muscular stabilization of the lumbar spine associated with low back pain. A motor control evaluation of transversus abdominis. *Spine* 21: 2640–2650.

Hodges, P.W. & Richardson, C.A. (1997) Contraction of the abdominal muscles associated with movement of the lower limb. *Phys Ther.* 77: 132–142.

Hodges, P.W., Richardson, C.A. & Jull, G. (1996) Evaluation of the relationship between laboratory and clinical tests of transversus abdominis function. *Physiother Res Int.* 1: 30–40.

Hodges, P.W., Holm, A.K., Holm, S., Ekstrom, L., Cresswell, A., Hansson, T. & Thorstensson, A. (2003) Intervertebral stiffness of the spine is increased by evoked contraction of transversus abdominis and the diaphragm: in vivo porcine studies. *Spine.* 28: 2594–2601.

Hoffman, J. & Gabel, P. (2013) Expanding Panjabi's stability model to express movement: A theoretical model. *Med Hypotheses* Apr. 1–5.

Huijing, P.A. & Baan, G.C. (2003) Myofascial force transmission: muscle relative position and length determine agonist and synergist muscle force. *J Appl Physiol.* 94: 1092–1107.

Huijing, P.A., Yaman, A., Ozturk, C. & Yucesoy, C.A. (2011) Effects of knee angle on global and local strains within human triceps surae muscle: MRI analysis indicating in vivo myofascial force transmission between synergistic muscles. *Surg Radiol Anat.* 33(10): 869–879.

Hungerford, B., Gilleard, W. & Hodges, P. (2003) Evidence of altered lumbopelvic muscle recruitment in the presence of sacroiliac joint pain. *Spine* 28: 1593–1600.

Khan, K.M. & Scott, A. (2009) Mechanotherapy: how physical therapists' prescription of exercise promotes tissue repair. *Br J Sports Med.* 43: 247–252.

Kim, A.C. & Spector, M. (2000) Distribution of chondrocytes containing α-smooth muscle actin in human articular cartilage. *J. Orthop. Res.* 18(5): 749–755.

Langevin, H.M., Bouffard, N.A., Badger, G.J., Iatridis, J.C. & Howe, A.K. (2005) Dynamic fibroblast cytoskeletal response to subcutaneous tissue stretch ex vivo and in vivo. *Am J Physiol Cell Physiol.* 288: C747–C756.

Maas, H. & Sandercock, T.G. (2010) Force Transmission between Synergistic Skeletal Muscles through Connective Tissue Linkages. *J Biom Biotechnol.* 1–9.

Magnusson, S.P., Langberg, H. & Kjaer, M. (2010) The pathogenesis of tendinopathy: balancing the response to loading. *Nat Rev Rheumatol.* 6: 262–268.

Masi, A.T., Nair, K., Evans, T. & Ghandour, Y. (2010) Clinical, biomechanical, and physiological translational interpretations of human resting myofascial tone or tension. *Int J Ther Massage Bodywork* 3(4): 16–28.

Purslow, P. (2010) Muscle fascia and force transmission. *J Bodyw Mov Ther.* 14: 411–417.

Schleip, R., Klingler, W. & Lehmann-Horn, F. (2005) Active fascial contractility: Fascia may be able to contract in a smooth muscle-like manner and thereby influence musculoskeletal dynamics. *Med Hypotheses* 65: 273–277.

Schleip, R., Duerselen L., Vleeming A., Naylor, I.L., Lehmann-Horn, F., Zorn, A., Jaeger, H. & Klingler, W. (2012) Strain hardening of fascia: static stretching of dense fibrous connective tissues can induce a temporary stiffness increase accompanied by enhanced matrix hydration. *J Bodyw Mov Ther.* 16: 94–100.

Schuenke, M.D., Vleeming, A., Van Hoof, T. & Willard, F.H. (2012) A description of the lumbar interfascial triangle and its relation with the lateral raphe: anatomical constituents of load transfer through the lateral margin of the thoracolumbar fascia. *J Anat.* 221(6): 568–576.

Spector, M. (2002) Musculoskeletal connective tissue cells with muscle: expression of muscle actin in and contraction of fibroblasts, chondrocytes, and osteoblasts. *Wound Repair Regen.* 9(1): 11–8.

Stafford, R.E., Ashton-Miller, J.A., Sapsford, R. & Hodges, P.W. (2012) Activation of the striated urethral sphincter to maintain continence during dynamic tasks in healthy men. *Neurourol Urodyn.* 31(1): 36–3.

Stecco, C. & Day, J.A. (2010) The Fascial Manipulation Technique and Its Biomechanical Model: A Guide to the Human Fascial System. *Int J Ther Massage Bodywork* 3(1): 38–40.

Taimela, S., Kankaanpaa, M. & Luoto, S. (1999) The effect of lumbar fatigue on the ability to sense a change in lumbar position. A controlled study. *Spine.* 24: 1322–1327.

Tesarz, J., Hoheisel, U., Wiedenhofer, B. & Mense, S. (2011) Sensory innervation of the thoracolumbar fascia in rats and humans. *Neuroscience* 194: 302–308.

Van der Waal, J. (2009) The Architecture of the Connective Tissue in the Musculoskeletal System—An Often Overlooked Functional Parameter as to Proprioception in the Locomotor Apparatus. *Int J Ther Massage Bodywork* 2(4): 9–23.

Van Wingerden, J.P., Vleeming, A., Buyruk, H.M. & Raissadat, K. (2004) Stabilization of the sacroiliac joint in vivo: verification of muscular contribution to force closure of the pelvis. *Eur Spine J.* 13: 199–205.

Willard, F.H., Vleeming, A., Schuenke, M.D., Danneels, L. & Schleip, R. (2012) The thoracolumbar fascia: anatomy, function and clinical considerations. *J Anat.* 221(6): 507–536.

Wipff, P-J. & Hinz, B. (2009) Myofibroblasts work best under stress. *J Bodyw Mov Ther.* 13(2): 121–127.

Wipff, P.J., Rifkin, D.B., Meister J.J. & Hinz B. (2007). Myofibroblast contraction activates latent TGF- 1 from the extracellular matrix. *J Cell Biol.* 179: 1311 – 1323.

Yucesoy, C.A. (2010) Epimuscular myofascial force transmission implies novel principles for muscular mechanics. *Exerc Sport Sci Rev.* 38(3): 128–134.

Yucesoy, C.A., Koopman, B.H.F.J.M., Baan, G.C., Grootenboer, H.J. & Huijing, P.A. (2003a) Extramuscular myofascial force transmission: experiments and finite element modeling. *Arch Physiol Biochem.*111(4): 377–388.

Yucesoy, C.A., Koopman, B.H.F.J.M., Baan, G.C., Grootenboer, H.J. & Huijing, P.A. (2003b) Effects of inter- and extramuscular myofascial force transmission on adjacent synergistic muscles: assessment by experiments and finite-element modeling. *J Biomech.* 36(12): 1797–1811.

Zollner, A.M., Tepole, A.B. & Kuhl, E. (2012) On the biomechanics and mechanobiology on growing skin. *J Theor Biol.* 297: 166–175.

延伸阅读

Arampatzis, A. (2010) Plasticity of human Achilles tendon mechanical and morphological properties in response to cyclic strain. *J Biomech.* 43: 3073–3079.

Barker, P., Briggs, C.A. & Bogeski, G. (2004) Tensile transmission across the lumbar fasciae in unembalmed cadavers: effects of tension to various muscular attachments. *Spine.* 29(2): 129–138.

Benjamin, M. (2009) The fascia of the limbs and back – a review. *J Anat.* 214: 1–18.

Bogduk, N. & MacIntosh, J.E. (1984) The applied anatomy of the thoracolumbar fascia. *Spine* 9: 164–170.

Chaudhry, H., Schleip, R., Ji, Z., Bukiet, B., Maney, M. & Findley, T. (2008) Three-dimensional mathematical model for deformation of human fasciae in manual therapy. *J Am Osteopath Assoc.* 108(8): 379–390

DellaGrotte, J., Ridi, R., Landi, M. & Stephens, J. (2008) Postural improvement using core integration to lengthen myofascia. *J Bodyw Mov Ther.* 12: 231–245.

Fukashiro, S., Hay, D.C. & Nagano, A. (2006) Biomechanical behavior of muscle-tendon complex during dynamic human movements. *J Appl Biomech.* 22(2): 131–147.

Fukunaga, T., Kawakami, Y., Kubo, K., Kanehisa, H. (2002) Muscle and tendon interaction during human movements. *Exercise Sport Sci R.* 30(3): 106–110.

Hashemirad, F., Talebian, S., Olyaei, G. & Hatef, B. (2010) Compensatory behaviour of the postural control system to flexion-relaxation phenomena. *J Bodyw Mov Ther.* 14(2): 418–423.

Hinz, B. & Gabbiani, G. (2003) Mechanisms of force generation and transmission by myofibroblasts. *Curr Opin Biotechnol.* 14: 538–546.

Hinz, B. (2010) The myofibroblast: paradigm for a mechanically active cell. *J Biomech.* 43: 146–155.

Hinz, B., Phan, S.H., Thannickal, V.J., Prunotto, M., Desmoulière, A., Varga, J., De Wever, O., Mareel, M. & Gabbiani, G. (2012) Recent Developments in Myofibroblast Biology: Paradigms for Connective Tissue Remodeling. *Am J Pathol.* 180(4): 1340–1355.

Huijing, P.A. & Baan, G.C. (2003) Myofascial force transmission: muscle relative position and length determine agonist and synergist muscle force. *J Appl Physiol.* 94: 1092–1107.

Huijing, P.A. (2007) Epimuscular myofascial force transmission between antagonistic and synergistic muscles can explain movement limitation in spastic paresis. *J Electromyogr Kinesiol.* 17: 708–724.

Ianuzzi, A., Pickar, J.G. & Khalsa, P.S. (2011) Relationships between joint motion and facet joint capsule strain during cat and human lumbar spinal motions. *JPMT.* 34: 420–431.

Kawakami, Y. (2012) Morphological and functional characteristics of the muscle-tendon unit. *J Phys Fit Sports Med.* 1(2): 287–296.

Killian, M.L., Cavinatto, L., Galatz, L.M. & Thomopoulos, S. 2012. The role of mechanobiology in tendon healing. *J Shoulder Elbow Surg.* 21(2): 228–37.

Kjaer, M., Langberg, H., Heinemeier, K., Bayer, M.L., Hansen, M., Holm, L., Doessing, S., Konsgaard, M., Krogsgaard, M.R. & Magnusson, S.P. (2009) From mechanical loading to collagen synthesis, structural changes and function in human tendon. *Scand. J. Med. Sci. Sports.* 19(4): 500–510.

Moseley, G.L., Zalucki, N.M. & Wiech, K. (2008) Tactile

discrimination, but not tactile stimulation alone, reduces chronic limb pain. *Pain*, 137: 600–608.

Myers, T. (2001) *The Anatomy Trains*. Churchill Livingstone.

Sawicki, G.S., Lewis, C.L. & Ferris, D.P. (2009) It pays to have a spring in your step. *Exerc Sport Sci Rev*. July, 37(3): 130.

Schleip, R. & Klingler, W. (2007) Fascial strain hardening correlates with matrix hydration changes. In: Findley, T.W., Schleip, R. (Eds.), *Fascia research – basic science and implications to conventional and complementary health care*. Munich: Elsevier GmbH, 51.

Schleip, R. & Müller, D.G. (2012) Training principles for fascial connective tissues: Scientific foundation and suggested practical applications. *J Bodyw Mov Ther*. 1–13.

Stecco, C., Porzionato, A., Lancerotto, L., Stecco, A., Macchi, V., Day, J.A. & De Caro, R. (2008) Histological study of the deep fasciae of the limbs. *J Bodyw Mov Ther*. 12: 225–230.

Vleeming, A., Schuenke, M.D., Masi, A.T., Carreiro, J.E. Danneels, L. & Willard, F.H. (2012) The sacroiliac joint: an overview of its anatomy, function and potential clinical implications. *J Anat*. 221(6): 537–567.

Vleeming, A., Snijders, C., Stoeckart, R. & Mens, J. (1997) The role of the sacroiliac joins in coupling between spine, pelvis, legs and arms. In: Vleeming et al. (Eds.), *Movement, Stability & Low Back Pain*. Churchill Livingstone, 53–71.

Wallden, M. (2010) Chains, trains and contractile fields. *J Bodyw Mov Ther*. 14: 403–410.

第3章

生理学和生物化学

Werner Klingler

肌筋膜组织由细胞和非细胞成分构成。两种成分都对物理应力、温度、酸碱度及体液因素敏感。本章介绍筋膜组织的生理生化特性，还有所连接组织的相互关系（特别是骨骼肌）。背后的神经生理知识是必不可少的，因为“当你的想象力失去焦点的时候，你就不能再相信眼睛”（马克吐温，1889）。

神经生理学基础

动作在运动中是首要的，涉及复杂的相互作用的中枢和周围中枢神经系统、产生力的肌肉和结缔组织，如筋膜。本质上讲，这些都连接到骨骼肌。

上、下运动神经元

运动模式（The protocol of a movement）是记忆的痕迹，产生于大脑皮层运动区。起源于锥体神经元的电脉冲，并沿其轴突传播，跨越到对侧的脑干平面。这就是为什么大脑的左半球控制身体的右侧。大多数情况下，左半球占主导地位。而令人惊讶的是，有事实证明，不但右利手的人是这样，而且绝大多数的左撇子也一样。除了大脑，左侧优势也在其他对称的器官上被发现，如肾脏或睾丸，左侧稍大。心脏也位于左侧。目前还不清楚为什么身体的左侧更占优势而不是完全对称。锥体束在大脑和脊髓之间传递信号，包括皮质脊髓束，也叫上运动神经元。信号从上运动神经元经过脊髓前角发送到下运动神经元，下运动神经元最后将信号传递到骨骼肌（图3.1）。显然，上运动神经元损伤，会导致运动反射的抑制失效而出现痉挛性瘫痪。相反，周围神经功能丧失是下运动神经元病

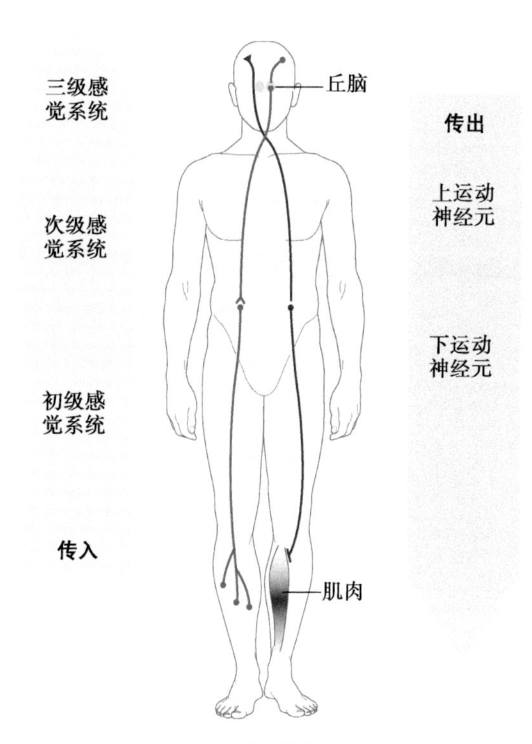

图3.1 运动控制的基本神经元
有两个传出神经细胞：上、下运动神经元，将编码成为动作电位频率的特定运动信息传导向靶器官，即骨骼肌。在感觉方面，有三个相互关联的神经元。锥体外系整合诸如光、声音和感觉传入的信息，并调节传出给皮质脊髓束（上运动神经元）。锥体外运动系统的主要组成部分是丘脑核。周围神经丛的结构未在此图中列出。

变,会导致弛缓性瘫痪。结缔组织有时候会对这个反射回路的失调做出反应。例如,上运动神经元损伤,如中风或脊髓损伤中,会见到明显的筋膜硬化,有时可能还需要手术减压。简言之,正是这两种神经细胞,包括它们的长轴突,把大脑的运动信号传递到肌肉。在感觉方面,三种神经细胞是组合在一起的。周围感觉神经元在脊髓背角切换到中央神经元。中枢神经系统是由两种神经元组成,它们在丘脑(像个坚果)相连。丘脑位于大脑的中央,也被称为“意识之门”。

锥体外系的动作协调

这种直接寻址能力和机械的运动控制系统受到各种因素影响和调控,这些调控因素统称为锥体外系。锥体外系的主要解剖结构是基底神经节、小脑和众多的中间神经元(其锥状轴突相互递归连接),与大脑核团并排在一起。锥体外系的目的是增强或限制信号。它评估传入信号,如前述的躯体感觉输入信号,并且估算必须放大的因素。锥体外系以这种方式协调和完善动作(Chaitow 和 DeLany,2000)。此系统的功能丧失,会导致特定的运动不能和强直性运动失常,如帕金森氏症。

有趣的是,其他在丘脑核中转换的输入信号也会影响锥体外系的运动协调功能。其中,情绪和疼痛是重要的因素。情绪被认为是沿着一组叫作边缘系统的脑解剖结构组织产生的电脉冲环流。此外,边缘系统是记忆、嗅觉和生存进化的关键因素,它包括几个大脑解剖结构。特别是它能干扰丘脑核,并由此解释了为何情绪状态可以影响运动(状态),反之亦然。在这点上,有趣的是定期的体育活动可以提高学习能力,降低老年痴呆症的概率,并且能明显地延长寿命。

另一种途径是在脑内具有多重功能的荷尔蒙。多巴胺和血清素是运动和幸福感的关键启动因子。这种关联性能观察出来,例如躁狂精神病患者,除非接受了抗精神病药物即多巴胺拮抗剂的治疗,否则就一直动个不停。然后便可以观察到像机器人似的机械性举动。从积极的一面来看,好心情往往与体力活动有关,如跳舞。另一个例子是儿童的运动需求,尤其是用愉快来表达的。到目前为止只有一些间接的证据证明激素对筋膜有直接影响。例如,长期服用强力的多巴胺受体激动剂会导致肺及肾周围的纤维化和心脏瓣膜的增厚和硬化(Antonini & Poewe,2007)。

疼痛是一个复杂的话题,涉及体液因素、周围神经结构和更高级的脑中枢,如丘脑核。简而言之,筋膜中含有大量的伤害感受器,如游离神经末梢。前述的躯体感觉神经有10~100米/秒的传导速度,而与之相比,所谓的C纤维不被髓鞘包围,因此产生冲动的速度慢得多,大约为0.5~2米/秒的速度。其产生的疼痛感觉是钝痛并且是非局部性的。那些通过刺激触发疼痛感觉的神经末梢,被称为伤害感受器。这些神经末梢与自主神经系统相连。对慢性疼痛的发展来说,交感神经纤维的刺激和耦合算是一种机制,例如所谓的复杂区域疼痛综合征(也叫祖德克氏病)。在筋膜内发现一些神经元含有P物质或与降钙素基因相关的肽。慢性和自持性疼痛都和这两种体液介质有关(Tesarz 等,2011)(第4章)。

肌肉和筋膜——梦之队组合

骨骼肌由肌纤维构成,肌纤维由一些单肌肉细胞以多细胞融合的方式合并而成。显微镜下很容易通过收缩蛋白的规则排列识别出肌纤维。亚细胞的收缩单位叫作肌节,其效力的产生来源于肌动蛋白和肌球蛋白之间的最优化交错接合。实验表明,手术摘除肌肉束后,活体弹性纤维的长度在体内收缩大约三分之一。因此,在实验室细胞盘环境里的力学测试,要求对肌束有实验性的预拉伸。

这样的预拉伸可以动态地调节体内筋膜组织,使其产生有效的收缩。筋膜强度能够通过交联张力、水化、弹性内容物甚至激活筋膜的收缩等方面来调节肌纤维张力,以此加强或减弱肌肉力的产生。换句话说,筋膜角色是节能和智能回馈系统。

肌筋膜张力

肌张力是一个被广大医学专业人士用作定期评估的特征。然而,诊断是根据查体者的经验,作为参考标准,它缺乏如身体疼痛或主观僵硬等症状的表现。人工评估出来的肌肉张力升高,还经常归因于姿势疼痛综合征。从语义的角度讲,使用"肌筋膜张力"更加精确。因为张力的性能不仅仅源于肌肉组织本身,也来自于筋膜组织,如肌外膜、肌束膜和肌内膜。

有趣的是,在一个特定肌肉中所能找的结缔组织的量取决于这块肌肉的功能。张力型肌肉明显比相位型肌肉有更多更结实的筋膜成分。物种之间也存在这种差异。例如,野生白山羊的肉与家猪相比有更高比例的胶原结缔组织。在遗传性肌肉疾病中,纤维化是最突出的特点之一,甚至可能是疾病的第一症状。在一些肌肉病如杜氏肌营养不良症(假肥大性肌营养不良)中,治疗目标在于降低肌肉的纤维化。在这里,糖皮质激素是成纤维细胞增殖和胶原合成的有效抑制剂。糖皮质激素治疗后明显延缓了行走残疾的发作。由于高皮质类固醇剂量的副作用,目前本病研究正在探索替代治疗方案(Klingler等,2012)。总之,对肌张力来说,筋膜和肌纤维的高度可变性以及对外部和内部因素的自适应性是它们的贡献所在。

静态张力

什么是静态肌筋膜张力?这个问题非同小可,将会在下面的段落中加以陈述。根据定义,静态肌张力是电静默。这意味着自主支配为零,反射电路为静态。从理论上讲,这个条件是很明确的,应当很容易通过检查静态下肌肉对于被动运动的抗力和硬度来加以评估(Masi & Hannon,2008)。然而,从实际上看,根据观察所测试的静息肌肉不论是清醒还是睡眠时候根本不是电静默态。在肌电图测试中,即使大多数患者肌肉是主动放松的,也可以看到肌肉组织中的神经活动。事实上,肌电图仪工作时候那种叽叽嘎嘎的声音都可以在生物反馈法中用来平静和放松测试肌。另一个问题是,很多医生在进行例如播散性脑脊髓炎、脑卒中或其他中枢神经系统疾病的临床检查时,倾向于有意识无意识地让肌肉/肢体处于被观察的状态,或者让其处于单突触反射受抑制的状态。长期的神经过度刺激会导致筋膜重塑,胶原蛋白纤维含量增加,筋膜硬度增加,水合筋膜组织减少。从目的性或功能导向的观点来看,筋膜肥大不仅是对肌肉过度刺激的补偿,而且是一种炎性反应过程,这一过程改变了筋膜组织的微灌注、水化和营养。

在医院进行全身麻醉过程中能够看到神经支配被完全抑制。因此,在诱导麻醉和气管插管时使用神经肌肉阻断剂。从教学角度看,这有助于运动从业人员观看操作演示,从而获得对神经肌肉完全阻滞时肌筋膜作用的深刻印象。

拉力

对离体筋膜标本进行实验发现,重复的拉伸将改变筋膜力量的峰值和硬度,筋膜组织的这一特点被称为应力硬化。用深冷冻和迅速解冻法对筋膜进行预处理后也会发生这种变化。通过这种方式的处理,细胞成分会失活。有充分证据表明,应力硬化不是肌纤维细胞和原肌纤维细胞主动收缩引起的。还有一些研究提示,用同样的实验也可引起组织水化程度提高,伴有组织硬度的增加。因此,暂时增加基质水分可能造成(至少是部分地）应力硬化。该发现的临床意义在于负荷增加将促进肌肉、肌腱更直接的相互作用（Schleip 等，2012）。

在运动科学领域拉伸是一个有争议的问题。对筋膜组织来说，在即将运动前进行拉伸可能会影响组织内水分和纤维排列，从而增加运动活动范围。拉伸对一些运动可能是有帮助的，例如自由泳。自由泳的最佳推动力显著取决于运动员伸长的肩膀和手臂所产生的杠杆作用。其他运动，比如跨栏，由于力量更直接地传递、与地面接触时间短，坚固的筋膜结构则可能对其有益。细胞成分对形变也会作出反应，成纤维细胞参与筋膜组织的重塑。在机械或化学性刺激等特殊条件下，成纤维细胞能够表现出收缩蛋白的特性（如图 3.3）。一些生长因子的表达是机械负荷所致，例如转化生长因子 β1（transforming growth factor-β1，TGF-β1）、胰岛素样生长因子-I（insulin-like growth factor-I，IGF-I）及结缔组织生长因子（connective tissue growth factor，CTGF）。这些生长因子促使成纤维细胞和成肌纤维细胞增生及胶原纤维合成（见表 3.1），这与皮肤伤口愈合过程相似（Klingler 等，2012）。

表 3.1 影响筋膜系统的因素

影响筋膜系统的因素	例　子	临床表现
上运动神经元	中风损伤	痉挛性麻痹
下运动神经元	腰椎间盘突出症损伤	弛缓性麻痹
锥体外系	帕金森综合征	僵硬，运动功能减退
脑激素	血清素，多巴胺	情绪变化，运动渴望
微环境条件	pH，温度，水化	对细胞外基质和（肌）成纤维细胞有影响
体液因子	转化生长因子 β1（TGF-β1），结缔组织生长因子（CTGF），松弛素，白细胞介素，皮质醇	对细胞外基质和（肌）成纤维细胞有影响
拉力	运动，拉伸	以上所有影响

温度

对肌筋膜组织来说，温度是充满变数的因素，且在整个身体内分布不一致，具体生物反应遵从 Arrhenius 对数定律。换句话说，温度对于肌筋膜张力的分配是一个重要的决定因素。人体中心温度在 36.5℃ 至 38.5℃ 之间。身体中心之外温度的高低在很大程度上取决于环境条件和肌肉活动。休息时，肢体温度最低可以降至 30℃，而在体育运动时可达到 40℃。如果发热或持续长时间运动，可达到更高的温度。温度每增加 1℃，新陈代谢加快 10% ~20%。骨骼肌收缩完全依赖于其内部肌浆网中储存钙的释放。钙打开了收缩酶肌球蛋白上隐蔽的结合位点，它属于温度依赖性 ATP 酶，通过细胞呼吸和糖酵解补充 ATP。同时，这些生化反应导致代谢产物乳酸的堆积，从而促进生长因子和胶原合成（见下文）。

较高的温度导致肌细胞兴奋性增强和钙释放。在离体肌纤维上可以观察到，高温会增加基础张力和痉挛力，有趣的是，筋膜内的成分对温度的变化表现出不同的反应。低温时，筋膜显示出力的峰值和硬度更大。换言之，热松弛是筋膜的一个重要特征（Mason & Rigby，1963）（Muraoka 等，2008）。

乍一看,肌纤维与筋膜组织不同的温度特性似乎是相互矛盾的。然而正好相反。休息时温度低,筋膜组织的粘弹性能够提供合适的稳定性和负荷功能(图 3.2)。运动时温度升高,肌筋膜组织表现出热松弛,能够使活动范围增大。较低温度下的筋膜松弛在某些情况下可引起损伤,这是由于此时的组织更加坚硬。另一方面,这在很大程度上也取决于组织受力的程度和类型。

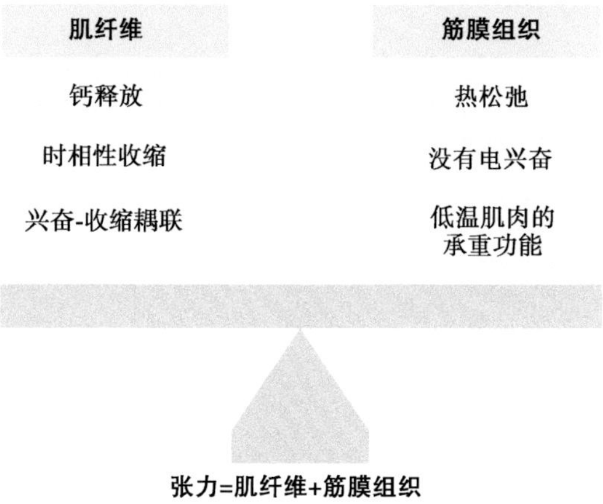

肌纤维	筋膜组织
钙释放	热松弛
时相性收缩	没有电兴奋
兴奋-收缩耦联	低温肌肉的承重功能

张力=肌纤维+筋膜组织

图 3.2 体温平衡

在体力活动时,身体中心部位以外的肌筋膜结构的温度能够上升 10℃。温暖可引起骨骼肌的兴奋性增强、收缩和舒张能力增快,还能提高力量。这种作用主要是由于钙转换增加和温度引起的酶促过程加快,促进了收缩活动。然而,较高的温度会导致离体筋膜组织的热松弛且会降低肌筋膜硬度。当然,离体肌筋膜没有自主神经支配,在体内也可以观察到这种效应。通过学习这一课我们认识到不同温度对筋膜和肌纤维的影响,这有助于我们了解自然状态下的肌张力。在休息时,寒冷条件下,筋膜组织拥有承受负荷的能力,而在运动中温度达到或超过 41℃时,会使筋膜松弛,活动范围增加。

组织的 pH 值和乳酸

组织的 pH 值

pH 值是酸性或碱性的指数,因此在所有生物体系中 pH 值受到严密调控,酸碱度是关键因素,在人体的氧摄取、血液凝固和免疫应答等所有过程中,发挥出高效的酶促功能需要最适宜的 pH 值。pH 值在 7.35 以下代表 H^+ 离子浓度增多。相反,高于 7.45 则认为是碱中毒。钾离子可以穿透细胞膜的脂质双分子层,因此可以作为与质子相平衡的离子。换句话说,钾离子浓度增加可以引起 pH 值降低。

体育锻炼过程中,由于糖酵解和细胞呼吸,导致乳酸和二氧化碳的产生,这会引起肌筋膜组织 pH 值下降。酸性代谢产物累积后,可通过肺部将碳酸呼出,而由肾脏排泄则比较缓慢。还有很小一部分酸性代谢物通过皮肤、肝脏和肠道排出。运动后的深呼吸不仅是补充氧气所必需的,而且有助于清除体内的碳酸。较慢的异常呼吸模式会影响 pH 的调节,也可能影响肌筋膜组织(Chaitow, 2007)。肌肉运动会导致组织酸中毒,引起类似于外伤、感染或自身免疫性问题等很多原因导致的炎症。

乳酸

乳酸在组织再生中起着重要的作用,这不仅因为它能促进血液灌注和营养交换,还因为它能影响胶原合成和血管再生。体外实验数据显示,酸性环境能够提高成肌纤维细胞的收缩性(Pipelzadeh & Naylor IL, 1998),这个特性对于组织修复十分重要。而在骨骼肌纤维上则可以观察到相反的作用,增加质子、钾离子和乳酸浓度,可以通过抑制膜兴奋性和肌凝蛋白 ATP 酶的活性、减少的糖酵解率和钙的更新来降低骨骼肌纤维收缩性并缓解疲劳(Gladden, 2004)。

在跟腱断裂的愈合过程中乳酸浓度会增加近 2 倍,说明组织损伤后代谢反应的关键因素是乳酸(Greve 等, 2012)。乳酸能刺激血管内皮生长因子(vascular endothelialgrowth factor, VEGF)生成的作用已经得到证实,而且,它通过激活对肺纤维化起作用的 pH 依赖性转化生长因子 β(TGF-β),引起成肌纤维细胞分化。因此作者推测,酸中毒的微环境和代谢产物乳酸在筋膜结缔组织的改造中均发挥重要作用(Trabold 等,2003)(Kottmann 等,2012)。

细胞外基质和体液因素

细胞外基质

细胞外基质(extracellular matrix, ECM)是动态变化的复合体,其粘弹性不断调整,以适应生理和物理变化的需求。它是由糖蛋白和蛋白多糖通过硬纤维蛋白交织在一起组成的一个凝胶基质,类似于水床所特有的机械缓冲系统。水合作用可以影响细胞外基质的机械属性(图 3.3)。转化性生长因子 β1(TGF-β1)能促进基质的累积、调节分解代谢酶和其他介质的表达。

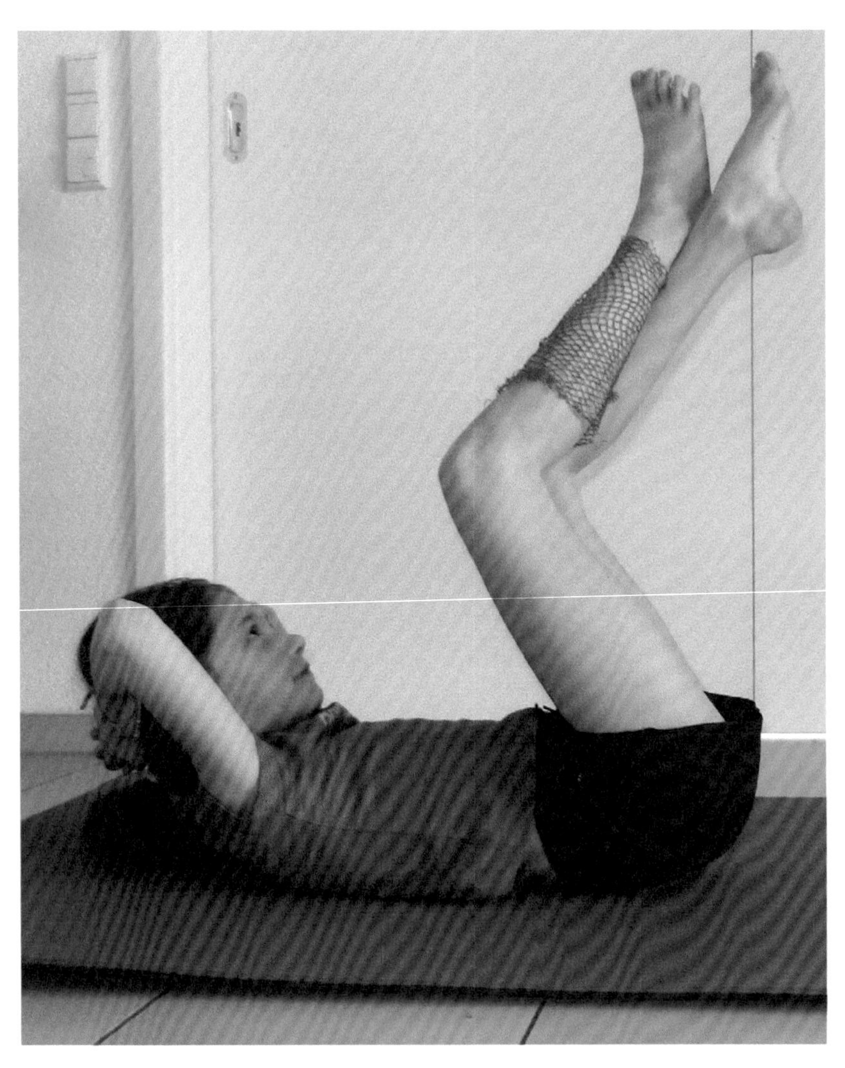

图 3.3 肌筋膜组织的生理学和生物化学

筋膜组织在全身形成了一个相互联系的三维网络。生理和生化过程决定了组织特征,如胶原蛋白的流失、细胞外基质水化和筋膜组织的硬化。这张照片显示了小腿筋膜的模拟图。如图,松散的"筋膜袜"可能导致静脉曲张的发生。另一方面,过紧的筋膜组织会导致小腿肌肉运动性疼痛、血液灌注和肌肉新陈代谢不良。对跑步运动员来说,筋膜室综合征确实是一个令人担心的运动后并发症。

从物理的角度来看，可以观察到，在跟腱和髌骨肌腱拉伤后不久，肌腱的横断面面积显著减少。横向拉伤的恢复很慢。作者推测是因为肌腱直径缩小，水分被挤出。恢复期造成的再水化作用可能是一个重要因素，而这个过程受缓慢的营养交换、电解质和其他体液因子（如细胞因子）影响（Wearing 等，2013）。

值得注意的是，体液因子的释放取决于（肌）成纤维细胞拉伸的方向。不规则的拉伤会导致白细胞介素-6 释放，使其水平显著升高，它是一种参与再生过程的物质，并且使一氧化氮（nitric oxide，NO）的生成量增加，NO 是一个气态的神经递质和血管舒张剂（Murrell，2007）。

生长因子

在筋膜组织中，一些生长因子是应对机械刺激的产物，见于体育运动和组织损伤后。多种体液因子之间的相互作用是多种生化过程的复杂组合，不是用简单因果关系就能够得出的结论。在筋膜组织中最重要的生长激素是 TGF-β、胰岛素样生长因子 I（IGF-I）、血小板源生长因子（platelet-derived growthfactor，PDGF）和结缔组织生长因子（connective tissue growth factor，CTGF）。生长因子与一些细胞因子（例如白介素 1、6 和 8）共同作用，调节成纤维细胞和成肌纤维细胞的增殖和分化、胶原蛋白和细胞外基质蛋白的生成。这些体液因子也影响着血液灌注、组织水合作用、疼痛的产生和营养，以及生长因子趋化属性引起的细胞迁移（Kjaer 等，2009）（D'Ambrosia 等，2010）（卡亚尔等，2013）。

激素

除了生长因子以外，激素对筋膜组织的影响也十分重要。体外实验证实，胰岛素有促进合成作用并能够增强（肌）成纤维细胞在体外增殖。雌激素和甲状腺激素在成纤维细胞受体中也已被发现。初步实验表明，甲状腺激素能够促进成纤维细胞扩张并能对抗结缔组织细胞凋亡。雌激素发挥作用会导致胶原合成减少超过 40%，并减少成纤维细胞体外增殖，而且使生长因子生物利用度降低。女受试者口服避孕药，会导致在运动中胶原合成减少。作者推测，这一发现或许能够解释女运动员产生某些类型的伤害风险更大，例如十字韧带断裂和骨盆关节不稳定（Hansen 等，2009）。

内源性皮质醇主要作用是对抗胰岛素并且调节组织代谢和炎症反应。几项研究表明，高剂量类固醇激素及其衍生物会导致成纤维细胞和胶原蛋白的合成减少和活力下降，从而引起组织损伤后愈合反应的延迟和障碍。相反，适当的皮质醇生理水平是细胞能量代谢所必需的。因此，细胞和其他因素存在剂量依赖性相关，决定着皮质类固醇激素进行合成代谢还是分解代谢。糖皮质激素可以有效预防哮喘患者的肺纤维化。然而，在受伤或慢性疼痛时激素浓度增高，由于分解代谢的作用，应尽可能避免在筋膜结构注射糖皮质激素。

松弛素是一种多肽类激素，与胰岛素肽类家族在结构上相关，在妇女妊娠期松弛素的表达会增多。松弛素最稳定的生物效应是调节胶原蛋白合成，它能够刺激胶原蛋白的分解。有趣的是，敲除小鼠的松弛素基因（RLX-/-），表现出的特点是 Ⅰ 型和 Ⅲ 型胶原蛋白显著增加，导致严重的硬皮病和间质纤维化，从而引起多器官衰竭。如果能促进松弛素的再合成，就能够抑制这种作用（Samuel 等，2005）。

临床总结

- 来自肌筋膜组织的感觉传入是神经运动控制必不可少的条件。
- 肌筋膜张力有赖于神经刺激、细胞内钙离子通道的激活水平。在很大程度上,肌纤维的机械性能取决于交织组织的性质和数量、相邻和附属的筋膜组件。

- 体育活动会导致机体微环境的显著变化,如温度升高、代谢产物积累、细胞外基质水合作用的变化和蛋白表达(包括生长因子和细胞因子)的改变。筋膜组织的适应过程可以为运动后出现的这些现象提供部分解释。
- 掌握筋膜组织相关知识可能有助于改善运动,所以应该将这些知识与体育运动科学和实践应用融合在一起。根据运动类型的不同,如果要获得最佳表现,筋膜的特征可能起决定性作用。

参考文献

Antonini, A. & Poewe, W. (2007) Fibrotic heart-valve reactions to dopamine-agonist treatment in Parkinson's disease. *Lancet Neurol* 6(9): 826–829.

Chaitow, L. & DeLany, J.W. (2000) *Clinical Application of Neuromuscular Techniques*. Vol. 1 The Upper Body. Churchill Livingstone, Edinburgh, 131–134.

Chaitow, L. (2007) Chronic pelvic pain: Pelvic floor problems, sacro-iliac dysfunction and the trigger point connection. *J Bodyw Mov Ther* 11(4): 327–339.

D'Ambrosia, P., King, K., Davidson, B., Zhou, B.H., Lu, Y. & Solomonow, M. (2010) Pro-inflammatory cytokines expression increases following low- and high-magnitude cyclic loading of lumbar ligaments. *Eur Spine J* 19(8): 1330–1339.

Gladden, L.B. (2004) Lactate metabolism: a new paradigm for the third millennium. *J Physiol* 558(1): 5–30.

Greve, K., Domeij-Arverud, E., Labruto, F., Edman, G., Bring, D., Nilsson, G. & Ackermann, P.W. (2012) Metabolic activity in early tendon repair can be enhanced by intermittent pneumatic compression. *Scand J Med Sci Sports* 22(4): 55–63.

Hansen, M., Miller, B.F., Holm, L., Doessing, S., Petersen, S.G., Skovgaard, D., Frystyk, J., Flyvbjerg, A., Koskinen, S., Pingel, J., Kjaer, M. & Langberg, H. (2009) Effect of administration of oral contraceptives in vivo on collagen synthesis in tendon and muscle connective tissue in young women. *J Appl Physiol* 106(4): 1435–1443.

Kjaer, M., Langberg, H., Heinemeier, K., Bayer, M.L., Hansen, M., Holm, L., Doessing, S., Kongsgaard, M., Krogsgaard, M.R. & Magnusson, S.P. (2009) From mechanical loading to collagen synthesis, structural changes and function in human tendon. *Scand J Med Sci Sports* 19(4): 500–510.

Kjaer, M., Bayer, M.L., Eliasson, P. & Heinemeier, K.M. (2013). What is the impact of inflammation on the critical interplay between mechanical signaling and biochemical changes in tendon matrix? *J Appl Physiol* [Epub April 2013]

Klingler, W., Jurkat-Rott, K., Lehmann-Horn, F. & Schleip, R. (2012) The role of fibrosis in Duchenne muscular dystrophy. *Acta myologica* 31: 184–195.

Kottmann, R.M., Kulkarni, A.A., Smolnycki, K.A., Lyda, E., Dahanayake, T., Salibi, R., Honnons, S., Jones, C., Isern, N.G., Hu, J.Z., Nathan, S.D., Grant, G., Phipps, R.P. & Sime, P.J. (2012) Lactic acid is elevated in idiopathic pulmonary fibrosis and induces myofibroblast differentiation via pH-dependent activation of transforming growth factor-β. *Am J Respir Crit Care Med* 186(8): 740–751.

Masi, A.T. & Hannon, J.C. (2008) Human resting muscle tone (HRMT): Narrative introduction and modern concepts. *J Bodyw Mov Ther* 12(4): 320–332.

Mason, T. & Rigby, B.J. (1963). Thermal transition in collagen. *Biochemica et Biophysica Acta*, 79: 448–450.

Muraoka, T., Omuro, K., Wakahara, T., Muramatsu, T., Kanehisa, H., Fukunaga, T. & Kanosue, K. (2008). Effects of Muscle Cooling on the Stiffness of the Human Gastrocnemius Muscle in vivo. *Cells Tissues Organs* 187(2): 152–160.

Murrell, G.A. (2007) Oxygen free radicals and tendon healing. *J Shoulder Elbow Surg* 16(5): 208–214.

Pipelzadeh, M.H. & Naylor, I.L. (1998) The in vitro enhancement of rat myofibroblast contractility by alterations to the pH of the physiological solution. *Eur J Pharmacol* 357(2): 257–259.

Samuel, C.S., Zhao, C., Bathgate, R.A., DU X.J., Summers R.J., Amento, E.P., Walker, L.L., McBurnie, M., Zhao, L. & Tregear G.W. (2005) The relaxin gene-knockout mouse: a model of progressive fibrosis. *Ann N Y Acad Sci* 1041: 173–181.

Schleip, R., Duerselen, L., Vleeming, A., Naylor, I.L., Lehmann-Horn, F., Zorn, A., Jaeger, H. & Klingler, W. (2012) Strain hardening of fascia: Static stretching of dense fibrous connective tissues can induce a temporary stiffness increase accompanied by enhanced matrix hydration. *J Bodyw Mov Ther* 16: 94–100.

Tesarz, J., Hoheisel, U., Wiedenhöfer, B. & Mense, S. (2011) Sensory innervation of the thoracolumbar fascia in rats and humans. *Neuroscience* 194: 302–308.

Trabold, O., Wagner, S., Wicke, C., Scheuenstuhl, H., Hussain, M.Z., Rosen, N., Seremetiev A., Becker, H.D. & Hunt, T.K. (2003) Lactate and oxygen constitute a fundamental regulatory mechanism in wound healing. *Wound Repair Regen* 11(6): 504–509.

Wearing, S.C., Smeathers, J.E., Hooper, S.L., Locke, S., Purdam, C. & Cook, J.L. (2013) The time course of in vivo recovery of transverse strain in high-stress tendons following exercise. *Br J Sports Med* [Epub ahead of print April 2013]

参考书目

Chaitow, L., Gilbert, C. & Morrison, D. (2013). *Recognizing and Treating Breathing Disorders: A Multidisciplinary Approach*, 2e. Edinburgh, Churchill Livingstone

The International Fascia Research Society: www.fasciaresearchsociety.org

Schleip, R., Findley, T., Chaitow, L. & Huijing, P. (eds.), (2012). *Fascia- The Tensional Network of the Human Body* Edinburgh, Elsevier.

第 4 章

筋膜是感觉器官

Robert Schleip

令人惊叹的精品礼包

大多数解剖研究者认为筋膜是一个惰性包裹性器官,为人体肌组织和很多其他器官提供机械性支持。诚然,之前也有一些关于筋膜中存在感觉神经的组织学研究报告(Stilwell,1957)(Sakada,1974),但这些研究却被大多数人忽视,从而没有对骨骼肌动力学的一般认识产生影响。而躯体疗法的创始人 Moshe Feldenkrais 和 Ida Rolf,显然是没有意识到筋膜作为一个感觉器官的重要性。不过,整骨疗法的创始人 Andrew Taylor Still 声明:“筋膜中存在神经是毫无疑问的……”,并且他建议在治疗所有筋膜组织时都像处理“大脑的分支机构”一样,应该有相同的重视(Still,1902)。

Van der Wal 详尽报道,老鼠的筋膜里存在大量的感觉神经末梢,但这一发现被忽视了几十年(Van der Wal,1988)。在 19 世纪 90 年代就公认韧带中有感觉神经分布,这在后来影响了关节损伤手术治疗指南的制定(Johansson 等,1991)。同样,研究发现,足底筋膜对于站立时保持姿势的感觉运动调控起重要作用(Erdemir 和 Piazza,2004)。然而,真正改变这一观点是通过一个更有权威的方式,即 2007 年在波士顿哈佛医学院举行的第一次国际筋膜研究会议。在会上,来自不同国家的三个研究团队分别报道,他们发现在筋膜组织中存在丰富的感觉神经(Findley 和 Schleip,2007)。

图 4.1 使用免疫组织化学方法显示腰筋膜切片中存在丰富的感觉神经,包括一些复杂的肌内囊系统和胶原结缔组织,组成全身张力网。这样,就可以将筋膜网看成位于体表的最大感觉器官。此外,关于数量丰富、质量优良的神经末梢,可以将这个网络“等同于”人体的视觉,更不用说听觉或任何其他能够考虑到的感觉器官了(Mitchell 和 Schmidt,1977)。

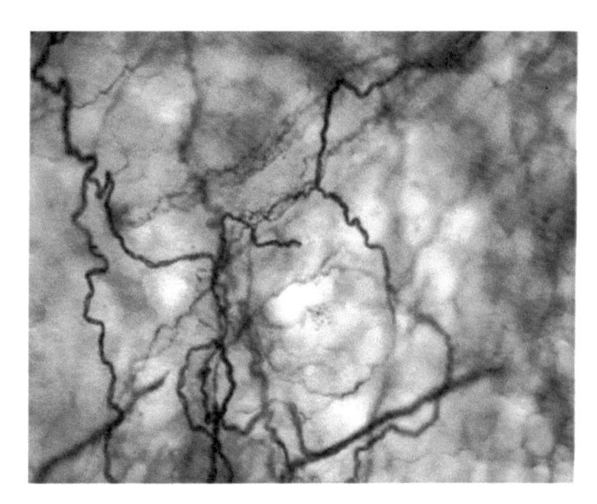

图 4.1 图示筋膜切片存在丰富的神经
这是一张免疫组化染色的啮齿动物腰部神经切片,显示了丰富的可见神经网络。图片长度:约 0.5mm。(照片来自 Tesarz 等,2011 年,得到了 Elsevier 集团的许可)

下面的比喻应该能够较好地描述第一届筋膜会议引发的对筋膜认识的转变之大:想象一位好朋友送了你一份圣诞礼物,同时讲了很多有感情的话。第一眼看上去这个礼物是由普通报纸包着的一瓶酒,打开报纸后你发现里面只是一瓶从附近商店买的苹果汁,但是你依然掩饰着你的失望并感谢朋友这份“精美的礼物”。然而,一分钟后你发现,丢到地上的用来做包装的纸开始伴随着你的面部表情变换颜色。它竟然伴随着你的运动同时收缩与运动。然后你意识到真正特别的是包装纸而不是那瓶果汁,而显然这张纸远比你想象的礼物要更加生动和有趣。

筋膜网中不同的感觉感受器类型

从形态学与胚胎学角度来看,筋膜网由结缔组织构成,这些组织结构已经适应了由局部张力主导而不是由压力和负荷主导(Schleip 等,2012)。因此,大部分筋膜内感觉神经末梢或者称为神经感受器,对张力或剪切负荷特别敏感,这一点毫不奇怪。

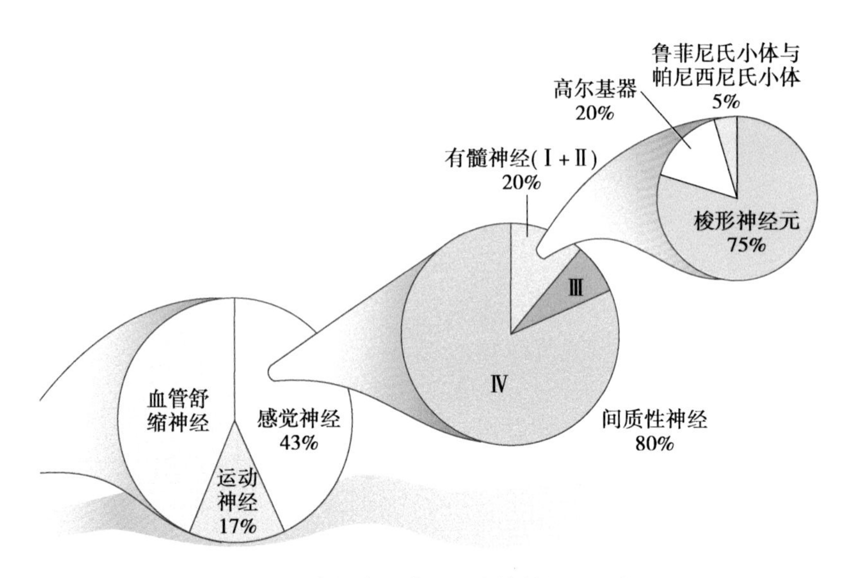

图 4.2 肌肉骨骼结缔组织中的神经元组成

支配猫的外侧腓肠肌与比目鱼肌的神经中各种轴突数量的具体分析。除了一小部分间质神经元止于骨内,其他神经元全被认为止于筋膜组织。甚至感觉装置肌梭也位于纤维胶原肌内组织中。间质神经元止于游离神经末梢。有些间质神经元明确具有本体感觉、内感受器与痛觉感受功能。最近研究者提出筋膜中大部分间质神经元具有多重功能,意味着它们能够接收一种以上感觉类型的刺激。(图来自于 fascialnet. com)

这些组元一个有趣的方面在于大部分神经用于血供和营养输送的微调,受交感神经系统控制。其余部分用于感觉运动神经调节,但在运动与感觉通路上并不均等。相比之下,身体结构用于“倾听”或者说用来感觉的神经元,是用于“诉说”或者说用来发送指令的神经元数量的两倍多。这一睿智的构成原则是否能够解释有时身体的内在智慧,比指挥公司的老式主管(CEO)更聪明呢?

有四分之一的感觉神经含有相对传导较快的有髓轴突,包括帕西尼小体、高尔基体与鲁菲尼小体,它们具有明确的本体感觉功能。它们通常止于筋膜组织,有的止于肌外膜,有的止于腱组织,有的止于肌内结缔组织。注意肌梭这一最近创造的可对陆地动物动作进行微调的发展术语,可被看作肌肉内部筋膜网中肌束膜与肌内膜的胶原组织的感受器。如果周围的胶原组织弹性下降,那么这些肌梭的功能也有可能被破坏。这可能是肌纤维痛或者慢性肌肉僵硬患者肌内膜增厚的原因

(Liptan,2010)。此外,肌束膜增厚似乎是导致同一动物粗糙肌肉与细嫩肌肉结构不同的主要原因(Schleip 等,2006)。

这些机械性感觉神经元的功能已被深入了解,大部分感觉神经属于间质神经元。关于间质神经元的认知很少,研究者认为其不但有趣而且神秘。它们的轴突止于游离神经末梢。经典的神经学将这些神经元进一步划分为轴突髓鞘很薄的Ⅲ型神经元与轴突无髓鞘的Ⅳ型神经元。我们可以将它们视为作用类似的神经元,虽然Ⅳ型神经元(其他分类中被叫作 C 纤维)的传导速度比Ⅲ型神经元(其他分类中被叫做 A-δ 纤维)略慢。

这些神经元的功能特性

筋膜中不同感觉神经元的功能各是什么? 对于普通的有髓鞘神经元,它们主要作为本体感觉感受器,其中像鲁菲尼小体末梢,对剪切负荷高度敏感(比如相邻组织层之间张力负荷的方向差异)。像帕西尼小体末梢,只对快速变化敏感,因为它们将无改变刺激全部过滤掉了。之前高尔基体被认为只存在于腱组织中,已有几项独立的研究证实了其在其他筋膜组织中也存在(Yhia 等,1992)(Stecco 等,2007)。对高尔基体刺激会触发骨骼肌纤维放松,这种放松是因为这些纤维与张力所致的胶原纤维各自相连。但是,当一块放松肌肉的肌腱被牵拉,则大部分延长被柔软的肌肉所吸收。此时,单独的拉伸无法提供足够的刺激来引发肌肉张力的改变(Jami,1992)。一个实用性的结论是,一个拉伸的刺激,若目标是到达腱性组织,也许实际上会从一些动作中获益。这些动作包括使延长的肌纤维积极收缩,或临时对抗其整体延长。

止于游离神经末梢的神经元经常被认为能感受疼痛,比如与潜在组织损伤有关的信号刺激经常被反应为疼痛。这类疼痛感受神经元在筋膜组织中很明确。向筋膜内注射高渗生理盐水进行激惹试验,也证明筋膜可以是疼痛感知的来源。

这一点在人类腰部筋膜(Schilder 等,2014)已经得到证实,相关间质神经元似乎对重复性力学或生化激惹特别敏感,具有继发长时间高敏感性。通过高渗生理盐水进行相似的激惹试验,揭示出离心力量训练后产生的延迟性肌肉酸痛(delayed onset muscle soreness,DOMS),似乎来源于肌外膜感受疼痛的间质神经元(Gibson 等,2009)。

筋膜中的多功能感受器

对于健康从业人员来说,认识到不是所有的间质神经元都有疼痛感受这点是重要的。有些是热感受神经元,有些为交感神经系统监控肌肉活动,旨在对个别肌肉的部分血供进行局部的微调,被称为功效学感受神经元。有趣的是,筋膜组织中大部分间质神经元被叫作多功能感受器,意味着它们能够感受多种刺激。当它们脊髓后角的轴突渴望"任何"刺激信号时,这些多功能感受器可以获得足够的本体感觉信号使之得到满足。但是,如果本体感觉刺激不足(比如由于神经末梢周围的结缔组织基质改变),这些神经元会主动降低对疼痛刺激的阈值。此外,它们可能会主动排出细胞因子,刺激它们周围的多功能神经元,促使它们去感受疼痛。一个看上去非常小的力学刺激,比如说双腿不等长差距仅为 1 毫米,就可能导致这些筋膜内多功能感受器错综复杂的网络中产生疼痛反应。

很多治疗方法是基于筋膜内本体感觉与疼痛感觉刺激的相互抑制,来探索通过运动和/或触摸使多功能感受器提供精细的本体感觉输入,这可以通过不同的方法做到。例如通过引导新的动作模式(比如 Feldenkrais 方法),通过客户主动进行幅度仅为几毫米的微运动(比如 Continuum Movement),或者通过卡钳逐渐缩小在皮肤上接触点之间的距离改善对两点距离的感知，以及其他一些方法。筋膜构成了本体感觉最重要的器官，所以在使用以上整体治疗策略时，很有必要着重强调对筋膜机械感受器的刺激。

在补充医学领域，对“用本体感觉对抗潜在痛觉”的疗法中患者的注意力是否必须集中有不同观点。有些学派认为患者完全可以转移对他们特定躯体感觉的注意，而有些学派认为持续吸引患者的注意是获得疗效的前提。对于这一有意义的辩论，用哲学的争论或者随机的临床观察已经很难将其继续推进，Lorimer Moseley 的研究为那些提倡促进患者注意的人提供了支持。有一种新的接触疗法，即对复杂性区域疼痛综合征患者手部的皮肤与浅筋膜中的机械感受器进行刺激。操作者在进行治疗时，一半患者对每一次接触全神贯注，另一组患者接受同样的刺激，但是在治疗过程中允许他们读书从而分散其注意力。结果显示只有注意力集中的一组有显著的改善，而注意力分散的一组没有显著改善（Moseley 等，2007）。该研究中这一重要发现是否适用于其他相似或者不相似的肌肉骨骼疾病以及治疗方法尚不明确。

但是可以总结出，患者的注意力集中或者说意念状态似乎有增进效应，虽然不是所有疗法中都必需的要求，但至少在一些遵循“用本体感觉对抗潜在痛觉”的疗法中是必要的。

不是所有的筋膜都相同

为了满足脊髓对新的本体感觉输入信号的需求，全身筋膜网的不同部位得到的刺激是否不同？两个有关感受器密度的新见解为这个问题提供了信息。首先是 Heidelberg 大学 Mense 的研究团队近期的研究显示，人类与老鼠的腰部筋膜中，介于真皮与深筋膜之间的浅层组织中的感觉神经元密度，明显高于浅筋膜下方的深层组织，也就是腰背筋膜（Tesarz 等，2011）。在 Ulm 大学，我们自己的实验检查中，也观察到深筋膜与浅筋膜之间的过渡区域中可见神经密度的增加。在健康的身体区域，这个地带是相对深层组织发生侧向“皮肤滑动”的位置，也正是这个区域的结构决定了皮肤褶皱能否被拉离身体。可以假设日常运动中产生的侧向滑动为筋膜本体感觉提供了重要来源。一个有趣的想法就是运动医学中经常提到的具有治疗效应的各种皮肤贴扎技术，可以用这些技术对正常关节功能中皮肤运动的局部扩大作用进行解释。

第二个最新见解来自于意大利 Padua 大学 Stecco 研究团队关于筋膜网中感觉神经密度增加区域的发现（Stecco 等，2007）。他们对人类尸体进行了组织学检查，发现了上下肢筋膜本体感觉神经末梢密度的巨大差异，比如高尔基体、帕西尼小体与鲁菲尼小体。这一最新研究结果显示，具有重要力学传递功能的筋膜组织（例如前臂上端的腱膜纤维是肱二头肌的延伸），几乎不包含任何本体感觉末梢。另一方面，他们观察到一些筋膜结构，比如踝部与腕部的支持带，似乎在力学传递中的作用不大。有趣的是，这些斜向走行的筋膜带都位于大关节附近，并且包含的本体感觉神经密度都很高。有些研究者甚至提出这些筋膜带的主要功能可能不是力学功能，而是感觉功能，即为中枢神经系统提供细致的本体感觉。如果这种观点被证实，就说明增强本体感觉的方法，比如皮肤贴扎、瑜伽、拉伸、泡沫轴自我治疗、类似 Continuum Movement 微运动的方法，能够通过在本体感觉神经密集的区域激发筋膜组织的运动来增强它们各自的疗效。

内感受与岛叶皮质

筋膜激活中常被忽视的一个方面是筋膜中间质神经的内感受功能，而不是本体感觉或者痛觉功能。刺激这些游离神经末梢能够给大脑提供身体状态信息，能根据生理需求维持自身稳态。很多游离神经末梢位于内脏结缔组织，是我们经常提到的壁间脑（肠脑，enteric brain）的重要部分。但是，其他一些位于肌内膜与肌束膜肌内结缔组织的内感受间质神经元，其内感受信号与温度、恶心、饥饿、酸痛、努力、沉重或轻松，以及特殊身体区域的归属感或异物感等有关（Craig，2002）。

这些神经末梢的神经刺激并不按照通常的传入通路传导至大脑的躯体运动中枢，而是投射到岛叶皮质，它是前脑内部向内折叠的大脑灰质皮层。在这一核桃大小的脑皮层区域内，内部躯体的感觉会与情绪偏好以及情感联系起来。岛叶功能受到干扰的人，虽然可能在测试中显示具有完整的生物力学功能和高级的智商水平，但是他们通常存在社交障碍，不能在复杂的情况下做出合理的决定（Damasio，1999）。

一些健康问题如腰痛、脊柱侧弯或复杂性区域疼痛综合征，与本体感觉灵敏度下降有关，其他一些疾病似乎与内感受处理障碍更具相关性，包括厌食症、焦虑、抑郁、肠易激综合征、述情困难（不能识别或表达情感状态）以及可能的纤维肌痛。因此，运动指导者、瑜伽、普拉提、武术教练需要注意自己在引导客户完成躯体感觉训练时的习惯偏好。例如"你的腰部触地的确切位置在哪里？"这种问题对于更需要内感受器感知训练的客户长期效果不佳。此时，有技巧地给予内脏筋膜感觉引导，比如通过特殊的瑜伽体位进行训练，与经常习惯性的强调肌肉骨骼感觉相比，有更长远的效果（表 4. 1）。

表 4. 1　与本体感觉紊乱或内感受功能障碍相关的健康问题

有些病理与本体感觉障碍有关，有些病理与内感受功能改变有关。在内感受传导通路中岛叶皮质起主导作用，其中感觉输入与情感联系相结合。在本体感觉中，躯体运动皮层与它的身体映射图（躯体分布）是核心和关键。这些不同决定了筋膜手法也要有不同的侧重。本体感觉神经末梢位于浅筋膜与深筋膜之间的筋膜剪切带。内感受神经末梢位于不光滑的皮肤（non-glabrous skin）下方，也存在于内脏结缔组织中。请注意最近发现纤维肌痛患者浅筋膜中有放大的温度信号。但是放大的内感受在纤维肌痛与慢性疲劳综合征中是否起到主要作用的这个假设还有待验证。

本体感觉受损	内感受失调
腰痛	肠易激综合征
挥鞭伤	焦虑、抑郁
复杂性区域疼痛综合征（Complex regional pain syndrome，CRPS）	述情困难"情感失明"
注意力缺陷多动症（Attention defi cit hyperactivity disorder，ADHS）	精神分裂
脊柱侧弯	厌食症以及其他进食问题
其他肌筋膜疼痛综合征	纤维肌痛/慢性疲劳综合征？

一项新的令人惊奇的发现是人类及其他灵长类中的触觉 C 纤维，这些间质神经元位于我们祖先长有毛发的身体区域（比如：手心或脚心没有），而且与灵长类的理毛行为有关，这是社交健康的表现。这些筋膜内神经元受刺激时并不发出本体感觉信息（大脑无法对刺激源头进行定位），但是它们触发岛叶皮层激活，表达出和平幸福感与社会归属感（McGlone 等，2014）。

临床总结

- 筋膜组成一张全身张力网，成为我们感受自身变化最丰富与最重要的感觉器官。

- 感觉神经包括可以接收清晰的本体感觉信息的感受器。
- 本体感觉信号可抑制潜在的肌筋膜疼痛感，尤其在人们注意力集中的时候。
- 筋膜中较小的感受器神经元集中接收内感受或疼痛感。
- 强化本体感觉的治疗可在很多肌筋膜疼痛的问题中见效。
- 有技巧地应用内感受感知技术，另一方面来说，可能通过改善岛叶进展而有效治疗一些复杂躯体功能障碍。

参考文献

Bednar, D.A.1., Orr, F.W. & Simon, G.T. (1995) Observations on the pathomorphology of the thoracolumbar fascia in chronic mechanical back pain. A microscopic study. *Spine*. 15;20(10): 1161–1164.

Craig, A.D. (2002) How do you feel? Interoception: the sense of the physiological condition of the body. *Nat Rev Neurosci*. 3(8): 655–666.

Damasio, A. (1999) *The feeling of what happens: body and emotion in the making of consciousness*. Harcourt-Brace, New York.

Erdemir, A. & Piazza, S.J. (2004) Changes in foot loading following plantar fasciotomy: a computer modeling study. *J Biomech Eng*. 126(2): 237–243.

Findley T., Schleip R. (eds.) (2007) *Fascia research - Basic science and implications for conventional and complementary health care*. Elsevier Urban & Fischer, Munich.

Gibson, W., Arendt-Nielsen, L., Taguchi, T., Mizumura, K. & Graven-Nielsen, T. (2009) Increased pain from muscle fascia following eccentric exercise: animal and human findings. *Exp Brain Res* 194(2): 299–308.

Jami, A. (1992) Golgi tendon organs in mammalian skeletal muscles: functional properties and central actions. *Physiol Rev*. 72(3): 623–666.

Johansson, H., Sjölander, P. & Sojka, P. (1991) A sensory role for the cruciate ligaments. *Clin Orthop Relat Res*. 268: 161–178.

Liptan, G.L. (2010) Fascia: A missing link in our understanding of the pathology of fibromyalgia. *J Bodyw Mov Ther*. 14(1): 3–12.

McGlone, F., Wessberg, J. & Olausson, H. (2014) Discriminative and affective touch: sensing and feeling. *Neuron* 82(4): 737–755.

Mitchell, J.H. & Schmidt, R.F. (1977) Cardiovascular reflex control by afferent fibers from skeletal muscle receptors. In: Shepherd JT et al. (eds.) *Handbook of physiology*, Section 2, Vol. III, Part 2: 623–658.

Moseley, G.L.1., Zalucki, N.M. & Wiech, K. (2007) Tactile discrimination, but not tactile stimulation alone, reduces chronic limb pain. *Pain*. 137(3): 600–608.

Sakada, S. (1974) Mechanoreceptors in fascia, periosteum and periodontal ligament. *Bull Tokyo Med Dent Univ*. 21 Suppl(0): 11–13.

Sandkühler, J. (2009) Models and mechanisms of hyperalgesia and allodynia. *Physiol Rev*. 89(2): 707–758.

Schilder, A., Hoheisel, U., Magerl, W., Benrath, J., Klein, T. & Treede, R.D. (2014) Sensory findings after stimulation of the thoracolumbar fascia with hypertonic saline suggest its contribution to low back pain. *Pain* 155(2): 222–231.

Schleip, R., Naylor, I.L., Ursu, D., Melzer, W., Zorn, A., Wilke, H.J., Lehmann-Horn, F. & Klingler, W. (2006) *Med Hypotheses* 66(1): 66–71.

Schleip, R., Jäger, H. & Klingler, W. (2012) What is 'fascia'? A review of different nomenclatures. *J Bodyw Mov Ther*. 16(4): 496–502.

Stecco, C., Gagey, O., Belloni, A., Pozzuoli, A., Porzionato, A., Macchi, V., Aldegheri, R., De Caro, R. & Delmas, V. (2007) Anatomy of the deep fascia of the upper limb. Second part: study of innervation. *Morphologie* 91(292): 38–43.

Still, A.T. (1902) *The philosophy and mechanical principles of osteopathy*. Hudson-Kimberly Publishing Company, Kansas City, 62.

Stillwell, D.L. (1957) Regional variations in the innervation of deep fasciae and aponeuroses. *Anat Rec* 127: 635–648.

Tesarz, J., Hoheisel, U., Wiedenhöfer, B. & Mense, S. (2011) Sensory innervation of the thoracolumbar fascia in rats and humans. *Neuroscience* 194: 302–308.

van der Wal, J.C. (1988) The organization of the substrate of proprioception in the elbow region of the rat. [PhD thesis]. Maastricht, Netherlands: Maastricht University, Faculty of Medicine.

Yahia, L., Rhalmi, S., Newman, N. & Isler, M. (1992) Sensory innervation of human thoracolumbar fascia. An immunohistochemical study. *Acta Orthop Scand*. 63(2): 195–197.

第5章

肌腱和骨骼肌的应力负荷与基质重构：细胞的机械力刺激与组织重构

Michael Kjaer

引言——组织和细胞的力学负荷概念

不管是散步、高强度跑步或是运动员强度级别的跳跃和投掷动作，其所产生的应力负荷主要施加于身体的结缔组织之上，结缔组织还要承受肌肉收缩活动所产生的应力负荷。毋庸置疑，如果应力负荷过大会造成韧带、肌腱或骨骼等结缔组织结构的急性损伤。当结缔组织承受的应力负荷超过其自身所能承受的范围时，就会发生折断或断裂。

结缔组织应该可以承受重复性的负荷，但结缔组织的负荷承受力和其适应的潜力，及其与组织病理学发展及临床症状之间存在怎样的联系还不清楚。但可以确定的是，在高水平的体育竞技中，对特定的身体部位进行高强度、重复性的运动训练，证实了身体承受负荷能力的上限。在表5.1中举例说明，精英水平的跑步、游泳和赛艇运动员下肢、肩部和上肢每周要承受高达40 000～50 000次的重复负荷。显然，遗传学差异会导致他们承受重复性负荷的能力有所不同。但是通常来说，如果运动员承受的负荷进一步高出表5.1所示的数值，大多数运动员的运动表现都将会下降。运动表现的下降通常不是由于训练总时长过长。有些运动项目训练的总时长要超过表5.1中所示数值，比如铁人三项运动，其训练总时长可达每周35～38小时，却没有任何运动表现的下降或损伤的增加。因此，表5.1似乎说明，每一个特定区域的结缔组织都有它重复性负荷的上限。

表5.1　优秀运动员结缔组织的负荷承受限度

	训练量/周	组织负荷重复次数/周
长跑	120km/周(步距1.5m)	40 000步/腿
游泳	3～4h/天(30～40划/min)	26 000划/胳膊
赛艇	3～4h/天(22～35划/min)	38 000划

人体结缔组织可以承受大量的负荷，从明显的拉伸负荷至更大的压缩负荷。以往的动物实验资料及近来人体试验表明，负荷增加会使肌腱、韧带、骨和软骨发生形态改变及力量增加(表5.2)。但是很显然，这种适应性的改变需要相当长的一段时间，是一个渐变的过程。与骨骼肌的适应性相比，训练引起的基质组织变化会更缓慢。另一方面，不活动也会对不同的结缔组织造成不同程度的影响，通常表现为力量和一些力学特性的丢失(表5.2)。这些发现说明，结缔组织高度依赖于日常生活中的正常负荷，如果缺乏机械负荷，结缔组织就会变得很脆弱。如果人体不活动，结缔组织外形上的萎缩并不是很快，但是被动力学性能的改变发生得很快(在1～2周内)，这背后的机理尚不清楚。但有研究表明，与组织力学性能高度相关的分子结构，会因为无负荷而快速发生变化。人造肌腱的实验证实，仅仅几天的免负荷，就

会使得人造肌腱的结构发生纤维排列的无序变化。在人体中,与交链分子形成密切相关的酶表达水平发生改变,肌腱力学性能会同时快速变化。

表 5.2 结缔组织对身体长期训练及不运动的适应性改变

功能	能力(急性)	训练(增长百分比)	不运动(4~8 周的下降百分比)
结缔组织		月-年	
肌腱	100MPa	10	30(+僵化/交叉连接)
韧带	60~100MPa	10	30(+僵硬/弹性蛋白)
骨	50~200MPa	5~10	30(+矿化/Ca++)
软骨	5~40MPa	5~10	30(+水/蛋白聚糖)
骨骼肌		月-年	
长度		100	60
肌肉体积		60	20~30

应力传导——信号的发送及结果

结缔组织的应力负荷是个复杂的过程,包含了多个步骤,从最开始的机械应力改变到化学信号改变。首先,整合蛋白受体被激活,这将启动应力传导通道(Kjaer,2004)(Magnusson 等,2010)。一个重要的应力传导通道是 Rho-Rock 通道,这一重要通道已在多个研究中被证实。激活细胞核作为蛋白质合成过程的开始,将使包括胶原蛋白等在内的基质蛋白得以形成,随后组织结构发生改变。致密组织增多、组织体积增大以及纤维组织等结构改变,这些变化最终都会使得基质组织的力学性能发生改变。

应力负荷也会导致局部的调控因子(例如使更多的基因得以表达,增加蛋白质的合成)增多,例如胰岛素生长因子 IGF-I 和转化生长因子 TGF-β。这些调控因子的释放可能都源于结缔组织的纤维母细胞。虽然这些生长因子究竟是作用于自体分泌还是作用于旁分泌尚不清楚,但是已经证实这些因子的上调与导致胶原蛋白质合成上调的运动有关。这就能说明,生长因子的释放和间质蛋白的形成之间有直接联系。还有一些研究表明,应力负荷和生长因子对基质组织的刺激,可能来自累加效应或协同效应(Magnusson,2010)。

动物实验已经证实,应力负荷会增加胶原蛋白的表达和蛋白质的合成(Heinemeier 等,2007)。在人体实验中,腱鞘周围组织及腱组织的胶原蛋白合成过程,可以通过氨基酸标记示踪的方法得到印证。而且,在人体实验中也已经证实胶原蛋白的降解过程。尽管随着应力负荷的改变,腱组织中胶原的量发生了动态变化,但是腱组织应对机械负荷的结构并未发生大的改变。最近的研究数据表明,在人成长初期的前 17 年中,肌腱结构可以发生改变,到了成年期,完好的未受伤腱组织会更加稳定(Heinemeier 等,2013)。事实上,经过良好训练的人比没有训练的拥有更大横截面积的跟腱和髌腱;在同一个人身上表现为较强壮一侧腿的肌腱直径比另一侧腿粗大(Couppe 等,2008)。这些研究表明,腱组织的增长或源于早年的训练,或者肌腱表层增加了新的组织,像树木的年轮那样逐年增加的方式。

细胞对于力学应力的反应:从体外到体内

以肌腱为例,在结缔组织承受应力负荷的过程中,腱组织细胞对于应力负荷的应答,表现为基质 mRNA 及蛋白合成增加(胶原Ⅰ型)。有研究表明,运动之后腱鞘周围区域组织间隙中的胶原前肽片段浓度增高。进一步的研究表明,将标记有同位素的氨基酸注射进相关的结缔组织,在高强度运动之后,肌腱和骨骼肌中标记物同位素的浓度几乎成倍增加(Miller 等,2005)。相反,如果停止运动 2~3 周,就会发现标记物浓度下降了。因此,似乎可以推断,肌腱和骨骼肌间质中胶原的生成,受应力负荷程度的影响。有趣的是,肌腱和肌肉两者的应力负荷强度和蛋白质合成结果之间的剂量—效应曲线早期比较平和;这表明,对结缔组织施加中等负荷强度的刺激,能使结缔组织产生反应。通常来说,由于结缔组织的适应速度相对较慢,采用中等强度的应力负荷刺激,就能使蛋白质合成的增加。这就意味着,在损伤之后的康复过程中,如果结缔组织太虚弱以至于难以承受大强度的抗阻训练,则可以对其施加相对强度较低的刺激。

现在的问题是,这能否反映出组织的更新和现存纤维结构的替换;或者说,在损伤的情况下,应力负荷是否可以作为一种工具促进胶原潜移默化的重构。而成年人腱组织中的微小断裂都会造成大部分腱组织的保护抑制,从而表现出活动受限。有一个实验可以证明:采用 C14 同位素标记不同年龄阶段的结缔组织。这种方法的可行性在于,20 世纪 50 年代末期到 20 世纪 60 年代初期,C14 被大量用于原子弹实验,后来被禁止,在随后的岁月中 C14 依旧存在于空气之中。这一方法显示,在人们生长发育的前 17 年之后,成人阶段的结缔组织并没有发生大量的胶原纤维更替(Heinemeier 等,2013)。这一结论说明,尽管存在应力负荷,除非遭受了损伤,否则结缔组织在成年之后的更新替换是很慢的。因此,成年人的腱组织细胞多处于休眠状态,只有在紧急情况下才会被重新激活。

细胞培养中,成年人的肌腱被提供给孤立的细胞,它们生长在 3D 环境中,由于附着模式,细胞在张力影响下形成了新的人造腱组织。这些人造腱组织拥有丰富的细胞,用于产生新的纤维组织并排列成规律的纤维结构,这些细胞具有与自然组织细胞一样的力学特性。这些细胞就像纤维胶原一样显示了蛋白质的重要作用;也像腱调节蛋白一样,使得腱组织具有了不同的表达类型。有趣的是,当腱组织的张力释放后,这些细胞的胶原、腱调节蛋白和力感受整合蛋白受体的表达也丢失了。这些变化似乎也没有通过增加转化生长因子数量(例如 TGF-β)而得到代偿。它们都表明在促进基质中重要蛋白质的形成中,应力负荷是至关重要的。

应力负荷对基质细胞和组织的长期效应

成年人腱组织对体力训练的适应范围有多大目前还不完全清楚。横断面研究表明,耐力跑运动员跟腱比体重相当但未经训练的人大。进一步比较不同类型运动项目发现,与对下肢刺激很小的皮划艇运动员相比,经常对小腿施加负荷刺激的跑步运动员和经常进行起跳运动的排球运动员拥有更粗的跟腱(Magnusson 等,2010)。当优秀跑步运动员年迈之后,其髌腱横截面面积高于同龄的未训练者,组织纤维的体积也更大。这就表明,不能用组织中水分增加来解释训练者与未训练者之间的这些差异,而是由于选择性刺激不同造成了结果的不同。在击剑和羽毛球运动中研究两条腿的不同负荷,进一步支持了训练中的适应性理论。这些研究表明,一条腿股四头肌的肌力越大,髌腱的横截面面积也越大(Couppe 等,2008)。至今还不清楚腱组织的适应性变化是成年之前已经发生过了,还是在人的一生中都会发生。

在骨骼肌的研究中,常规训练不会导致任何胶原容量的显著增长,但极端负荷会使胶原合成增加。这就表明,训练使胶原降解增加,但胶原的总量并未增加。然而目前还不能准确说明,训练要达到什么程度才能使肌内结缔组织发生力学特性的改变。这与胶原的数量无关,与纤维的排列有关,或者与一些组织力学特性(如交叉链接)相关分子的合成有关(图 5.1)。

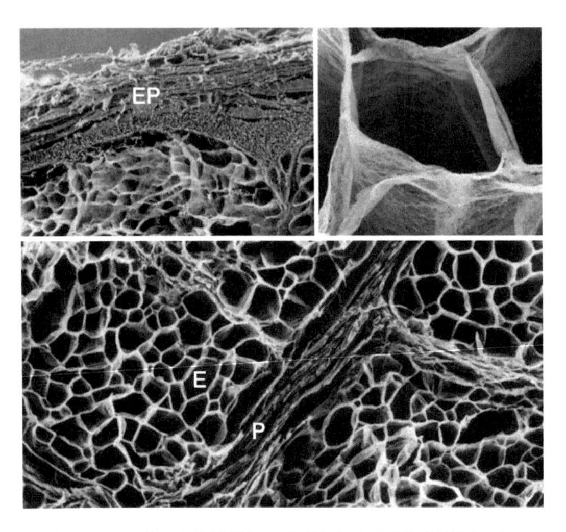

图 5.1 电子显微镜下的肌肉之间的结缔组织(牛的半腱肌,移除了骨骼肌肉蛋白)
上方左图:肌外膜(EP),上方右图:包饶肌纤维的肌内膜。下图:肌束膜(P)和肌内膜(E)。经 Nishimural et al. (1994)许可后采用。

应力负荷的生理与病理反应的临界值

我们需要知道多大的应力负荷刺激对于结缔组织是合适的或是过量的,这一点非常重要,但这个问题仍未解决。我们知道,在训练之间安排适当的休息,可以使蛋白质合成与分解过程处于动态平衡,从而避免结缔组织的网状结构长期处于降解状态。我们还不完全清楚,这一动态平衡的失调是不是导致基质组织应力负荷超载的主要原因。过量应力负荷会造成细胞凋亡、热休克蛋白和炎症物质的释放。这表明,基质组织承受过量的负荷时细胞的任务会发生改变,由原来的基质蛋白质合成、保持与重建,转变为以生存为首要目的。如果组织超负荷,那么超负荷的细胞为了避免遭受更多负荷而自我封闭,结果因为局部缺乏应力刺激而产生降解(Arnoczky 等,2007)。有趣的是,肌腱超负荷时,早期组织和微观结构的变化,并不像在实验中表现为腱断裂。一定是先发生了结缔组织过度使用,然后才发生其他改变。目前已知在肌腱等组织中,过度使用会出现新血管的形成和神经结构的内生长,从而导致超负荷组织的疼痛(Magnusson 等,2010)。

临床总结

应力负荷对于结缔组织的保持和适应来说非常重要,其重要性表现在基质组织的构成、结构及被动的力学特性会随应力的变化而改变。那么,结缔组织中的细胞感受了什么刺激,是被动拉长式的应力还是其他的压力?可以肯定的是,结缔组织对于应力负荷会产生应答,如何应答取决于应力负荷的大小和基质组织类型及个体特征。在临床实际工作中,运动引起组织超应力负荷,但要解释超负荷的警告信号是什么样的则有一定的困难。尽管如此,我们还是清楚地知道,在许多临床案例中结缔组织承受的应力负荷非常小。现有资料表明,应力负荷可以给基质组织的再造提供一个最强的刺激,使之更强健;与没有应力负荷相比,也能使损伤恢复得更快更好。

参考文献

Arnoczky, S.P., Lavagnino, M. & Egerbacher, M. (2007) The mechanobiological aetiopathogenesis of tendinopathy: is it the over-stimulation or the under-stimulation of tendon cells? *Int J Exp Pathol.* 88: 217–226.

Couppe, C., Kongsgaard, M., Aagaard, P., Hansen, P., Bojsen-Moller, J., Kjaer, M. & Magnusson, S.P. (2008) Habitual loading results in tendon hypertrophy and increased stiffness of the human patellar tendon. *J Appl Physiol.* 105: 805–810.

Heinemeier, K.M., Olesen, J.L., Haddad, F., Langberg, H., Kjaer, M., Baldwin, K.M. & Schjerling, P. (2007) Expression of collagen and related growth factors in rat tendon and skeletal muscle in response to specific contraction types. *J Physiol.* 582: 1303–1316.

Heinemeier, K.M., Schjerling, P., Heinemeier, J., Magnusson, S.P. & Kjaer, M. (2013) Lack of tissue renewal in human adult Achilles tendon is revealed by nuclear bomb 14C. *FASEB J.*

Kjaer, M. (2004) Role of extracellular matrix in adaptation of tendon and skeletal muscle to mechanical loading. *Physiol Rev.* 84: 649–698.

Magnusson, S.P., Langberg, H. & Kjaer, M. (2010) The pathogenesis of tendinopathy: balancing the response to loading. *Nat Rev Rheumatol.* 6: 262–268.

Miller, BF., Olesen, J.L., Hansen, M., Dossing, S., Crameri, R.M., Welling, R.J., Langberg, H., Flyvbjerg, A., Kjaer, M., Babraj, J.A., Smith, K. & Rennie, M.J. (2005) Coordinated collagen and muscle protein synthesis in human patella tendon and quadriceps muscle after exercise. *J Physiol.* 567: 1021–1033.

Nishimura, T., Hattori, A. & Takahashi, K. (1994) Ultrastructure of the intramuscular connective tissue in bovine skeletal muscle. A demonstration using the cell-maceration/scanning electron microscope method. *Acta Anat.* 151:250–257.

第 6 章

运动中的解剖列车

Thomas Myers

Schleip 为我们打开了关于“神经—肌肉—筋膜网络”的新视角(Schleip,2003)(第1章)。本章我们关注一下被称为“肌筋膜经线”或“解剖列车”的功能性肌筋膜链,并以此为基础来探索动作的训练(Myers 2001,2009,2013)。

“单一肌肉”理论的局限性

在过去的400年中,我们都是基于“单一肌肉”理论的视角来理解动作(Vesalius,1548)。根据这一理论将动作理解为受两种力相互作用的结果,一种是源于我们周边宇宙所产生的力——重力、惯性力、摩擦力、惯性等,另一种力是源于人体600多块肌肉的收缩。肌肉的收缩形式有向心收缩、离心收缩和跨过关节的静力收缩,关节活动受骨的外形及韧带的限制(Hamilton,2011)。肌肉的动作主要是根据其在骨骼上的附着点来定义的(Muscolino,2002)。

如果更全面地考虑,最近的研究观点认为(Vleeming,2007)(Barker,2004),“一块肌肉”的概念仅仅是将其两端拉近,看起来只是一个比喻。这些观点虽然有用,但已经过时,需要许多注释和说明。举例来说,现在已经清楚相邻的肌肉之间是有相互连接的(Huijing,2007)。最近正在研究更远的联系对力量传递和肌肉作用力传递的影响(Maas,2009)。大多数结缔组织,例如肌腱,具有弹性,使我们对于力传递和有效率的动作模式产生了新的思考(Kawakami,2002)。肌肉也与相近的韧带相连,并与之产生力的相互作用(Van der Wal,2009)。肌外膜也与进入肌肉的神经和神经血管束相连(Shacklock,2005)。

因此,以前有关肌肉活动的标准理论至少遗漏了四点值得深思的内容:

1. 经过肌肉内的筋膜向相邻肌肉传递;
2. 肌肉张力能够加强邻近的韧带;
3. 作用于周围神经血管束的拉力;
4. (本章的主题)力学通过跨关节的筋膜连接逐节段传导(Franklyn-Miller,2009)(Tietze,1921)。

筋膜的神经学

肌肉只能感受其自身变化,而根据神经学知识,神经系统却能感受到筋膜间质发生的6种变化(Van der Wal,2009)。换句话说,筋膜有多种拉力感受器,依据其自身排列形式的不同,可以感受到拉长、震动、压缩、剪切以及疼痛等不同的表达,因为每一个肌梭都能测量肌肉长度的变化。

而且,在大脑的感觉皮质或运动皮质都没有发现独立的肌肉代表区。神经系统以控制论工作的,或者是自我调节系统,控制着每个运动神经单元,一个运动神经单元支配10~100个肌细胞(Williams,1995)。大脑对动作的控制是通过这些运动神经单位的协调实现的,而不是通过解剖书中所说的单一肌肉。这就表明，对于任意一个动作的控制，需要局部肌束膜内肌纤维收缩和筋膜的配合，也需要肌肉间的相互配合。这样，对于一个动作的理解，就比原先通过“单一肌肉”视角的理解要复杂得多(Fukunaga，2010)。

生物张拉整体结构

“生物张拉整体结构”模型指出了我们当前认识另一局限性。它适用于整个躯体(Fuller，1975)(Levin，2003)(Myers，2009)(Scarr，2008)、细胞结构和细胞间力的传导(Ingber，1998)(Horowitz，1999)。这一工程学模型允许我们超越牛顿定律来重新审视作用于关节的肌力及其向量。这使得我们能够从整体观出发审视我们全身 70 万亿个细胞如何连接在一起成为一个器官(Zaidel-Bar 等，2007)，(Zamir& Geiger 2001)，以及“神经肌筋膜网络”作为一个自调节的整体如何适应运动。解剖列车形象地描绘了实体运作中体壁一系列结缔组织的关系，即外部张力网的核心要素，它们拉住骨骼以帮助其保持直立和直立期间正确的相互关系，否则会出现功能异常。

总的来说，无论从筋膜、神经生理学或生物力学的观点来看，一块清晰的肌肉仅是我们常规解剖方法之下的手工艺品，却不是一个生物力学，也不是神经生理学的实际情况。这一理念可运用于康复或训练领域中。

一旦我们否决了旧观念，那么所有新发现的核心要素都可被概括为一个单词：弹性(Resilience)。前述的所有因素都构成了人体组织的回弹力，促使拉力在整体和局部的快速分布，促使人体作为一个整体发生不同的反应。曾经占主导地位的“孤立的肌肉理论”限制了我们对身体的这种认识。

解剖列车

解剖列车肌筋膜经线仅是这个宏观构图中的一小部分内容，主要关注的是在单一筋膜网中连续纵行的连接。其假设是肌筋膜力沿着这些经线从一个肌筋膜单元传递到另一个肌筋膜单元，用于动作稳定和姿势代偿。为了构造解剖列车的图谱，我们寻找连续的纤维走向和筋膜平面。从这个角度来看，有 12 条肌筋膜经线，每条经线至少有 3 组肌肉。

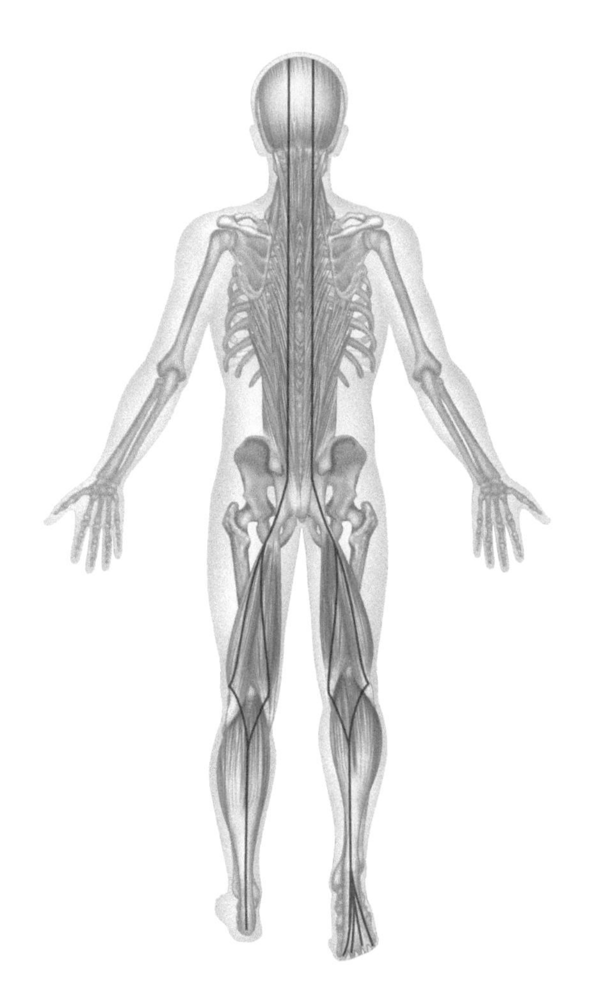

图 6.1　后表线

后表线是覆盖身体后侧、从足趾到鼻子的肌筋膜经线，其功能是使我们的眼睛抬起至能够满足好奇心的位置，使我们身体直立并保持姿势稳定。

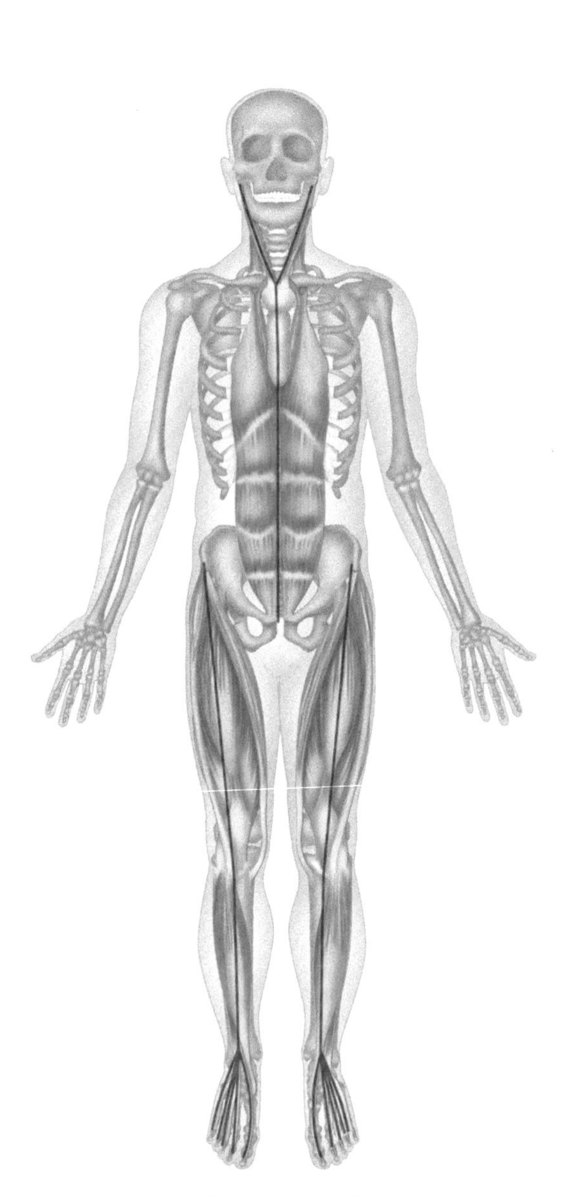

图 6.2 前表线

前表线覆盖于身体前表面，保护腹腔，因此与惊吓反射有关，也能使躯干在下肢伸展时屈曲。

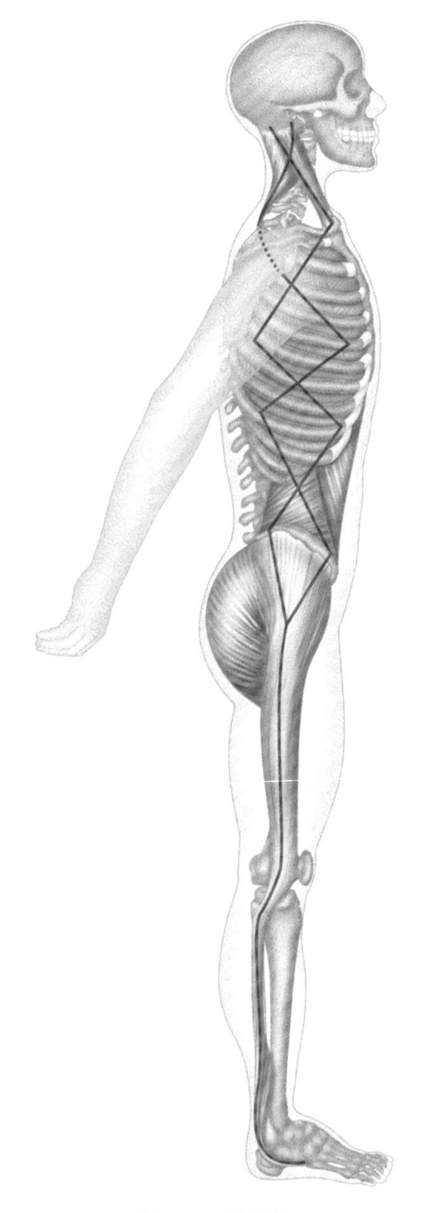

图 6.3 体侧线

体侧线从外侧足弓到耳部，其功能为完成侧屈或阻止对侧侧屈。因此，体侧线能保持运动过程中的稳定性。

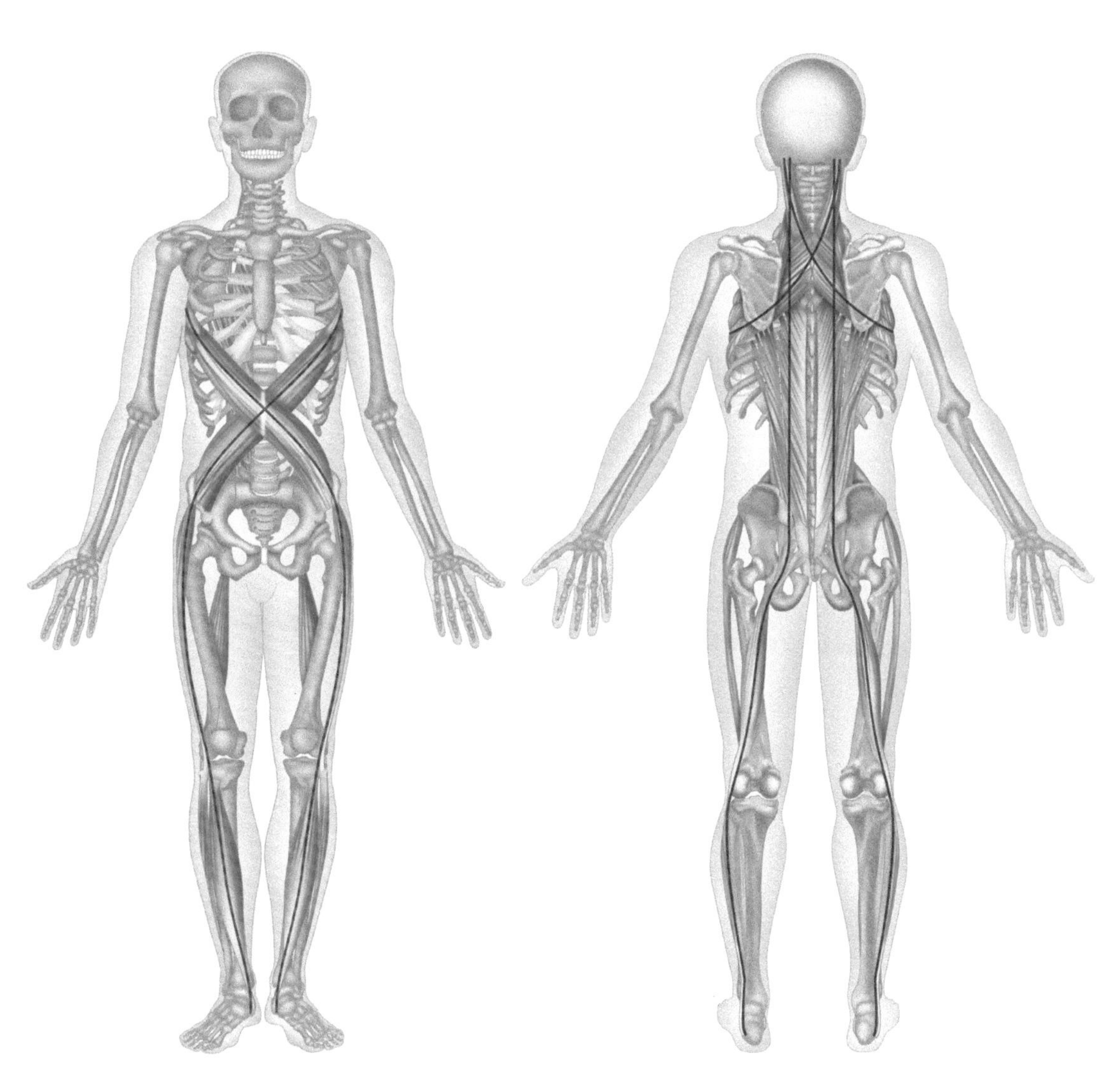

图 6.4　螺旋线(前面观和后面观)

螺旋线穿过上述的三条主线环绕身体。在步行及运动中产生和调节旋转及斜向动作。

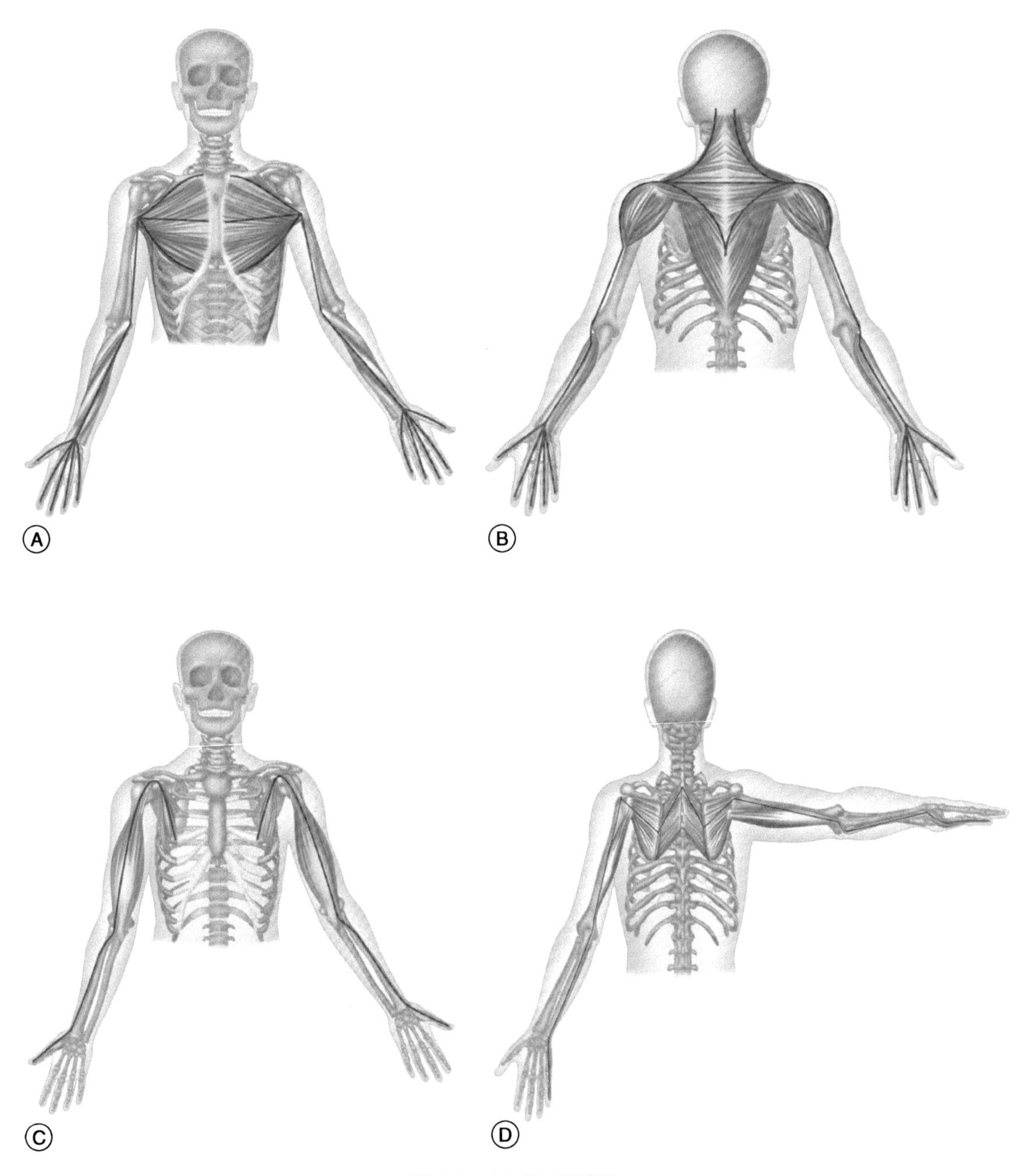

图 6.5 ABCD 手臂线

四条手臂线的功能是在较大的活动度基础上稳定和运动上肢及肩部。

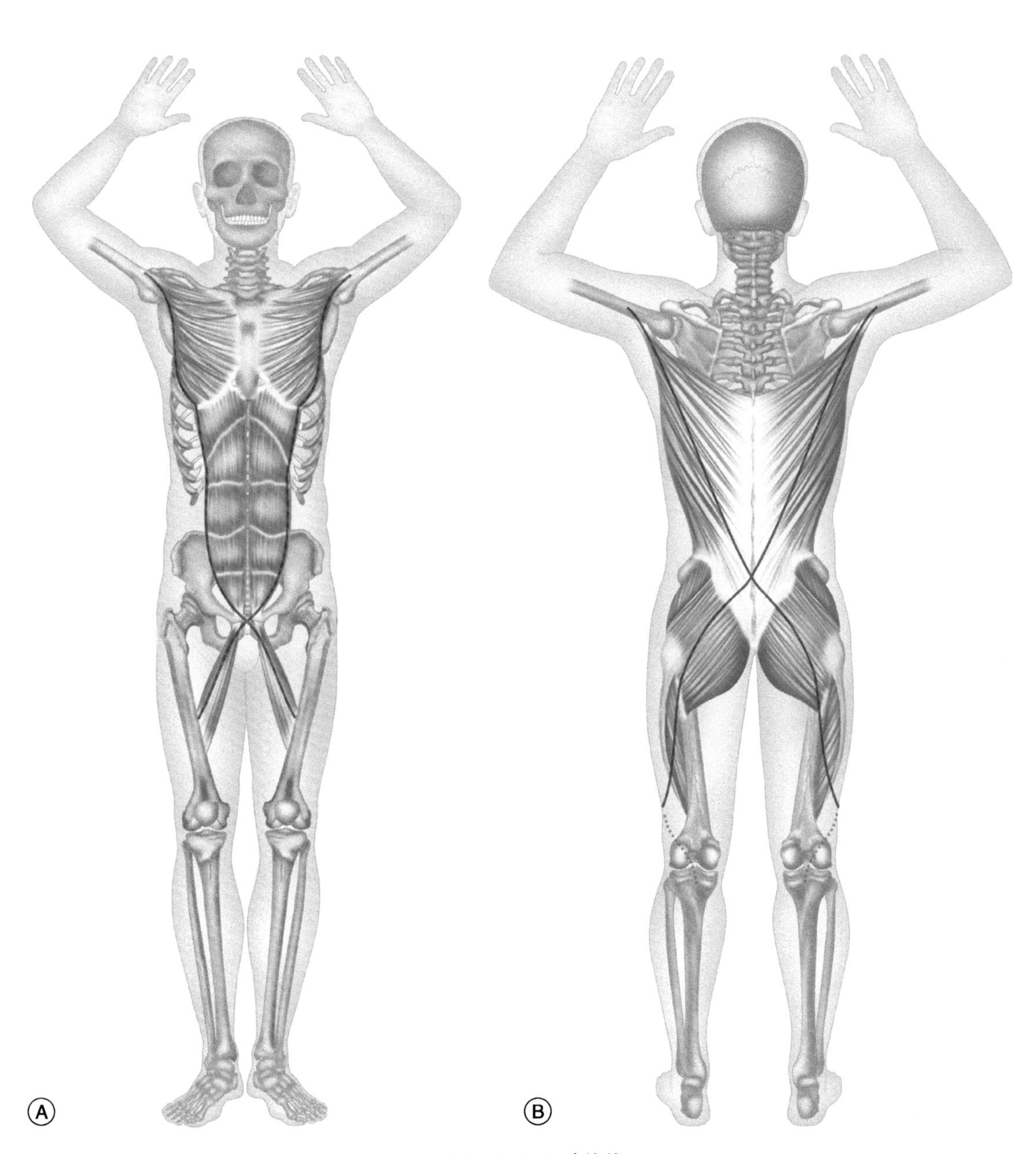

图6.6　A & B 功能线

三条功能线的功能是使肩关节到同侧及对侧腿之间保持稳定,延伸通过躯干的肢体的杠杆作用。

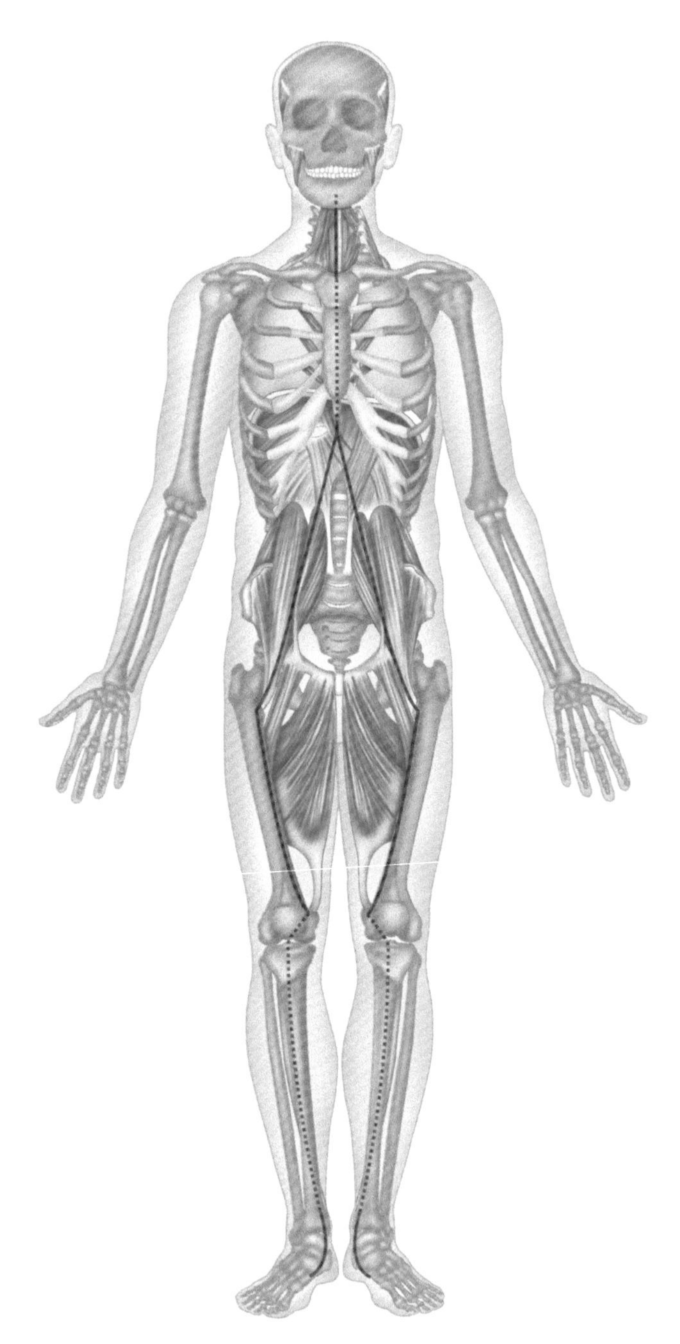

图 6.7 前深线

前深线起于内侧足弓，止于颅骨的下面，包括了身体所有被叫作“核心”的区域，在所有运动中支持躯体的稳定及轴向四肢伸展（axial-appendicular extension）。

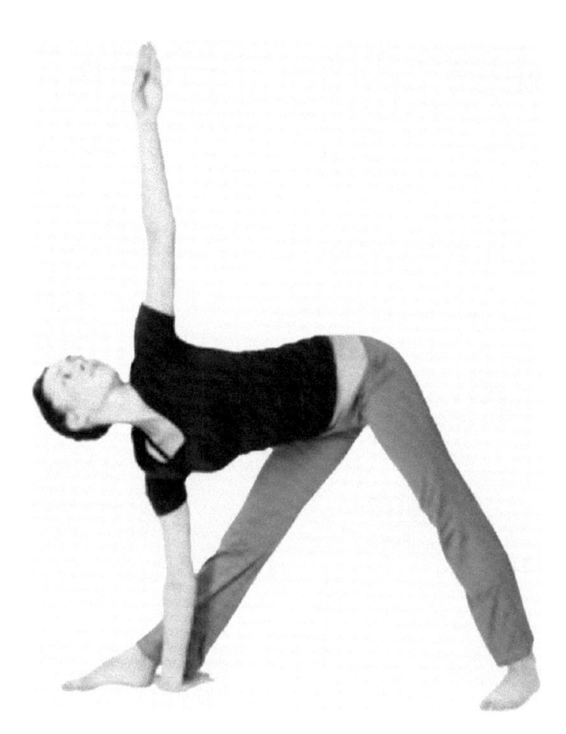

图 6.8　瑜伽姿势分析

三角伸展式

尽管从打印的图片来看有些困难,但还是让我们通过分析瑜伽中这一既常见又复杂的三角伸展式来将解剖列车图代入实际的动作中。好的动作分析不仅需要观察左右姿势,还要看从右侧到左侧时有何不同。从上图中我们可看到下肢形态很好,左侧的体侧线从外踝到髋关节被拉长,同时,右侧的深前线沿着右腿的内后方向上到达骨盆底,亦受到拉伸。

在上半身我们能够看到更多的动作代偿。不仅仅是在上部的侧线,还有上部的螺旋线。她的右侧髂前上棘(anterior superior iliac spine,ASIS),右侧腹内斜肌和对侧腹外斜肌和左侧胸廓上附着的前锯肌均被充分地缩短将左侧胸廓向前拉,因而胸骨朝向地面。为了对抗左肩向前的力,颈部也需要额外的旋转作为动作补偿。

相反,左侧螺旋线从左侧的髂前上棘向下,其右侧胸廓到右侧肩胛骨,再到左侧头部,可能被认为太弱,需要一些力量训练才能使右侧肋骨更好地向前以允许躯干旋转到中立位。我们可以打赌,如果这是一个螺旋线的不平衡,这一姿势在另一侧看起来将会非常不同。

或许我们的假设是错误的,躯干不能旋转并不是由于螺旋线的不平衡,而是由于脊柱附近的旋转肌群,或是身体前侧的腰大肌复合体,或背部的多裂肌。我们可以通过触诊或者运动评估来考察这些问题,找出受限因素是由于神经动作模式还是螺旋线、浅背线或深前线的筋膜问题。任何以上因素都可能导致图中所示的运动受限。当然,也有可能这种动作的代偿来源于脊柱内部的结构异常,我们可以通过运动测试中的“终末端感觉”来检测。

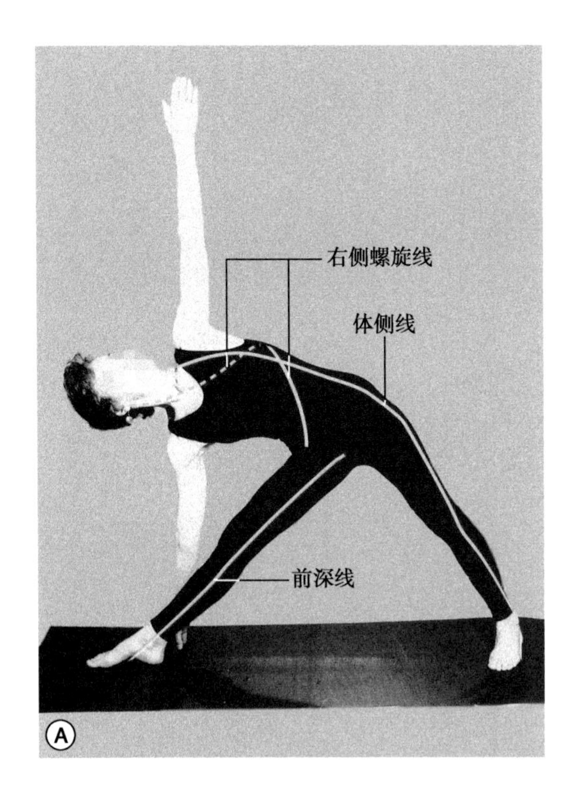
右侧螺旋线
体侧线
前深线
A

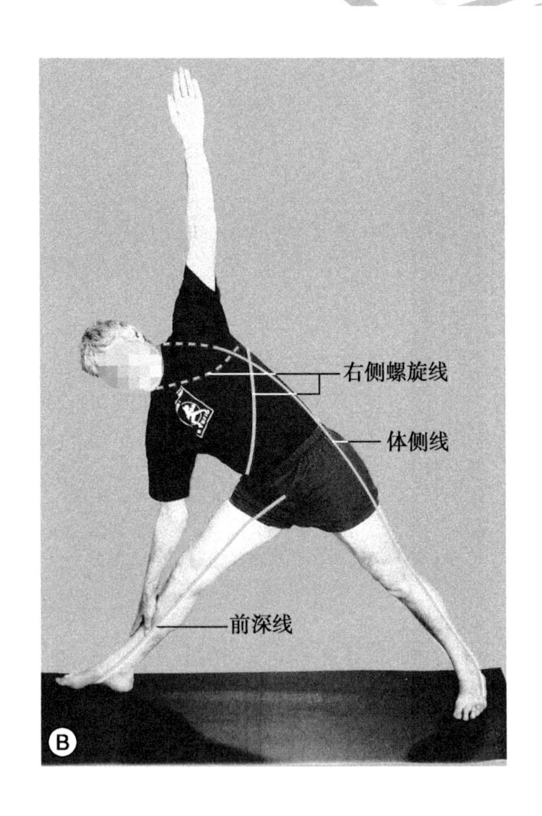
右侧螺旋线
体侧线
前深线
B

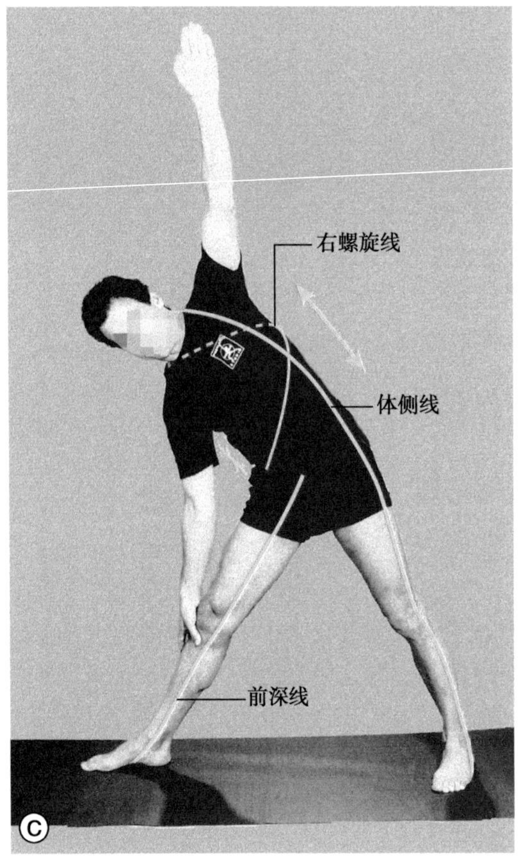
右螺旋线
体侧线
前深线
C

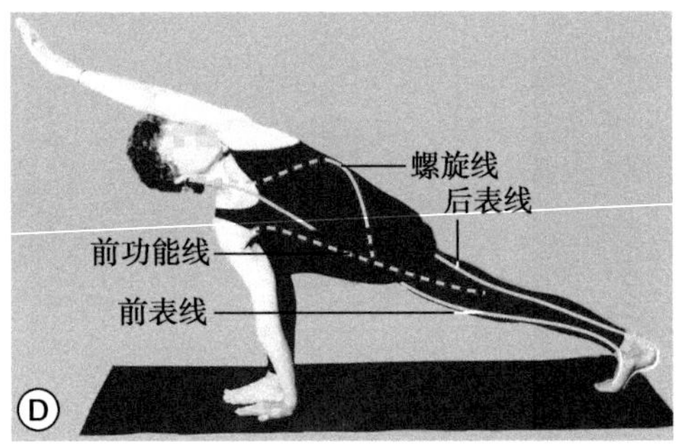
螺旋线
后表线
前功能线
前表线
D

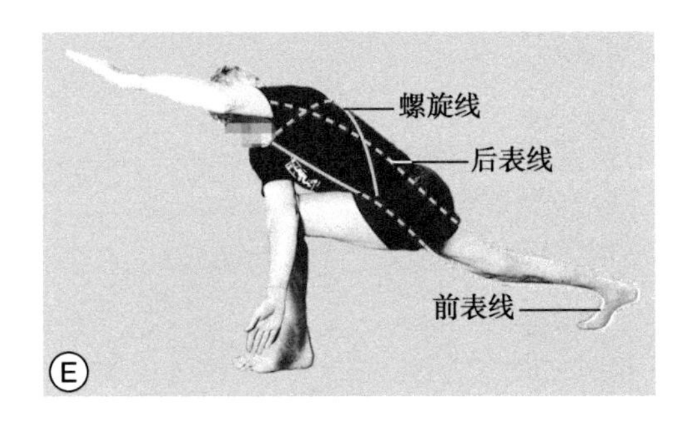
螺旋线
后表线
前表线
E

待续

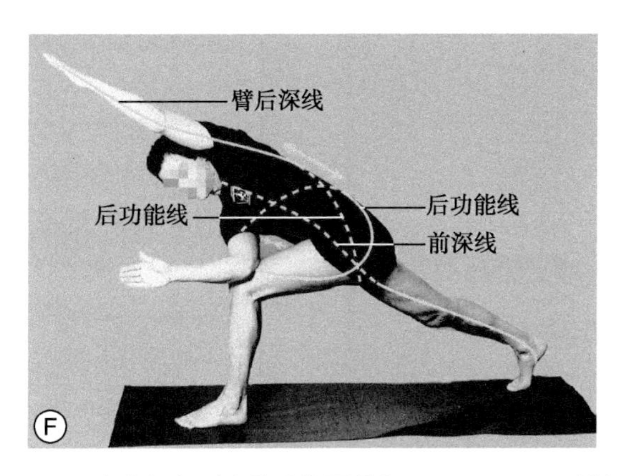

图6.9　A～F来自解剖列车的瑜伽图片(lotus Publishing授权使用)
将双手放在低于胸罩线的两侧,带动肋骨向左侧旋转,会显示出哪些组织阻碍了运动。因此,特定及适当的运动或者手法治疗可沿着筋膜线平衡张力。
在上面图片中,你将看到教师、有经验的学生和初学者做出同样的姿势。我们很容易看出随着练习的进行,筋膜线会变得更直,张力也将会更均匀分布。这种双向性是拉伸及平衡姿势、功能性运动稳定的标志,提供了沿着并深入到筋膜线的最大程度的韧性。

笔者并不认为解剖列车的训练是唯一的。首先,那些因创伤而造成明显脊柱侧凸或改变的人有着异于常人的非正常结构,他们会构建自己独有的筋膜“传输线”。其次,一些著作也声称沿着解剖列车有着切实的力量传递(Franklin-Miller等,2009)(Vleeming & Stoeckart,2007),但还没有被科研证实。虽然笔者坚信这种特性最终会得以证明,但是在此之前读者要擦亮眼睛(读者请注意)。

均衡运动

筋膜训练不仅会提高人体运动模型的稳定性,也有可能提高其不稳定性,产生这种差异的关键在于均衡运动。

所有的生物结构都有“罢工”的可能性。虽然活体中的骨骼能保持顺应性,但是随着年龄的增长顺应性也会随之下降。另外,所有软体组织,例如软骨、韧带、肌腱、筋膜、神经以及其他已知的组织,在撕裂或损伤之前都会出现轻微或严重的弯曲和拉伸。

在运动过程中,组织通常会从休息状态转变为拉伸状态。这种拉伸不仅存在于沿着这条线路的组织细胞中,也存在于细胞间的筋膜与黏液(葡萄糖胺聚糖,GAGs)中(Ingber,2006)(Langevin等,2006)。

考虑到骨与骨之间的关节无时无刻不承担着这种拉伸活动的支点作用,而且施加在组织上的外源性力量是在组织所能承受且不受损害的范围之内,我们可以推理得出:最大的运动发生在皮肤附近,即离轴向点最远的地方,车轮轮边的运动量远大于轮毂。因此,皮肤上的感觉神经末梢对运动的启动最敏感。

如果我们接受这个身体将这种拉力在横向和纵向上进行分的概念,那么关节周围的组织必须有轻微的延展性或韧性。

在经典理论中这些组织被称为“肌肉辅助装置”,或者通俗来说是“关节周围组织”。在“解剖列车”的比喻中我们将它们称为“站”,以此来表明虽然这些区域的连接组织附着在潜在的关节囊和骨膜上,但是两者之间的连接组织却是连通的并且通常会延续到肌肉上。

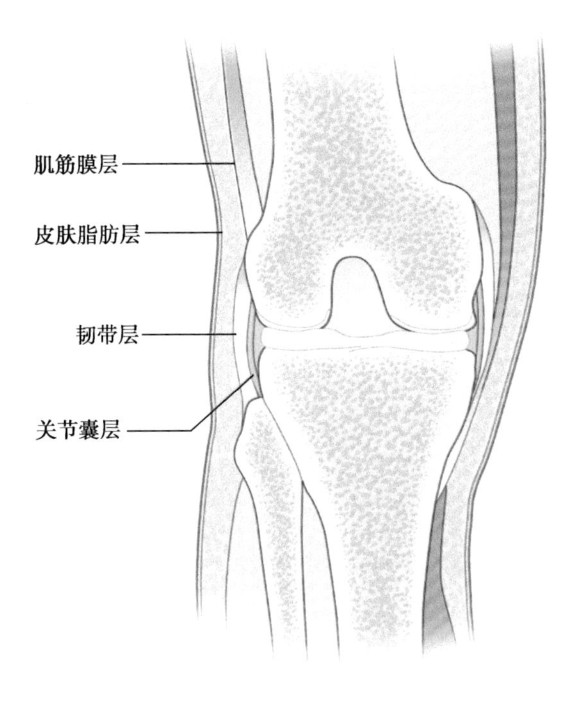

图 6.10 组织弹性

弹力

例如,螺旋线连接了小腿前室的胫骨前肌和髂胫束的前部,并且反过来连接到阔筋膜张肌和髂前上棘上。

体侧线则提供了通过小腿外侧室上端腓骨小头的腓骨长肌,到髂胫束中部的连线并向上通过臀中肌腱膜广泛地附着在髂嵴上。这条线的深部是外侧副韧带(lateral collateral ligament,LCL),于关节囊的表面连接腓骨小头与股骨外侧髁。在外侧副韧带内部就是关节囊,关节囊内有交叉韧带。

虽然这些筋膜结构已被明确地区分出来,但膝外侧的筋膜从皮肤连接到骨头,所以这些筋膜结构也是连续的,这是没有间断的组织(Guimberteau,2004)。所以问题来了:日复一日的功能运动或者更剧烈的高性能运动,如因体育运动或者跳舞带来的一些损伤,这些组织是否有足够的“舒展”性将这些力量更广泛地分散开,或者将这些力量集中在一个特殊的结构,哪一种情况失败的可能性更大?

显然,这些结构“舒展”性能力过强,会导致关节不稳和韧带松弛,很容易出现关节半脱位或排列错乱(Milhorat 等,2007)。然而,结构过于僵硬意味着应力被局限化,例如外侧副韧带,内侧副韧带(medial collateral ligament,MCL)扭伤和前交叉韧带(anterior cruciate ligament,ACL),是应力的撕裂点。

理想的状态应介于两者之间:有足够的伸展性来允许应力的分散,但不足以让关节过度活动。影响理想设定点的因素取决于个人筋膜构建的遗传特性,以及他们的训练和性能要求。

想象一下,在一个健康的活体内进行从皮肤到膝关节囊的切片,我们会发现从表皮一直到几乎无法移动的骨层之间的每个连续层均能在它的下一层上移动。弹性的存在或者缺乏,可以通过膝盖运动时将手放在其内侧或外侧感知到。通过这种做法和一系列的其他测试,我们可以很容易判断出哪些结构韧性过强、顺应性低,从而导致在一些极端情况下会出现撕裂损伤。如果结构过于柔弱、顺应性太强,在一些极端情况下会导致关节移位。

“过紧”的情况,在特定的持续性精确拉伸或者徒手操作中需要,可以增加解剖列车“车站”之间肌肉连接的弹性。而“过松”的情况,则需要增加相应的筋膜“轨道”上肌肉的张力,进而支撑各个站点,从而延展了外展肌和腓骨肌。这只是整个机体运行过程中一个简单的例子。我们可以想象一个从臀大肌到骶结节韧带最深处的向前弯曲的俯视图,或者普遍的瑜伽姿势“下犬式”。我们希望:

- 臀肌能够很轻易地进行弹性拉伸;
- 骶结节韧带的表浅部连接并分布到从腘绳肌到胸背的筋膜;
- 其深部维持了骶骨和坐骨之间的关系,只允许骶髂关节拥有所需的活动度。

在这个连接链中任何多余的慢性肌肉紧张或筋膜粘连均会歪曲这些力量的分布，从而为损伤、姿势补偿（教练所谓的“不良姿势”）或组织长期过度使用创造了条件，因而会导致疼痛。

另一个实例，在身体侧屈时，你是否能看见或者触摸到渐进性运动从腹部斜肌的外侧穿过髂肋肌的外侧缘，腰方肌的外侧到横突间肌再到脊柱两侧的横突间韧带？这些结构中的任何部分缺乏弹性均会导致功能异常。熟练的执业医师将通过徒手或者运动疗法来锻炼这些精确结构，这需要更多的弹性和张力。

少量舒展

深部的组织只能产生较小的运动，而接近体表的部位会产生较大的运动。在开颅手术中常能触到硬脑膜的运动（Sutherland，1990），或在内脏手术操作过程中能够评估器官的移动（Barrall 等，1988），这些都是另一种深部微小运动的常见例子，如果这种特性消失或者异常会造成严重的后果。

头顶部肌筋膜是解剖列车中的一个区域，是大多数教练、物理治疗师，以及徒手治疗师比较关注的部位。我们可以看到，骶髂关节的一个微小调整，会引起整个身体的大幅度运动。如果骶髂关节的运动幅度过小，那么步态上会出现一个较大的姿势补偿，从而容易导致腰椎问题。如果骶髂关节松弛并且运动过度，那么身体外部会通过外部的肌筋膜作为约束带来努力弥补内部的过度运动。

纵观整个身体，从脊柱到四肢以及整个机体的解剖线，我们正在寻找那种恰到好处的结点。个体间的差异取决于筋膜的张力。这需要在培训过程中精确触诊到人体这部解剖列车的各个“站点”，使其外部结构的运动与内部结构的运动相协调。

再回到我们膝盖的例子，对于足球运动员来说，当他们准备踢球的时候，一条腿内部和外部需要保持一定的稳定性，就像脚下的土地一样需要稳定。而那条准备踢球的腿不同，需要根据草地和运动员的角度进行脚、膝

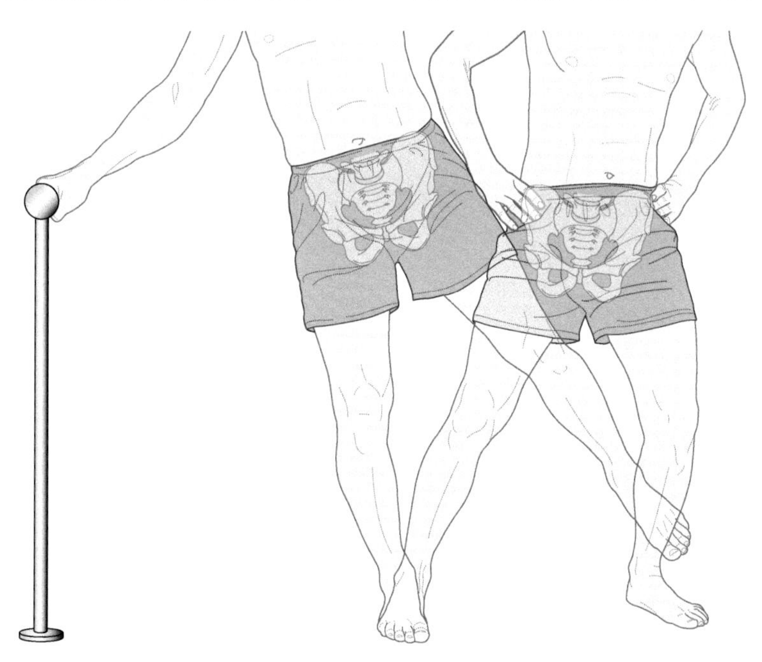

图 6.11　双手放在髋上

盖和臀部的及时调整。

有一个对膝盖的可调性和弹性强度的测试,让运动员站在你的面前,你跪着并且用两只手环住他一侧膝盖,覆盖侧线的外侧和深前线的内侧(深前线是从鹅足到内侧副韧带)。并且让他用另一只脚保持平衡或者扶一个把手,保证你握住的脚不离地,使其骨盆从左往右慢慢地平移,这样自然会产生髋关节的内收和外展,并且引起踝部距下关节的内翻和外翻。

假设膝盖在其上下两个关节进行侧向运动的时候总是保持着伸展状态。那么在这个运动过程中你能感到膝盖内侧和外侧之间有什么变化?在一个有弹性的机体中,你可能会感觉到手下的组织有轻微的弯曲。在一个健康的机体中,皮肤的运动最大,其深部组织会有一些弯曲,并且能够感知到韧带的轻微伸展。稍加练习,你就能够分辨出哪些组织的弹性较大,哪些弹性较小。进一步地练习,你会分辨出大腿的哪层组织与其他的组织不协调,并且根据自己的治疗习惯来修复这些组织。

临床总结

一个关于筋膜组织性能的新研究显示,自然控制论中的神经可塑性,以及软组织和骨骼之间实际关系的生物张力模型,均表明在过去的几个世纪中,整体训练模型需要被个体结构模型补充。解剖列车肌筋膜经线图提供了一个测量弹性的模型并且显示全身运动能够带来长期健康。学会测量弹性以及分辨出哪些组织的"舒展"没有出现,可使训练者在一些压力点或疼痛点的远处做出一定的调整,获取最佳运动表现同时使受到伤害最小化。

参考文献

Barker, P.J., Briggs, C.A. & Bogeski, G. (2004) Tensile transmission across the lumbar fascia in unembalmed cadavers: effects of tension to various muscular attachments *Spine* 29(2): 129–138.

Barrall, J.P. & Mercier, P. (1988) *Visceral Manipulation*. Seattle: Eastland Press.

Earls, J. & Myers, T. (2010) *Fascial Release for Structural Balance*. Chichester, Lotus Publishing.

Franklyn-Miller, A., et al. (2009) *The Strain Patterns of the Deep fascia of the Lower Limb*, In: Fascial Research II: Basic Science and Implications for Conventional and Complementary Health Care Munich: Elsevier GmbH.

Fukunaga, T., Kawakami, Y., Kubo, K. & Kanehisa, H. (2002) Muscle and tendon interaction during human movements. *Exerc Sport Sci Rev* 30(3): 106–110.

Fuller, B. (1975) *Synergetics*. Macmillian, New York, Ch 7.

Guimberteau, J.C. (2004) *Strolling under the skin*, Paris: Elsevier.

Hamilton, N., Weimar, W. & Luttgens, K. (2011) *Kinesiology: Scientific Basis of Human Motion*, 12th ed. NY: McGraw-Hill.

Horwitz, A. (1997) Integrins and health. *Scientific American*; May: 68–75.

Huijing, P. (2007) Epimuscular myofascial force transmission between antagonistic and synergistic muscles can explain movement limitation in spastic paresis *J Biomech*. 17(6): 708–724.

Ingber, D. (1998) The architecture of life. *Scientific American* January: 48–57.

Ingber, D. (2006) Mechanical control of tissue morphogenesis during embryological development. *International Journal of Developmental Biology* 50: 255–266.

Kawakami, Y., Muraoka, T., Ito, S., Kanehisa, H. & Fukunaga, T. (2002) In vivo muscle fibre behaviour during countermovement exercise in humans reveals a significant role for tendon elasticity. *J Physiol* 540(2): 635–646.

Langevin, H.M., Bouffard, N.A. & Badger, G.J. (2006) Subcutaneous tissue fibroblast cytoskeletal remodeling induced by acupuncture: evidence for a mechanotransduction-based mechanism. *J of Cell Bio* 207(3): 767–744.

Levin, S. (2003) The Tensegrity-truss as a model for spine mechanics. *J. of Mechanics in Medicine and Biology* 2(3): 374–388.

Maas, H. & Huijing, P. (2009) Synergoistic and antagonistic interaction in the rat forelimb: acute after-effects of coactivation. *J. Applied Physiology* 107: 1453–1462.

Milhorat, T.H., Bolognese, P.A., Nishikawa, M., McDonnell, N.B. & Francomano, C.A. (2007) "Syndrome of occipitoatlantoaxial hypermobility, cranial settling, and chiari malformation type I in patients with hereditary disorders of connective tissue". *Journal of Neurosurgery Spine* 7(6): 601–609.

Muscolino, J. (2002) *The muscular system manual*. Redding CT: JEM Pub.

Myers, T. (2001, 2009, 2013) *Anatomy Trains*. Edinburgh: Churchill Livingstone.

Scarr, G. (2008) A model of the cranial vault as a tensegrity structure, and its significance to normal and abnormal cranial development, *International Journal of Osteopathic Medicine* 11: 80–89.

Schleip, R. (2003) Fascial plasticity - a new neurobiological explanation. *J Bodyw Mov Ther*. 7(1): 11–19, 7(2): 104–116

Shacklock, M. (2005) *Clinical Neurodynamics.* Burlington MA: Butterworth-Heinemann.

Sutherland, W.G. (1990) *Teachings in the Science of Osteopathy.* Portland OR: Rudra Press.

Tietze, A. (1921) Concerning the Architectural Structure of the Connective Tissues of the Human Sole. Bruns' Beitrage zur Klinischen Chirurgie 123: 493–506.

Van der Wal, J. (2009) *The architecture of connective tissue in the musculoskeletal system* in Huijing et al. eds: Fascia Research II, Basic Science and Implications Munich: Elsevier GmbH.

Vesalius, A. (1548) De fabrici corporis humani pub in 1973. NY: Dover Publications.

Vleeming, A. & Stoeckart, R. (2007) The role of the pelvic girdle in coupling the spine and the legs: a clinical-anatomical perspective on pelvic anatomy, Ch 8 in *Movement, stability and lumbo-pelvic pain,* Eds: Vleeming, A., Mooney, V., Stoeckart, R., Edinburgh: Elsevier.

Williams, P., ed (1995) *Gray's Anatomy 38th ed: The Anatomical Basis of Medicine and Surgery,* Edinburgh, Churchill Livingstone. 753.

Zaidel-Bar, R., Itzkovitz, S., Ma'ayan, A., Iyengar, R. & Geiger, B. (2007) Functional atlas of the integrin adhesome. *Nat Cell Biol.* 2007 August; 9(8): 858–867.

Zamir, E. & Geiger, B. (2001) Molecular complexity and dynamics of cell-matrix adhesions. *J. Cell Sci.* 114, 3583–3590.

第 7 章

Kurt Tittle 模型和 Leopold Busquet 模型展现出针对性运动可以协调肌筋膜链的活动

Philipp Richter

跳舞、花样滑冰、高尔夫、网球，甚至拳击都有一个共同点：若是一个熟练的人在表演或游戏，那么这个动作看起来会很简单、流畅、优雅。

如此简单而优雅的动作是高度平衡和协调动作的结果，源于多年集中的、有目的的训练。与天赋、努力工作和忍耐力相比，一个健康的、能够进行优化工作的骨骼肌肉系统也十分必要。优雅和精度运动的结果来自于肌肉链精细调整的运动。我们可以把肌肉看作一个轴向器官和密集的筋膜，筋膜连接着肌肉，形成肌筋膜悬带。本章讨论肌肉链或肌肉悬带。Kurt Tittle 模型和 Leopold Busquet 模型展示了运动中哪些筋膜链可以作为动作模式的基础。首先，简要解释一下筋膜系统。

筋膜系统

筋膜系统包裹着近 430 块骨骼肌。其组成大约超过全身体重的 40%，对于一个 70kg 体重的普通人，筋膜系统是身体中最大的器官。

筋膜连接着每块肌肉和骨骼，包绕着器官、血管和神经系统。从结构上看，筋膜可以分为以下四种（Willard 等，2011）：

1. 脂膜：皮下的浅筋膜，除孔腔外，皮肤覆盖全身。

2. 轴向和四肢筋膜：此筋膜层以骨骼肌筋膜系统为代表，构成肌筋膜链。

3. 内脏筋膜：内脏筋膜包裹着器官。筋膜的一端固定在颅底，环绕咽结节，贯穿整个脊柱，向下到达骶骨。在胸部节段固定于胸纵隔，在腹部固定于腹部纵隔筋膜。血管和神经经过这些筋膜组织进入器官。

4. 脑膜筋膜：脑膜筋膜由硬脑（脊）膜、蛛网膜和软脑膜三部分组成。这三种脑膜形成一个连续体，由硬脊膜连接至骨膜。

这四种筋膜层形成一个整体，除了浅筋膜以外，其余都连接到脊柱。周围神经近 80% 的传入纤维都来自肌筋膜组织（Schleip，2003）。这显然证明肌筋膜系统对器官的重要性。筋膜的连续性及其丰富的神经组织，意味着肌筋膜系统是一个灵敏的、高效率的器官。这不仅对灵活性和稳定性很重要，而且对呼吸、淋巴循环和器官的动员作用也很重要（Finet & Williame，2013）。如果发生功能和结构的失调，筋膜的连续性会对骨骼肌系统造成负面影响。肌肉收缩、粘连或回缩，影响着整个肌筋膜系统。手术疤痕或损伤，都将导致肌筋膜网络呈拉紧状态。

肌肉系统可以分为四肢肌和躯干肌。在这里，一个适当的力传输通道会形成链状。

躯干肌可分为两组（Bergmark，1989）：

1. 深层、稳定系统或局部肌肉，包括膈肌、盆底肌、腹横肌和腹内外斜肌，以及多裂肌。在胸椎水平，还有肋间肌。

2. 浅层系统或整体肌，这些肌肉没有嵌入脊柱，而是将四肢与脊柱连接起来。

肌筋膜链（Busquet，1992）或肌肉组织悬带（Tittel，2003）主要由浅层肌构成。

为了使肌筋膜链能够尽可能地工作和充分运动，躯干必须保持稳定，这个任务由深层的稳定系统来完成。试验表明，为了让四肢产生运动，深层稳定肌比四肢肌提前一秒收缩（Cresswell 等，1992）（Hodges 等，1997）。可以得出结论：深层肌稳定躯干，给四肢肌提供一个稳定的支撑。

如果看到肌纤维的走向和结缔组织中的胶原组织，就会认可这些光整的纤维路线是组织对张力的适应。斜向和纵向的纤维线见于人体的腹侧和背侧，表现为不同的动作模式。实际上，这就是 Busquet 和 Tittel 所描述的斜向链或对角线链和直线链。直线链可满足对称性动作的需要，如弯曲或跳跃。

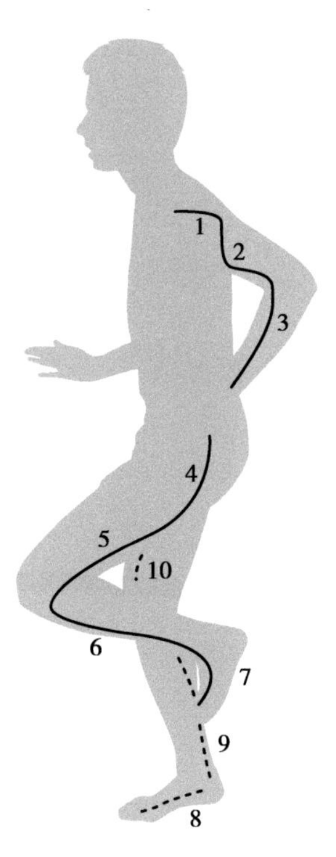

图 7.1 在跑步或行走中的四肢肌肉链：
注意每一个关节的屈曲和伸展！
上肢：
1. 肩关节伸展；
2. 肘关节屈曲；
3. 腕关节伸展。
下肢：
4. 髋关节屈曲；
5. 膝关节屈曲；
6. 足背屈；
7. 趾屈；
8. 跖屈；
9. 踝关节伸展；
10. 膝关节伸展。
4-5-6-7：在步态的摆动相，下肢的屈曲链；
8-9-10：在步态的站立相，下肢的伸展链。

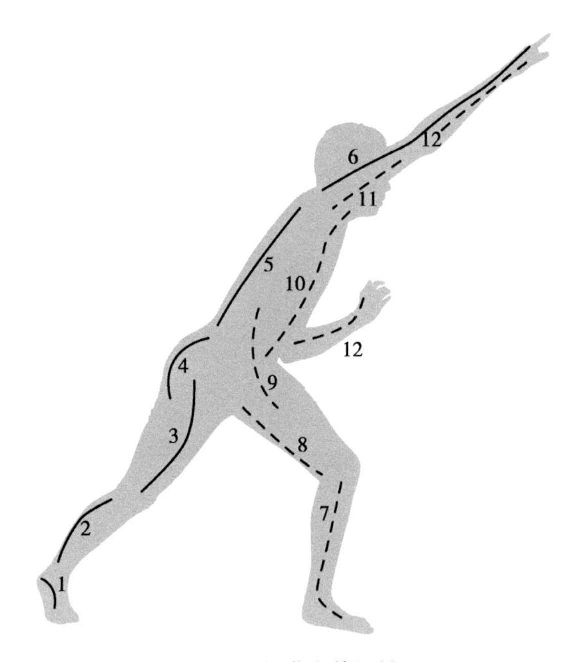

图 7.2 屈曲和伸展链：
伸展链（实线）：
1. 足跖屈肌群；
2. 小腿三头肌；
3. 股四头肌；
4. 臀大肌；
5. 竖脊肌；
6. 肩部、肘部和手部的伸展肌群。
屈曲链（虚线）：
7. 足背屈肌群；
8. 腘绳肌；
9. 髂腰肌；
10. 腹直肌；
11. 胸大肌和胸小肌；
12. 手和手指的屈曲肌群。

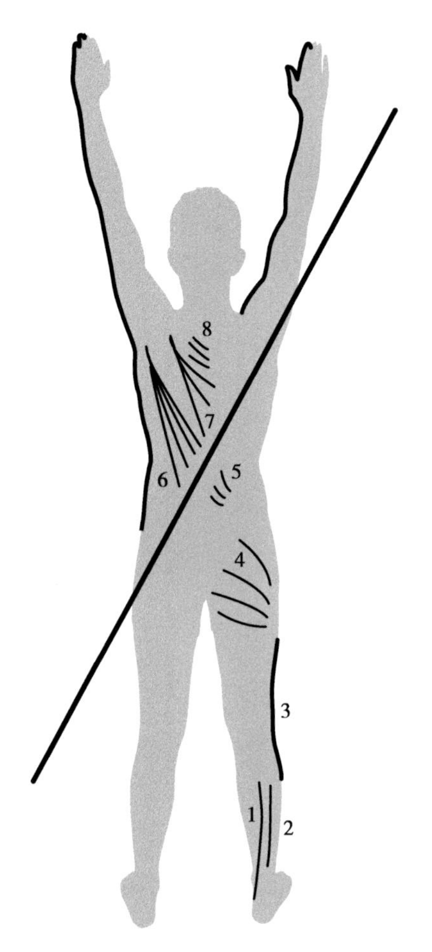

图 7.3 左后侧斜链：

1. 胫骨后肌；
2. 小腿三头肌；
3. 髂胫束；
4. 臀大肌；
5. 髂骨右侧横截面纤维——腰方肌；
6. 左侧背阔肌；
7. 左侧斜方肌；
8. 左侧菱形肌。

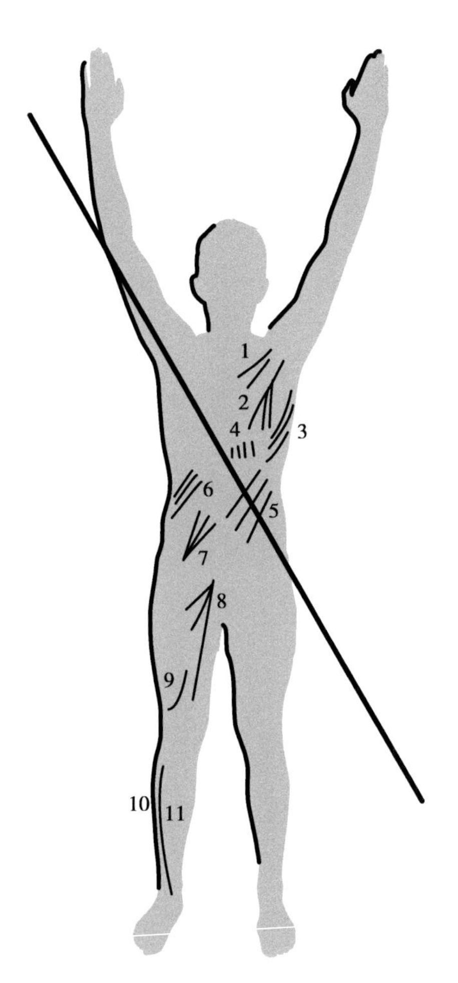

图 7.4 右侧前斜链：

1. 左侧胸小肌；
2. 左侧胸大肌；
3. 左侧前锯肌；
4. 左侧肋间外肌；
5. 左侧腹外斜肌；
6. 右侧腹内斜肌；
7. 右侧髂腰肌；
8. 右侧髋内收肌；
9. 右侧股内侧肌；
10. 右侧腓骨长短肌；
11. 右侧胫骨前肌。

通过比较，行走和跑步是明显的对角线运动模式。当然上下肢在参与其他运动时表现出不同的模式。例如，从地上举起一个重物，下肢和背部呈伸展模式、手臂呈屈曲模式（图 7.6）。

在划船中可以见到类似的运动模式。当上肢做屈曲动作时，下肢做伸展动作，运动模式刚好相反。当一个足球运动员在踢球时，情况则不一样，此时足背屈、伸膝关节和屈髋关节（图 7.6）。

同样的情况也发生在乒乓球运动员在用正手或反手击球的时候。此时肩、肘、手的关节屈伸变化常不易被觉察（图 7.2）。

以下图片呈现三种运动中的肌肉链：

—投掷

—踢球

—从地上举起物体

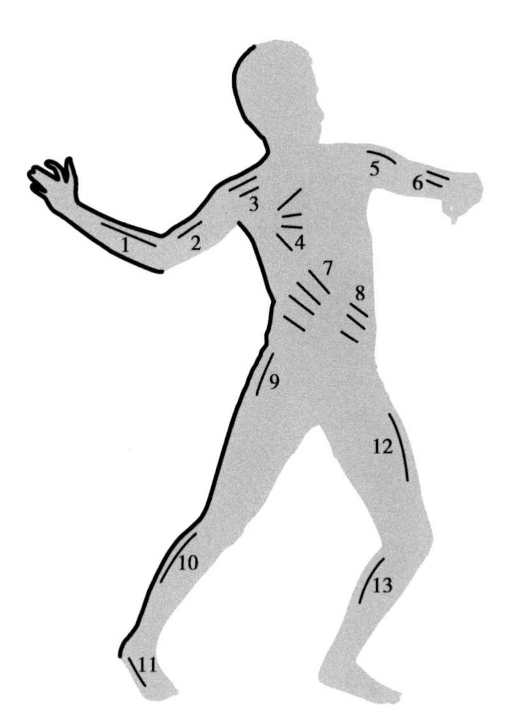

图 7.5　用右手投掷动作的起始姿势：
注意：身体重量分布在两条腿上，躯干弯曲，向右旋转，左手向前伸展以保持平衡。这个位置可以预先拉伸左侧前斜向的肌肉链。

1. 右侧手屈肌群；
2. 右侧肘屈肌群；
3. 右侧三角肌前束；
4. 右侧胸大肌；
5. 左侧三角肌；
6. 左侧肘屈肌群；
7. 右侧腹外斜肌；
8. 左侧腹内斜肌；
9. 右侧臀大肌；
10. 右侧小腿三头肌；
11. 右侧跖屈肌群；
12. 左侧股四头肌；
13. 左侧小腿三头肌。

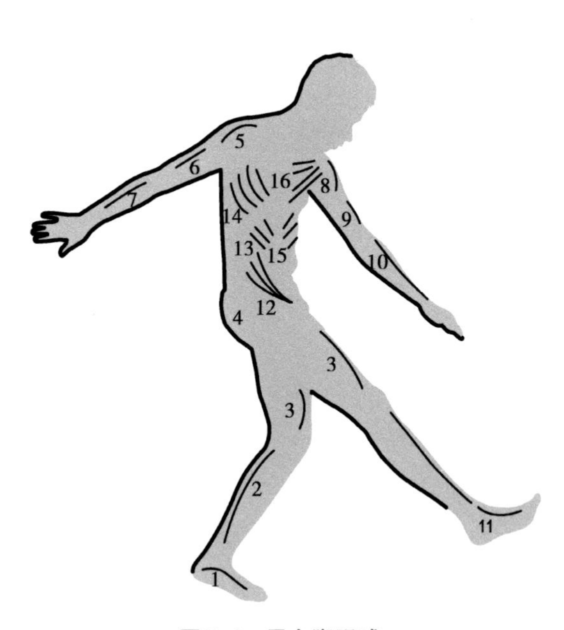

图 7.6　用右脚踢球：
注意：髋部和足部屈曲（屈曲链），膝部伸直（伸直链）。身体重量在左足上（伸直链），肩带和骨盆向对侧旋转（左前斜角链）。

1. 左侧跖屈肌群；
2. 左侧小腿三头肌；
3. 左侧和右侧股四头肌；
4. 左侧臀大肌；
5. 左侧三角肌后束；
6. 左侧肘部伸肌群；
7. 左侧手部伸肌群；
8. 右侧三角肌前束；
9. 右侧前臂伸肌群；
10. 右侧手伸肌群；
11. 右侧足背屈肌群；
12. 右侧髂腰肌；
13. 右侧腹外斜肌；
14. 右侧胸大肌；
15. 左侧前锯肌；
16. 左侧胸大肌。

这个动作需要一条手臂保持笔直。这些例子进一步强调，肌筋膜链采用不同策略达到工作的最佳化。固有的运动模式是存在的，但是如果有必要，为了模仿特定活动，运动模式可以改变。

在改进活动中神经系统扮演着重要角色，这不仅对竞技运动员有用，对于伟大的音乐家们同样有用。他们的频繁训练和动作模式促进反射弧形成，最后形成一个最完美的演奏。这一结果归因于神经系统的可塑性。

人体的感受器在这个过程中发挥着重要作用,它们发出必要的信号传递到中枢神经系统,以便完成被要求的动作。随后,信息到达感知器官,这里有骨骼肌系统的感受器,不断地为中枢神经系统提供数据。这一过程表明,动作的质量取决于以下三个因素:

1. 感知器官和感受器处于最佳功能状态;

2. 中枢神经系统将信息传递给运动器官的能力;

3. 完成活动的骨骼肌系统、肌筋膜链或悬带的状况。

本体感受不足、功能和结构失调的肌筋膜组织都会对运动功能产生消极影响。记住,动作的产生是肌筋膜链活动的结果。每一根链条的单一部分发生功能紊乱都会对整个运动模式产生负面影响。

在讨论肌肉链的时候,我们需要明白动作的起点。为了做出一个动作,肌肉需要稳定的支撑。在行走或跑步时,脚与地面的接触点以及在攀爬时,手抓握的部位,是否充当起点或固定点?是什么原因让体操运动员或杂技运动员在空中表现出惊人的壮举?

许多因素表明,躯干就是动作的起点。这就可以解释四肢动作为什么是在躯干稳定肌群收缩之后产生的(Hodges 等,1999)。一个稳定的躯干能够促使下肢肌肉收缩从而让身体向前运动,同时使两条手臂的肌肉摆动。研究显示,躯干局部稳定肌群功能失衡将会对浅层肌产生负面影响(Keifer 等,1997)。

在动态运动中,肌筋膜链要完成以下若干工作:

1. 保证骨骼肌系统、躯干和四肢关节的稳定。举起大重量物体时需要更高的稳定性,总体肌群收缩协助局部肌稳定。腰椎或骨盆显然是不稳定的,要募集浅层肌(最长肌和髂肋肌)以确保其稳定。

2. 完成动作:即协调动作的精度、速度和力量。

当一位网球运动员执行一次强有力的发球或一位标枪运动员要投掷到很远的距离时,参与肌肉的收缩力、发球及投掷速度都很重要。首先,肌肉要被移至最佳的伸展位置以预先牵拉肌纤维,这使得动作能够被更好地执行。加速度能够大幅度改善投掷能力。这通常发生在所有的动态动作中:在肌群激活之前,稍稍牵拉一下肌肉就可以达到“雕刻”动作的目的(第 10 章)。

3. 维持呼吸功能及大小便自控能力。

几项研究强调(Hodges 等 2001,1997,2001),呼吸的节奏与运动密切相关。此外,为了从事活动还需要保证括约肌的效率,似乎也是符合常理的。一些研究表明,腹部张力增加会导致盆底括约肌和臀大肌强直性痉挛。

4. 维持平衡。

我们来看一位投掷者用右手投球时的开始动作。他应该用右脚支撑站立,躯干向右倾斜以及旋转。在投掷前,他要举起并保持右臂伸展。为了让重心落在在右脚上,他的左臂前伸、左髋屈曲,整个躯干转向右侧,以使躯干平衡点移到支撑腿上。

为了提高动作的效率,将球投得更远、更精确和更有力,“辅助”功能不能过度地消耗能量,这是很重要的。身体必须移到最佳位置,使肌肉能够很好执行动作,所有这些都依靠中枢神经系统完成。为了维持平衡、稳定躯干和关节、以及完成当下的动作,肌肉悬带依靠运动动力被激活(图 7.5)。

动作的完成主要基于四肢功能,而躯干是肢体动作的起点,那么我们思考一下,四肢的每一肌肉悬带之间都相互相连是否没有实际价值?

在下面的段落中,用表列出 Leopold Busquet

的肌肉链和 Kurt Tittel 的肌肉悬带（表7.1）。如需进一步了解形成特殊链条或悬带的每一块肌肉，可以参考这两位作者的原著（见文献目录）。

这两种模型是从理论上推导出来的，也是在特定情况下表达的一个整体行为。

Leopold Busquet 肌肉链

Leopold Busquet 描述了五条链：一条静力链和四条动力链。动力链中有两条是垂直地面的，另外两条呈对角线。

1. 后侧静力链：包括脑膜和椎弓上的韧带。在骨盆处，这条链经由臀肌筋膜延续到髂胫束，连接到腓骨和小腿骨间膜。

2. 屈链：这条链使躯干卷曲，以及四肢向内旋转。

3. 伸链：这条链使脊柱伸展，以及四肢的伸展及外旋。

4. 前斜链：（右）由附着在左肩和右侧骨盆的腹侧斜肌组成。它使左上肢屈曲、内旋和内收，使右下肢伸展。

5. 后斜链：（右）这条链的肌肉附着在左肩经背部至右侧髂骨。左臂和右腿在伸展时，伴随外展和外旋。

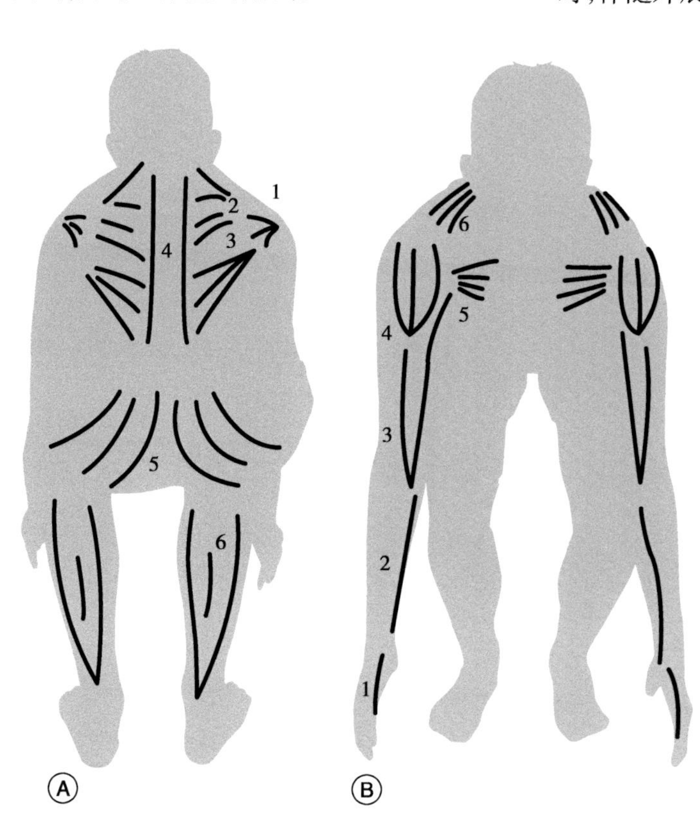

图7.7 举重的起始姿势：后面观和前面观
注意：在背部和下肢有一条活跃的伸链，在上肢有一条活跃的屈链。除此之外，斜方肌—胸肌悬带也参与其中（静态动作中的 Kurt Tittle 肌肉悬带。）
A：后面观：
1. 冈上肌和冈下肌；
2. 斜方肌上束；
3. 背阔肌；
4. 竖脊肌；
5. 臀大肌；
6. 小腿三头肌。
B：前面观：
1. 指屈肌；
2. 掌屈肌；
3. 肱二头肌和肱桡肌；
4. 三角肌；
5. 胸大肌和胸小肌；
6. 斜方肌上束。

Kurt Tittel 肌肉悬带

在他的 *Beschreibende and funktionelle Anatomie des Menschen* 书中，Kurt Tittle 用不同的运动图片描述了一个给人留下深刻印象的多维肌肉悬带。这些肌肉悬带分为四组：

1. 伸展悬带；
2. 屈曲悬带；
3. 侧屈和旋转躯干的肌肉悬带；

4. 静力运动模式中的肌肉悬带。

屈曲悬带与伸展悬带与 Leopold Busquet 的屈链和伸链类似。与 Leopold Busquet 的斜链也有一定的相似性，躯干的侧屈和旋转有时也用到这些肌肉悬带。然而，第四组肌肉悬带并没有被 Busquet 提及。

表 7.1 两种肌肉链模型的比较

<table>
<tr><th>L Busquet
5 条肌筋膜链</th><th>K Tittel
静态动作模式中的 5 条和 3 条肌肉悬带</th></tr>
<tr><td>1. 静态后链：脊柱的韧带装置包括脑膜、臀肌和梨状肌鞘膜、阔筋膜张肌和腓骨及其胫腓骨之间的骨间膜。
2. 屈链：
四肢：
—足、膝关节和髋关节的屈肌
—手臂屈肌
躯干：
—连接从骨盆到头部的主系统：如腹直肌
—连接从骨盆到四肢的次系统：
—下肢：如腰大肌
—肩胛骨：如胸小肌
—手臂：如胸大肌
3. 伸链：
四肢：
—足、膝关节和髋关节伸肌
—臂伸肌
躯干：
—主系统：竖脊肌
—连接从躯干到四肢的次系统：
—下肢：如臀大肌
—肩胛骨：如斜方肌
—手臂：如背阔肌
4. 背部对角链(左或右)：
连接一侧的肩胛骨和臂到另一侧骨盆和髋关节的肌肉；
例如：右侧背阔肌——左侧臀大肌
5. 前面对角链(左或右)：
身体前后排列相同；例如右侧的胸大肌——左侧的腹内斜肌
特别强调
L. Busquet
—强调内脏和颅脑的功能障碍影响肌肉链的控制
—肌肉链不平衡可能引发脊柱问题，例如脊柱侧凸或者圆背；关节失常，例如胫骨粗隆骨软骨病</td><td>1. 伸展悬带：
四肢：
—下肢：足、膝和髋关节的伸肌
—上肢：手臂、肘和腕关节的伸肌
—躯干：竖脊肌
2. 屈曲悬带：
四肢：
—下肢：足、膝和髋关节的屈肌
—上肢：手臂、肘和腕关节的屈肌
—躯干：腹肌和肋间肌
3. 侧弯及旋转的肌肉悬带：
a)肩胛骨与对侧的腿的前方连接：菱形肌—前锯肌—腹外斜肌—对侧内收肌—股二头肌(短头)—腓侧肌群
b)手臂与腿的前方连接：胸大肌—腹内斜肌—阔筋膜张肌—胫骨前肌
c)手臂与对侧腿的后方连接：背阔肌—臀大肌—髂胫束—胫骨前肌
4. 静态模式中的肌肉悬带：
目的：稳定肩带
—肩胛提肌—斜方肌—前锯肌悬带
—斜方肌—胸肌悬带
—菱形肌—前锯肌悬带
K. Tittel
—阐述了几个在体育运动时活跃的肌肉悬带
—提出了特殊肌肉悬带的目的是稳定肩胛带</td></tr>
</table>

静态模式中的肌肉悬带

有些躯干肌的悬带来帮助稳定肩带:

- 肩胛提肌—斜方肌悬带:稳定肩胛骨的头尾
- 斜方肌—胸肌悬带:肩胛骨的内外旋转
- 斜方肌—前锯肌悬带:外展内收肩胛骨

这三个悬带通过等长收缩稳定肩关节,保持肩膀的位置。肩关节活动时,它们可以向心或者离心收缩来参与运动。要执行手臂动作,肩关节必须保持稳定,才能给那些参与动作的手臂肌群一个固定支点。以上是关于肌肉悬带的认识。

两个肌肉链模型的比较

1. 颅骨和尾骨之间的两个屈伸链是相同的。

2. 躯干的对角线链在下肢悬带上有轻微差异。不过这两个模型都很容易理解,互补性也很强。

3. 二者都没有细化上肢的肌肉悬带。如同手和手指动作的多样性同样体现在了肩部,所以也很难有简单明了的描述模式。这就是为什么作者仅仅把他们局限在了屈曲和伸展模式中。

4. 与 Leopold Busquet 不同,Kurt Tittel 用肌肉悬带来描述肩部的复杂性,这对理解上肢多样的灵活性和肩关节的主要稳定肌是很有用的。

核心要素

正如前面所提到的,两者是非常相似,都可以解释常规运动模式。

值得注意的是,运动的多样性和不同功能同时由一个肌肉来完成的情况并不多见。例如,从地上拿东西的时候不只要求上肢屈曲链活动,实际上还要求背部和下肢的伸链执行动作。相比之下双脚同时起跳的动作只有单独进行的伸链参与。此类对称运动其实并不多见。但是依然有许多肌肉群调动起来参与稳定和保持动态中的平衡。在这些情况下,不同的肌肉链实际也被激活。

例如:

1. 划船的时候上肢的屈曲链和下肢伸展链;

2. 拔河比赛的时候手臂的拉(屈)与和腿的蹬(伸展)。

动作是肌骨系统的首要目的。中枢神经系统控制肌肉链以最节能、最精确的方式完成动作。当我们考虑不同动作而有意识地关注四肢的时候,一个问题出现了:我们是否应该在提到一个连接上下肢的肌肉链时,以一种明智的态度来论述它们在躯干的起源呢?

临床总结

- 所有身体运动从肌筋膜链的角度都可能被当作一个"全身链"来执行。某块肌肉的虚弱会影响整体筋膜链。
- 为了更有效,肌肉需要被稳定,这需要由其他肌肉和骨骼完成。躯干的稳定性是一切的先决条件。因此,躯干在肌肉表现中扮演着主要角色。
- 大多数活动都是 1 条以上的肌筋膜链同时参与并优化的,这一点在康复的时候也必须考虑进去。
- 我们谈论肌筋膜链就要讲肌肉和筋膜。它们是不同性质的解剖组织,但在一起行动。如果有肌筋膜功能障碍就应两个组织都治疗。

参考文献

Bergmark, A. (1989) Stability of the lumbar spine. A study in mechanical engineering. *Acta Orthopaedica Scandinavica* 230: 20–24.

Busquet, L. (1992) *Les chaînes musculaires, Tome I.* Paris: Editions Frison – Roche.

Busquet, L. (1993) *Les chaînes musculaires, Tome III.* Paris: Editions Frison – Roche.

Busquet, L. (1995) *Les chaînes musculaires, Tome IV.* Paris: Editions Frison – Roche.

Cresswell, A.G., Grundstrom, A. & Thorstensson, A. (1992) Observations on intra-abdominal pressure and patterns of abdominal intra-muscular activity in man. *Acta Physiologica Scandinavica* 144: 409–418.

Finet, G. & Williame, C. (2013) *Viszerale Osteopathie.* Privatverlag der Autoren.

Hodges, P.W. & Richardson, C.A. (1997) Contraction of the abdominal muscles associated with movement of the lower limb. *Phy Ther.* 77: 132–144.

Hodges, P.W., Butler, J.E., Mc Kenzie, D. & Gandevia, S.C. (1997) Contraction of the human diaphragm during postural adjustments. *J Physiol.* 505: 239–548.

Hodges, P.W. & Saunders, S. (2001) *Coordination of the respiratory and locomotor activities of the abdominal muscles during walking in humans.* Christchurch, New Zealand: IUPS Press.

Hodges, P.W., Cresswell, A.G. & Thorstensson, A. (1999) Preparatory trunk motion accompanies rapid upper limb movement. *Exp Brain Res.* 124: 69–79.

Hodges, P.W., Heijnen, I. & Gandevia, S.C. (2001) Reduced postural activity of the diaphragm in humans when respiratory demand is increased. *J Physiol.* 537: 999–1008.

Keiffer, A., Shirazi-Adl, A. & Parnianpour, M. (1997) Stability of the human spine in neutral postures. *Eur Spine J.* 6: 45–53.

Richardson, C., Hodges, P. & Hides, J. (2009) *Segmentale Stabilisation im LWS- und Beckenbereich.* Elsevier Urban & Fischer.

Schleip, R. (2003) Fascial plasticity – a new neurobiological explanation : Part I and II. *J Bodyw Mov Ther.* January.

Tittel, K. (2003) *Beschreibende und funktionelle Anatomie des Menschen.* 14. Ausgabe: Elsevier Urban & Fischer.

Willard, F.H., Fossum, C. & Standley, P.R. (2011) *Foundations of Osteopathic Medicine.* 3. Ed., 74–92. Wolters Kluwer/Lippincott Williams & Wilkinson.

延伸阅读

Busquet, L. (1992) *Les chaînes musculaires,* Tome II. Paris: Editions Frison-Roche Busquet L. (2004) *Les chaînes musculaires,* Tome V. Editions Busquet.

Busquet-Vanderheyden, M. (2004) *Les chaînes musculaires,* Tome VI. Editions Busquet.

Chauffour, P. & Guillot, J.M. (1985) *Le lien mécanique ostéopathique.* Paris: Edition Maloine.

Richardson, C., Hodges, P. & Hides, J. (2009) *Segmentale Stabilisation im LWS- und Beckenbereich.* 1. Auflage: Elsevier Urban & Fischer.

Richter, P. & Hebgen, E. (2011) *Triggerpunkt und Muskelfunktionsketten.* 3., Auflage: Karl F. Haug Verlag. Stuttgart.

Schleip, R., Findley, T.W., Chaitow, L. & Huijing, P.A. (2012) *Fascia, the tensional network of the human body.* Churchill Livingstone Elsevier.

Vleeming, A., Mooney, V. & Stoeckart, R. (2007) *Movement, stability & lumbopelvic pain.* 2nd edition: Churchill Livingstone Elsevier.

第8章

关节活动度过大和活动度不足:对功能、运动和参与的影响

Lars Remvig,Birgit Juul-Kristensen and Raoul Engelbert

引言

过度活动,或关节过度活动,是指其中一个或多个关节可以超越正常极限的状态。可由遗传、体质、结构或功能改变而引起关节和/或周围的结缔组织变化。遗传性过度活动早已为人所熟知,最早可以上溯到希波克拉底对中欧早期人种——西塞亚人四肢的观察。

如今,关节活动过度已经成为结缔组织一些罕见遗传疾病的诊断标准之一,如埃勒斯-当洛斯综合征(Ehlers-Danlos Syndrome,EDS)(Beighton 等,1998),马方综合征(Marfan Syndrom)(Loeys 等,2010)和成骨不全(Osteogenesis Imperfecta)(Van Dijk 等,2010)。然而,关节过度活动也为过度活动综合征诊断标准的一部分(Grahame 等,2000),它可能是埃勒斯-当洛斯综合征的一部分,或者是与非正常关节运动有关的一种普通疼痛症状。

缩写

EDS	埃勒斯-当洛斯综合征(Ehlers-Danlos Syndrom)
EDS-HT	埃勒斯-当洛斯综合征,活动度过大型(Ehlers-Danlos Syndrom,hypermobile type)
GJH	全身关节过度活动(Generalised joint hypermobility)
JHS	关节过度活动综合征(Joint hypermobility syndrome)

正常/异常关节活动度

美国骨科医师学会认为不能精确地判定全身正常的平均关节活动度(Surgeons,1965)。因此,美国骨科医师学会根据四个专家委员会的报告,制定了基于共识的评估。

一般来说,关节的灵活性被视为一个梯度现象(Wood,1971),单独关节的活动服从高斯分布也已成共识(Allander 等,1974)(Fairbank 等,1984)。在这个思路下,异常的关节活动度会反映出偏离平均值为2的标准偏差的运动。然而实践中做全身关节过度活动(GJH)测试时,运动范围度数根本不可控。相反,使用二分法原理的 Beighton 测试应用更广(Beighton 等,1973),尽管 Rotès-Quèrol 试验((Rotès-Quérol,1957)在西班牙语和法语国家应用更广。Beighton 测试是大约40年前设计的(Beighton & Horan,1970),几年后经稍微修改沿用至今(Beighton 等,1973)(图8.1)。然而自那时起,一个相当大的变化就是在文献中如何描述各种测试,也许更为重要的是阳性结果的临界和 GJH 的定义,如表8.1所示。

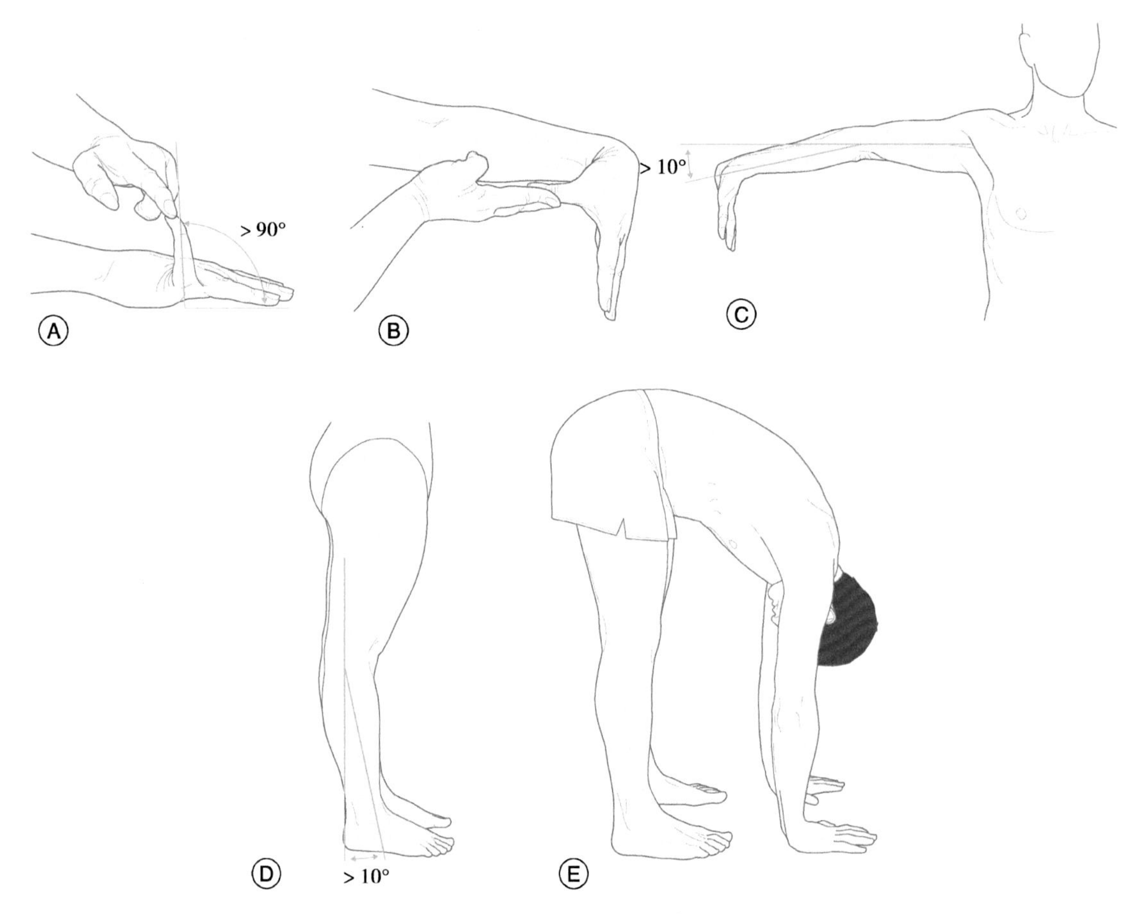

图 8.1 Beighton 测试

A. 受试者坐位,把手和前臂放在桌子上做旋前动作,让其被动地伸小指。超出 90 度范围的为阳性。
B. 受试者坐位,手臂在肩部屈 90 度,肘关节伸展 180 度,手旋前和放松,让其被动地移动拇指靠近前臂掌侧。如果达到前臂则为阳性。
C. 你与受试者面对面站立,受试者肩外展 90 度,肘部放松,掌心向上。用你同侧的手支撑受试者的上臂。过伸 10 度以上为阳性。
D. 患者直立位,面向测试者,放松,膝关节过伸 10 度以上为阳性。
E. 从站立位开始,脚稍分开,请受试者将双手放在地板上,保持膝关节伸直。如果手掌可以很容易地放在地板上,测试结果为阳性。
A 到 D 双侧共九个测试。

表 8.1 全身关节过度活动的各种定义

测试	方法	界定	评价
(Rotes-Querol,1957)	3 测试	2/3	成人
(Carter & Wilkinson,1964)	C & W 测试	≥3/5	儿童,6~11 岁
(Beighton & Horan,1969)(5 测试)	Beighton 测试	无	成人
(Rotes-Querol 等,1972)	R-Q 测试	无	Ⅰ~Ⅳ度
(Beighton 等,1973)(9 测试)	Beighton 测试	无	非洲茨瓦纳人

续表

测试	方法	界定	评价
(Bulbena 等,1992) Hospital del Mar (Criteria,1992)	Del Mar 测试	4～5/10	性别依赖
(Mikkelsson 等,1996)	Beighton 测试	≥6/9	儿童,10～12 岁
(Beighton 等,1998) Villefranche criteria,1998	Beighton 测试	≥5/9	年龄、性别、种族
(Grahame 等,2000) (Brighton criteria,2000)	Beighton 测试	≥4/9	过去或目前
(Smits-Engelsman 等,2011)	Beighton 测试	>5/9	儿童,6～12 岁

Beighton 测试和 GJH 标准,已被证明在儿童(Smits-Engelsman 等,2011)和成人中(Bulbena 等,1992)(Juul-Kristensen 等,2007)具有较高的重复性。本标准的有效性似乎也是较高的,一个阳性的 Beighton 测试等于正常平均 ROM+3 SD(Fairbank 等,1984)。GJH 也有一个高度相关的总体关节指数(Bulbena 等,1992)。

流行病学

过度活动的流行病学资料的相关信息差别很大。可能是由于技术和定义的变化,上面提到过,也可能是由于年龄、性别和种族变化。儿童的 GJH 的临界点,使用 Beighton 评分,从≥5 到≥7 不等,取决于年龄组(Mikkelsson 等,1996)。对于成年人,GJH 的分界点变化于≥4/9 之间和≥5/9 之间(Beighton 等,1998)(Grahame 等,2000)。文献中关于成人患病率的信息差异很大,从 6%～57% 不等(Remvig 等,2007),取决于人群、诊断程序和临界点的使用。

发病机制

结缔组织由基质蛋白组成构成,例如蛋白多糖和生腱蛋白,还有各种纤维成分,如胶原纤维、弹性纤维、原纤维蛋白和成纤维细胞。然而,有许多不同类型的纤维,特别是在胶原纤维中。身体不同部位结缔组织的空间形式和不同功能取决于多种纤维类型的混合(第1章)。

至少有 19 个不同的胶原蛋白已被确定,三分之一是纤维状的(类型Ⅰ,Ⅱ,Ⅲ,Ⅴ和Ⅹ),三分之二是非纤维状的胶原(Kuivaniemi 等,1997)。后者又被分为网状胶原(Ⅳ,Ⅷ和Ⅹ型),原纤维相关的胶原[插入了三螺旋线(Ⅸ,Ⅻ,ⅩⅥ and ⅩⅨ型)]和珠丝胶原(Ⅵ型)。

每一型胶原纤维的胶原分子是由三个多肽形成的三重螺旋且彼此相互围绕的链,称为α-链(Mao & Bristow,2001)。它的命名是升序,例如 COL5A1、COL5A2 和 COL5A3,信使胶原5,α-螺旋1,2或3。

每个胶原分子都有一个氨基末端,一个是羧基末端,当纤维是由胶原分子组成的时候,这些末端能被肽酶裂解。

因此,我们可以更好地理解为什么胶原纤维的缺陷可以在过度活动和其他疾病中形成许多不同的临床表型,因为我们会遇到不同类型的胶原缺陷、不同的α链和不同的酶缺乏等。这些结缔组织的变化或许会很严重,影响到个体的功能和社会活动,如引发疾病,甚至这些变化会导致无法生存。(表8.2)

表 8.2 不同胶原纤维的位置，已知基因缺陷及其表现/症状

类型	位置	基因	紊乱表现
Ⅰ	瘢痕组织、肌腱、皮肤、动脉壁、肌原纤维的内膜、纤维软骨、骨骼和牙齿中的有机部分	COL1A1 COL1A2	成骨不全、埃勒斯—当洛斯综合征Ⅳ和Ⅴ型(arthrochalasic,dermatosparaxic)、非典型的马方综合症
Ⅱ	透明软骨，占所有软骨蛋白的 50%。眼玻璃体肿瘤	COL2A1	Collagenopathy Ⅱ和Ⅹ型
Ⅲ	见于动脉壁、皮肤、内脏和子宫。也是一种可通过肉芽组织中年轻成纤维细胞迅速产生的纤维类型，早于Ⅰ类型。	COL3A1	埃勒斯—当洛斯综合征Ⅲ(血管)
Ⅳ	基膜；晶状体；在毛细血管的过滤系统的一部分，肾小球	COL4A1 ↓ COL4A6	Alport 综合征 Goodpasture 综合征
Ⅴ	大多数间质组织，协会。Ⅰ型，胎盘的连接	COL5A1 COL5A2 COL5A3	埃勒斯—当洛斯综合征Ⅰ型(经典型)

最近的研究表明，肌腱蛋白—X 缺陷是过度活动的另一个原因(Schalkwijk 等，2001)。TNX 的作用不完全清楚，但其功能之一可能与组织的胶原纤维沉积有关。

病理解剖学和生理学

肌成纤维细胞：几年前就在电子显微镜下看到在小腿筋膜内的成纤维细胞有一个像心肌细胞一样显示出收缩性能。后来表明，它们确实具有这种收缩能力。在训练有素的人身上以及在某些临床情况下如冻结肩、掌腱膜挛缩症(Dupuytren's contracture)，足底纤维瘤病等，这些肌纤维母细胞在筋膜中的含量非常高(Schleip，2006)。根据这些发现可以想象在过度运动患者的筋膜里肌成纤维细胞会减少。然而，最近一项研究表明，EDS 经典型患者与健康对照组、GJH 组、有症状的 GJH 组，即与关节过度活动综合征相比，肌成纤维细胞是增高的(personal communication，Wetterslev 等，2013)。

肌腱：EDS-HT 的患者，与对照组相比有较低的被动肌张力，较低的下部跟腱僵硬度(Rombaut 等，2012a)。同样地，EDS 的经典型病人，与良性的 JHS 和对照组相比，髌腱的僵硬度减少 60%，弹性力量峰值的增加(杨氏模量降低)(Nielsen 等，2012)。相比之下，膝关节等长收缩时，用核磁共振成像观察到肌腱容积没有差异，用超声观察到肌腱长度没有差异。这些结果普遍支持此观点：活动是否过度取决于各种软组织成分的延展性变化。例如韧带、关节囊、肌腱和筋膜一样都有粘弹性，都融入到这些结构中。

受伤的风险

GJH 患者的受伤风险增加，尤其是膝关节(Stewart & Burden，2004)(Pacey 等，2010)。有报告显示，成年 GJH 者膝关节功能下降(Juul-Kristensen 等，2012)，其功能水平等同于前交叉韧带损伤患者的术前水平(Roos 等，1998)。

如今，我们对肌力、力量平衡、爆发力、耐力、协同收缩、本体感觉、大体的平衡及身体

功能有了更多的了解:

肌力与力学平衡

测试成年 GJH、JHS、EDS-HT 受试者(腘绳肌/股四头肌一比率)时,他们的等速肌力与力学平衡能力是下降的(Juul-Kristensen 等,2012)(Rombaut 等,2012b),而等长肌力与力学平衡能力正常(Jensen 等,2013)(Mebes 等,2008)。

10 岁的 GJH 受试者没有等速、等长肌力与力学平衡降低(Juul-Kristensen 等,2012)(Jensen 等,2013),而 JHS 儿童受试者则有等长肌力下降(Fatoye 等,2009),这表明疼痛影响力量。肌力表现也有性别因素,可见到女性受试者等速伸膝力量低于正常(Juul-Kristensen 等,2012)。

肌肉爆发力

检测 GJH 的原地跳高证实:儿童此项能力提高(Juul-Kristensen 等,2012)(Remvig 等,2011),成人也有相同趋势(Juul-Kristensen 等,2012)(Mebes 等,2008)。

耐力

GJH 成人患者自述肌肉耐力下降(Juul-Kristensen 等,2012),JHS 和 EDS-HT 受试者动态的肌肉耐力也是如此(Sahin 等,2008b)(Rombaut 等,2012b)。一个研究发现:只有儿童自述活动水平下降且需要更多的休息(Schubert-Hjalmarsson 等,2012)。

协同收缩

GJH 成人和儿童的膝关节肌肉运动模式是不同的,例如,次高级水平时腘绳肌活动度较低(Jensen 等,2013),而膝关节肌肉活动度增加,即股四头肌和腘绳肌更多时候是协同收缩(Jensen 等,2013)(Greenwood 等,2011)。GJH 成人稳定性下降(Jensen 等,2013),表明其有一定程度的膝关节失稳。

本体感觉

JHS 成人的膝关节、手指部和肩关节的本体感觉是下降的(Sahin 等,2008a)(Jeremiah & Alexander,2010),尤其是伴有疼痛时。同样,EDS-HT 成人的膝关节本体感觉也是下降的(Rombaut 等,2010a)。

一般平衡

GJH(Falkerslev 等,2012)(Mebes 等,2008)和 EDS-HT(Rombaut 等,2011)成年受试者的平衡能力是下降的,同时还有几个研究发现在 GJH 8 ~ 10 岁的小孩平衡能力增强(Juul-Kristensen 等,2009)(Remvig 等,2011)。但是,在 JHS 或 EDS-HT 中儿童同时有疼痛和过度运动时,平衡能力显著下降。

一般身体功能

EDS-HT 成年受试者的一般身体功能是下降的(采用椅子支撑测试方法),同时,自述的身体运动/适应性也是下降的(Rombaut 等,2010b)。GJH 8 ~ 10 岁儿童一般身体机能表现出一种改进的精细协调模式,例如,快速反应时间(Juul-Kristensen 等,2009)和精确度提高(Remvig 等,2011)。JHS 儿童运动控制下降(Schubert-Hjalmarsson 等,2012),同时,还有潜在的运动发育的下降(Bird,2005)(Adib 等,2005)。

上述迹象表明身体功能下降可能是受伤风险上升的一个解释。

症状进展

有些研究期待 GJH 可以提前预测骨关节炎的进展(Murray,2006)(Remvig 等,2007),但是迄今为止没有得到纵向研究的证实。

GJH 项目至少一个成年受试者自述膝功能中有膝关节超范围活动，并且与成年膝骨性关节炎是非常相似的。两组均显示：与健康人群相比，GJH 膝关节疼痛增加、功能下降和日常活动减少（Roos 等，1998）（Juul-Kristensen 等，2012）。

此外，在步态模式上，GJH 成人与膝骨关节炎成人和有前交叉韧带损伤的成人有着非常相似的变化。他们行走时膝关节屈曲角度增加（Simonsen 等，2012）。EDS-HT 成人的步态模式比健康对照组更差更不安全（Rombaut 等，2011b）（Galli 等，2011）。

GJH 10 岁儿童有正常的步态模式（Nikolajsen 等，2011），但 JHS 儿童膝关节相对僵硬（Fatoye 等，2011）。儿童到成人的症状发展是否从 GJH 到 JHS/EDS-HT？虽然没有被证实但却可以预见。

疼痛进展

横向研究表明，GJH 的 8～10 岁儿童与非 GJH 相比，疼痛并不经常发生（Juul-Kristensen 等，2009）（Remvig 等，2011）。然而，纵向研究表明，合并 GJH 6（GJH 9 项 Beighton 测试中 6 项阳性）并且在 10 岁时出现疼痛的儿童与 10 岁没有疼痛的儿童相比，前者在 14 岁时其颈部和下肢都会出现反复和持续疼痛（El-Metwally 等，2005）（El-Metwally 等，2007）（McCluskey 等，2012）。最新研究显示，14 岁时 GJH 6 可以推测 18 岁时是否出现疼痛（Tobias 等，2013）。

治疗效果

几项研究分析了 JHS 受试者的治疗效果。本体感觉取得了成功（Sahin 等，2008a），但是对儿童特定或频繁训练没有更好效果（Kemp 等，2010，Mintz-Itkin 等，2009）。非控制研究表明稳定训练对 JHS 成人和青少年有明显效果（Ferrell 等，2004）（Gyldenkerne 等，2006），因此推荐关节保护和非接触类运动项目。虽然其效果没有得到科学证实（Keer & Simmonds，2011，Pacey 等，2010）。“错误试验”是最常见治疗方法，但其对 EDS-HT 成人的疗效有限（药物，手术，理疗）（Rombaut 等，2011a）。

虽然还没有证据表明任何具体治疗的效果，但在相近的肌肉骨骼条件下，如纤维肌痛和慢性疲劳或疼痛时，主动模式的物理治疗仍然是第一选择，这常常包括肌肉力量、耐力、本体感觉、协调、平衡、常规的低负荷神经肌肉训练、心血管和身体适应性训练以及疼痛管理教育等各种因素。

最近的研究表明，GJH 和成骨不全儿童适应性训练是成功的（Van Brussel 等，2008），这与美国运动医学学院针对成人的运动指南（Garber 等，2011）和美国国家体能协会儿童运动指南（Faigenbaum 等，1999）一致。一般来说，神经运动训练必须超越正常的日常运动水平。而对于这些结缔组织必须强调的是活动或训练水平一定不能过强。为了不丧失治疗信心，应该避免过度训练。治疗方法通常来源于单学科和多学科领域。

活动度减少

活动度减少可能由于先天或后天的关节结构和周围结缔组织变化引起（表 8.3）。关节运动范围是由关节外（神经系统、肌肉）和关节内结构之间的相互作用决定的（Hogeweg 等，1994）。遗传性的活动度减少可能是由于基因决定的关节韧带僵硬。由于胶原蛋白网决定韧带的大部分生物力学特性，分子缺陷使这些蛋白改变有可能是发病机制之一。

表8.3 活动度减少的疾病

1. 先天
   a. 局部
      - 先天性马蹄足,距骨垂直,先天性骨畸形
      - 特发性趾行走
      - 关节挛缩和胎儿活动度减少综合征,肌发育不良,先天性肌肉缺失
   b. 全身
      - 有症状的全身性的活动度减少
2. 后天
   a. 皮肤方面
      - 硬皮病
      - 瘢痕形成
   b. 肌肉方面
      - 杜氏病
      - 失运动(术后或长期卧床休息)
   c. 关节方面
      - 关节/脊柱功能障碍
      - 退行性变
      - 类风湿关节炎(RA,JRA,SLE,反应,感染等)
      - 血友病性关节病
   d. 骨骼方面
      - 骨折
      - 不典型增生
   e. 神经系统方面
      - 脑出血/血栓形成等
      - 脑性麻痹
      - 周围神经功能障碍与麻痹
      - 僵硬综合征
   f. 心理/精神疾病方面
      - 转换障碍

正常/异常关节活动

如前所述,人口研究揭示了关节活动度的个体差异或多或少符合扭曲—高斯分布。前面描述过的关节过度活动在这种分布曲线的末端。显然,关节活动度减少分布曲线的另一端,伴或不伴具体的肌肉骨骼问题。2004 年以来只是从作为一个独立症候在文献中描述过,2006 年以来还没有关节活动度减少证(有症状的)的论文发表。

局部的关节活动度减少被定义为特定关节的运动范围低于对照组平均动作幅度的 1 个标准差(Engelbert 等,2004)(Engelbert 等,2006)。迄今为止,还没有一个关于关节活动度减少的评分系统可用,而且没有国内或国际定义。

流行病学

目前还没有关节活动度减少的流行病学资料,不论是否有骨骼肌系统的症状,都找不到相关研究。

由于能够观察到的特发性脚趾走路,在健康儿童中局部关节活动度减少的患病率估计为 5% ~ 12% (Engelbert 等,2011)(Bernard 等,2005)。特发性脚趾走路的患病率男童似乎高于女童(Sobel 等,1997)。事实上,据估算先天关节活动度减少患病率非常低。

发病机制和生理学

先天性马蹄足是由遗传因素导致的,如 Edwards 综合征,由 18 号染色体三个复制本的基因缺陷所引起。

特发性趾行走,其关节运动范围减少的情况经常发生在踝关节,会导致脚趾走路,这种体征可以归因于一个潜在的神经病或神经肌肉疾病,如痉挛性脑瘫(Wren 等,2010)或 Duchenne 肌营养不良症(Hyde 等,2000)以及骨科问题,如先天性马蹄足(Caselli 等,1988)。然而,在一些儿童的鉴别诊断中,提供不出致病或病理生理的物质基础来解释趾行走。这个被描述为"特发性趾行走"(Conrad & Bleck,1980)。许多学者致力于特发性趾足的病因学研究。趾行走可能是一种遗传性的基因紊乱——常染色体显性遗传模式、变量表达的遗传性疾病(Katz & Mubarak,1984),并且与Ⅰ型肌纤维比例增加(Eastwood 等,1997)及感觉处理功能障碍有

关(Williams 等,2012)。

关节挛缩和胎儿活动度减少综合征有多种病因。其中有血管和环境原因,但更重要的是结缔组织和神经系统的遗传性疾病(Haliloglu & Topaloglu,2013)。

全身活动度减少症,本组儿童几乎所有关节的运动范围都比对照组减少了(Engelbert 等,2004)。本病的主因可能是关节韧带和肌腱结构的僵硬度增加引起的关节活动度下降。由于胶原蛋白网络决定了这些结构的生物力学特性,分子缺陷可能存在于这个网络之中(Engelbert 等,2004)。本组儿童的骨密度和尿吡啶啉交联水平较对照组儿童明显降低。三个患有全身活动度减少症而皮肤尚无病变的儿童与10名健康白人相比,皮肤有大量的尿吡啶啉交联(低3.6倍)。在一个患有本病的16岁女孩的增生性瘢痕组织中,尿吡啶啉交联水平是一般增生性瘢痕或瘢痕疙瘩的两倍,是正常皮肤的20倍。无论在全身活动度减少症的皮肤活检中,还是增值性瘢痕组织中的胶原交联数据,都显示这是一种胶原合成的异常。

症状:包括疼痛—进展

权威人士同意特发性趾行走是一种诊断(*per exclusionem*)。然而,他们并不都同意应该将疾病和失调排除在这个定义之外。普遍公认的观点是,当孩子没有表现出任何神经系统、神经肌肉和骨科疾病的迹象时却坚持用脚趾走路,才能被诊断为特发性趾行走。然而,一些权威认为腓肠肌、比目鱼肌、马蹄足和先天短肌腱跟骨是引起趾行走的主要骨科疾病(Caselli,2002)(Furrer & Deonna,1982)。相反,最近有些作者认为有特发性趾行走的儿童首先出现的是跟腱挛缩,继而出现持续的脚趾行走,因为跟腱挛缩主要见于年龄较大的小孩,而出生时不会有挛缩的情况(Brunt 等,2004)(Clark 等,2010)。这个观点还未经纵向研究证实。

持续的和不治疗的特发性趾行走的后果还不清楚。有些权威相信,趾行走会使踝关节运动受限、继而导致马蹄内翻足的几率比正常儿童高(Engelbert 等,2011)(Hemo 等,2006)。但没有纵向研究支持这一证据。相反,基于对80个儿童(其中48个未经治疗)的跟踪研究,它的结论是持续性的脚趾步行并没有导致明显功能障碍、足畸形或疼痛(Stricker & Angulo,1998)。

大量的活动度减少症的研究发现,19个儿童中有14个是脚趾行走,占74%,而19个儿童中运动表现正常的占到94%(Engelbert 等,2006)(Engelbert 等,2004)。运动引起的小腿、膝和/或臀肌疼痛有13人,占68%。运动耐力正常的有14个儿童,占78%,有4个儿童(占22%)因为小腿,膝盖和/或臀肌的疼痛而不能完成测试。

运动引起疼痛可能是因为相邻僵硬关节肌腱结构的过度使用导致的。在有肌肉骨骼疼痛综合征的儿童中,尤其是有症状的全身性关节过度活动或活动度减少的儿童中,其最大运动能力与相同年龄和性别的对照组儿童相比要明显降低。这种低运动耐受力的最有可能的解释是不运动的结果(Engelbert 等,2006)。

治疗效果

特发性趾行走的治疗包括:保守治疗和外科手术治疗,在文献中都有推荐。年龄小一点的儿童和踝关节背屈不受限的儿童采用保守治疗方法,年龄大一点的病情顽固的儿童和踝关节背屈受限的儿童采用手术治疗方法。保守疗法包括观察、由物理治疗师或由父母指导进行跖屈肌群伸展练习、运动控制干预、听觉反馈、半矫形鞋、踝足矫形器和系列模具,以及使用A型肉毒杆菌毒素。大多数干预方法的目的是要有至少10度背屈(McMulkin等,2006),这是一个成熟的跟—趾行走模式。特发性趾行走的自然过程仍不清楚。结果表明,长时间的脚趾行走并没有导致疼痛、功能性障碍或足畸形(Stricker & Angulo,1998)。这与Hirsch和Wagner(Hirsch & Wagner,2004)的研究结果一致,他们的研究是14个曾有特发性趾行走的儿童,从7岁跟踪到21岁,发现仍有3人有轻微的脚尖走路现象。但均没有固定挛缩。这些作者得出结论,童年时期的特发性脚趾走路是一种生理状态,多数情况下自发形成,当这种行走模式持续时一般不会引起儿童的关注。因此,手术治疗方法仅适合于有跟腱挛缩的病例。最近进行的系统文献回顾发现,对特发性趾行走儿童的保守和手术干预的效果仍不是很清楚。目前无法做比较研究,原因是每个研究对特发性趾行的研究设计、干预方法和定义都不同(Bakker等,2013)。

获得性活动度减少

获得性活动度减少归因于不活动、过度使用或创伤,在这个过程中的其他因素有年龄、挛缩、各种形式的关节炎、骨关节炎、脊柱的节段性功能障碍、脱臼、反射性营养不良(肩手综合征)和脑性瘫痪。这些例子不胜枚举。

临床总结

活动过度

- 全身关节活动过度增加了关节损伤的风险。
- 全身关节活动过度会产生症状和降低身体机能,与骨性关节炎患者相似。
- 儿童时期的全身关节活动过度是青少年期全身性的疼痛的先兆。
- 对全身关节活动过度的治疗证据还不充分。

活动度减少

- 局部和全身关节活动度减少的鉴别诊断已经明确。
- 局部和全身关节活动度减少可追溯到肌肉过度使用而引发的劳损。

过度活动和活动度减少

- 关节的活动过度和活动度减少导致的体能下降可能是不运动引起的,而此时肌肉力量下降是由于胶原合成出现了问题。

参考文献

Adib, N., Davies, K., Grahame, R., Woo, P. & Murray, K.J. (2005) Joint hypermobility syndrome in childhood. A not so benign multisystem disorder? *Rheumatology.* (Oxford).

Allander, E., Bjornsson, O.J., Olafsson, O., Sigfusson, N. & Thorsteinsson, J. (1974) Normal range of joint movements in shoulder, hip, wrist and thumb with special reference to side: a comparison between two populations. *Int J Epidemiol.* 3: 253–261.

Bakker, P., Custers, J.W.H., Van Der Schaaf, M., De Wolf, S. & Engelbert, R.H.H. (2013) Effectiveness of conservative and surgical interventions in children with idiopathic toe walking: a systematic review. Submitted.

Barton, L.M. & Bird, H.A. (1996) Improving pain by the stabilization of hyperlax joints. *J Orthop Rheumatol.* 9: 46–51.

Beighton, P., De Paepe, A., Steinmann, B., Tsipouras, P. & Wenstrup, R.J. (1998) Ehlers-Danlos syndromes: revised nosology, Villefranche. (1997) Ehlers-Danlos National Foundation (USA) and Ehlers-Danlos Support Group (UK). *Am J Med Genet.* 77: 31–37.

Beighton, P. & Horan, F.T. (1969) Surgical aspects of the Ehlers-Danlos syndrome. A survey of 100 cass. *Br J Surg.* 56: 255–259.

Beighton, P., Solomon, L. & Soskolne, C.L. (1973) Articular mobility in an African population. *Annals of the Rheumatic Diseases* 32: 413–418.

Beighton, P. H. & Horan, F.T. (1970) Dominant inheritance in familial generalised articular hypermobility. *J Bone Joint Surg Br.* 52: 145–147.

Bernard, M.K., Vogler, L. & Merkenschlager, A. (2005) Prevalence of toe-walking in childhood. *Neuropediatrics.* 36: 116.

Bird, H.A. (2005) Joint hypermobility in children. *Rheumatology* (Oxford).

Blasier, R.B., Carpenter, J.E. & Huston, L.J. (1994) Shoulder proprioception. Effect of joint laxity, joint position, and direction of motion. *Orthopaedic Review* 23: 45–50.

Bridges, A.J., Smith, E. & Reid, J. (1992) Joint hypermobility in adults referred to rheumatology clinics. *Ann Rheum Dis.* 51: 793–796.

Brunt, D., Woo, R., Kim, H.D., Ko, M.S., Senesac, C. & Li, S. (2004) Effect of botulinum toxin type A on gait of children who are idiopathic toe-walkers. *J Surg Orthop Adv.* 13: 49–155.

Bulbena, A., Duro, J.C., Porta, M., Faus, S., Vallescar, R. & Martin-Santos, R. (1992) Clinical assessment of hypermobility of joints: assembling criteria. *J Rheumatol.* 19: 115–122.

Carter, C. & Wilkinson, J. (1964) Persistent joint laxity and congenital dislocation of the hip. *J Bone Joint Surg.* 46B: 40–45.

Caselli, M.A. (2002) Habitual toe walking: Learn to evaluate and treat this idiopathic childhood condition. *Podiatry Manage.* 21: 163.

Caselli, M.A., Rzonca, E.C. & Lue, B.Y. (1988). Habitual toe-walking: evaluation and approach to treatment. *Clin Podiatr Med Surg.* 5: 547–559.

Clark, E., Sweeney, J.K., Yocum, A. & Mccoy, S.W. (2010) Effects of motor control intervention for children with idiopathic toe walking: a 5-case series. *Pediatr Phys Ther.* 22: 417–426.

Conrad, L. & Bleck, E.E. (1980) Augmented auditory feed back in the treatment of equinus gait in children. *Dev Med Child Neurol.* 22: 713–718.

Eastwood, D.M., Dennett, X., Shield, L.K. & Dickens, D.R. (1997) Muscle abnormalities in idiopathic toe-walkers. *J Pediatr Orthoped.* Part B, 6: 215–218.

El-Metwally, A., Salminen, J.J., Auvinen, A., Kautiainen, H. & Mikkelsson, M. (2004) Prognosis of non-specific musculoskeletal pain in preadolescents: a prospective 4-year follow-up study till adolescence. *Pain* 110: 550–559.

El-Metwally, A., Salminen, J.J., Auvinen, A., Kautiainen, H. & Mikkelsson, M. (2005) Lower limb pain in a preadolescent population: prognosis and risk factors for chronicity – a prospective 1- and 4-year follow-up study. *Pediatric* 116: 673–681.

El-Metwally, A., Salminen, J.J., Auvinen, A., Macfarlane, G. & Mikkelsson, M. (2007) Risk factors for development of non-specific musculoskeletal pain in preteens and early adolescents: a prospective 1-year follow-up study. *BMC Musculoskelet Disord.* 8: 46.

Engelbert, R.H.H., Uiterwaal, C.S.P.M., Sakkers, R.J.B., Van Tintelen, J.P., Helders, P.J.M. & Bank, R.A. (2004) Benign generalised hypomobility of the joints; a new clinical entity? - clinical, biochemical and osseal characteristics. *Pediatrics* 113: 714–719.

Engelbert, R.H., Van, B.M., Henneken, T., Helders, P.J. & Takken, T. (2006) Exercise tolerance in children and adolescents with musculoskeletal pain in joint hypermobility and joint hypomobility syndrome. *Pediatrics* 118: e690–e696.

Engelbert, R., Gorter, J.W., Uiterwaal, C., Van De Putte, E. & Helders, P. (2011) Idiopathic toe-walking in children, adolescents and young adults: a matter of local or generalised stiffness? *BMC Musculoskelet Disord.* 12: 61.

Faigenbaum, A.D., Westcott, W.L., Loud, R.L. & Long, C. (1999) The effects of different resistance training protocols on muscular strength and endurance development in children. *Pediatrics* 104: e5.

Fairbank, J.C., Pynsent, P.B. & Phillips, H. (1984) Quantitative measurements of joint mobility in adolescents. *Ann Rheum Dis.* 43: 288–294.

Falkerslev, S., Baagø, C., Alkjær, T., Remvig, L., Kristensen, J.H., Larsen, P.K., Juul-Kristensen, B. & Simonsen, E. (2012) Dynamic balance during gait in children and adults with generalised joint hypermobility. *Clin biomech.* Submitted after revision.

Fatoye, F., Palmer, S., Macmillan, F., Rowe, P. & van der Linden, M. (2009) Proprioception and muscle torque deficits in children with hypermobility syndrome. *Rheumatology* (Oxford). 48: 152–157.

Fatoye, F. A., Palmer, S., van der Linden, M. L., Rowe, P. J. & Macmillan, F. (2011) Gait kinematics and passive knee joint range of motion in children with hypermobility syndrome. *Gait Posture* 33: 447–451.

Ferrell, W.R., Tennant, N., Sturrock, R.D., Ashton, L., Creed, G., Brydson, G. & Rafferty, D. (2004) Amelioration of symptoms by enhancement of proprioception in patients with joint hypermobility syndrome. *Arthritis Rheum.* 50: 3323–3328.

Furrer, F. & Deonna, T. (1982) Persistent toe-walking in children. A comprehensive clinical study of 28 cases. *Helvetica Paediatrica Acta.* 37: 301–316.

Galli, M., Cimolin, V., Rigoldi, C., Castori, M., Celletti, C., Albertini, G. & Camerota, F. (2011) Gait strategy in patients with Ehlers-Danlos syndrome hypermobility type: a kinematic and kinetic evaluation using 3D gait analysis. *Res Dev Disabil.* 32: 1663–1668.

Garber, C.E., Blissmer, B., Deschenes, M.R., Franklin, B.A., Lamonte, M.J., Lee, I.M., Nieman, D.C., Swain, D.P. & American College of Sports Medicine (2011) American College of Sports Medicine position stand. Quantity and quality of exercise for developing and maintaining cardiorespiratory, musculoskeletal, and neuromotor fitness in apparently healthy adults: guidance for prescribing exercise. *Med Sci Sports Exerc.* 43: 1334–1359.

Grahame, R., Bird, H.A. & Child, A. (2000) The revised (Brighton 1998) criteria for the diagnosis of benign joint hypermobility syndrome (BJHS). *J Rheumatol.* 27: 1777–1779.

Greenwood, N.L., Duffell, L.D., Alexander, C.M. & Mcgregor, A.H. (2011) Electromyographic activity of pelvic and lower limb muscles during postural tasks in people with benign joint hypermobility syndrome and non hypermobile people. A pilot study. *Man Ther.* 16: 623–628.

Gyldenkerne, B., Iversen, K., Roegind, H., Fastrup, D., Hall, K. & Remvig, L. (2006) Prevalence of general hypermobility in 12–13-year-old school children and impact of an intervention against injury and pain incidence. *Adv Physiother.* Preview, 1–6.

Haliloglu, G. & Topaloglu, H. (2013) Arthrogryposis and fetal hypomobility syndrome. *Handb Clin Neurol.* 113: 1311–1319.

Hall, M.G., Ferrell, W.R., Sturrock, R.D., Hamblen, D.L. & Baxendale, R.H. (1995) The effect of the hypermobility syndrome on knee joint proprioception. *Br J Rheumatol.* 34: 121–125.

Hemo, Y., Macdessi, S.J., Pierce, R.A., Aiona, M.D. & Sussman, M.D. (2006) Outcome of patients after Achilles tendon lengthening for treatment of idiopathic toe walking. *J Pediatr Orthoped*. 26 (3): 36–40.
Hirsch, G. & Wagner, B. (2004) The natural history of idiopathic toe-walking: a long-term follow-up of fourteen conservatively treated children. *Acta Paediatrica* 93: 196–199.
Hogeweg, J.A., Langereis, M.J., Bernards, A.T.M., Faber, J.A.J. & Helders, P.J.M. (1994) Goniometry – variability in the clinical practice of a conventional goniometer in healthy subjects. *Eur J Phys Med Rehab*. 4: 2–7.
Hyde, S.A., Filytrup, I., Glent, S., Kroksmark, A. K., Salling, B., Steffensen, B. F., Werlauff, U. & Erlandsen, M. (2000) A randomized comparative study of two methods for controlling Tendo Achilles contracture in Duchenne muscular dystrophy. *Neuromuscular Disord*. 10: 257–263.
Jansson, A., Saartok, T., Werner, S. & Renstrom, P. (2004) General joint laxity in 1845 Swedish school children of different ages: age- and gender-specific distributions. *Acta Paediatrica* 93: 1202–1206.
Jensen, B.R., Olesen, A.S., Pedersen, M.T., Kristensen, J.H., Remvig, L., Simonsen, E.B. & Juul-Kristensen, B. (2013) Effect of generalized joint hypermobility on knee function and muscle activation in children and adults. *Muscle Nerve*, accepted, 1–9.
Jeremiah, H.M. & Alexander, C.M. (2010) Do hypermobile subjects without pain have alteration to the feedback mechanism controlling the shoulder? *Musculoskeletal Care*, 157–163.
Jonsson, H. & Valtysdottir, S. T. (1995) Hypermobility features in patients with hand osteoarthritis. *Osteoarthr Cartilage* 3: 1–5.
Jonsson, H., Valtysdottir, S.T., Kjartansson, O. & Brekkan, A. (1996) Hypermobility associated with osteoarthritis of the thumb base: a clinical and radiological subset of hand osteoarthritis. *Ann Rheum Dis*. 55: 540–543.
Juul-Kristensen, B., Hansen, H., Simonsen, E.B., Alkjaer, T., Kristensen, J.H., Jensen, B.R. & Remvig, L. (2012) Knee function in 10-year-old children and adults with Generalised Joint Hypermobility. *Knee* 19: 773–778.
Juul-Kristensen, B., Kristensen, J. H., Frausing, B., Jensen, D. V., Rogind, H. & Remvig, L. (2009) Motor competence and physical activity in 8-year-old school children with generalized joint hypermobility. *Pediatrics*, 124: 1380–1387.
Juul-Kristensen, B., Rogind, H., Jensen, D.V. & Remvig, L. (2007) Inter-examiner reproducibility of tests and criteria for generalized joint hypermobility and benign joint hypermobility syndrome. *Rheumatology* (Oxford). 46: 1835–1841.
Katz, M.M. & Mubarak, S.J. (1984) Hereditary tendo Achillis contractures. *J Pediatr Orthoped*. 4: 711–714.
Keer, R. & Simmonds, J. (2011) Joint protection and physical rehabilitation of the adult with hypermobility syndrome. *Curre Opin Rheumatol*. 23: 131–136.
Kemp, S., Roberts, I., Gamble, C., Wilkinson, S., Davidson, J. E., Baildam, E.M., Cleary, A.G., Mccann, L. J. & Beresford, M.W. (2010) A randomized comparative trial of generalized vs targeted physiotherapy in the management of childhood hypermobility. *Rheumatology* 49: 315–325.
Kerr, A., Macmillan, C., Uttley, W. & Luqmani, R. (2000) Physiotherapy for children with Hypermobility Syndrome. *Physiotherapy* 86: 313–317.
Kraus, V.B., Li, Y.J., Martin, E.R., Jordan, J.M., Renner, J.B., Doherty, M., Wilson, A.G., Moskowitz, R., Hochberg, M., Loeser, R., Hooper, M. & Sundseth, S. (2004) Articular hypermobility is a protective factor for hand osteoarthritis. *Arthritis Rheumatism* 50: 2178–2183.
Kuivaniemi, H., Tromp, G. & Prockop, D.J. (1997) Mutations in fibrillar collagens (types I, II, III, and XI), fibril-associated collagen (type IX), and network-forming collagen (type X) cause a spectrum of diseases of bone, cartilage, and blood vessels. *Human Mutation*. 9: 300–315.
Loeys, B.L., Dietz, H.C., Braverman, A.C., Callewaert, B.L., De Backer, J., Devereux, R.B., Hilhorst-Hofstee, Y., Jondeau, G., Faivre, L., Milewicz, D.M., Pyeritz, R.E., Sponseller, P.D., Wordsworth, P. & De Paepe, A.M. (2010) The revised Ghent nosology for the Marfan syndrome. *J Med Genet*. 47: 476–485.
Mallik, A.K., Ferrell, W.R., Mcdonald, A.G. & Sturrock, R.D. (1994) Impaired proprioceptive acuity at the proximal interphalangeal joint in patients with the hypermobility syndrome. *Br J Rheumatol*. 33: 631–637.
Mao, J.R. & Bristow, J. (2001) The Ehlers-Danlos syndrome: on beyond collagens. *J Clin Invest*. 107: 1063–1069.
Mccluskey, G., O'kane, E., Hann, D., Weekes, J. & Rooney, M. (2012) Hypermobility and musculoskeletal pain in children: a systematic review. *Scand J Rheumatol*. 41: 329–383.
Mcmulkin, M.L., Baird, G.O., Caskey, P.M. & Ferguson, R.L. (2006) Comprehensive outcomes of surgically treated idiopathic toe walkers. *J Pediatri Orthoped*. 26: 606–611.
Mebes, C., Amstutz, A., Luder, G., Ziswiler, H.R., Stettler, M., Villiger, P.M. & Radlinger, L. (2008) Isometric rate of force development, maximum voluntary contraction, and balance in women with and without joint hypermobility. *Arthritis Rheumatism* 59: 665–1669.
Mikkelsson, M., Salminen, J.J. & Kautiainen, H. (1996) Joint hypermobility is not a contributing factor to musculoskeletal pain in pre-adolescents. *J Rheumatol*. 23: 1963–1967.
Mintz-Itkin, R., Lerman-Sagie, T., Zuk, L., Itkin-Webman, T. & Davidovitch, M. (2009) Does physical therapy improve outcome in infants with joint hypermobility and benign hypotonia? *J Child Neurol*. 24: 714–719.
Murray, K.J. (2006) Hypermobility disorders in children and adolescents. *Best Pract Res Clin Rheumatol*. 20: 329–351.
Myer, G.D., Ford, K.R., Paterno, M.V., Nick, T.G. & Hewett, T.E. (2008) The effects of generalized joint laxity on risk of anterior cruciate ligament injury in young female athletes. *Am J Sports Med*. 36: 1073–1080.
Nielsen, R.H., Couppé, C., Olsen, M.R., Jensen, J.K., Svensson, R., Heinemeier, K. M., Magnusson, P., Remvig, L. & Kjaer, M. (2012) Biomechanical properties of the patellar tendon as a possible new diagnostic tool for classic Ehlers-Danlos Syndrome. Lassen day. Copenhagen: unpublished data.
Nikolajsen, H., Larsen, P.K., Simonsen, E.B., Alkjaer, T., Halkjër-Kristensen, J., Jensen, B.R., Remvig, L. & Juul-Kristensen, B. (2011) Altered knee and hip moments in children with generalised joint hypermobility during normal gait. WCPT-congress 2011, Amsterdam.
Pacey, V., Nicholson, L.L., Adams, R.D., Munn, J. & Munns, C.F. (2010) Generalized joint hypermobility and risk of lower limb joint injury during sport: a systematic review with meta-analysis. *Am J Sports Med*. 38: 1487–

1497.

Remvig, L., Jensen, D.V. & Ward, R.C. (2007) Epidemiology of general joint hypermobility and basis for the proposed criteria for benign joint hypermobility syndrome: review of the literature. *J Rheumatol.* 34: 804–809.

Remvig, L., Kümmel, C., Kristensen, J.H., Boas, G. & Juul-Kristensen, B. (2011) Prevalence of Generalised Joint Hypermobility, Arthralgia and Motor Competence in 10-year old school children. *Int Musculoskelet Med.* 33: 137–145.

Rombaut, L., De, P.A., Malfait, F., Cools, A. & Calders, P. (2010a) Joint position sense and vibratory perception sense in patients with Ehlers-Danlos syndrome type III (hypermobility type). *Clin. Rheumatol.* 29: 289–295.

Rombaut, L., Malfait, F., Cools, A., De, P.A. & Calders, P. (2010b) Musculoskeletal complaints, physical activity and health-related quality of life among patients with the Ehlers-Danlos syndrome hypermobility type. *Disabil Rehabil.* 32: 1339–1345.

Rombaut, L., Malfait, F., De Wandele, I., Cools, A., Thijs, Y., De Paepe, A. & Calders, P. (2011a) Medication, surgery, and physiotherapy among patients with the hypermobility type of Ehlers-Danlos syndrome. *Arch Phys Med Rehabil.* 92: 1106–1112.

Rombaut, L., Malfait, F., De Wandele, I., Mahieu, N., Thijs, Y., Segers, P., De Paepe, A. & Calders, P. (2012a) Muscle-tendon tissue properties in the hypermobility type of Ehlers-Danlos syndrome. *Arthritis Care Res (Hoboken).* 64: 766–772.

Rombaut, L., Malfait, F., De Wandele, I., Taes, Y., Thijs, Y., De Paepe, A. & Calders, P. (2012b) Muscle mass, muscle strength, functional performance and physical impairment in women with the hypermobility type of Ehlers-Danlos syndrome. *Arthritis Care Res (Hoboken).*

Rombaut, L., Malfait, F., De Wandele, I., Thijs, Y., Palmans, T., De Paepe, A. & Calders, P. (2011b) Balance, gait, falls, and fear of falling in women with the hypermobility type of Ehlers-Danlos syndrome. *Arthritis Care Res (Hoboken).* 63: 1432–1439.

Roos, E.M., Roos, H.P., Ekdahl, C. & Lohmander, L.S. (1998) Knee injury and Osteoarthritis Outcome Score (KOOS) – validation of a Swedish version. *Scand J Med Sci Sports.* 8: 439–448.

Rotés-Quèrol, J. (1957) [Articular laxity considered as factor of changes of the locomotor apparatus]. *Rev Rhum Mal Osteoartic.* 24: 535–539.

Rotes-Querol, J., Duran, J., Subiros, R., Pifferer, J. & Gomez, J. (1972) La laxité articulaire comme facteur d'alterations de l'appareil locomoteur (Nouvelle étude 1971). *Rhumatologie* 24: 179–191.

Sahin, N., Baskent, A., Cakmak, A., Salli, A., Ugurlu, H. & Berker, E. (2008a) Evaluation of knee proprioception and effects of proprioception exercise in patients with benign joint hypermobility syndrome. *Rheumatol Int.* 28: 995–1000.

Sahin, N., Baskent, A., Ugurlu, H. & Berker, E. (2008b) Isokinetic evaluation of knee extensor/flexor muscle strength in patients with hypermobility syndrome. *Rheumatol Int.* 28: 643–648.

Schalkwijk, J., Zweers, M.C., Steijlen, P.M., Dean, W.B., Taylor, G., Van Vlijmen, I.M., Van Haren, B., Miller, W.L. & Bristow, J. (2001) A recessive form of the Ehlers-Danlos syndrome caused by tenascin-X deficiency. *N Engl J Med.* 345: 1167–1175.

Schleip, R. (2006) *Active fascial contractility. Implications for musculoskeletal mechanics.* Dr.biol.hum, University of Ulm.

Schubert-Hjalmarsson, E., Ohman, A., Kyllerman, M. & Beckung, E. (2012) Pain, balance, activity, and participation in children with hypermobility syndrome. *Pediatr Phys Ther.* 24: 339–44.

Scott, D., Bird, H. & Wright, V. (1979) Joint laxity leading to osteoarthrosis. *Rheumatol Rehabil.* 18: 167–169.

Silman, A.J., Haskard, D. & Day, S. (1986) Distribution of joint mobility in a normal population: results of the use of fixed torque measuring devices. *Ann Rheum Dis.* 45: 27–30.

Simmonds, J.V. & Keer, R.J. (2008) Hypermobility and the hypermobility syndrome, part 2: assessment and management of hypermobility syndrome: illustrated via case studies. *Manual Ther.* 13: e1–e11.

Simonsen, E.B., Tegner, H., Alkjaer, T., Larsen, P.K., Kristensen, J.H., Jensen, B. R., Remvig, L. & Juul-Kristensen, B. (2012) Gait analysis of adults with generalised joint hypermobility. *Clin Biomech* (Bristol, Avon), doi, 10.1016/*j.clinbiomech*.2012.01.008.

Smits-Engelsman, B., Klerks, M. & Kirby, A. (2011) Beighton score: a valid measure for generalized hypermobility in children. *J Pediatr.* 158: 119–123, e1–e4.

Sobel, E., Caselli, M.A. & Velez, Z. (1997) Effect of persistent toe walking on ankle equinus. Analysis of 60 idiopathic toe walkers. *J Am Podiatr Med Assoc.* 87: 17–22.

Stewart, D.R. & Burden, S.B. (2004) Does generalised ligamentous laxity increase seasonal incidence of injuries in male first division club rugby players? *Br J Sports Med.* 38: 457–460.

Stricker, S.J. & Angulo, J.C. (1998) Idiopathic toe walking: a comparison of treatment methods. *J Pediatr Orthoped.* 18: 289–293.

Surgeons, A.A.O.O. (1965) *Joint motion: method of measuring and recording.* Edinburgh: Churchill Livingstone.

Tirosh, E., Jaffe, M., Marmur, R., Taub, Y. & Rosenberg, Z. (1991) Prognosis of motor development and joint hypermobility. *Dis Child.* 66: 931–933.

Tobias, J.H., Deere, K., Palmer, S., Clark, E.M. & Clinch, J. (2013) Hypermobility is a risk factor for musculoskeletal pain in adolescence: Findings from a prospective cohort study. *Arthritis Rheumatism.*

Van Brussel, M., Takken, T., Uiterwaal, C.S., Pruijs, H.J., Van Der Net, J., Helders, P.J. & Engelbert, R.H. (2008) Physical training in children with osteogenesis imperfecta. *J Pediatr.* 152: 111–116.

Van Dijk, F.S., Pals, G., Van Rijn, R.R., Nikkels, P.G. & Cobben, J. M. (2010) Classification of Osteogenesis Imperfecta revisited. *Eur J Med Genet.* 53: 1–5.

Wetterslev, M., Kristensen, J.H., Roennebech, J., Bertelsen, T., Laursen, H., Schleip, R. & Remvig, L. (2013) Myofibroblast content in fascia from patients with Ehlers-Danlos Syndrome, Hypermobile type. – Letter to the Editor. *Rheumatology,* submitted May.

Williams, C.M., Tinley, P., Curtin, M. & Nielsen, S. (2012) Vibration perception thresholds in children with idiopathic toe walking gait. *J Child Neurol.* 27: 1017–1021.

Wood, P. (1971) Is hypermobility a discrete entity? *Proc R Soc Med.* 64: 690–692.

Wren, T. A., Cheatwood, A. P., Rethlefsen, S. A., Hara, R., Perez, F.J. & Kay, R.M. (2010) Achilles tendon length and medial gastrocnemius architecture in children with cerebral palsy and equinus gait. *J Pediatr Orthoped*. 30: 479–484.

延伸阅读

Visit http://www.ncbi.nlm.nih.gov where you can find updated reviews about the various Hereditary Disorders of Connective Tissue.

Dupuytren's Disease and Related Hyperproliferative Disorders: Principles, Research and Clinical Perspectives. (2012) Editors: Eaton, C., Heinrich Seegenschmiedt, H., Bayat, A., Gabbiani, G., Werker, P. & Wolfgang, W. Berlin, Heidelberg: Springer Verlag.

第9章

人体运动表现：拉伸的误解和未来趋势

Eyal Lederman

前言

拉伸运动是一种个体行为，往往用来保持灵敏性、提高或恢复多个肌肉骨骼的活动范围（range of movement，ROM）。它也可以用作消遣和体育训练，以增强运动成绩和预防受伤。然而，在最近几年，拉伸运动的价值被某些研究削弱，而且这些拉伸运动依据的理论假设受到质疑。本章将探讨一些基本假设的合理性以及它们如何支撑这些研究结果。拉伸对运动范围和运动成绩的提高有价值吗？

我们需要定期做拉伸吗？

大家坚信，我们的静态生活方式无法使我们达到充分的活动范围，使我们不能像生活在野外那样进行活动。据推测运动不充分将进一步使 ROM 减少，这反过来也会阻碍日常或体育活动中的正常功能表现，阻碍肌肉骨骼状况的提升，甚至不利于我们的健康。所以，最基本的前提是拉伸运动对于维持或改善人类运动表现必不可少。

作为人类行为的一种现象，只有相对较小的群体会定期进行拉伸运动。这个群体拉伸时又确实会遗漏身体的一定部位。例如，几乎没有人拉伸小手指或使前臂能进行充分的旋前旋后。那么，没有定期进行拉伸运动的大多数人会发生什么呢？他们的身体会逐渐变得僵硬和功能失调吗？我们从来没有做过拉伸运动的身体部分会发生什么呢？它们会变得僵硬或活动范围受限吗？

这种灾难性运动的后果并不明显。好像是我们从事日常活动提供了足够的挑战以维持功能范围，否则我们都会遭受到一些灾难性渐进性身体硬化的命运。这表明拉伸运动不是一个生物和生理的需要，但也许是一个社会文化的构想。事实上似乎只有人类进行定期和系统的拉伸运动。

ROM 的适应性改变，伸体呵欠和临床拉伸

人类和动物有一个共同的行为，就是一个张着大嘴和伸展的动作，称为伸体呵欠（Bertolucci，2011）（Campbell & de Waal，2011）。这种行为常常被误认为是保持灵敏性的活动。

如上所述，日常活动似乎已经提供了必要的载荷力需求去维持关节活动度。打呵欠不太可能在维持关节活动度中起作用。如果我们观察一个人打呵欠，往往是一个刻板的运动模式，局限于身体的特定部位。例如：打呵欠常常伴随着伸展躯干，但很少有充分的屈曲、侧屈和旋转。如果保持灵活性很重要，我们希望打呵欠能让身体的每一块肌肉骨骼结构都参与进来。那么问题来了，那些“非伸体呵欠”的活动度，代表身体僵硬或不灵

活吗? 这也引发了另一个问题,打呵欠的行为可以提供足够的力量来维持或增加关节活动度吗?

打呵欠的问题带给我们的另一个常见误解是关于拉伸和关节活动度的适应。要实现关节活动度的适应性改变,必须进行特殊运动:包括提高活动的强度,使其超出当前水平(超载),以及增加训练时间(Lederman,2013)。为了发生适应性改变,训练必须达到一定的负荷阈值以上(Lederman,2013)。这些阈值通常高于日常功能活动中所需的水平(图 9.1)(Arampatzis 等,2010)(Muijka & Padilla,2001)。否则正常站立就会导致足底筋膜完全、永久性地扁平,内脏的重量会导致骨盆底的疾病,长期坐着的办公室工作人员会出现不正常的脊柱屈曲。加载阈值意味着在身体的许多领域,负荷必须是身体重量的几倍才能使关节活动度发生适应性改变。这意味着许多临床伸展的方法都不大可能提供必要的力量或足够的时间来使关节活动度发生适应性变化。这并不奇怪,最近的系统性研究得出结论,临床伸展(包括被动和主动的方法)对恢复关节活动度的价值很低(Katalinic,2010)。正如下面将讨论的,特异性拉伸和临床拉伸都还有一些问题。

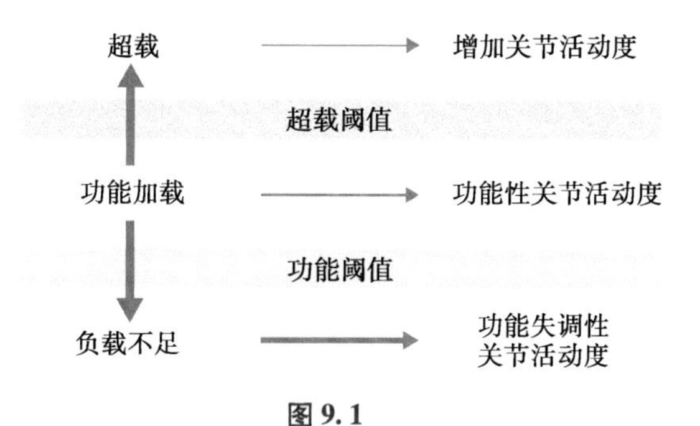

图 9.1

功能性关节活动度是由日常生活中对身体所施加的力量维持的更大的负荷(拉伸)的力量超出一定的负载阈值,需要增加这些范围。当加载力太低、低于功能阈值时出现功能失调或关节活动度降低。

过载原则和负荷阈都表明,要保持关节的灵活性或促进活动度,打呵欠不大可能是一个合适的方式。要想关节活动度产生适应性改变,要每天重复打呵欠数百次,此外还需要超过一般活动的更多大负载。

到目前为止,从这些讨论中得到的最重要的信息是:功能运动是人天生的动作,足以维持正常的关节活动度(Lederman,2013)(图 9.1)。要改变关节活动度,我们必须重新评估目前的拉伸方法。研究告诉我们,需要关注功能运动,将关节活动度融入到日常生活和工作中(Lederman,2013)。

拉伸与人体运动表现

另一个通常的理念是:竞赛前做一阵急速的拉伸热身或者长期规律地拉伸会增强运动表现。

如果拉伸热身有利于提高运动表现,我们自然期望拉伸会“纳入”为动物行为的一部分。然而,除了人类,没有其他动物会在活动前做一些拉伸热身类的动作。狮子在追捕它们的猎物前不做热身和拉伸,相反,猎物也不会因没有拉伸而停止奔跑。拉伸和热身在人类身上貌似很仪式化。一个人在公园慢跑前会做拉伸,但不会考虑这在追赶公交车时是否重要。一个人会在健身房举重前会做伸展,但一个建筑工人不大可能去做伸展,虽然他们可能一整天都在搬运重物。我们已经进化到即刻达到最大限度的执行能力,而无须舒展和拉伸。它似乎并没有赋予任何生物优势,更不是生理上的必需。

体育运动中的研究中也有同样观察:拉伸作为一种热身方式用于运动前和运动后,并未发现任何对缓解肌肉酸痛的好处。在进行一个运动项目之前,充分拉伸并没有起到保护运动损伤的作用,反而可能降低运动表现(Andersen,2005)(Herbert 等,2011)(Simic 等,2012)。已被证实,不论你用什么拉伸方式,力量表现都会降低 4.5% ~28%(Rubini 等,2007)(Young & Behm,2002)。

但是,还留下一个关于长期拉伸的问题:这样的训练是否可以带来肌肉骨骼的适应性变化,从而帮助改善运动表现呢?如果我们接受这个假设,即拉伸训练能够提高运动表现,这就说明人类已经破解了自然界从未做过的事情:创造了一个通用的运动,在其他工作和活动中将产生一个积极的影响,那么这在动物行为习性中能找到证据吗?

动物做它们所做的,在它们的活动项目以外不需要去做额外的训练(Lederman,2013)。它们的功能运动项目仅仅是需要完成物种的特异性活动而已。

鸟儿学飞是通过更多的飞行练习来优化它们的飞行。这种行为被称为具体任务实践和功能训练(Lederman,2013)。它们不做翼压和拉伸,这些称为额外的功能训练。如果经常拉伸可以提高大范围的无关活动的话,那么非常灵活的人,比如芭蕾舞演员所做的拉伸非常多,所以他们应该擅长所有体育活动。但是一位芭蕾舞演员怎么可能在跑步、有氧、骑自行车、足球或者举重中表现出高水平的能力?为什么我们看不到芭蕾舞员或者瑜伽老师在奥运会上获得奖牌?为了回答这些问题,我们先来看一个被称为"特异性"的适应现象。

特异性的适应

当我们学习新技能时,运动的组织和生理的适应是针对特定任务(特异性)的(DeAnna等,2006)(Haga 等,2008)(Millet 等,2009)。人体要求以最小的能量消耗,最小的力量和误差来完成这项任务。这种适应是极其独特的,只对特殊活动进行优化,但不适合其他活动(Osgood,1949)(Henry,1958)(Holding,1965)(van Ingen Schenau 等,1994)。这就意味着这些训练得到的是与此任务相关的特异性。它们似乎并没有转移到其他活动中。即使看起来相同的活动,如短跑和长跑,都各自有其独特的生物力学和不可转移的生理适应。例如,膝关节侧面的力线角度不同,短跑运动员的腿部肌肉相对于长跑运动员有更长的肌纤维长度和较小的羽状角(Abe 等,2000)。此外,近一个世纪的运动神经控制研究结果也证明,这种特定任务的适应性改变发生在中枢神经,包括脊髓和脑干中枢(Lederman,2010)。所以,体育的专项适应发生在全身,包括周围神经系统和肌肉骨骼系统以及中枢控制的变化。这就是为什么短跑运动员无法成为伟大的马拉松运动员,反之亦然。

在体育运动中,特异性和转移性已经被广泛研究,目的是想确认能提高运动成绩的方法。总的来讲,大多数研究显示转移性是不足的,即便偶尔见到也只是它的副作用,并不是我们想要的。例如,短跑冲刺能力的提高是通过单腿的水平跳跃,而不是通过双腿的垂直跳跃(如蛙跳)(Young,2006)。要提高垂直跳跃能力要就通过垂直跳跃训练而不是横向跳跃训练(King & Cipriani,2010)。即使在相似的运动训练中,也没有这种转移性。例如:使用拖拽装置的阻力冲刺训练不能提高短跑成绩。同样,不在冰上进行的滑冰训练,无法提高速滑运动员在冰上的表现。在其他游泳方式中的阻力训练使躯干动作幅度加大,是不会利于提高自由泳成绩的(Maglischo,2003)。核心稳定性训练不会提高体育成绩(Hibbs 等,2008)(Parkhouse & Ball,2010)(Okada 等,2011)。不同的抗阻训练都未能提高体育专项,如足球(Young & Rath,2011)、短跑、篮球、曲棍球(Farlinger & Fowles,2008)、水球的投掷速度(Bloomfield 等,1990)和划船(Bell 等,1989)等的运动表现。甚至在一个特定姿势下的抗阻训练可能都不会将力量传递到其他姿势中(Wilson 等,1996)。针对骑车的交叉训练并不能改善跑步甚至会降低跑步效率。(Mutton 等,1993)(Pizza 等,1995)。单项任务训练,如髋关节的灵活性和躯干强化活动,不会改善走路和跑步效率,上肢的阻力训练并不能提高手臂协调性(Krzystzof 等,2000)。相似的例子不胜枚举。

从特异性角度来看,定期拉伸是不能提高不同运动表现的。事实上,到目前为止,有证据表明定期拉伸训练不但不能提高运动成绩,且突然的拉伸还可能会降低运动成绩(Behm,2004)(Kay & Blazevich,2012)。运动特异性的适应不同于由拉伸训练引起的肌肉骨骼的适应。因此,它不可能满足于特定体育活动的生理需求。最好的情况是拉伸可能没有效果,但最坏的情况是,如果个人过于注重额外的功能伸展而不是体育专项训练,这可能引起"适应性的对抗"(Lederman,2010 & 2013)。在这种情况下,拉伸极有可能对运动表现产生负面影响。

关于这点的常见问题是:哪些体育运动需要灵活性呢?在武术、舞蹈和体操中任何的拉伸都有益吗?例如武术中的高踢,这个大角度活动的末端范围,与拮抗组织被动的张力增加相比,却是由主动肌(屈髋肌)力量的下降来决定的。而为了增加这个范围,不少武术家却把屈髋肌的力量提高和拮抗组织的伸展(指的是腘绳肌和后侧筋膜链)作为训练目的。这种训练包含了几个常用的基本假设:(1)整体运动分解训练可以提高运动表现,使训练者专注单个组织的训练;(2)认为被动伸展可以对主动运动有积极影响。但是这些假设是否正确呢?

目标式整体运动对比单一动作训练

当我们观察人类的运动时会发现,整体行为很大程度是以外部任务为导向的:去拿一个杯子,击一个球或者穿过一个房间。要达到目标,就激发了相关动作的执行。包括提前的姿势调整(Elsner & Hommel,2001)(Rosenbaum 等,2004)。这是一个全身整体的反应,而不是特定关节或肌肉的活动(Hughlings-Jackson,1889)。

让一个局外人观察一个人的动作,例如举杯,这个动作可以分解为两个部分:典型的动作(单独的手臂移动)和动作目标(举起杯子)。不过,这种分解是人为的。在大多数的活动中,动作与动作目标是一个整体反应,而不是分离的。(Hommel & Prinz,1997)。有几项研究表明,这种训练专注于运动结果而不是在身体运作时使身体产生更大峰值的力量,执行更快的运动,增加关节运动的精度使之需要较少的肌肉活动(Wulf & Dufek,2009)(Wulf 等,2010)。目标明确的额外训练使人们得到完整的运动模式,同时有助于最理想化的运动学习和提高运动效率(Totsika & Wulf,2003)(Wulf 等,2010)(Lohse 等,2010)。

围绕目标的动作组织过程,意味着在许多不同任务下,任何肌肉都将参与。换句话说,没有哪块肌肉是被设计来执行特定工作的。也就是说肌肉募集是根据任务特性完成的(Doemges & Rack,1992)(Weiss & Flanders,2004)(Carpenter 等,2008)。因此,下肢肌肉的募集模式会在站立、行走、靠边、前屈、上举或其他任何可想到的动作时显示出差异性(Andersson 等,1996)(Urquhart 等,2005)。训练一个特定的肌肉或肌肉链不可能提高运动表现或恢复动作控制。这是因为任务决定了肌肉的激活模式,而不是其他。这就像在学习网球发球时训练了肱二头肌的激活,肱三头肌和前臂的控制等等。提高动作表现的最好方式是练习动作本身,这期间整个肌肉募集是被预先激活的。单一肌肉或肌肉链的激活不存在于运动组织或运动生理学中。假如亚里士多德在的话,他会指出:"任务与肌肉和关节的总和是两回事"。

单一动作的训练可能改善特定的单一活动,但不会改善整体运动(Krakauer 等 2006)。举例来说,提高脚踝处和膝关节处局部力量的训练并不能把获得的力量传递到垂直跳跃的动作中,尽管这个动作取决于这些神经肌肉的构成。同样,不建议孤立的训练踢的动作,因为这些训练不能很好地转换成踢腿的动作表现,应该训练踢腿的整体模式(Young & Rath,2011)。还有类似的孤立训练,如髋关节的灵活性或强化躯干不能提高跑步效率(Godges 等,1993)。

利用高踢的例子,我们可以看到两个潜在的训练方法。一个是将踢腿动作分开训练然后再整合。另一种方法是“整体和目标”的特定动作:只是进行大量的高踢训练。分解训练的问题是,它无法增加肌肉之间协调性——髋屈肌爆发式收缩的同时髋伸肌“突然放松”。髋屈肌的代偿募集在专项训练与踢腿动作中差异极大。因此很难从中获益。然而,更简单的方式是练习特定任务本身,通过身体中心、外周、运动控制和肌肉骨骼的适应性改造而使身体自发地适应改变。这是一种更为经济和有效的训练方法,不过,什么样的被动拉伸可以帮助提升高踢动作的表现呢?

被动拉伸和运动表现

如果我们去观察人类的运动,都是活跃的、有生气的。被动运动是一项特殊的运动项目。主动运动是学习或提高运动表现是基本要素,这是公认的(Lederman,2010)。因此,为了提高运动表现或恢复运动控制,主动的关节活动度训练或康复训练比被动运动或其他形式的拉伸方法更有效。

主动运动在运动学习和恢复上比被动运动更有优势,与几个因素有关。运动是有组织的序列,包含感官组件、中枢系统和运动传出神经(Schmidt & Lee,2005)。只有当主动运动传出来,运动募集序列才生成,这对运动程序是必不可少的(运动可视化技术除外)(Lederman,2005)。基于这个简单的原因,被动拉伸不能提高主动控制,因为它只激发了这个系统的感觉成分。

在动作学习中,特定的动作在中枢神经系统中创建了特定的图像。我们对任务的“感觉”很熟悉,然而,在同一任务中改变感觉体验可能会影响动作表现。例如让一位受试者在睁眼和闭眼状态下穿过平衡木,经过这种感官条件下的训练后,受试者都提高了平衡能力(Robertson & Elliott,1996)(Proteau等,1998)。此外,感官经验在任务之间可能无法传递。学习一个特殊纹理的触觉辨识可能无法提高对不熟悉的纹理的触觉辨识。这种特异性感官在盲文读者中被证实(Grant等,2000)。他们阅读盲文的能力胜过正常人(一个熟悉型的模式)。然而,当触摸辨别一个新的任务时(一个具有不同宽度和方向的纹路),他们跟有视力的人没有区别。这意味着被动或主动拉伸时的感官体验不能提升不同的日常功能活动和体育项目的表现。

另一个区别是,只有在主动运动时感官体验(传入)与运动过程(传出)才会发生耦合。这种感觉运动的耦合对纠正错误的运动、提高运动学习和技能表现有着重要的意义。(Paillard & Brouchon,1968)(Laszlo & Bairstow,1971)(McCloskey & Gandevia,1978)。

因此,从运动控制角度来看,被动拉伸是不可能提升高踢的效果的。然而,还有一个小问题是关于被动拉伸和运动范围过度的。在许多关节中,被动运动范围大于主动运动,如髋关节的被动运动范围大于主动运动(Lederman,2013)。但是,这种活动范围的限制可以被一个爆发性的屈曲所克服,如在高踢这个动作中,额外的动作范围是通过腿部重量的惯性势能和拮抗组织张力的抵消来获得的(这就是为什么当踢腿踢的得慢的时候,活动范围也会变小)。因此,为了得到最大程度的活动范围,被动拉伸可能是必要的,用以“消除”被动拮抗的限制。这也许可以解释为什么舞蹈演员和武术练习者花这么多时间和精力训练在被动伸展的训练上。然而,如果这是必要的,那么既然练习一个高踢足以达到这个动作范围的要求,增加被动伸展是必需的吗?如果把被动伸展从舞者的训练计划中排除掉,那么他们的活动会表现得不那么灵活吗?在这个训练领域急需更多的研究,我们将在伦敦大学学院研究中心(University College London,UCL)继续探索。

迈向功能性解决方式

在拉伸训练的研究中,所有的拉伸方式

都不是生理上必需的,也没有给人类的表现带来任何好处。特异性原则表明,身体执行的任务可以通过练习此项任务来简单地获得提高。它可能通过足够的主动练习来增加动作末端的活动范围。例如,为了得到一个更宽的步伐去冲刺,要在短跑中增加步伐长度。或者练习棒球投球动作来增加投球末端的活动度(Lederman,2013)。这种任务训练包含了所有的要素,从而提升了运动表现。它是积极的、以目标为导向的,也是一个整体的实践。这种任务导向型训练同时促进了周围神经和中枢神经的适应。传统的拉伸以及其他额外的功能训练对人类可能是多余的。也许某些需要特殊灵活性的个别人例外。

在过去的二十年中,拉伸在各种肌肉骨骼疾病和恢复关节活动度中的治疗价值逐渐降低。最近Cochrane评价系统报告中,短期和中期的拉伸分别可以提高3度和1度的关节活动范围,但在长期(多达7个月)的时间里,无论用什么拉伸都没有作用(Katalinic等,2010)。

或许,我们可以考虑将特定动作的功能性原理用于关节活动度的康复。一个臀部挛缩的人应该通过使用较宽的步幅行走来康复,一个冻结肩患者在僵硬期是无法将手举到头上的,我们应该鼓励患者每天都去做一些简单的抬手臂任务(如图9.2)。功能性解决方式的基础理论和证据见于Lederman E(2013)的书籍:*Therapeutic Stretching:Towards a Functional Approach* (Lederman,2013).

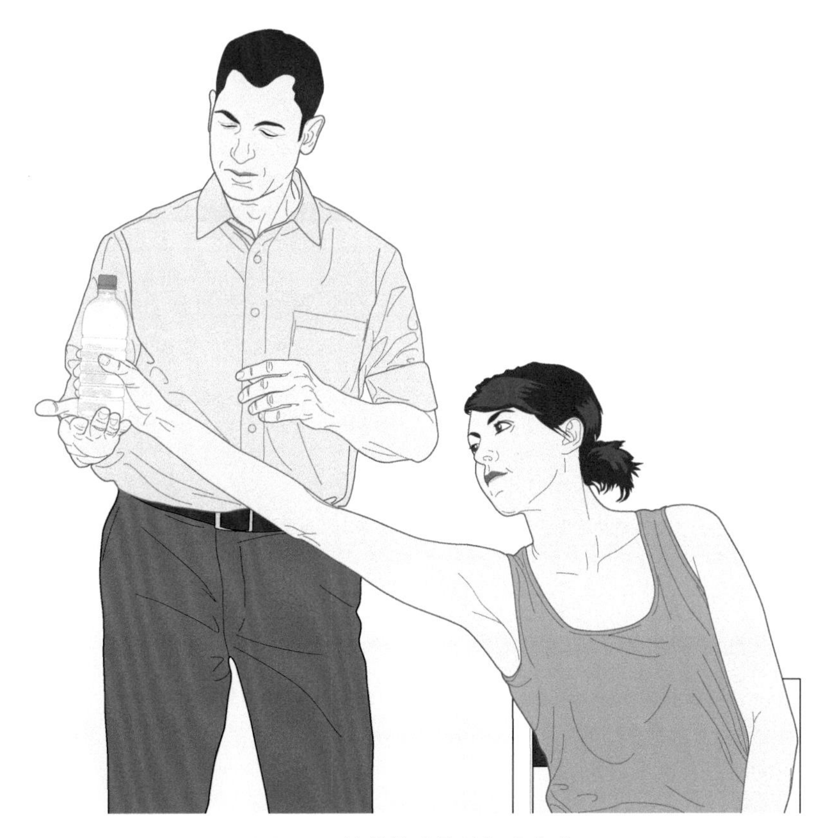

图9.2 拉伸的功能性解决方式

这种康复方式是鼓励病人在日常活动中做最大活动范围的动作。在这个例子中,鼓励那些外展受限的病人去做完全外展的动作。把一个瓶子放在病人关节活动度的末端范围,然后让病人去做拿瓶子这个功能性任务,这种解决方式用于特殊的超负荷训练/康复,使之熟悉原理,从而提升整体的目标运动。

临床总结

- 拉伸对于保持日常的功能性活动和恢复关节的功能活动度来说是多余的。
- 特异性训练是唯一能促进身体整体适应的方式，并且它不会传递到另一个活动/动作上。
- 拉伸有可能促进特定的适应，但不太可能提高运动表现。
- 运动表现可通过整体运动的目标导向来增强。专注于特定组织的拉伸可能会降低运动表现。
- 把动作分解成小的解剖单元可能降低运动表现。
- 被动拉伸不会提高动作表现，在被动运动时没有运动神经传出和感觉运动耦合。
- 任务导向型练习有可能提高终末的运动活动范围，这是一种提高和恢复关节活动度的功能性运动方式。

参考文献

Abe, T., Kumagai, K. & Brechue, W.F. (2000) Fascicle length of leg muscles is greater in sprinters than distance runners. *Med Sci Sports Exerc.* 32(6): 1125–1129.

Andersen, J.C. (2005) Stretching before and after exercise: effect on muscle soreness and injury risk. *Journal of Athletic Training.* 40(3): 218–220.

Andersson, E.A., Oddsson, L.I., Grundstrom, H. et al. (1996) EMG activities of the quadratus lumborum and erector spinae muscles during flexion-relaxation and other motor tasks. *Clin Biomech* (Bristol, Avon) 11: 392–400.

Arampatzis, A., Peper, A., Bierbaum, S., et al. (2010) Plasticity of human Achilles tendon mechanical and morphological properties in response to cyclic strain. *J Biomech.* 43(6): 3073–3079.

Behm, D.G. (2004) Effect of acute static stretching on force, balance, reaction time, and movement time. *Med. Sci. Sports Exerc.* 36: 1397–1402.

Bell, G.J., Petersen, S.R, Quinney, H.A. & Wenger, H.A. (1989) The effect of velocity-specific strength training on peak torque and anaerobic rowing power. *J Sports Sci.* 7(3): 205–214.

Bertolucci, L.F. (2011) Pandiculation: nature's way of maintaining the functional integrity of the myofascial system? *J Bodyw Mov Ther.* 15(3): 268–280.

Bloomfield, J., Blanksby, B.A., Ackland, T.R. & Allison, G.T. (1990) The influence of strength training on overhead throwing velocity of elite water polo players. *Australian Journal of Since and Medicine in Sport.* 22(3): 63–67.

Campbell, M.W. & de Waal, F.B.M. (2011) Ingroup-outgroup bias in contagious yawning by chimpanzees supports link to empathy. *PLoS ONE.* 6(4): e18283.

Carpenter, M.G., Tokuno, C.D., Thorstensson, A., et al. (2008) Differential control of abdominal muscles during multi-directional support-surface translations in man. *Exp Brain Res.* Apr 29.

DeAnna, L.A., Boychuk, J., Remple, M.S., et al. (2006) Motor training induces experience-specific patterns of plasticity across motor cortex and spinal cord. *J Appl Physiol.* 101: 1776–1782.

Doemges, F. & Rack, P.M.H. (1992) (B) Changes in the stretch reflex of the human first interosseous muscle during different tasks. *J of Physiol.* 447: 563–573.

Elsner, B. & Hommel, B. (2001) Effect anticipation and action control. *J Exp Psychol Hum Percept Perform.* Feb; 27(1): 229–240.

Farlinger, C.M. & Fowles, J.R. (2008) The effect of sequence of skating-specific training on skating performance. *Int J Sports Physiol Perform.* Jun; 3(2): 185–198.

Godges, J.J., MacRae, P.G. & Engelke, K.A. (1993) Effects of exercise on hip range of motion, trunk muscle performance, and gait economy. *Phys Ther.* Jul 73(7): 468–477.

Grant, A.C., Thiagarajah, M.C. & Sathian, K. (2000) Tactile perception in blind Braille readers: a psychophysical study of acuity and hyperacuity using gratings and dot patterns. *Percept Psychophys.* Feb; 62(2): 301–312.

Haga, M., Pedersen, A.V.H. & Sigmundsson, H. (2008) Interrelationship among selected measures of motor skills Child: *Care, Health and Development.* 34(2): 245–248.

Henry, F. (1958) Specificity vs. generality in learning motor skills. In 61st Annual Proceedings of the College of the Physical Education Association. Santa Monica, CA.

Herbert, R.D, et al. (2011) Stretching to prevent or reduce muscle soreness after exercise. *Cochrane Database Syst Rev.* Jul 6(7). CD004577.

Hibbs, A.E., et al. (2008) Optimizing performance by improving core stability and core strength. *Sports Med.* 38(12): 995–1008.

Holding, D.H. (1965) *Principles of training.* Oxford: Pergamon.

Hommel, B. & Prinz, W. (1997) Toward an action-concept model of stimulus–response compatibility. In: Hommel, B, Prinz, W, Eds. *Theoretical issues in stimulus–response compatibility.* Amsterdam: Elsevier.

Hughlings-Jackson, J. (1889) On the comparative study of disease of the nervous system. *Brit Med J.* Aug. 17: 55–62.

Katalinic, O.M., Harvey, L.A., Herbert, R.D., et al. (2010) Stretch for the treatment and prevention of contractures. *Cochrane Database Syst Rev.* Sept 8(9). CD007455.

Kay, A.D. & Blazevich, A.J. (2012) Effect of acute static stretch on maximal muscle performance: a systematic review. *Med Sci Sports Exerc.* Jan, 44(1): 154–164.

King, J.A. & Cipriani, D.J. (2010) Comparing preseason frontal and sagittal plane plyometric programs on within-task-task jump height in high-school basketball players. *J Strength Cond Res.* Aug; 24(8): 2109–2114.

Krakauer, J.W., Mazzoni, P., Ghazizadeh, A., Ravindran, R. & Shadmehr, R. (2006) Generalization of motor learning depends on the history of prior action. *PLoS Biol.* 4

(10). e316. DOI: 10.1371/journal.pbio.0040316.
Krzystzof, N., Waskiewicz, Z., Zajac, A. & Goralczyk, R. (2000) The effects of exhaustive bench press on bimanual coordination. In, C.P. Lee (Ed.) *Proceedings of 2nd International Conference on Weightlifting and Strength Training*. p. 86.
Laszlo, J.I. & Bairstow, P.J. (1971) Accuracy of movement, peripheral feedback and efferent copy. *Journal of Motor Behaviour*. 3: 241–252.
Lederman, E. (2005) *The science and practice of manual therapy*. Elsevier.
Lederman, E. (2010) *Neuromuscular rehabilitation in manual and physical therapies*. Elsevier.
Lederman, E. (2013) *Therapeutic stretching: towards a functional approach*. Elsevier.
Lohse, K.R., Sherwood D.E. & Healy A.F. (2010) How changing the focus of attention affects performance, kinematics, and electromyography in dart throwing. *Hum Mov Sci*. Aug, 29(4): 542–555.
Maglischo, E.W. (2003) *Swimming fastest*. Human Kinetics.
McCloskey, D.I. & Gandevia, S.C. (1978) Role of inputs from skin, joints and muscles and of corollary discharges, in human discriminatory tasks. In: Gordon G (Ed) *Active touch*. Oxford: Pergamon Press, 177–188.
Millet, G.P., Vleck, V.E. & Bentley, D.J. (2009) Physiological differences between cycling and running: lessons from triathletes. *Sports Med*. 39(3): 179–206.
Mujika, M. & Padilla, S. (2001) Muscular characteristics of detraining in humans. *Med Sci Sports Exerc*. 333: 1297–1303.
Mutton, D.L, Loy, S.F, Rogers, D.M, et al. (1993) Effect of run vs combined cycle/run training on VO2max and running performance. *Med Sci Sports Exerc*. Dec; 25(12): 1393–1397.
Okada, T, Huxel, K.C. & Nesser, T.W. (2011) Relationship between core stability, functional movement, and performance. *J Strength Cond Res*. Jan 25(1): 252–261.
Osgood, C.E. (1949) The similarity paradox in human learning: a resolution. *Psychol Rev*. 56: 132–143.
Paillard, J. & Brouchon, M. (1968) Active and passive movements in the calibration of position sense. In: **Freedman**, S.J. (ed) *The neuropsychology of spatially oriented behavior*. Homewood, IL: Dorsey Press, 37–55.
Parkhouse, K.L. & Ball, N. (2010) Influence of dynamic versus static core exercises on performance in field based fitness tests. *JBMT*. In Press Dec.
Pizza, F.X., Flynn, M.G., Starling, R.D., et al. (1995) Run training vs cross training: influence of increased training on running economy, foot impact shock and run performance. *Int J Sports Med*. Apr; 16(3): 180–184.
Proteau, L., Tremblay, L. & Dejaeger, D. (1998) Practice does not diminish the role of visual information in on-line control of a precision walking task: support for the specificity of practice hypothesis. *J Mot Behav*. Jun; 30(2): 143–150.
Robertson, S. & Elliott, D. (1996) Specificity of learning and dynamic balance. *Res Q Exerc Sport*. Mar; 67(1): 69–75.
Rosenbaum, D.A., Meulenbroek, R.G.J & Vaughan, J. (2004) What is the point of motor planning? Int. *Journal of Sport and Exercise Psychology*. 2: 439–469.
Rubini, E.C., Costa, A.L. & Gomes, P.S. (2007) The effects of stretching on strength performance. *Sports Med*. 37: 213–224.
Schmidt, R.A. & Lee, T.D. (2005.) *Motor control and learning*. Fourth Edition. UK: Human Kinetics.
Simic, L., Sarabon, N. & Markovic, G. (2012) Does pre-exercise static stretching inhibit maximal muscular performance? A meta-analytical review. *Scand J Med Sci Sports*. Feb 8. doi: 10.1111/j.1600–0838.2012.01444.x. [Epub ahead of print]
Totsika, V. & Wulf, G. (2003) The influence of external and internal foci of attention on transfer to novel situations and skills. *Res Q Exerc Sport*. Jun; 74(2): 220–225.
Urquhart, D.M., Hodges, P.W. & Story, I.H. (2005) Postural activity of the abdominal muscles varies between regions of these muscles and between body positions. *Gait Posture*. Dec; 22(4): 295–301.
van Ingen Schenau, G.J., de Koning, J.J. & de Groot, G. (1994) Optimisation of sprinting performance in running, cycling and speed skating. *Sports Med*. Apr; 17(4): 259–275.
Weiss, E.J. & Flanders, M. (2004) Muscular and postural synergies of the human hand. J *Neurophysiol*. Jul; 92(1): 523–535.
Wilson, G.J., Murphy, A.J. & Walshe, A. (1996) The specificity of strength training: the effect of posture. *Eur J Appl Physiol Occup Physiol*. 73(3–4): 346–352.
Wulf, G. & Dufek, J.S. (2009) Increased jump height with an external focus due to enhanced lower extremity joint kinetics. *J Mot Behav*. Oct; 41(5): 401–409.
Wulf, G., Dufek, J.S., Lozano, L. & Pettigrew, C. (2010) Increased jump height and reduced EMG activity with an external focus. *Hum Mov Sci*. Jun; 29(3): 440–448. Epub 2010 Apr 21.
Young, W.B. (2006) Transfer of strength and power training to sports performance. *Int J Sports Physiol Perform*. 1(2): 74–83.
Young, W.B. & Behm, D.G. (2002) Should static stretching be used during a warm-up for strength and power activities? *Strength Conditioning J*. 24: 33–37.
Young, W.B. & Rath, D.A. (2011) Enhancing foot velocity in football kicking: the role of strength training. *J Strength Cond Res*. Feb; 25(2): 561–566.

第 10 章

运动中的筋膜组织:弹性存储和反冲动力学

Robert Schleip

弹弓机制:筋膜组织的弹性反作用力

20 世纪 80 年代里,整个肌肉生理学领域都被袋鼠强有力的一跳所迷住了——跨度达 13 米远的一跳。由于这种动物并没有体积庞大的腿肌,故大家假设它们的腿部肌肉中可能包含某种不同寻常的肌肉纤维,使它们能够产生爆发性的肌肉收缩。实际情况是有一些研究者确信他们将会在袋鼠的后腿中找到“超快缩肌纤维”。然而,不论这些研究者多么努力,都没有找到任何不同寻常的肌肉纤维。他们困惑了:如果这些动物的肌肉能创造如此骄人的一跳,那为何这些动物包含的肌肉纤维和考拉的相同?最终,他们在筋膜性能——这一从前没被关注的领域中找到了答案。在这里,他们找到一种令人惊异的能力并立刻命名为:“弹弓效应”。与不锈钢弹簧相同,长肌腱能够以惊人的效率储存和释放动能(Kram& Dawson,1998)。

当袋鼠蹬地时,后腿肌腱的腱筋膜像弹力带般得被拉紧。随后这些储能的释放造就了惊人一跳的效果。在瞪羚身上也发现了同样的机制。这些动物都有惊人的跳跃和奔跑能力,尽管它们的肌肉系统并不是特别强壮。由于瞪羚被认为相当纤弱,这使得它的弹性的轻快跳跃更加有趣。同样惊人的弹性势能储存能力后来也被证实存在于马的肌肉系统重。

智人:灵长目中“瞪羚”般的弹力

直到高分辨率的超声检查技术出现,使人们能在有足够高分辨率的情况下观察到肌小节,肌肉和筋膜在承担负荷时的相似与和谐才在人类的运动中被发现。所发现的事实相当让人吃惊,人类筋膜与袋鼠和瞪羚有相似的动能储备能力(Sawicki 等,2009)。这种储备能力不仅仅用于我们跑和跳,还用于行走。作为运动能量的重要部分,同样也是来自上面提到的与弹性和跳跃有关的胶原组织。黑猩猩,倭黑猩猩,类人猿或其他灵长目与它们长腿的人类亲戚相比,前者腿部筋膜组织似乎已经发展出了类似的弹性势能储备能力。人类和其他灵长目动物相比,主要区别在于人类腿部远端的肌束有更短肌筋膜,而肌腱更薄,使得它们更加适合弹力势能的储存和动能的释放(Alexander,1991)。

这些最新发现导致运动科学研究领域的公认理论有了积极的修正。据肌肉动力学以往认为的经典理论模型:如果肌肉关节运动,相关骨骼肌缩短。能量通过被缩短的肌腱而产生运动(如图 10.1)。近期对以稳定速率或慢速或快速蹬自行车时的肢体进行测量,这个经典理论模型还成立。在这里,肌纤维主动改变它们的长度,同时肌腱和腱膜几乎没有变长。筋膜在这个运动配合中履行一个被动的角色。与这种振荡式运动形成鲜明对比的是,做弹动性质的运动如跳起、跑和跳过某物时,肌纤维的长度几乎不变。当肌纤维以等长方式收缩时,肌肉临时变僵硬,肌肉长度没有任何显著的变化。筋膜的功能体现为弹性方式,类似于不锈钢弹簧谐振的方式(图 10.2)。实际产生的运动主要是来自筋膜变长和缩短。想象有一个弹弓:某人把肌肉能量储存在像肌纤维一样的弹力带的张力里,也就是动能储存在了筋膜组织中。通常肌肉做准备工作的方向与意图爆发用力的方向相反。对于箭手,这意味着他的肌肉把弓向后拉,是为了增加箭向前的潜在运动能。当力量(潜在动能)被释放,是胶原蛋白(或弹力带)推动物体(箭)向预期的方向运动。此时肌肉并没有同步,而是处于休息状态。试想:当某个箭手试图通过他的肌肉推动箭向前,使箭射的更快,那可能就太慢了。当受到恰当的负荷,胶原蛋白可以比任何肌纤维收缩得都快。然而,这种收缩只在承受负荷且具有能力储存弹性势能的的胶原蛋白组织中发生。设想一个箭手试图使用混凝土及无弹性绳做弓射箭。

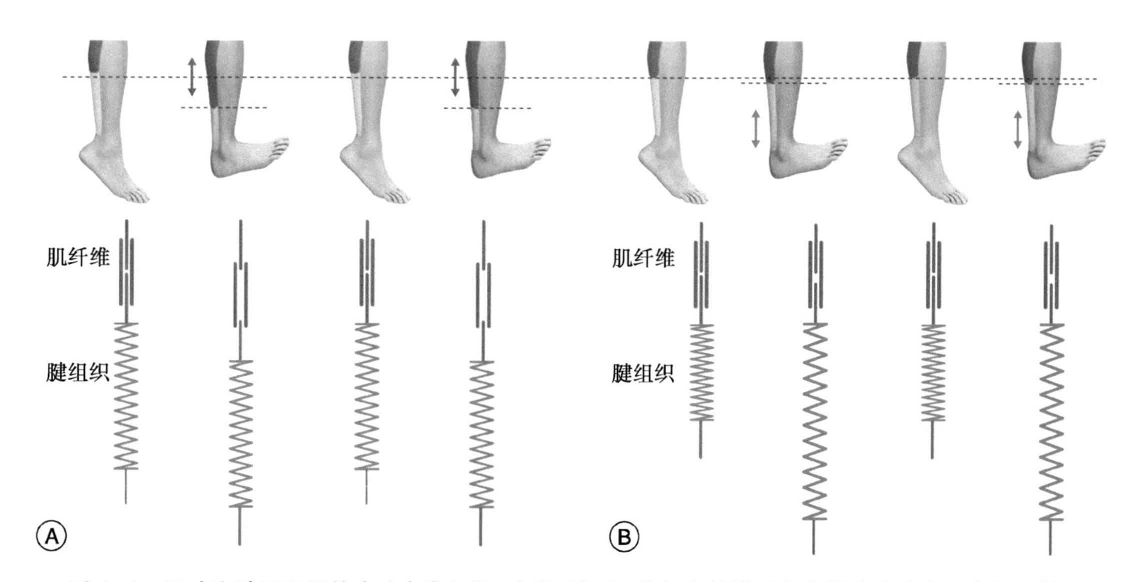

图 10.1 肌肉和胶原组织的成分在常规"肌肉训练"(A)和较多筋膜导向的弹性反冲性运动之间的长度改变的比较

弹性肌腱(或叫腱膜)成分的表现像弹簧,肌肉纤维则如同直线。如图显示,常规运动图 **A**,当收缩肌纤维显著改变其长度时,弹性胶原成分没有显著改变它们的长度。然而在图 **B** 中,做有节奏的振荡运动如跑或跳时,在筋膜胶原成分如同溜溜球般上下伸长或缩短时,肌纤维几乎是等长收缩的。[图解源自 Kawakami 等人(2002)经过 LINK"http://www.fascialnet.com" www.fascialnet.com 网站的转载许可)

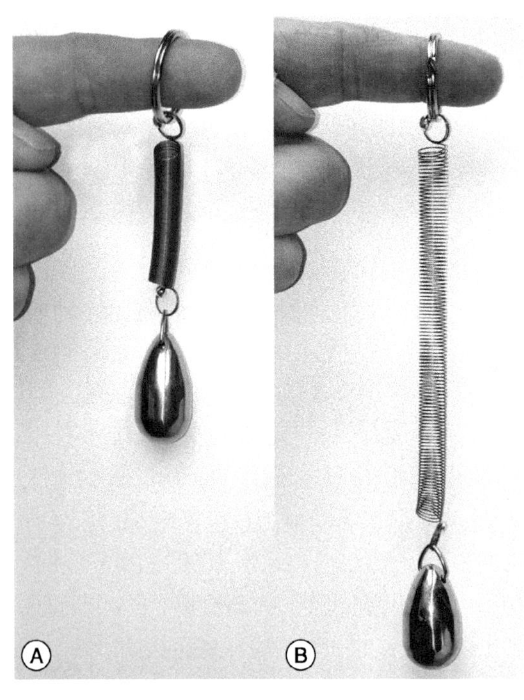

图 10.2 A & B 弹性反冲性实验
当遇到弹性摆动系统的理想共振频率重复地应用于微小的手指晃动(可能小于 1 毫米振幅)可能提供可以导致很大的弹簧协摆运动的肌肉能量。图片经由筋膜网提供。

共振频率:长度与僵硬度为关键因素

为了理解筋膜的反作用力,可以将重物悬挂在一个弹力带或不锈钢弹簧上来做实验。随着眼睛的开合,很短的周期内,人们就能直观地找出某系统的最佳共振频率。这通常也能在手指握持着弹簧的微小上下动作中找到节奏,在转折点前的瞬间,开始增加弹簧的伸展负荷。有趣的是,在完全的弹力系统中,理想的共振频率主要依靠两个因素:(1)摆动的宽幅;(2)牵张组织的僵硬度。当试图在湿沙上跳舞或弹跳时,大多数人会发现慢音乐更适合。反之,快节奏的音乐使人趋向于收紧腓肠肌群,赤足用脚尖在硬舞蹈地板上跳舞。

对于节律性运动,如跑、跳起、跳过等涉及双脚暂时离开地面的动作,150 ~ 170 次/分的节奏是效果最佳的。当试图找到适合不费力(柔和)的不离开地面的摆动或弹跳运动的音乐时,大多数人会发现,120 ~ 140 次/分的节奏效果最佳(表 10.1)。但是,如果音乐太慢或太快您会怎么做? 如果不选择诸如仅 1 次/秒的节奏,我们也许可以通过改变身体部位摆动的幅度和/或通过增加或减少某些附着肌肉部分的紧张度来改变负荷筋膜组织的僵硬度。

袋鼠跳对比青蛙跳

在弹性振荡运动中,如袋鼠跳,相关肌肉产生的能量主要与步速是否和最佳节奏一致相关。这也可以与指挥棒或者障碍滑雪运动员的手杖运动相比较。因此,我们对袋鼠跳跃时肌肉在各种速度下能够产生同样的力量并不感到吃惊。同样,非洲卢奥人和基库尤人部落的妇女用头来顶相当于体重的 20% 重量东西,通过研究她们的步态发现:假若允许用她们舒服的速度来走路,则她们的耗氧量很大程度上不受头顶重量的影响。当检测训练有素的英国士兵时,如果在背包里装上大概体重 20% 重量的物品,他们的能量消耗随着负重成比例增加,当这些非洲妇女被要求用不舒服的或快或慢的步速行走时,她们的能量消耗也表现出与士兵同样的重量依赖模式(可能更多的肌肉被使用了)(Alexander,1986;Zorn & Hodeck,2011)(第 17 章)。

与这些节奏性的振荡运动相比较,在单个爆发式运动中,肌肉和弹性组织性能以不同的组合方式起作用。例如,青蛙跳有时远达 10 米,这也需要运用其腿部筋膜的弹性反作用力。可是,这样肌纤维收缩的速度也是非常重要的。肌肉收缩的动力与胶原组织反弹力之间的配合如同铸造了一把长钓杆。快速的肌肉动作开始时,肌肉在肢端施以强大的拉力,同样的力也施与相关的胶原组织。初始时,这种力好像“消失”在肌腱与腱膜的弹性柔度里,但这些组织储存的肌肉能量随后通过极快的加速度动作而释放,速度数倍于潜在的最大肌肉收缩速度。需要注意的是,这样的“单一”运动,节奏或共振的重要性并不像在振荡节奏运动中一样大。此外,初始收缩的肌肉大小非常重要:更快更强壮的肌肉收缩,筋膜组织会产生更强的弹性反作用。

当然在这两种极端的配合方式间还存在多种复杂的结合方式。例如,在投棒球或掷标枪时能显示出人类运用加速度的能力大大超过其他的灵长目。这种方式通过肌肉被动的“反向拉伸(预拉伸)”(与预想的投掷方向相反的拉伸)来完成。动能就储存在这些肌肉的多种胶原膜和肌腱里。在这种方式的初始运动时相里,与袋鼠跳的力学机制相似,对初始时相的研究表明:节奏和共振感扮演了重要角色。随后的时相里包含向前摆动的动作,则运用了我们在青蛙跳中发现的相同的储能和放能方式。

表 10.1 人的不同节律性运动激活的共振频率

韵律性活动方式每分钟节奏(次)		
走		**100~135**
	慢走	100~120
	快走	120~135
自由舞蹈		**120~155**
	摇摆/摇滚舞	120~130
	Bouncing(knee bends,etc.)弹动舞蹈(屈膝等)	130~140
	小跳/跳跃	140~155
跑		**150~170**
	慢跑(6~8kmh)	150~158
	中速跑(8~10kmh)	158~163
	冲刺跑(10~15kmh)	163~170

请注意:摆动运动,包括重力作用下的钟摆运动,通常不涉及筋膜组织的弹性伸展—反冲属性。这种摆动运动有其他益处,因此不应该被视作筋膜弹性的专门训练。

快速收缩复合训练:两种不同的训练机制

对于竞技运动员来说,快速收缩复合训练已经被认为过时了。快速收缩复合训练领域(第 22 章),也被称为跳跃训练(跳深训练),最早在 1980 年的 Western sports scene 上首先被介绍。其常规训练涉及:用快速或“爆发式”的方式使“肌—腱复合体”总长度从伸长状态变为缩短状态,如在重复跳跃练习中这个过程,也被叫作“拉长—缩短循环”。在伸长初期,参与肌肉的离心收缩起重要作用:更快更有力的预备性离心收缩,使在随后的最终收缩时相里具有更大的收缩力量。快速收缩复合训练已经展示出了其在增加跳跃高度及提高其他竞技运动成绩中的作用(图 10.3)。

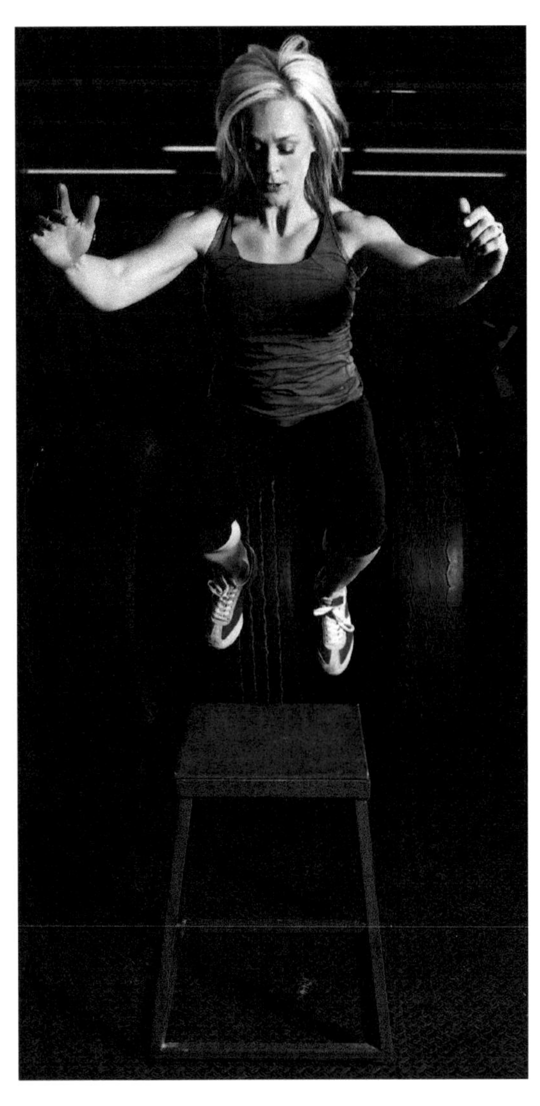

图 10.3
增强式训练，如果运用得当，能够增加弹跳的高度并且诱发趋向于增强动力储备能力的筋膜组织逐步重建。最近的调查揭示：经过训练跳跃运动员运动表现的提高伴随着肌肉活性“懒惰”化趋势，同时也伴随着被动弹性反冲属性的增加趋势（Fouré，2011）。

对上述的训练机理一般解释为两个因素的综合：(1)对于机械性的改变，我们理解为一个肌—腱单元内的弹性能量储存-释放过程；(2)神经系统性能的最优化以扩大牵张反射、增加所涉及的肌纤维束中运动单元的激活数量来实现。然而，对于整个运动成绩来说，还不清楚在不同的机制里各自所起作用的程度。多数的学者和运动员认为改善神经肌肉配合度、使假定的肌源性收缩力放大是主要作用。与之相反，对比主动肌肉收缩，我们所说的生物力学的被动储能和释放性利用被认为是 2 号“配角”。

现代超声技术使法国的一个运动科学团队能够对这两种机制的作用做调查对比。通过小腿三头肌和跟腱长度改变的测量，他们观测了 14 周 34 期的 1 小时快速收缩复合训练，发现被动的组织性能增加而主动收缩的肌肉成分减少。经过这样系统的训练，加速能力的和跳跃成绩的提高伴随着缩短时相中更多“懒”肌纤维产生。不过，肌—腱单元中的弹性负荷元素中具有被动“弹性反冲性能”的成分增加。

如果储能—释放机制是在整个肌—腱复合体中“某处”出现，那么这个问题是值得探索的，它是大多发生在胶原成分（肌腱，肌外膜和肌肉内结缔组织），还是也在肌纤维本身出现？肌纤维由细小的管状肌原纤维组成，这些基本的细胞功能单位叫作肌节。数个肌节排列串联构成肌原纤维。肌节中最引人注意的弹性势能储存蛋白是肌联蛋白（Linke，2000）。它是人体已知蛋白中最大的（或大量存在的）蛋白，最近在肌节中发现它的组成是除以前知道的粗丝（肌球蛋白）和细丝（肌动蛋白）外的第三种肌丝结构。这些独特的蛋白有很好的弹性反冲性能，同时还促进单个运动的拉伸—缩短循环的加速，如在跳跃或投掷动作中。它引发了一系列的争论。然而，对于青蛙单个肌纤维的详细检查显示这些肌联蛋白的潜在弹性反冲力趋向于被其他的肌肉内收缩力学因素所抑制（衰减）。因此，其有助于弹性反冲的性能可能被一种重要的方式阻止了。这些研究者推断，肌联蛋白的弹性反冲仅在低负荷或在被延长的生理肌节缩短时，才能够支持主动肌的缩短。换句话说，随着高负荷应用于大多数快速收缩复合训练的练习，肌肉内的肌联蛋白，似乎在整个肌—腱复合体的被动反冲力学中仅仅扮演次要的角色。然而，这个动物实验的结论需要更详细的研究来验证，包括对人类骨骼肌肉组织，目前的研究结果表明：胶原（筋膜）组织，极有可能提供主要能量的储存与释放，与通过快速收缩复合训练的练习使运动员成绩提高具有相同的意义。

但是诸如袋鼠跳和人类的奔跑中，肌肉内肌联蛋白成分在震荡的节奏性反冲运动中潜在的贡献是什么？在这一点上与胶原腱成分形成对照的是，受影响的肌筋膜组织在肌肉肌节内仅仅涉及很小的长度改变。因为肌联蛋白成分是嵌入在肌节中的，这就说明此类运动中大多弹性反冲力在胶原成分中产生，而不是在肌肉的肌联蛋白部分。换句话说，弹性储存能力的训练，不论在单个运动如投掷中，还是在如慢跑类的振荡性运动中，主要涉及胶原弹性的增加，而不是肌肉肌节的适应。

临床总结：

- 筋膜组织具有和弹簧相似的储存和释放动能的能力。
- “弹弓机制”首先在澳大利亚袋鼠身上被详尽研究，随后的研究揭示“弹弓机制”也在人类的振荡运动，如跑、跳或行走等运动中扮演重要角色。
- 按以前对某些非洲妇女的步态能量效能的研究，对于弹性反冲机制应用的多少有着很大的个体间差异。
- 在快速加速运动中，充分的训练能够促使机体更少运用肌肉能量，更多运用筋膜弹性的能力。
- 配合的关键因素是适合的时机：摆动系统的共振频率与肌肉激活的精确匹配。

参考文献

Alexander, R.M. (1986) Human energetics: Making headway in Africa. *Nature.* 319: 623–624.

Alexander, R.M. (1991) Elastic mechanisms in primate locomotion. *Z Morphol Anthropol.* 78(3): 315–320.

Fouré, A., Nordez, A., McNair P.J. & Cornu, C. (2011) Effects of plyometric training on both active and passive parts of the plantarflexors series elastic component stiffness of muscle–tendon complex. *Eur J Appl Physiol.* 111: 539–548.

Kawakami, Y., Muraoka, T., Ito, S., Kanehisa, H. & Fukunaga, T. (2002) In vivo muscle fibre behaviour during countermovement exercise in humans reveals a significant role for tendon elasticity. *J Physiol.* 540: 635–646.

Kubo, K., Morimoto, M., Komuro, T. et al. (2007) Effects of plyometric and weight training on muscle-tendon complex and jump performance. *Med Sci Sports Exerc* 39: 1801–1810.

Kram, R. & Dawson, T.J. (1998) Energetics and bio mechanics of locomotion by red kangaroos (Macropus rufus). *Comparat Biochem Physiol.* B120: 41–49.

Linke, W.A. (2000) Titin elasticity in the context of the sarcomere: force and extensibility measurements on single myofibrils. *Adv Exp Med Biol.* 481: 179–202.

Minajeva, A., Neagoe, C., Kulke, M. & Linke, W.A. (2002) Titin-based contribution to shortening velocity of rabbit skeletal myofibrils. *J Physiol.* 540 (Pt 1): 177–188.

Roach, N.T., Venkadesan, M., Rainbow, M.J. & Lieberman. D.E. (2013) Elastic energy storage in the shoulder and the evolution of high-speed throwing in Homo. *Nature* 498(7455): 483–486.

Sawicki, G.S., Lewis, C.L. & Ferris, D.P. (2009) It pays to have a spring in your step. *Exercise Sport Sci R.* 37: 130–138.

Zorn, A. & Hodeck, K. (2011) Walk with elastic fascia. In: Erik Dalton: *Dynamic body – Exploring form, expanding function.* Freedom From Pain Institute, Oklahoma. 96–123.

第二部分

临床应用

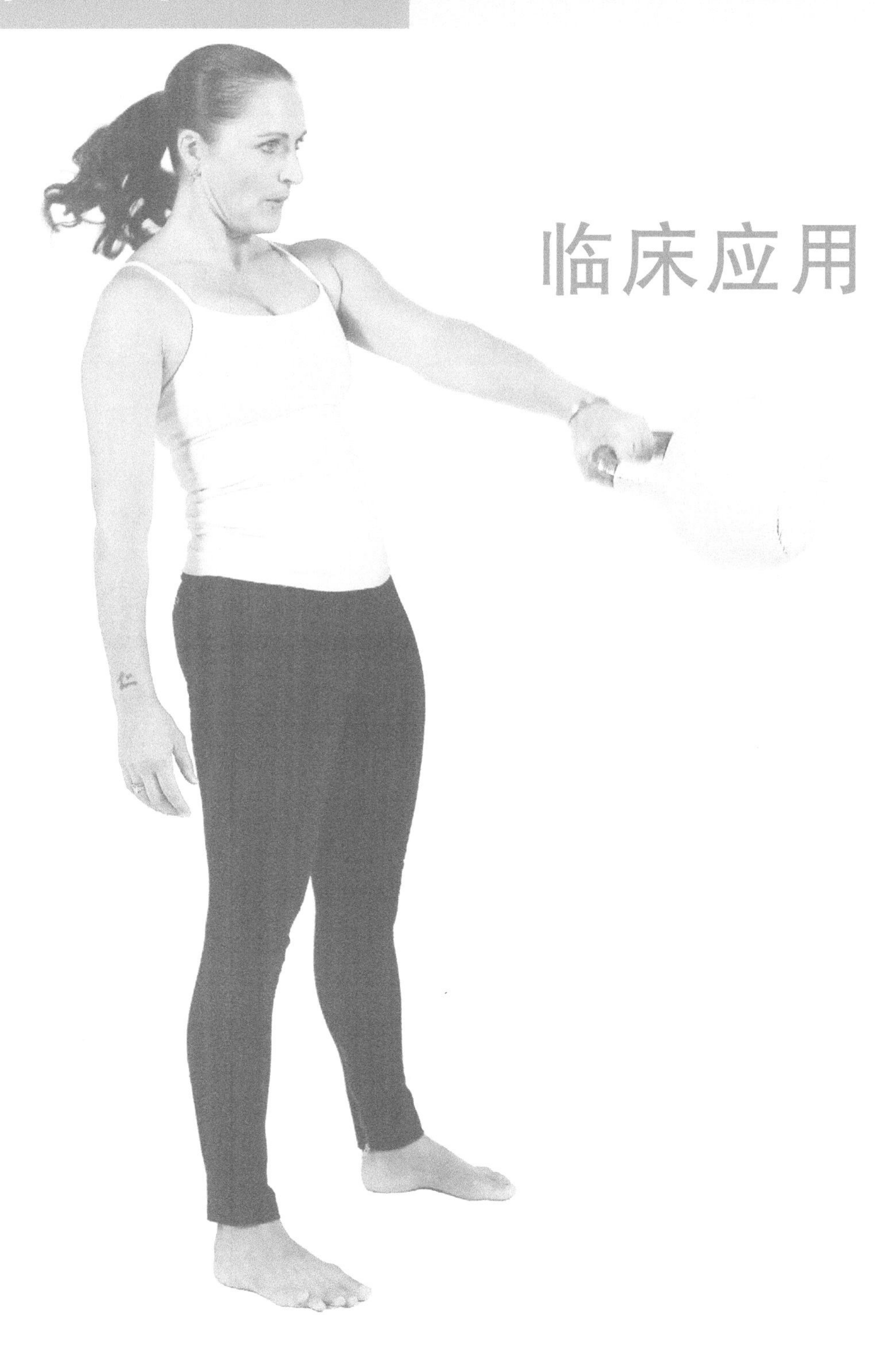

第 11 章

筋膜健身

Robert Schleip and Divo Müller

怎样打造年轻、有弹性的筋膜体

舞者的优雅动作，马戏团艺术家的令人印象深刻的表演，足球明星强有力的射门，不仅仅是肌肉力量、良好的心血管、神经肌肉协调（Jenkins，2005 年）和优质基因遗传的问题。根据肌筋膜的国际研究结果，肌肉结缔组织，即称为肌筋膜，对“运动中的身体”有更多的意义，这超过了几十年前的认识。最近的研究结果证明，全身性筋膜网络在力的传递、水化（流体动力）和本体感觉（第 4 章）中起到显著作用。

专注于如何建立一个强大而灵活的筋膜身体的培训，可能对于运动员、舞蹈演员、武术学生和体细胞定向运动倡导者来说非常重要。最佳的筋膜体，既有弹性又有韧性，因此能够有效应对各种挑战和环境，从而能够在很大程度上预防损伤（Kjaer 等，2009 年）（第 5 章）。

本章着重于筋膜健身的一个特殊方面：胶原组织的弹性回缩能力。探讨如何刺激纤维母细胞能在健康和年轻的网络体系结构下，产生新胶原纤维的问题。下文的训练原则涉及的生理和生物力学的基础已在第 1 章和第 10 章中描述过。

筋膜健身的实际应用——增强弹性回缩

1. 预备反向运动

为了增加弹性回缩和弹射效应的动态效应，动作开始应先给一个方向相反的预张力，随后再进行动作。比如，弓箭手先把弓往相反的方向拉，然后再向目标方向射箭。用肌肉力量将箭推向前是没有意义的或者说是无法达到相应效果的（第 10 章）。

前后摆腿

两脚分开站立，与髋同宽，重心转移到一条腿（图 11.1A 和 B）。开始的时候扶住椅背以辅助保持平衡。接下来，一旦动作熟悉和流畅了，可以去掉平衡的辅助。

- 从简单的自由腿摆动开始，像钟摆一样向后和向前摆动。这样的动作，使动能有节奏地储存和释放；然而，动能的储存发生在摆动的腿向下运动的阶段，而此时筋膜组织没有—或尚且没有—被拉伸—加上负荷。
- 通过有意预拉伸往相反方向增加负荷（向后），接着通过向前摆腿释放所储存的能量。这样动能就发生存储和释放。这次储存涉及身体内胶原组织的弹性牵伸（拉伸）。
- 为进一步提高“弹弓效应”，前后摆腿动作由近端起始，通过预拉伸下肢和足部，从耻骨或胸骨发起，远端快速跟上。

- 为了更有效地向组织施加负荷，同时使本体感觉的精细程度提高，可在脚踝处增加负重。

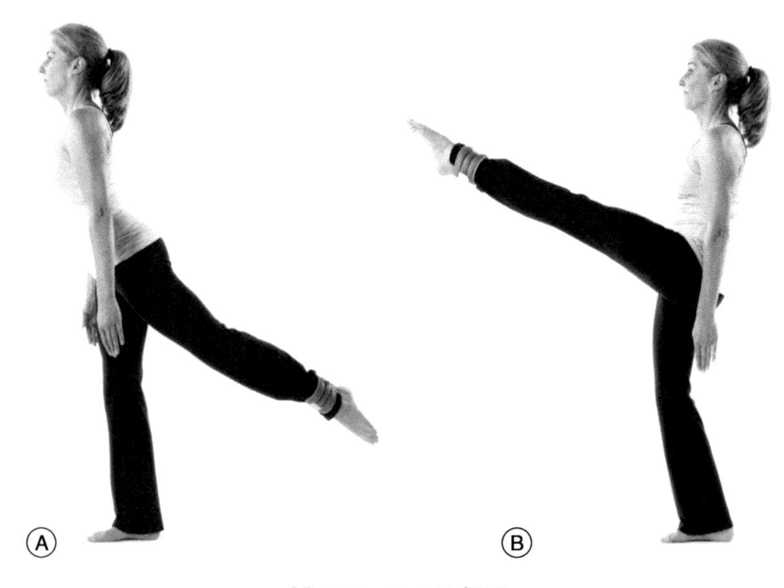

图 11.1　A & B 摆腿
A 下肢先向后伸展，造成向前的预拉伸。
B 存储的张力突然释放，腿加速向前形成一个钟摆式摆动。

筋膜效应：前后摆腿是增加髋关节短屈肌群的弹性，增长腘绳肌长度的最佳方法。

2. 忍者原则

这一原则来自传说中的日本忍者的隐喻，据说日本忍者行动悄无声息，像猫一样不留痕迹。当进行运用到筋膜元素的弹性动作，如跳跃，跑步或跳舞时，动作的质量越平稳、越安静越好。动作方向的改变，是在拐点之前有一个平缓的动作减速，拐点之后有一个平缓的加速。任何粗糙、生涩或杂乱的动作都只会适得其反。有益之处可能是能够感知流畅、优雅有效的运动，就像猫有活力的飞跃或接近猎物时的潜行一样。

日常筋膜训练：楼梯舞

应用忍者原则，上下楼梯可以成为一个即时的筋膜回缩训练。踏步时简单的弹性步态要尽量做到没有声音。“没有声音”对于是否运用了筋膜弹性是一个有效的参考，动作越安静越轻柔越好。如果你在做该练习时能使用前足做“赤足”样(barefootlike)的落地就更好了(第 18 章)。

筋膜健身：基本弹性回缩练习——飞剑

称为“飞剑”的筋膜健身锻炼是训练弹性回缩的核心训练之一，尤其是针对腰背筋膜。初学者在一开始先做步骤 1 到 3，待掌握了简单步骤后，可以采用步骤 4 和 5 中的更为细化的动作。最重要的是动作编排，不使用肌肉力量或应变，最好做到动作快速、流畅和有力。

增强弹性回缩的三个基本步骤

1. 预备性反向运动；
2. 动作力量从近端启动；
3. 身体远端部分在动作中顺序延迟。

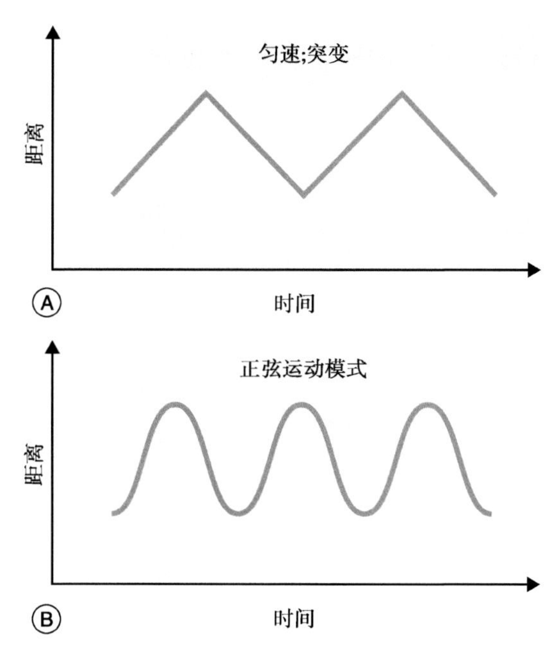

图 11.2　A 和 B 方向改变时的动作质量:生涩与优雅的转变
在做一个动态的手臂运动时(如向前或向后),如果动作缺乏精细的本体感觉,则会出现突然变换方向并突然发力的负荷形式(见上图)。相反,如在进行同样的动作时寻求动作优雅,就可以观察到动作变得更像正弦运动了。这个动作模式的特点是,在动作的转折点之前逐渐减速并在转折点之后逐渐加速。在这样的动作模式下,参与的组织不容易受伤,动作显得流畅和优雅。

装备:重物,哑铃,壶铃,摆动哑铃

站立位,双脚分开比髋略宽,这样可以很容易地把重心移到两膝之间。

步骤 1. 预备性反向运动

双手握住重物,抬起你的双臂将其举过头顶。这会产生预张力,在弯曲身体的轴线略微向后的同时往上延伸延长(图 11.3A)。这增加了前侧“筋膜衣”的弹性张力。

把重物放下,通过上半身和手臂释放预张力。这使得上半身向前下弹出,就像弹弓使重物像剑一样“飞”在两膝之间(图 11.3B 和 11.3C)。

然后反向做这个动作。此时,通过将重物引向更后方,筋膜的弹射能力被主动预拉伸的后筋膜激活。从向前弯曲的位置做动作之前,身体前面的屈肌群是最先进行短暂激活的。拉动身体更向后向下,同时身体背部的筋膜产生更大的张力。存储在后部筋膜网的动能通过被动回缩效应,在上半身“飞”回到原本直立的位置时,被动态释放了。

节奏

对节奏感有要求是为了确保个人不是依赖于背部肌肉工作,而是依赖包括预备性反向运动在内的筋膜动态回缩而工作。这需要掌握时机,与玩悠悠球类似。如果找到内在节律,摆动几乎毫不费力,简单且流畅(第 10 章)。

步骤 2:动作从近端启动

从预紧张的向后弯曲的位置开始,向前的动作是通过胸骨近端的拉动和紧接着的身

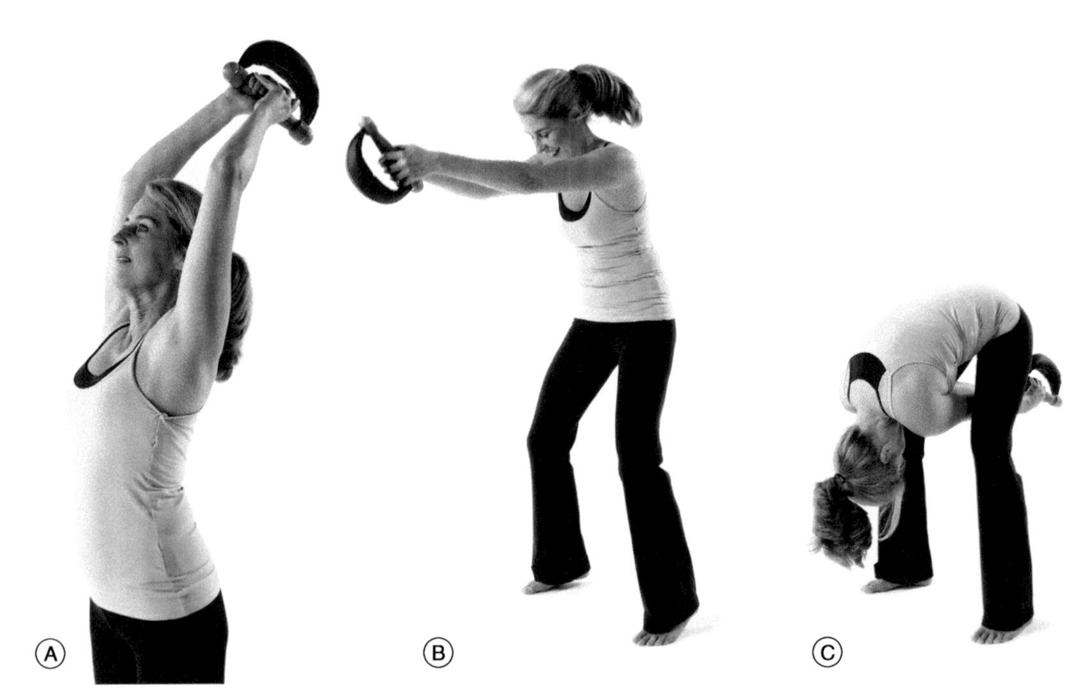

图 11.3　ABC 飞剑

A 在朝着目标方向进行实际运动之前，预备性反向运动是给筋膜组织施加负荷的一种有效方式。例如，在这个练习中我们开始预拉伸到相反的方向，稍向后弯曲。

B 释放：在结缔组织中储存的能量给动态端赋予了高效的运动表现。在这个阶段，我们"飞"下来，几乎没有用到任何的肌肉力量，只是依赖筋膜储存和动能释放。

C 转折点：把重物和上身轻轻向后拉，进行预备性反向运动。增加弹射效应，并对后筋膜施加负荷，先短暂激活身体前部的屈肌，然后释放储存的能量，"飞"到起始位置。

体远端部分拉动而开始的（图 11.4）。在这个练习中，胸骨或耻骨启动向前和向下的张力释放。

步骤 3：更远端的身体部位在动作中顺序延迟

紧随着近端启动的步骤 2，更远端的身体部分顺序延迟。在这项练习中，手臂和手负重，随后做一个"波浪"的动作。通过近端启动和远端部分的顺序延迟，身体的预张力进一步增加，动态功率和加速度增强。

2 个增强弹性回缩的高级步骤

掌握回缩动作基本步骤后，增加两个更高级的步骤，以细化动作编排。以下两个步骤紧跟在上述三个基本步骤之后进行：

高级步骤 1：增加感官认识——本体感觉细化

最近筋膜研究的意外惊喜之一是发现筋膜含有丰富感觉神经，包括发现本体感受器，多模式感受器和痛觉神经末梢。这意味着筋膜是活的（第 4 章）！

最近的研究结果表明，身体的浅筋膜层事实上比位于内层的结缔组织分布着更为密集的感觉神经末梢（benetazzo 等，2011）。特别是深筋膜与皮下疏松结缔组织之间的交界区似乎由感觉度最高的神经支配（Tesarz 等，2011）。遍布全身的结缔组织网络才是人体最重要的本体感受器官（schleip，2003）。

长期以来，本体感觉和筋膜有着同样的历史。并在本世纪之交作为主要的运动感

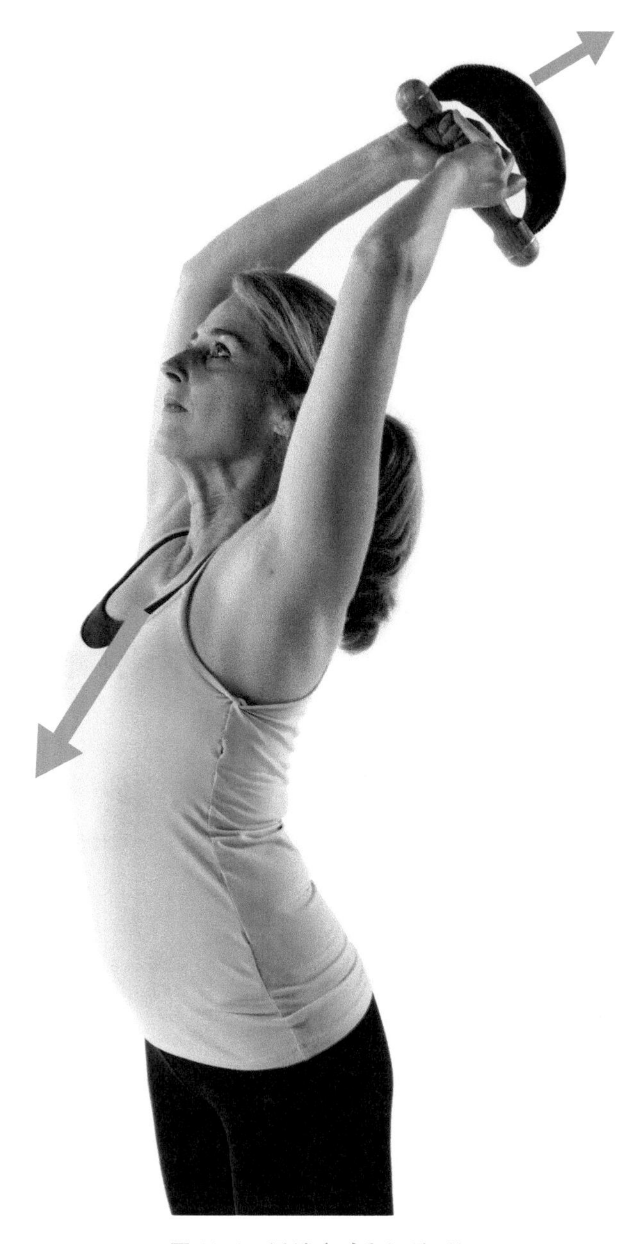

图 11.4　近端启动和远端延迟

为了增加弹射效应及其动作力量,我们通过胸骨的近端拉动开始这个运动,紧接着一个上部身体的远端的延迟动作。在这个例子中是用手臂和手,产生类似甩鞭的运动,从而增强了弹射及其动作的爆发力。

受器被重新发现。在运动训练中,有多种方式来训练和刺激感知,使本体感觉精细化。在实际运动之前,刺激浅筋膜层感受器的常用和有效的方法包括揉、拍打、滚、涂擦或用肌内效贴来贴扎特定身体部位。

要做更加精细的准备工作,就要利用专注和有意识的注意力集中(Moseley 等,2008)。例如,专注地感受吸入的空气从内部扩展到周围空间的自然膨胀波,或感知空气在皮肤上的轻微接触(第 4 章)。

高级步骤 2:张力性扩展

这一步骤应用到了张拉整体(第 1 章)和筋膜在身体结构健康中的根本性作用。在我们做动作之前,身体先进行 360 度的全身性扩张。这个扩张可以通过一个遍布全身的预紧张的浅筋膜来实现,浅筋膜将身体包裹成一个整体。在筋膜健身训练中,我们将浅筋膜描述为“绷紧的老虎皮衣”。最近的研究结果表明,这种“张拉的”预紧张在动物世界表现为“力量姿势”。这个动作通过降低内分泌的应激水平而具备即时的积极效果(Carney 等,2010)。

在“飞剑”练习中,关注身体的“两极”,从头顶到脚趾分别做轻微的双向运动,张力扩展就会产生。用筋膜术语来说,也就是从足底筋膜到帽状腱膜,同时也从前向后扩展张力。做后伸动作时也加上同样的动作,此时负荷就加于前筋膜链。此时,椎体之间的张力扩张增强,避免了运动受阻,因此也拉紧了颈部和腰部。

筋膜拉伸

筋膜健身既用到动态拉伸又用到缓慢拉伸。与其拉伸孤立的肌肉群,不如寻找与身体动作可能有关联的最长肌筋膜链(第 6 章)。在缓慢拉伸中,并不像一个加长的古典哈他瑜伽姿势,或像传统的独立的肌肉拉伸那样是被动地等待。既然人类的筋膜网大部分是膜片状,而不是窄条状,故在拉伸中应该进行多方位多角度的探索。这可能包括横向或斜向的运动变化以及螺旋式旋转。用这种方法,可使大面积的筋膜网络同时参与。

动态拉伸可能被许多读者熟知,因为它是 20 世纪上半叶体育教学的一部分。在最近几十年,弹性拉伸一般被认为会损害组织,但最近的研究已证实了该方法的优点。然而运动员赛前突然拉伸(如赛跑的前 5 分钟)可能会起到反作用(第 9 章),长期和经常地进行动态拉伸,且动作正确,可以积极地影响结缔组织结构,使结缔组织变得更有弹性(Decoster 等,2005)。进行动态拉伸,肌肉和组织应先“热身”,避免任何猛然或突然的动作。应经常使用前述的弹性回缩原则,包括本体感觉细化,使用正弦减速和预备性反向运动。

被拉长的肌纤维在放松状态下,缓慢拉伸能够有效作用于许多肌肉内的筋膜组织。但是这样的拉伸并不能作用于腱组织,因为腱组织与松软的肌纤维是串联的(见图 11.5C)。要刺激这些肌腱和腱膜,建议做更多的动态摆动拉伸动作,类似于艺术体操运动员做的优雅和流畅的伸展动作。在肌肉拉长的位置进行肌肉激活(例如对抗阻力)也能作用于同一组织,就像猫喜欢在拉伸的同时向树干推它的前爪(图 11.5D)。最后,所谓的“小跳”也是肌肉在延长伸展位上的一个轻松有趣的动作。

筋膜训练指南

以结缔组织为导向的训练,最主要目的是通过特定的训练影响基质的重塑,实践者可能会在 6~24 个月后产生一个更有弹性的“真丝般的身体外衣”。这就形成了一个强大和富有弹性的纤维网,这一网络又同时兼具柔韧性,允许关节在更大的角度范围内顺畅滑动。下面介绍一些效果较好的筋膜健康训练指南。

低负荷

加入筋膜反弹和长肌筋膜链练习往往会产生轻松愉快的感觉,提高训练的趣味性。然而如果不能驾驭,相比单调重复的标准肌肉训练而言,也可能会导致更频繁的伤病。要以比平时低得多的负荷和重复量作为训练的开始。只有当动作能够保持优雅的感觉,特别是在弹性反弹阶段时,才增加负荷。

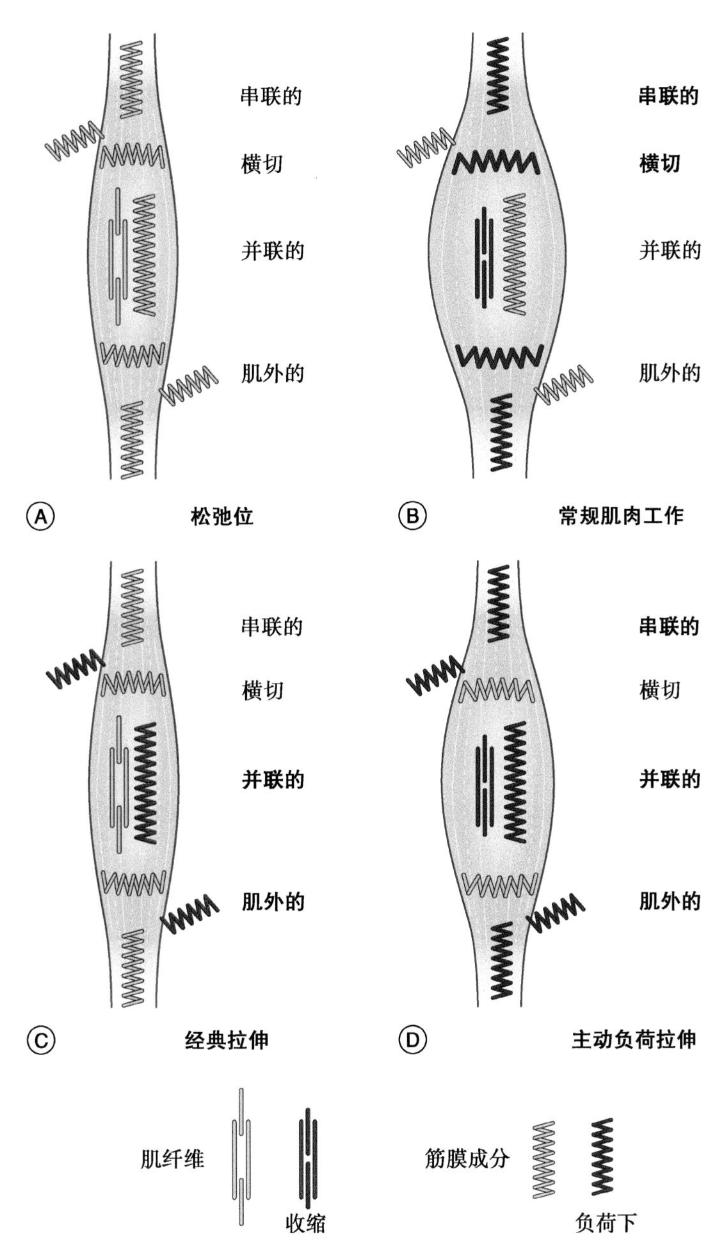

图 11.5　不同筋膜成分的负荷

A 肌肉放松位：肌肉组织处于正常长度，同时肌纤维处于松弛状态。此时筋膜成分没有被拉伸。

B 肌肉的常规工作状态：肌纤维主动收缩，此时肌肉还在正常长度范围内。此时与肌纤维串联或者横向分布的筋膜负荷增加。

C 经典拉伸：肌肉被拉长，同时肌纤维的收缩结构处于松弛状态。此时与肌纤维并联的筋膜组织被拉伸，同时肌肉外的结缔组织也被拉伸。然而，与肌纤维串联的筋膜组织并未增加足够负荷，因为大多数延长作用在串联力链中被放松的肌纤维承担了。

D 主动负荷拉伸：肌肉在拉长到极限范围的位置被激活。在这样的负荷模式下，大多数的筋膜成分被拉伸和募集。注意，实际情况中有四种不同筋膜成分的混合和组合。因此，这个抽象的简化图仅能作为一个基本参照。

低频率

运动后的肌腱的胶原重塑代谢的检测表明，胶原蛋白的合成确实在运动后增加了。然而，成纤维细胞同时也破坏胶原蛋白。此外，在运动后24至48小时，胶原蛋白的降解大于胶原蛋白的合成。48小时以后这种情况发生逆转。因此，建议每周仅进行1～2次恰当的组织刺激（Magnusson等，2010）（第1章）。

持久的效果

相比在几周内可以获得较大的提高的肌力训练而言，筋膜的更新重建则慢得多（第1章）。因此，前几周的改善可能较小，外部效果也不明显。通常需要3至9个月才能从外部看到组织重塑的效应，同时通过触诊才能感觉这种变化。在肌肉训练中，相对而言很快就会进入平台期，未来想提高需要付出更多的努力。然而，筋膜的改进有累积效应，不会很快失去（例如，当训练因健康或工作关系而停止），因此有一个更加能够持续的特性（Kjaer等，2009）（第5章）。通过两年或三年的规律训练，肯定可以获得预期的长期组织结构提升，表现为全身筋膜网力量和弹性的提高。

临床总结

筋膜健康训练不需与神经肌肉训练或心血管训练一较高下，这两个系统都有重要的健康效应，但离开筋膜训练均不可能做到。相反，建议筋膜训练可以作为综合运动训练的不定期或规律的补充。这样的训练会导致全身筋膜网重构，如此身体的工作效率将得到提高，同时在动能储存和本体感觉方面也将更加精细。当然，在运动医学中，筋膜训练能否对抗重复性的应力损伤，还需进一步的研究来验证。

参考文献

Benetazzo, L., Bizzego, A., De Caro, R., Frigo, G., Guidolin, D. & Stecco, C. (2011). 3D reconstruction of the crural and thoracolumbarfasciae. *Surg Radio Anat*. 33: 855–862.

Carney, D.R., Cuddy, A.J. & Yap, A. (2010). Power posing: brief nonverbal displays affect neuroendocrine levels and risk tolerance. *J Psychol Sci*. Oct; 21(10): 1363–1368.

Decoster, L.C., Cleland, J., Altieri, C. & Russell, P. (2005). The effects of hamstring stretching on range of motion: a systematic literature review. *J Orthopedi Sports Phy Ther*. 35: 377–387.

Jenkins, S. (2005). Sports Science Handbook. In: *The Essential Guide to Kinesiology, Sport & Exercise Science, vol. 1*. Multi-science Publishing Co. Ltd., Essex, UK.

Kjaer, M., Langberg, H., Heinemeier, K., Bayer, M.L., Hansen, M., Holm, L., Doessing, S., Kongsgaard, M., Krogsgaard, M.R. & Magnusson, S.P. (2009). From mechanical loading to collagen synthesis, structural changes and function in human tendon. *Scand J Med Sci Sports* 19: 500–510.

Magnusson, S.P., Langberg, H. & Kjaer, M. (2010). The pathogenesis of tendinopathy: balancing the response to loading. *Nat Rev Rheumatol*. 6: 262–268.

Moseley, G.L., Zalucki, N.M. & Wiech, K. (2008). Tactile discrimination, but not tactile stimulation alone, reduces chronic limb pain. *Pain* 137: 600–608.

Schleip, R. (2003). Fascial plasticity- a new neurobiological explanation. Part 1. *J Bodyw Mov Ther*. 7: 11–19.

Tesarz, J., Hoheisel, U., Wiedenhofer, B. & Mense, S. (2011). Sensory innervation of the thoracolumbar fascia in rats and humans. *Neuroscience* 194: 302–308.

参考书目

Bertolucci, L.F. (2011). Pandiculation: nature's way of maintaining the functional integrity of the myofascial system? *J Bodyw Move Ther*. 5: 268–280.

Pollack, G.H. (2001). *Cells, gels and the engines of life. A new, unifying approach to cell function*. Ebner and Sons Publishers, Seattle, Washington.

Schleip R. & Müller D.G. (2013). Training principles for fascial connective tissues: scientific foundation and suggested practical applications. *J Bodyw Mov Ther*. Jan; 17(1): 103–115.

第 12 章

筋膜和瑜伽

Joanne Avison

瑜伽不是拉伸(第 9 章)。瑜伽是促进身体的长度和张力关系平衡的训练方法。这保留了筋膜网络最有价值的功能之一——弹性。拉伸只是促进弹性一个方面。本质上来说,人体的基本设计就是为了存储潜在的弹性势能(第 10 章)。而在实践中,拉伸并不总是照此进行。

对于某些身体类型来说,为了增加长度而拉伸是这些人所需要的最后一个干预手段。这种拉伸仅仅是简单地拉长组织(Richards,2012),可能对身体带来潜在的伤害而不是治愈。瑜伽和筋膜都被漂亮地设计以展现每个人管理运动力量的能力,而不是强迫运动。

真正的弹性是筋膜网络的几个基本原则之一,可通过瑜伽的实践极大强化。这是一个交互的关系,因为通过对筋膜张力网络了解的逐步增加,使我们理解了其对健康和生命活力的潜在价值。过度伸展可能对组织的张力整体优化和整体架构造成损害,就像正确的拉伸能起到促进和加强的作用一样。

合一的体验

瑜伽没有根据笛卡尔还原理论去发展。而这个理论几个世纪以来一直主导西方解剖学、生理学、生物力学和心理学。作为一门艺术,一门科学,它是基于精神、身体的心灵合一的体验。古老的智慧从未将“人”和“人的行为”分开来对待。

如果把“人的行为”降低为肌肉、骨骼、神经和生物力学杠杆的线性理论的功能和动作,那么这一堆的东西虽充满着的活跃、本能的感觉,却只能笨拙地坐在瑜伽垫上。而作为一个无处不在的组织感觉张力网络,筋膜的特性才能使身体可以完美地体验合一的感觉。

如果我们能够清晰地认识张拉整体,那么出现在瑜伽体式中丰富多样的形态和位置、范围和力度可看做一种探寻平衡和重建组织能量的方法。其中存在能量的容量、自然的弹性和人体的活力。即使在瑜伽的睡尸式(shivasana)中,身体也存在张力。当我们不运动时,我们也没有变成垫子上的一滩软泥。瑜伽、筋膜和弹性使得彼此非常实用和真实。

“结缔组织一个公认的特点是它强大的适应性。当有规律地逐步增加生理应力时,结缔组织将改变其结构性能以满足增加的需求。”

Robert Schleip(2011)

我们可以适应超过组织自然需求的较大负荷。但如果我们对组织根本不施加应力,这种惰性会使身体调整到一种“缺乏”张力的状态下。这意味着需要从张力网络重新获得张力,而不是拉伸相对无力的网络。这并不是说某些类型的拉伸对身体所有部位都没有用。考虑一下人类本能的伸展或打哈欠(见本能的伸展),这个动作可以唤醒久坐不动的组织,缓解紧张。但是,它不同于享有盛名的瑜伽伸展。

一些瑜伽练习着重于长序列动作,以适应"弹性动量"的发展。不过关于筋膜学张力整体理念有一个警示:如果一个动态的序列以规律和频繁的间隔重复进行,如仅在一个方向承受应力,比如偏向于屈曲。这可能会由于累积效应而导致长期的弹性损失,潜在激发某种特殊的张力模式。但是,如果经常做反向平衡的系列动作,例如偏向于伸展,那么这一应变模式就可以得到平衡,也对身体更加有益。筋膜网络是一个精密的动力传输系统(Langevin,2006),它会根据通过的力做出相应的反应。

一个相等且精准的力量平衡可使身体的弹性能力和回缩结构优化(第10章),而不会在一个特定的方向造成过度紧张。一旦我们了解所涉及的极性和弹性的定义,全身系统的弹性增长、顺应性加强和弹性负荷量的增加都会使我们积累获益。它让我们以自然本能的速度在任何时刻、任何动作下都获得平衡。

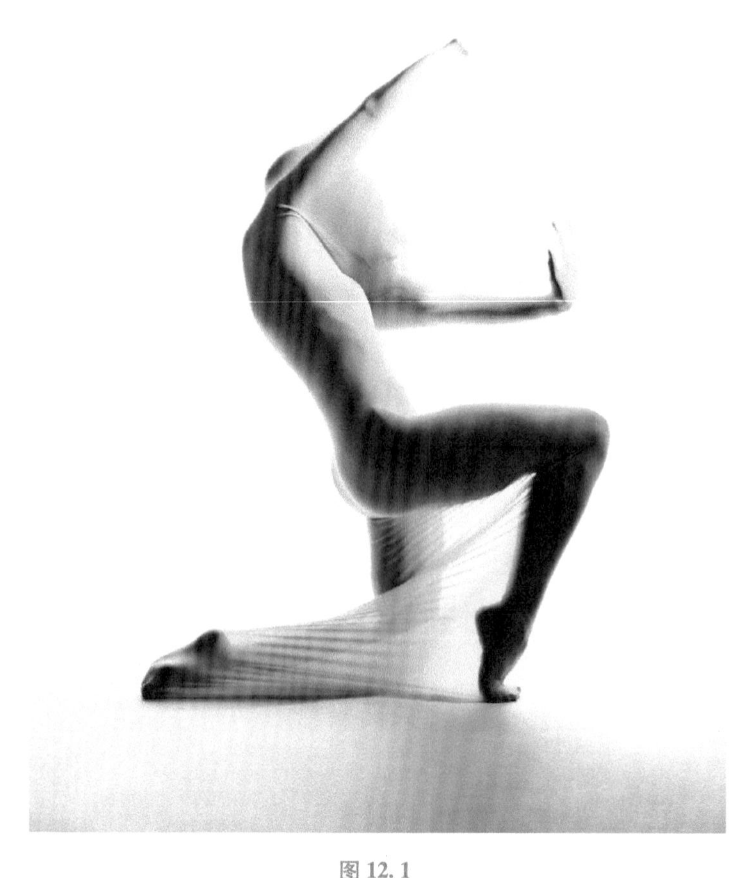

图12.1
在运动和静止中的张拉整体:时时刻刻、任何动作。(模特:David Woolley,经摄影师David Woolley许可转载。)

三个关键点

在瑜伽练习中形成的三个有助于理解弹性和筋膜拉伸的关键点。

1. **术语**：究竟什么是弹性？

2. **张拉整体结构**：如何在全身起作用？

3. **能量存储容量**：它是如何通过实践优化的？

一旦这几点清楚了，我们就可以将弹性基础作为整个组织基质的价值属性。这些优势可以从哈达哈他瑜伽体式的变化中得来（Ashtanga，Restorative，Vinyasa Flow，Kria，Iyengar，etc）。

1. 术语

弹性是一种使材料在外力和内部阻力共同作用下改变形状（变形），然后再恢复形状（复原）的能力。它是刚性（抵抗变形）和弹性（恢复）的差异所在。

课堂上的一个普遍的误解似乎是：

（a）必须有弹性的东西才能表现出弹性；

（b）当我们放开松紧带或弹力织物，它会静止不动，我们的身体休息时也是这样的模式。而两个想法都是不准确的。

刚性是抵抗形变的能力。坚硬的弹簧（例如汽车配件）相比较弱的弹簧（例如弹簧玩具）可以有更多的弹性，因为它们能储存更多的能量并且反弹更高效。硬钢球承受反弹优于橡胶球（Levin，2013）。不一定只有弹性材料才能表现出弹性，或具有储存弹性势能的能力。

由于我们骨骼和软组织结构设计的原因，我们在休息时组织结构也处于预紧张或预刚性的状态。我们的"弹性"不只是指我们能拉伸的量。它指的是恢复形状变化的能力或才能。那是一种刚度（即抵抗变形）和弹力（即变回或恢复原始形状的能力）之间的恰当的平衡。当我们放松的时候，我们都会在两个极端状态之间做好准备。当我们做一个瑜伽体式时，身体的变形正好匹配放松所需，而无需额外加力。如果强行拉伸，那么组织的恢复（变回）能力可能会受到损害。关键在于这两者之间的平衡，而不在于最大柔韧性。（第 9 章）。在整个运动中要注重反向姿势、弹性限制和整体平衡。

当你拉弹力带或其他面料时，你就在测量它的刚度或形变能力。当你释放弹力带，它立刻恢复原始形状的程度，可测量其弹性或恢复能力。事实上，我们的组织在休息前就预加了刚性或预张力，以便准备运动。如果我们超出了弹性极限，它将有一个不同的状态：塑性。

塑性：超过弹性，越过临界点，形状便不可能再恢复。所谓拉伸在此处是不可逆的。当你让材料的变形超出临界点之外并一直保持，材料就不会重新回弹。弹性极限和断裂或撕裂点之间，被称为塑性：新的形状会保留着。形变的结果可以用顺应度和延展度（malleability and ductility）或脆度（brittleness）来区分。这些是不同类型的材料属性。

粘弹性是生物体的一个特性：在固体和液体之间。"粘弹性是所有张拉结构的特性。它是一种非线性、依时性的形变。所谓'粘弹性'，是施加应力后，材料首先表现为类似液体的特性，随后表现为类似弹性固体的特性，它并是两种状态的混合。当去除应力后，材料形变恢复，但同时有一个坠落（软着陆）过程"Levin（2013）。

液体的刚度用稠厚度或黏度来衡量。搅拌水比搅拌蜂蜜速度更快，也更容易，付出的力更小。因为水相对蜂蜜具有较低的黏度或刚度。也就是说，蜂蜜比水更难变形。黏度和刚度有不同的值或属性，与组织结合，形成各种张力。汽车弹簧组合有"减震器"，以减缓弹性返回率。组织中的流体作为阻尼器，使得组织有了粘弹性，调节着阻力和组织恢复的速度(Richards,2012)。

我们的整个结构基质,连接着蛋白质、凝胶、乳液和组织及液体的复杂成分,基质把这流态和固态成分集中到一块儿。在每一个细节层次上,都有一个刚度和弹性的平衡,以应对我们如何加载或使用它们。将它们合在一起,这个既精美又精细的基质形成了组织的粘弹性介质,组织根据过去积累的力学负荷和时间/频率,形成胶原基质。习惯性的或刻意的应力模式深刻地影响组织形态和流动性。如果没有反向平衡或足够的刚度来优化弹性,强制拉伸则会损害组织固有的回弹能力。这种能力表现在垫子上就是应力,长度和灵活性之间的平衡。

2. 张拉整体

人体在运动中结构平衡的主要特征之一是生物张拉整体的结构性原则(Levin,2012)。

这是我们的空间结构基础。不像松紧带放在桌子上没有了张力。我们时刻保持张力,包围并占据着空间。通过生物张拉整体的基本原则,每一个动作都会影响整体并通过它传递。

"张拉整体结构是全方位的、与重力无关的、荷载分散的和节能的、分层级的和自生的。一旦你知道要寻找什么,会发现它们在自然界中也是普遍存在的。"

Stephen Levin(*Levin*,*2009*)

因为生物张拉整体结构,在结构和组织受到压和拉,或者拉伸、膨胀和扩张时,我们具备整体反应的能力,例如膀胱或肺。筋膜纤维、骨骼、肌筋膜、器官、关节、血管和结构空腔,同时连在一起而又同时分离。根据生物张拉整体结构的张力/压力原则,它们在全身范围内是一个组合(Levin,1990)(Martin,2012)(Ingber,1998)(Flemons,2006)。

这是"原始生物结构"(Levin,1990)的基础。这样的设计是为了存储能量,通过整个架构上每个尺度的刚度和弹性之间的平衡来实现。它是人类的基本原则,也是实际生活中,构成形式上以及我们自然地去探索的每一个瑜伽体势时所遵从的原则。从本质上讲,我们在力图保持和提升弹性张拉整体结构。

3. 能量存储能力

我们经常在三个阶段的弹性范围内工作,而不是一个阶段。我们可以拉伸和释放,我们也可以挤压和释放。呼吸是第一个被认为按这一规律运动的。我们按自己的呼吸节奏进行吸气和呼气。然而,我们可以更多地呼气进行排空或挤压,更多地吸气进行释放。这是一个三阶段的过程,瑜伽为了保持适当的平衡而有意地进行。动态序列、较慢的恢复性练习和静坐冥想,都是为了探索此弹性范围并积累整个身体的能量储存能力。这个能力可由大量瑜伽呼吸练习来增强。

对于整个身体而言,无论进行怎样的活动,过度强调软化、硬化或拉伸,都不一定会获得最佳的弹性(第 9 章)。瑜伽的重点是,通过中等的静息张力,在拉伸、释放和挤压的过程中做精细的过渡并保持连续性。

虽然这看起来可能像图表那样显而易见,但是实际应用时并不总是容易理解。即使在瑜伽课程中,呼吸训练在保存和促进组织的能量储存方面的价值也没有被认识到。它们具有累积和微调弹性的广泛意义。如果我们只在一个方面训练身体,例如只是挤压(变硬),只是拉伸,或只是软化(释放),或在一个方向(例如屈曲上),可能会损害弹性整体。如果我们做反向姿势和对抗动作去保持张力平衡,就经常使组织加载负荷,最终获得最佳张拉整体结构和最佳活动范围。此时,拉伸是平衡和适当控制的特征之一,而不是为了拉伸而拉伸。

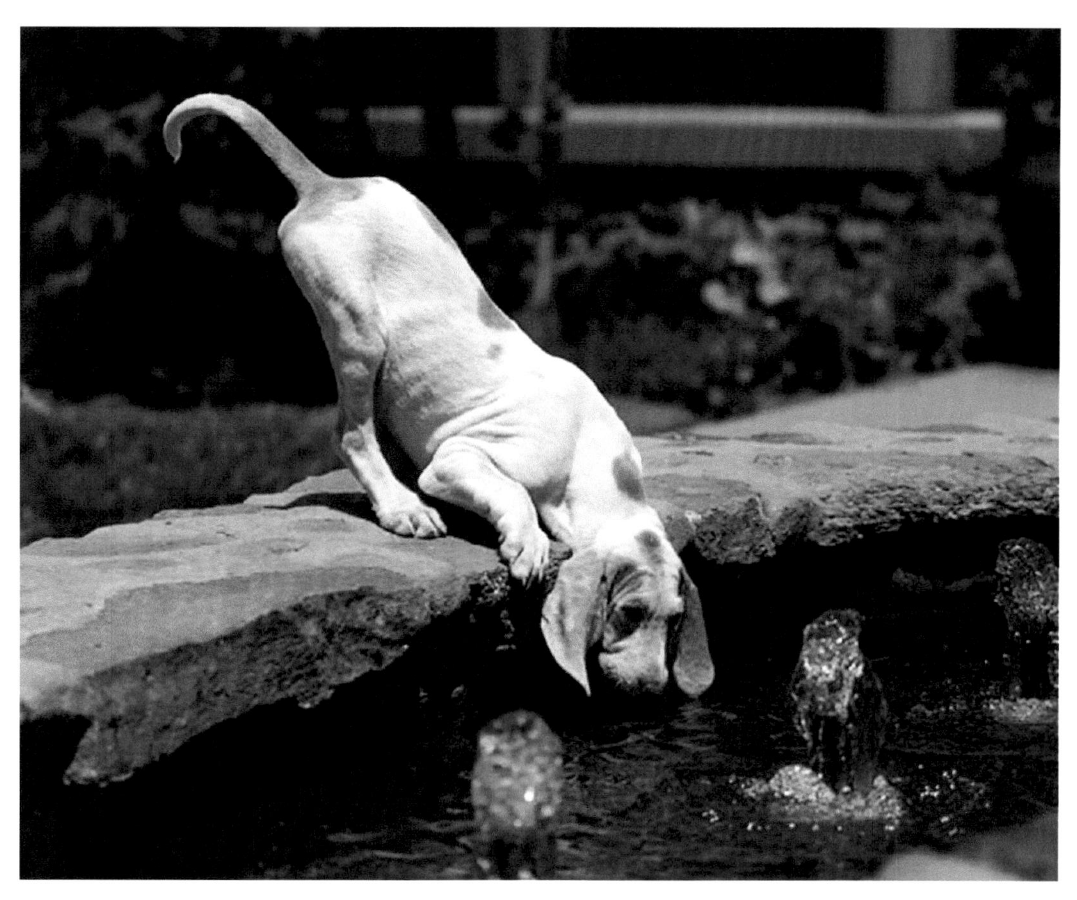

图 12.2
可以看到为了保持平衡而产生的整个身体的张拉整体。为了喝池里的水，这只小狗从鼻尖到尾巴尖全都伸展开，作为身体整体平衡的一部分，其张拉整体结构延长到舌尖。（经 Shane McDermott，www. wildearthilluminations. com 许可转载）

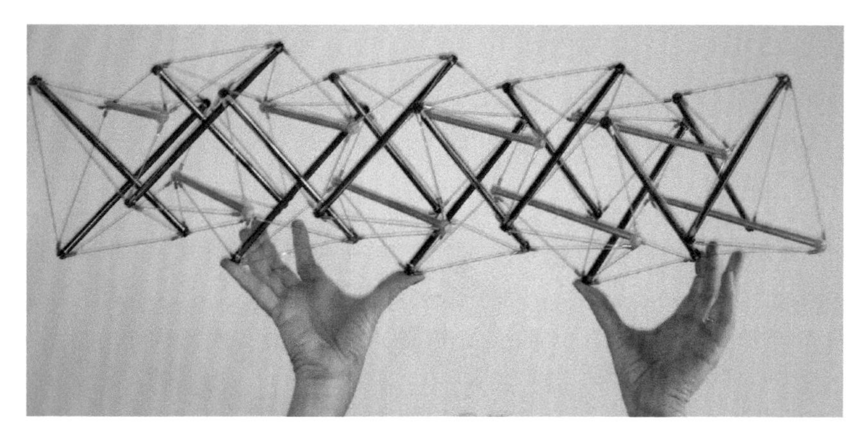

图 12.3
张力整体桅杆；Kenneth Snelson 先提出一个名为“漂浮的压力（floating compression）”的系统，然后由 Buckminster Fuller 根据“张力性的整体结构（tensional integrity）”词组创造出“张拉整体结构（tensegrity）”一词，后来又由 Stephen Levin 博士发展为“生物张拉整体结构（biotensegrity）”（见后面的内容）。它是一种弹性的结构，刚度和弹性保持平衡。它能反弹和对抗变形，保持其三维形态。（由 Bruce Hamilton 制作模型-见后面的内容）

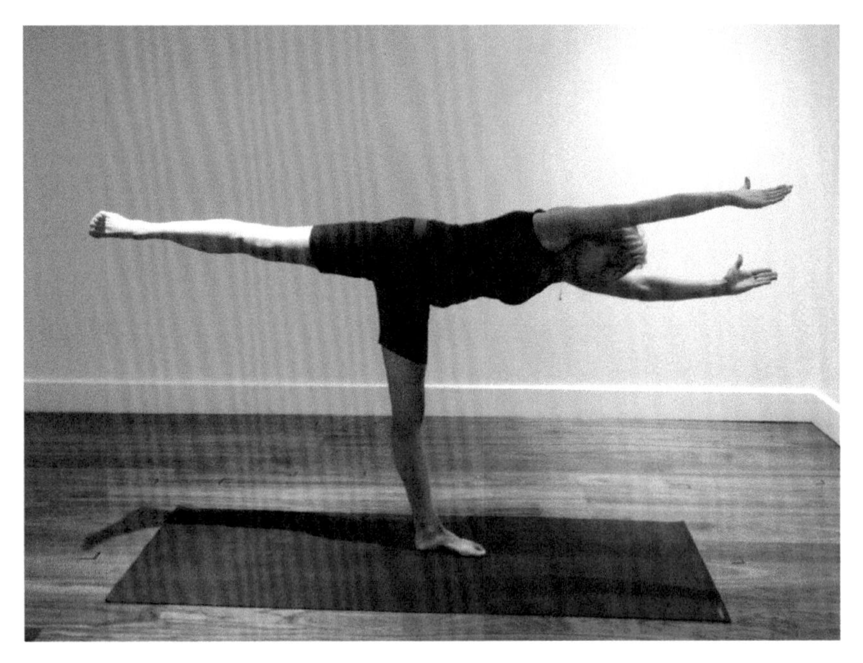

图 12.4
一个典型的脊柱模型可能认为脊柱是一个堆积起来的柱子。如果是这样的话，这种姿势是不可能做到的。动作力量不是来自 Katie 支撑脚的肌肉。她保持和改变姿势的能力是基于她的整体平衡的张拉整体。（经 Katie Courts，www. yoga-nut. co. uk，许可转载）

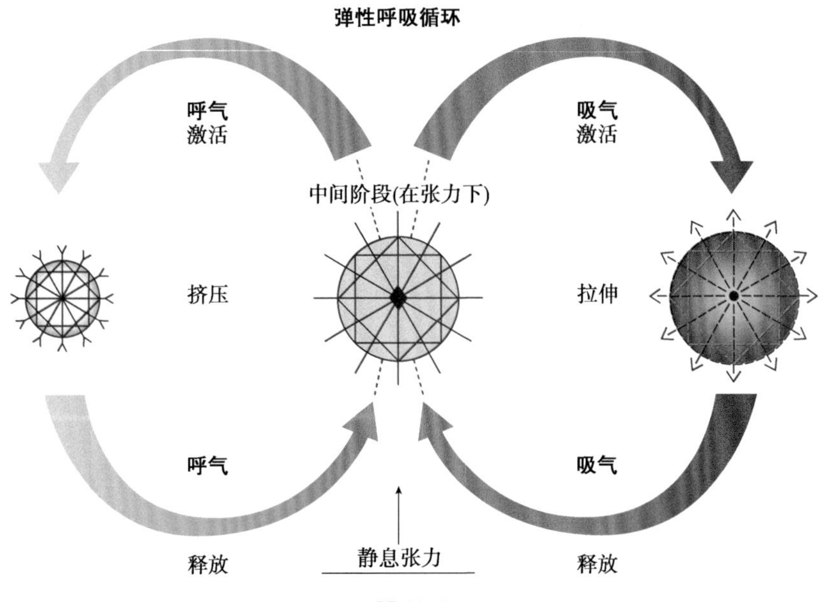

图 12.5
静息张力是呼吸之间的中间时相。吸气是伸展拉伸，呼气恢复静息张力。“深呼气”是挤压并保持呼吸，然后通过吸气恢复静息张力（Avison，2014）。（经现代瑜伽艺术股份有限公司许可转载）

本能的伸展

有一种拉伸的方式似乎不会损伤组织，并且可以自然地调控全身过度伸展的危险。动物可以给我们提供一些线索。

以猎豹为例。猎豹可以休息和放松，在合适的时间伸展且以很快的速度移动并扑向猎物。休息时，它们变得慵懒和安静。在它们休息的时候，它们经常哈欠式地伸展整个身体，激活已休息了一段时间的组织。这种特别形式的拉伸被称为伸体呵欠(pandiculation)(Bertolucci,2010)。这就是瑜伽里所称的"伸长状态下收缩"。它是自然界一种有目的的特征性运动，可以重新激活休息后的组织，或唤醒内部的结合和体液流动以准备进一步运动(第 9 章)。

当猎豹准备捕猎(峰值表现)，所做的最后一件事就是拉伸。通过"挤压"或加强组织，使得肌肉充分准备好，悄悄接近猎物。它们正在准备部署突击或冲刺所需的潜力，通过张拉全身的组织网络，最大限度地发挥它们的弹射能力。即使是处于外端的毛皮，可能也对任务特别敏感。猎豹像许多其他哺乳动物一样，聚焦和激发它们的组织，使组织在全身范围适合目的需要。此时的拉伸，是有时间、地点、剂量和程度的。

在英国哥伦比亚进行了一项研究，研究冬天冬眠的熊如何做到几个月不动但却没有骨质疏松或退行性变，研究发现一个有趣的本能习惯。冬眠中的熊每天中午起来，做 20 至 40 分钟的运动。在它们躺回去继续睡眠和休眠，准备过接下来的 24 小时前，它们在所有的方向上做轻柔的瑜伽式拉伸、打哈欠、扭来扭去、走来走去，重新激活组织。

伸展是我们天性的一部分，尤其是伴随着打哈欠的时候。这可以"感觉"系统的张力、压缩和张拉整体。它同时利用拉伸和挤压，自然地自我调节身体的感觉。我们是否常常记得休息后要伸展和打哈欠？想想我们几个小时待在飞机、火车和汽车上的情形，更不要说在我们的办公桌前了。我们用打哈欠进行反向平衡了吗？猫、狗或熊都不会忘记在一段时间的休息后打哈欠。对许多动物来说这是天生的。另一方面，我们不要迫使拉伸达到非凡的形状，误以为这就是瑜伽的目的。

人体形状本身是有价值的，因为这是身体对变化和活动范围已经做出的响应。但我们需有耐心有目的地去探索它们的形式。在身体上建立一个由"查询"和"平衡"累积而成的指令库，这对提高活动性大有益处，也有着显著的价值(Broad,2012)。最近的研究表明，组织惰性在许多退行性疾病中起着关键作用(Henson,2013)。然而，人体是根据个人的体形及其所需保持的弹性增长度，以十分本能的方式被最优利用。如果有些人特别柔韧或特别柔软，那么他们可能通过张紧、变硬来改进身体网络的弹性，而不是通过伸展。

动作分析:犬势

不是强力拉伸，而是花时间去让身体变紧(变硬)、保持和聚集(即"挤压")、去"找地面"或支撑面。让脚后跟去感觉身体后背带来的紧张感，并把运动向地面引导。这将有助于膝盖自然地打开，而不用后推或过伸膝盖(图 12.7)。

这种方式保证了折叠发生在髋部而不会把骨盆拉得后倾，后倾会反过来影响腰椎，使其前凸(lordosis)。要"完成"这个姿势，就拉伸到了肩或颈，也使 Alexander 式的紧张(Alexander straining)得到拉伸(图 12.8)。

平衡的张力元件包括全身的折叠潜能(关节)，它们聚合于张力基质的连续张拉整体结构中，自然地促进 Alexander 式的能力去挤压/保持整个架构，然后 360 度都"填满"

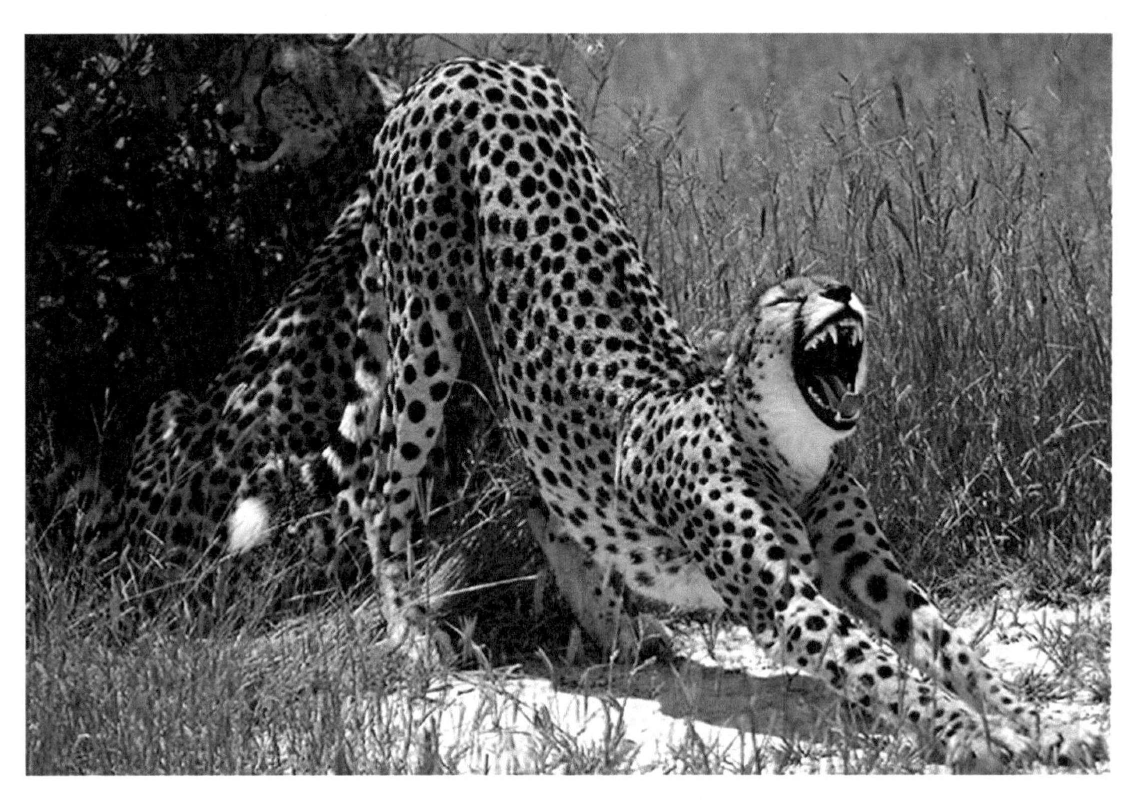

图 12.6 打哈欠伸懒腰或打哈欠

野生猎豹在做下犬式,这是它自己的 Adho-Urdhva Muhka Svanasana 版本。(请注意背景中另外一只猎豹漂亮的侧屈)。(经 Shane McDermott,www. wildearthilluminations. com,许可转载)。

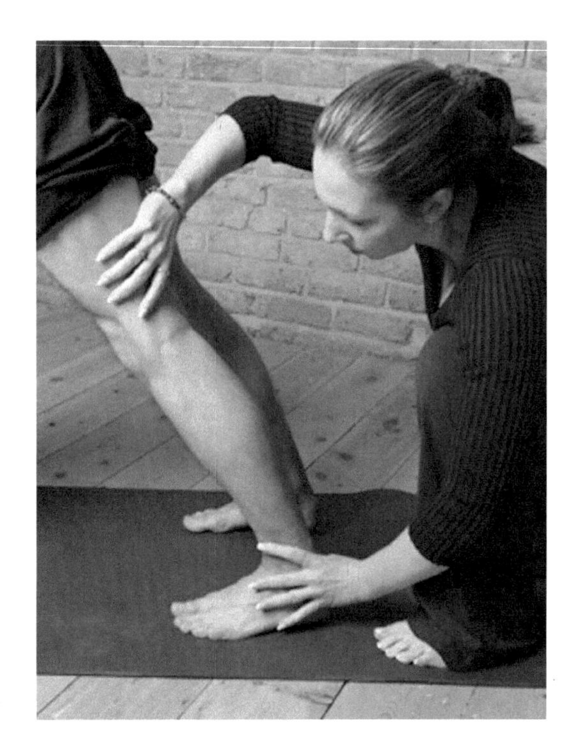

图 12.7

如果是芭蕾舞者,犬式中,足跟接触地面,他身体的"Alexander"超过"拉伸"。然而,要优化弹性,各关节在整体的张力平衡中扮演了相应作用。这种平衡包括各种从前到后的关系、纵向组织的连续性,从指尖到脚和从尾骨到头顶。(模特:Alexander Filmer-Lorch。经 Charlie Carter 摄影许可转载)。

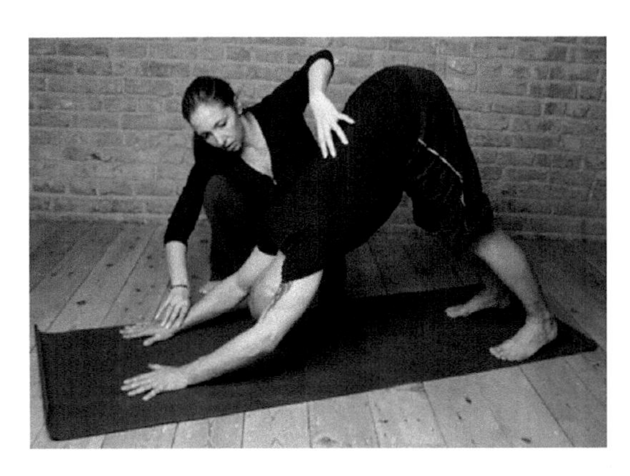

图 12.8
精妙的调整提供反馈来调节姿势的张力，使每一个关节都适当地平衡，打开时呼气到可能的长度，而不强迫拉伸。（模特：Alexander Filmer-Lorch。经 Charlie Carter 摄影许可转载）。

姿势，通过积极加载拉伸（或伸长收缩），而不是通过牵拉筋膜后表线的任何部分来产生应变（Myers，2009）（第 6 章）。然后它可以灵活地探索自己弹性极限的姿态。

这个姿势的关键，或其他任何姿势的关键，都是呼吸的放松和流动，通过整个身体和姿势有节奏地传输精妙的呼吸运动。这就是前面提到的扩展、释放、挤压、释放周期循环。不用力的地方是体外无需求的地方，无紧张、无松懈、无负担：只是一个恰当的、整体的构成，一起移动或保持一个姿势。

那些需要保持 1 至 2 分钟的瑜伽姿势也相当有用。通过呼吸让身体安静，我们可以更本能地进行拉伸，探索基本的瑜伽原则“稳定和甜蜜”（sthiram 和 sukham）。超越技术把我们带入内在的瑜伽体验，对每个独特的个体来说，瑜伽是有生命的，是能够蓬勃发展的。

要进行更有活力的训练，就应保持可控性和弹性负荷下的张力或潜能，也就是为下一个姿势序列储存能量的能力（第 10 章）。这样，组织就可以从容地在不同瑜伽体式中以多种速度变换。通过平衡、安静和适应性的积累，从速度到静止和超越，我们就丰富了负荷的内涵。

总结

瑜伽练习是多层面上的平衡与融合。通过不同姿势的呼吸、序列和不同风格练习，拉伸—释放—挤压—释放动作原则是自然完善的。我们把处于中立势能的形式叫做释放，尽管它的生物张拉整体是被精心策划的，它始终在为潜在的运动做准备。作为一个天生具有弹性属性的力的传递系统，其取决于我们如何利用身体并重视它的统一特征，筋膜基质和瑜伽在它们的多样性和可能性上，相互表达和彼此增强。

参考文献

Avison, J. (2015) *YOGA: Fascia, Form & Functional Movement.* Handspring Publishing, Edinburgh.

Bertolucci, L.F. (2011) Pandiculation: nature's way of maintaining the functional integrity of the myofascial system? *J Bodyw Mov Ther.* 15(3):268–80.

Broad, W.J. (2012) *The Science of Yoga.* Simon & Schuster, New York.

Flemons, T. (2006) *The Geometry of Anatomy.* www.intensiondesigns.com [Accessed Oct 2014]

Henson, J.J., Yates, T., Biddle, S.J.H., Edwardson, C.L., Khunti, K. Wilmot, E. G. Gray, L. J., Gorely, T., Nimmo, M.A. & Davies, M.J. (2013) Associations of objectively measured sedentary behaviour and physical activity with markers of cardiometabolic health. *Diabetolgia* 56(5): 1012–1020.

Ingber, D.E. (2006) The Architecture of Life. *Scientific American*, January 1998. http://time.arts.ucla.edu/Talks/Barcelona/Arch_Life.htm [Accessed Oct 2014].

Langevin, H.M. (2006) Connective tissue: a body-wide signaling network? *Med Hypotheses* 66(6): 1074–1077.

Levin, S.M. (2012) Comments on Fascia Talkshow, Episode 7, Biotensegrity (Avison) www.bodyworkcpd.co.uk (19.09.12 webinar).
See Further Information

Levin, S. (2013) Comments on Biotensegrity and Elasticity (email).
See Further Information

Levin, S.M. (1995) The importance of soft tissues for structural support of the body. *Spine.* 9:357–363.

Levin, S.M. (1990) The primordial structure. In: Banathy BH, Banathy BB (Eds) *Proceedings of the 34th annual meeting of The International Society for the Systems Sciences.*

Portland, vol. II, pp. 716–720.
This article will explore the icosahedron as the primordial biologic structure, from viruses to vertebrates, including their systems and sub-systems. www.biotensegrity.com
Levin, S. (2006) Tensegrity, the New Biomechanics. In: Hutson, M. & Ellis, R. (Eds), *Textbook of Musculoskeletal Medicine*. Oxford University Press, Oxford. Updated http://www.biotensegrity.com/tensegrity_new_biomechanics.php.
Martin, D.C. & Levin, S.M. (2012) Biotensegrity: The mechanics of fascia. In: Schleip, R., Findlay T.W., Chaitow, L. & Huijing, P.A. (Eds) *Fascia: The Tensional Network of the Human Body*. Elsevier, Edinburgh, Chapter 3.5.
See Further Information & Levin, S. M.
Myers, T.W. (2009) The Superficial Back Line. *Anatomy Trains*. Elsevier, Edinburgh, Chapter 3.
Richards, D. (2012) University of Toronto, Assistant Professor Medical Director, David L. MacIntosh Sport Medicine Clinic: Doug Richards on Stretching: The Truth: Nov 2, 2012.
Schleip, R. (2003) Fascial plasticity – a new neurobiological explanation; Part 1. *J Bodyw Mov Ther.* 7(1), 11–19.
Schleip, R. (2011) Principles of Fascia Fitness. www.terrarosa.com.au, Issue 7.
See Further Information for additional reference to Schleip R.

更多信息

Bears at grouse mountain

Grouse Mountain in Vancouver, http://www.grousemountain.com/wildlife-refuge. There is a 'Bear-Cam' facility and it is possible to watch Coola and Grinder in hibernation. Researchers and Rangers in the park run a blog and films about the bears (and other wildlife at the reserve) and their hibernating habits.

Carter, C., photography
Courts, K. www.yoga-nut.co.uk
Filmer-Lorch, A. (2012) *Inside Meditation*. Troubador Publishing, Leicester, UK.
Guimberteau, J.C. see Handspring Publishing, www.handspringpublishing.com and http://www.guimberteau-jc-md.com/en/
Hamilton, B. see www.tensegrity.com for tensegrity models.
Ingber, D.E. (1993) Cellular tensegrity; defining new rules of biological design that govern the cytoskeleton. *J Cell Sci.* 104 (3)m 613–627.
Jager, H. & Klinger, W. (2012) Fascia is alive. In: Schleip, R., Findlay T.W., Chaitow, L. & Huijing, P.A. (Eds) *Fascia: The Tensional Network of the Human Body*. Elsevier, Edinburgh, Chapter 4.2.
Levin, S. see www.biotensegrity.com for a variety of articles and papers and instructional video material
McDermott, S. see *Wildlife Conservation Photography* www.wildearthilluminations.com
Images of animal behaviour and movement in their natural habitat.
Schmidli, S. see www.samirayoga.co.uk
Snelson, K. see http://kennethsnelson.net/articles/TheArtOfTensegrityArticle.pdf
Woolley, D. see www.davidwoolleyphotography.com and www.limitlesspictures.com

第 13 章

筋膜导向的普拉提训练

Elizabeth Larkam

普拉提运动系统是 Joseph HubertusPilates(1880—1967)于 1914 年创建的。那时正值第一次世界大战爆发,他在英格兰 Lancaster 战俘营任教,为帮助伤残卧床的患者,约瑟夫·普拉提利用弹簧床的弹簧为囚犯们做出了他最早的康复设备(Pilates Method Alliance,2013)。现在的普拉提训练课程,是根据筋膜导向原则设立的(Müller&Schleip,2011)(第 11 章),用于改善多种创伤患者的站立平衡、坐姿平衡和步态的近端控制,服务于从伊拉克和阿富汗战场归来、截肢(Moore,2009)、外伤、创伤后焦虑、脑损伤和前庭功能障碍的患者(larkam,2013)。来自丹麦、以色列及美国的士兵演示了他们的筋膜导向普拉提训练课程,根据肌筋膜经络组织通导(Myers,2013)(第 6 章)(Pilates Method Alliance DVD,2013)。

筋膜导向的训练原则与普拉提运动原则的相关性

筋膜导向的训练原则(Müller&Schleip,2011)(第 11 章),可以对应于普拉提方法的八大运动原则。表 13.1 列表对比了筋膜导向的训练原则与扩展的普拉提运动原则(St. John,2013)。

普拉提训练中垫子和床练习为相关原则提供了实例。(注:每个垫子和床的练习图片及具体细节描述可参考《普拉提教练培训手册》,见文献目录。)本章考察了原普拉提方法的有效性和局限性,以完善筋膜导向的训练原则。

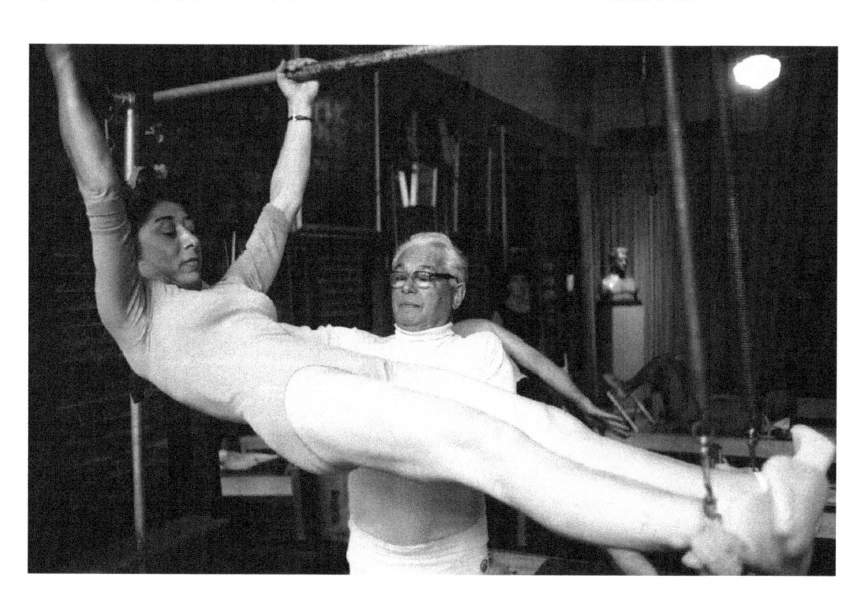

图 13.1
Joseph H. Pilates 指导客户在秋千架上做吊拉动作,地点在纽约第八大街的工作室乔体育馆,时间是 1961 年 10 月。在背景中,可见普拉提万能滑动床。(版权归 I. C. Rapoport 所有。)

表 13.1

筋膜导向的训练原则和普拉提原则很相似。普拉提的垫上运动和滑动床练习把每个原则都应用于实践。

筋膜导向的训练原则	普拉提原则	普拉提垫上练习	滑动床练习
1. 预备性反向运动	节奏	单直腿伸展	跳板上跳跃
2. 流畅的运动顺序忍者原则	流畅	长躯席卷	站姿侧分腿
3a. 动态拉伸	**节奏**	**锯式**	野兔跳式膝盖伸展/膝盖收回
3b. 节奏变化 快和慢的动态拉伸	节奏	快速-单腿上踢 慢速-超越卷动	快速-弓背下的腹部按摩 慢速-侧伸展/美人鱼式
3c. 同时涉及大片筋膜网的全身运动	全身运动	侧屈扭转	长伸展
3d. 小角度变化的多向运动	平衡的肌肉发展	螺旋状前进	脚固定
3e. 近端启	核心	不倒翁式运动	短盒高级腹部练习
4a. 本体感受细化	专注 控制	腿上拉(面向天花板)	控制背部(面向天花板)
4b. 动觉敏度	准确	双腿划圈	前分腿-举手
5a. 组织水化	放松	坐姿脊柱向前拉伸	短脊柱按摩
5b. 组织重建	呼吸	坐姿脊柱扭转	埃及艳后式(Cleopatra)
6. 胶原重塑的可持续性	没有对应的普拉提原则	垫上练习 20 分钟 2x/周半年至两年	滑动床上练习 20 分钟 2x/周半年至两年

这也显示了原普拉提方法独特的运动顺序和设备如何为普拉提的现代化奠定基础，且时其可以适用于训练筋膜。本章提供了一个实例，一个普拉提经典垫上动作——单腿前拉，如何成就了当代普拉提滑动床的运动，四级跳如何完善了筋膜导向训练的原则。普拉提运动原则在“普拉提方法联盟普拉提认证考试学习指南”(The Pilates Method Alliance Pilates Certifi cationExam Study Guide，PMA，2013)中解释指出：“身体运动首先从中心开始激发。肌肉的均衡发展可以使运动更有效，关节力学更好。

对整个身体保持持续的关注。精确，意为精准、明确、特定，准确的动作执行非常必要。每个动作仅有几次恰当的重复，每个重复都能够在最好的控制下完成，每个动作仅使用必需的肌肉和必要的力量。呼吸促进自然运动和节奏，并且刺激肌肉达到更好的活性。普拉提练习的成功是以持续运用**整个身体**而著称的。

普拉提的历史

从 1926 年 Joseph Pilates 和他的妻子 Clara 从德国移民至纽约开始，普拉提在美国一直被连续使用。至 2010 年美国有 8 653 000 位普拉提运动参与者(Sporting GoodsManufacturers Association，2010)。并且世界范围内无数人参与普拉提运动。40 多年来，J. HPilates 创造和形成了综合运动体系，反映了他本人那个时代的运动训练和运动文化。在他的青少年时期，他实践过各种物理治疗方法来治疗儿童佝偻病，哮喘和风湿热。Joseph Pilates 创建的运动系统又受到他参与的健身实践的影响：如健美、体操、滑雪、跳水、武术和拳击。Joseph Pilates 没有任何的临床或医学证书（PMA，2013），他是通过运动实践的观察和阅读自学的。他关于脊柱排列的观点（Pilates，1934）与大家常规接受的观点有明显不同。常规观点认为最佳的脊柱需要颈曲和腰曲，而 Pilates 设计的动作是使脊柱的曲度变直。这反映了他的观点：正常脊柱应该是直的，并且能够在自然规律和万有引力定律下，成功地执行功能。特别是脊柱适当的传递功能，是独有的防止腹部肥胖、气短、哮喘、高或低血压及各种心脏病的作用。可以肯定地说在脊柱的曲度被纠正之前，以上疾病不会被治愈（Pilates，1934）。

垫上运动是普拉提练习的基础

34 种垫上练习构成普拉提运动体系的基础，Joseph Pilates 称之为“控制术”。Joseph Pilates 声明他的哲学是四个字：恢复活力。在他 1945 年出版的书中写道：忠实执行您的控制术练习，每周仅四次，仅三个月，您就发现身体发展接近理想状态，并伴随心灵活力的重建，精神焕发（Pilates，1945）。仔细研究垫上练习会发现，尽管特定的普拉提垫上练习只要稍微改变一些角度就可以满足筋膜导向的三维多向训练方针（表 13.1），但大多数练习都不能，因为它们是单向平面运动。在“用控制术恢复活力”这本书的垫上练习图片中，15 个是在矢状面的弯曲。只有 8 个练习强调了矢状面的伸展。脊柱旋转只在 1 个练习中有。脊柱侧屈有 2 个练习。有 3 个练习是弯曲和旋转的联合。为使腰椎曲度变平，Joseph Pilates 刻意保留 5 个练习以保持骨盆后倾和腰椎变直。但是他也在骨盆及腰椎中立进行练习。筋膜组织的弹性反冲“弹弓机制”可在肌肉激活（如抗阻）时获得，这时肌肉处于以中或小的力量参与的主动延长状态（Müller&Schleip，2011）（第 10 章）。考虑到 29 个垫上练习是下肢开链动作，这些垫上练习并不是全负重状态下发展弹性反冲能力的最佳方法。只有 4 个练习是上、下肢闭合链的动作。所以即使他的开链练习能够被用于发展弹性反冲能力（第 11 章），Joseph Pilates 还是在动作末端使用了许多相当有力的弹力带（Pilates，1932—1945）。

Joseph Pilates 是位多产的运动器械发明者

在他所从事的四十年 Joe's 体育馆的工作中，Joseph Pilates 持续发展了他的运动体系，发明了 14 种以上的设备，为垫上运动提供辅助、抗阻和综合训练。这些装备的框架提供了大量弹簧和绳索的附着处，创造出支持各种方向的运动环境，使之能够满足如表 13.1 列出的筋膜导向训练的原则要求。Joseph Pilates 为他的每个发明都创建了独一无二的练习方案。

当代普拉提在诊所的发展以及病人多样性的演化

近 90 年过去了，一开始 Joseph Pilates 只在纽约的拳击训练馆指导各类客户，随着普拉提技术的提升，普拉提的应用扩大至诊断、体能和运动表现等更广的范围。筋膜的功能和性能方面的研究（第 11 章）以及筋膜健身都使大家对于在普拉提练习中如何训练筋膜很有兴趣。

筋膜健身刺激了普拉提教学发展

尽管普拉提的运动原则能被视为筋膜导向训练的子系统（第 11 章），但同一时期的筋膜训练方案的设计还需要对普拉提的所有元素重新考虑。筋膜的研究提倡新的练习序列,并对速度和节奏、不同语言的提示、练习质量的说明,以及触觉的方向和特性都有了新的选择。

普拉提筋膜训练受到 Thomas W. Myers 的著作《解剖列车——徒手与动作治疗的肌筋膜经线》(第 6 章)的启发。普拉提教师们力图扩大他们的运动教育,通过多学科研究把 Myers 描述的 11 条肌筋膜经线应用到普拉提垫上和设备中,并且开始把"孤立的肌肉理论"转换至"纵向解剖理论"(Myers, 2013)。图 13. 2 显示的 11 条肌筋膜经线印在普拉提垫和设备系统中,图解了此运动系统对筋膜导向训练的有效性。表 13. 5 为图 13. 2 提供了钥匙,根据 Myers 在《解剖列车》中详述的模式来命名每个肌筋膜经线。

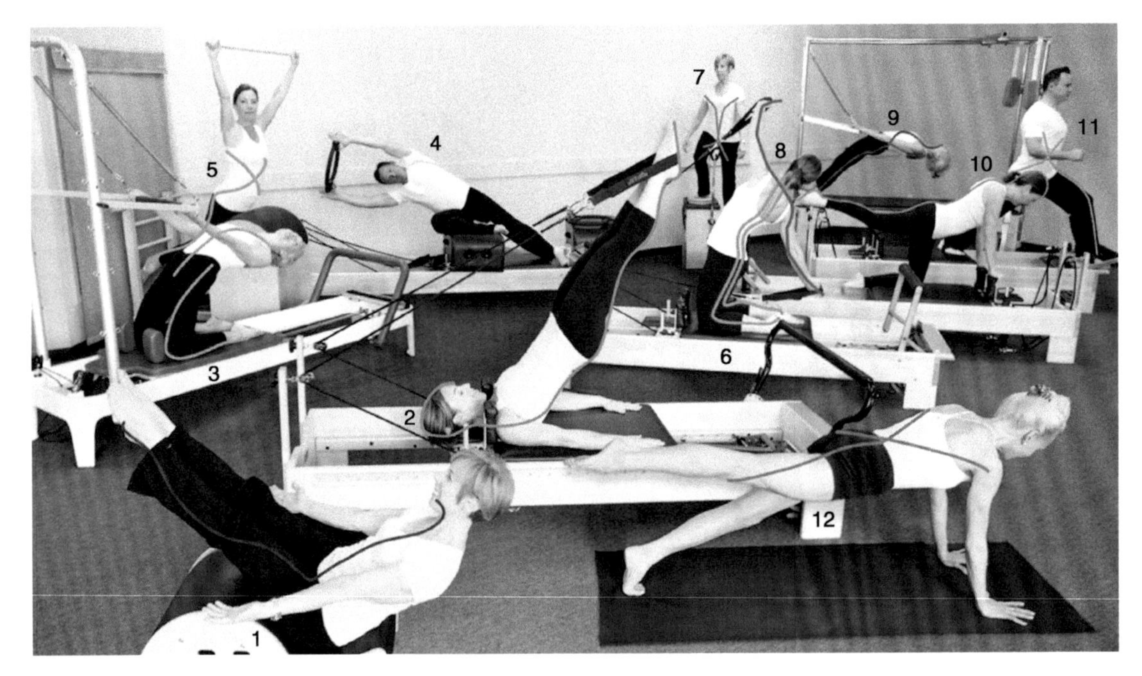

图 13. 2
肌筋膜线在普拉提的垫上和装置练习中的体现阐述此筋膜导向训练运动系统的效果。表 13. 2 命名了每个肌筋膜线、每个练习,还有基于 J. H. Pilates 原始设计的装备(版权归 Elizabeth Larkam 所有, 2013 年)。

2010 年 Phillip Beach 出版了出版了《肌肉和经线》(Muscles and Meridians)一书,提出了动作的收缩区域模式。"运动可以看成整体有机的区域收缩,是沿着功能路径进化的,并提供给我们提供了新的视角去评估和治疗运动中的身体……收缩性的核心模式是相似区域的动作联合,这对为理解人类运动提出了新思路(Beach, 2010)。区域收缩理论还没有在普拉提筋膜导向训练中发挥出重要影响。这可能有部分原因是因为他的理论比较复杂,其肌肉和经线也没有《解剖列车》那么多的插图说明。2012 年出版的 *The Tensional Network of The Human Body*(筋膜:"人体的张力网")(Schleip, Findley, Chaitow and Huijing)(第 1 章),已经激励了普拉提教师加强筋膜功能的多学科研究,并且应用于当代普拉提教育中。第 1 章第 4 节——肩和臂的深筋膜以及第 1 章第 5 节——下肢深筋膜中 Carla Stecco 和 Antonio Stecco 的研究,可能会使运动排序和触觉线索的精确性更加明确。"当肌肉的骨嵌入点驱使它们做机械动作时,它们的筋膜嵌入点将会在促进运动知觉的本体感受中扮演角色。”(Schleip 等,2012)。普拉提运动原则:精确、控制、核心和整体流畅等都与筋膜导向的训练中本体感受的细化和动觉敏度的训练相对应。Jaap van der Wal 写的“本体感受”的第 2 章第 2 节,可能给那些寻求明确观点的普拉提教师提供了指引。“为了更好地理解筋膜的机制及其在功能环境中的作用、力学连接和传递和在本体感受中的作用,从而了解了结缔组织和肌肉组织的构架,比只了解普通解剖顺序和位置更重要”(Schleip 等,2012)。

在筋膜功能与结构的理解下重建普拉提概念

筋膜是运动/稳定等式中被忽视的元素。理解筋膜可塑性和反应性对于治疗效果的持续和根本性改变是非常重要的(Earls & Myers,2010)。与筋膜导向的训练原则相一致的是,普拉提全身整体运动可能与最长的肌筋膜链(Müller&Schleip,2011)相协调,Earls and Myers 提醒我们,从我们胚胎发育的第二周开始,从生到死,筋膜网是一个统一的整体,是一个单一的、统一的、沟通内外的网络(Earls & Myers,2010)。通过筋膜功能和特性的研究形成的筋膜导向训练,既挑战了普拉提的肌肉训练,并且随着对肌筋膜经线之前深线的理解,又提供了与核心控制有关的内部单元重建(Myers,2013)(Chapter 6)。

腰髂稳定的概念和普拉提的肌肉平衡发展原则可以通过张拉整体的“张力”和“整体”来理解。Myers and Earls 提出,我们要将身体看做一个独立的张力网系统,骨结构“漂浮”在网里。(Earls & Myers,2010)(Chapter 6)。无论处于什么空间和方位,张力和压力的内在平衡都能使身体保持自身形状,保持内在的完整。任何的变形都会使产生的张力平均分布全身,任何的损伤都会在整个身体内部迅速成为一个损伤分配模式,且需要全身的评估和全身的治疗。普拉提教师必须依据张拉整体结构的观点来看待全身。为了发展整体连贯的运动程序,设计的练习强调建立神经—肌筋膜之间天衣无缝的网络,在功能运动支持下发展动作控制。

筋膜导向训练的近端起始原则(第 11 章)与普拉提的核心原则相匹配。Joseph Pilates 使用的术语是“动力室”,专指骨盆顶部与胸腔底部之间力量带,负责核心或近端起始。同时期普拉提教师的教育受 Diane Lee 的影响(2011)。他阐述了核心控制的内部单元是平衡运动高效优美的关键(St. John,2013)。腹横肌,骨盆底,多裂肌和隔膜一起稳定着骨盆和腰椎。

尽管腰髂的稳定与核心及腰部力量相关,它仍包含了所有附着在骨盆和脊柱的肌肉,通过核心控制四个外部单元的活动:前斜吊索系统,后斜吊索系统,深纵向系统和横向支撑系统(第 7 章)。所有的核心控制外部单元在几乎每个普拉提练习和功能性运动中都起着一定的作用。(St. John,2013)

通过筋膜放松使结构平衡来增强筋膜导向的普拉提训练

筋膜导向的普拉提训练可与徒手治疗或使结构平衡的筋膜放松整合在一起(第 19 章)。如果一位从业者拥有这两项技巧,客户将很幸运地获得筋膜导向的运动控制和的动作教育,同时还能通过筋膜放松使结构平衡。如果从业者只有一项技术,客户就需要找两位互补的从业者。更准确地说,训练筋膜是全身运动时所必需的,但也可能在促进动作高效的性方面不够充分。身体作为一个张拉整体结构的体系，围绕所有轴线做收缩和回缩（Earls& Myers，2012），并对损伤产生反应。为了使结构平衡而做筋膜放松时打开某一个维度，似乎在所有维度都会应答。

用触觉导引来强化筋膜导向的普拉提训练

在 Joseph Pilates 的影片（Pilates，1932—1945）中，他设计的触觉导引模式展示了强烈的接触，有时是强力把客户推到某个位置。筋膜导向的训练通过浅筋膜成分的切力、滑力和张力来强化精细感知（Müller&Schleip，2011）（第 1 章）。这个得益于对浅筋膜层比深筋膜层有更密集的机械感受性神经末梢（Stecco 等，2014）（第 4 章）的发现。尽管这种精细感知是运动带来的，但是把这一发现运用到筋膜导向普拉提触觉的塑造上也很有道理。浅筋膜中精确的向量，可以利用肌筋膜的连续性传导骨性标志或器官，使之有一个清晰的方向。例如图 13.2 中的 12 号练习，所需的胸椎后凸消失了。普拉提教师把四个手指的指腹放在肩胛骨之间的胸椎上，也许可以精准地强化脊椎周围组织。指引客户在脊柱的方向使胸骨向上，使棘突凸向天花板。这时激活了手臂的肌筋膜经线，并把它们整合到了所有支持躯干的肌筋膜经线上。

另一个肌筋膜导向训练中的触觉导引的例子是图 13.2 中的练习 10。胸腰连接点的支撑已经消失，导致 T11、T12 和 L1 区域压力增大。教师手掌放在下部肋骨的前外侧，引导肋骨朝胸廓的背侧，让客户把下部肋骨向里拉，使之抬向天花板方向。要明智而审慎地使用触觉导引，告知或鼓励而不是强迫或压制。在筋膜导向普拉提训练中，客户是主动的，他有塑造动作的责任，而不是一个教师动作的被动接受者。

筋膜导向的普拉提训练是快速发展的新领域

筋膜导向普拉提训练的国际化仅开始于 2001 年。筋膜导向的训练能引导普拉提设计中的所有元素，包括将所有动作平面的活动、运动排序、节奏、持续时间、频率、阻力选择、口头提示、触觉提示应用于过度活动征（第 8 章）和由于年龄、外科手术，创伤（第 5 章）或者脑外伤等引起的筋膜粘连患者的运动选择中。

在全世界的普拉提工作室里，普拉提教师们的进行国际性协作，不断完善筋膜导向训练。在运动实验室中，普拉提教师致力于跨学科咨询和合作以促进客户的正常功能恢复、使日常生活中的动作优雅，并提升他们的运动成绩。

实践应用

经典的普拉提垫上练习强调了肌肉功能。其动作顺序重组一下，就可以刺激筋膜组织，满足筋膜的导向训练原则。图 13.2 中的练习 12 是一个腿向前拉的演示。这种经典垫上练习，需要整合所有肌筋膜经线（Myers，2013）（第 6 章）。然而，腿向前拉并不符合筋膜的导向训练原则。（表 13.1）（第 11 章）对于预备反向运动、流畅的动作顺序、节奏变化和多方向等运动来说，这种高难度的垫上运动获益很少，因其微小的角度改变不足以产生组织的水合作用及更新。向前拉腿也不涉及弹性反冲（第 10 章）。对照向前拉腿，当代的普拉提练习如图 13.2 展示的练习 10 一样。脊椎动物跳上踏板时需要应用向前拉腿来整合所有肌筋膜经线上的活动(踏板,或跳板,被隐藏在做练习 6 的人后面)。改良的箱体和框架用一个蓝色弹簧连接。此外为了实现肌筋膜经线筋膜导向训练的需求,练习 10 满足了许多筋膜-导向原则。舞者的小下蹲或屈膝为踝关节跖屈做了准备并且每次跳跃都需要伸膝,这就是预备的反式运动(第 11 章)。每次跳跃在落地时都涉及到减速,通过整个下动力链与长筋膜链的张力强化一起实现,长筋膜链从脚开始连接下肢带骨、脊柱、胸廓、肩带、臂和手。这样就建立了一个流动的运动顺序,也叫"忍者原则"。跳跃可以是速度快而幅度小或者速度慢而幅度大。跳起来的那侧腿可以通过骨盆的中立位旋转、外旋或内旋导向而控制方向。这种多向运动在角度上变化很小。脊椎动物的弹性反冲能对本体感受细化和运动知觉敏度产生额外刺激,从而导致组织的水合作用及组织恢复。

表 13.2

使用这个普拉提的垫上筋膜训练指南来计划你的垫上练习和个体完全筋膜训练实践。每个练习培养至少一个筋膜主导原则并且激活一条主要的和几条次要的肌筋膜线。

肌筋膜线							
筋膜主导的训练原则	前深线	前表线	体侧线	螺旋线	后表线	手臂线	功能线
预反向运动	空中剪刀	单腿上踢	侧卧踢腿	脊柱旋转	天鹅下潜	回力人棒	十字交叉
流畅运动序列	空中折刀	引颈前伸	侧弯扭转	空中瓶塞	双腿上踢	俯身撑起	髋部画圈
动态拉伸旋转	肩桥	倒踩单车	跪姿侧踢	躯干支撑	空中剪刀	俯身游泳	旋体拉锯
速度改变	滚动如球	海豹拍鳍	空中瓶塞	髋部画圈	俯身游泳	天鹅下潜	俯身游泳
全身运动	双腿伸展	长躯席卷	美人鱼侧弯	侧弯扭转	超越卷动	俯身撑起	天鹅下潜
多方向运动	髋部画圈	跪撑侧腿屈膝画圈	跪姿侧腿画圈	单一	超越卷动	俯身撑起	空中瓶塞
近端起始动作	百次拍击	单腿伸展	侧卧踢腿	十字交叉	肩桥	仰撑抬腿	十字交叉
细化本体感觉提高动觉锐度的动作	分腿滚动	滚动如球	跪姿侧腿画圈	空中瓶塞	仰撑抬腿	回力人棒	俯撑抬腿
组织水合,组织恢复动作	脊柱前伸	双腿上踢	美人鱼侧弯	旋体拉锯	单腿上踢	美人鱼侧弯	旋体拉锯
胶原蛋白持续重建动作	六个月至两年间每周练习两次每次 20 分钟垫上练习。为使筋膜导向训练效果最大化,每周都要改变你的练习选择。						

表 13.3

使用这个普拉提的垫上筋膜训练指南来计划你的垫上练习和个体完全筋膜训练实践。每个练习培养至少一个筋膜主导原则并且激活一条主要的和几条次要的肌筋膜线。

肌筋膜线							
筋膜主导的训练原则	前深线	前表线	体侧线	螺旋线	后表线	手臂线	功能线
预反向运动	踏板跳	踏板四足跳	手触踏板跳	扭转	长箱双腿踢	手触踏板四足跳	蛇行
流畅运动线	空中折刀	长脊按摩	美人鱼短箱	美人鱼侧旋展	长箱天鹅翘首	蛙泳式	半圆
动态拉伸	下拉伸	大腿拉伸	侧分腿	单脚对立带短脊按摩	肌腱拉伸	划船 1 圆背	空中瓶塞
速度改变	短箱进阶腹肌练习	协调练习	脚在跳板上的侧单腿跳	侧向踏杆固定手臂旋转躯干跳	长箱蚱蜢跳	划船 2 平背	单腿兔跳
全身运动	长箱骑行	背劈面朝皮带	星形侧撑	扭转	长箱摇摆	长背拉伸滑动	前控制
多方向运动	半圆	反向腹斜肌变向	埃及艳后式	短箱倾斜	胸椎旋转的长箱蛙泳式	膝撑手臂画圈	膝撑侧举手臂
近端起始运动	桥式骨盆抬起	长箱形悬体	肌腱拉伸单腿滑动		阿拉伯式单腿大象	长箱摇摆	
细化本体感觉提高运动知觉锐度	长箱形旋体	前分腿双臂上举	星 形/侧撑	空中瓶塞	后背控制	前控制(面朝箱体)	前控制(面朝箱体)
组织水合和恢复						埃及艳后式	
持续的胶原蛋白重建	六个月至两年间每周练习两次,每次 20 分钟的垫上练习。为使筋膜导向训练效果最大化,每周都要改变你的练习选择。						

表 13.4

使用此筋膜训练指南,了解普拉提椅,秋千台,阶桶和梯桶,计划客户日程和个人练习。筋膜导向训练的每个原则都通过至少每个普拉提装备来练习。

筋膜导向训练	稳踏组合椅	秋千台/卡迪拉克台	阶桶/脊柱矫正	梯桶
预相反运动	坐位天鹅翘首	卷入和打开	蚱蜢跳	背躺剪刀腿
流畅运动线	猫跪	向下卷动	侧拉伸坐起	爬树

续表

筋膜导向训练	稳踏组合椅	秋千台/卡迪拉克台	阶桶/脊柱矫正	梯桶
动态拉伸	腘绳肌拉伸 1	步法屈及拉伸	空中单车	站立拉伸
速度变化	下阶	腿海豚式弹动	卷入和打开	抬腿蚱蜢跳
全身运动	腘绳肌向上拉伸 3	桥撑	过顶拉伸/超越卷动	天鹅下潜
多方向运动	环绕世界	画圈拉锯	空中瓶塞	举腿直升机式画圈
近端起始	手倒立	自下跳形悬体	腹式呼吸系列	马背练习
细化本体感觉提高运动知觉锐度	肩胛活动	站立举臂面向手臂方向	俯身游泳	短箱腹肌练习
组织的水合和恢复	体侧扭转侧躺斜三角	侧屈	侧仰卧起坐	侧仰卧起坐
胶原蛋白的持续重建	六个月至 2 年间每周练习两次每次 20 分钟垫上练习。为使筋膜导向训练效果最大化，每周都要改变你的练习选择。			

表 13.5

图 13.2　每个模特的普拉提练习动作模式都能激活数个肌筋膜线。主要肌筋膜线的界定根据的是 J. H Pilates. 发明的动作和装备。

体现在普拉提垫和装置练习上的肌筋膜线	普拉提练习	普拉提装备
1. 前深线	形悬体反转	克拉拉阶桶
2. 后表线	长脊柱按摩-高阶版	改良长带
3. 前表线	脊柱左转伸展的大腿拉伸	改良的扶杆高塔推
4. 体侧线	美人鱼/珍珠下潜	海豚魔力弹动腿
5. 螺旋线前部	天鹅下潜旋转	梯桶和手里的定位销
6. 螺旋线后部	大腿拉伸-进阶版，脊柱伸展和右转	改良的短带
7. 前功能线	重量变化的弓步-进阶版	组合椅和右脚下转盘
8. 手臂线 左-臂前深线 右-臂后表线	跪姿手臂练习和大腿拉伸-进阶版。脊柱伸展和右旋	短带改良
9. 前深线	桥撑	推杆秋千台
10. 后表线	踏板上四足兽式的跳	踏板改良（踏板/跳板藏在练习模式 6 后面）
11. 螺旋线的前部	站立/斜侧劈	改良的站台
12. 后功能线	腿前举	垫

参考文献

Beach, P. (2010) *Muscles and Meridians*. Churchill Livingstone Elsevier.

Earls, J. & Myers, T. (2010) *Fascial Release for Structural Balance*. Chichester, Lotus Publishing.

Larkam, E. (2013) *Heroes in Motion*. DVD 9 minutes 31 seconds. Available through: Pilates Method Alliance <www.pilatesmethodalliance.org/i4a/pages/index.cfm?pageid=3401> <https://www.youtube.com/watch?v=YdsTMB61dBo>

Lee, D. (2011) *The Pelvic Girdle*. 4th ed. Churchill Livingstone Elsevier.

Lessen, D. (2013) *The PMA Pilates Certification Exam Study Guide*. 3rd ed. Pilates Method Alliance Inc. Miami, Florida.

Moore, J. (2009) MPT,OCS, ATC, CSCS *Physical Therapist*. Lower Extremity Amputation: Early Management Considerations. Naval Medical Center San Diego Military Amputees Advanced Skills Training (MAAST) Workshop July 28–30. Comprehensive Combat and Complex Casualty Care Naval Medical Center, San Diego.

Muller, M.G. & Schleip, R. (2011) Fascial Fitness: Fascia oriented training for bodywork and movement therapies. *IASI Yearbook* 2011: 68–76.

Myers, T.W. (2013) *Anatomy Trains Myofascial Meridians for Manual and Movement Therapists*. 3rd ed. Churchill Livingstone Elsevier.

Myers. T. (2011) *Fascial Fitness: Training in the Neuromyofascial Web*. Available through: IDEA <http://www.ideafit.com/fitness-library/fascial-fitness>

Pilates, J.H. (1932–1945) *Joe and Clara Historic Video*. DVD 70 minutes. Available through Mary Bowen < www.pilates-marybowen.com/videos/video.html>

Pilates, J.H. & Miller W.R. (1945) *Return to Life Through Contrology*. Reprinted 2003. Presentation Dynamics Inc.

Pilates, J.H. (1934) *Your Health*. Reprinted 1998. Presentation Dynamics Inc.

Schleip, R., Findley, T.W., Chaitow, L. & Huijing, P.A. (2012) *Fascia: The Tensional Network of the Human Body*. Churchill Livingstone Elsevier.

Sporting Goods Manufacturers Association. (2010) *Single Sport Report – 2010 Pilates*. < sgmaresearch@sgma.com> < www.sgma.com>

St. John, N. (2013) *Pilates Instructor Training Manual Reformer 1*. Balanced Body University.

Stecco, L. & Stecco, C. (2014) *Fascial Manipulation for Internal Dysfunction*. Piccin Nuova Libraria S.p.A.

延伸阅读

Blom, M-J. (2012) Pilates and Fascia: The art of 'working in'. *Fascia: The Tensional Network of The Human Body*. 7 (22): 451–456. Churchill Livingstone Elsevier.
These five contemporary Pilates classes reflect the influence of fascia oriented training and the myofascial meridians discussed in the chapter. Viewers have a 15 day free trial on the Pilates Anytime website.

Earls, J. (2014) Born to Walk: *Myofascial Efficiency and the Body in Movement*. Lotus Publishing.

Larkam, E. (2012) *#1014: Reformer Workout Level 2 90 minutes*. http://www.pilatesanytime.com/class-view/1014/video/Elizabeth-Larkam-Pilates-Pilates-Class-by-Elizabeth-Larkam

Larkam, E. (2012) *#889: Reformer Workout Level 2/3 75 minutes*.http://www.pilatesanytime.com/class-view889/video/Elizabeth-Larkam-Pilates-Pilates-Class-by-Elizabeth-Larkam

Larkam, E. (2012) *#866: Wunda Chair Workout Level 2/3 60 minutes*. http://www.pilatesanytime.com/class-view/866/video/Elizabeth-Larkam-Pilates-Pilates-Class-by-Elizabeth-Larkam

Larkam, E. (2012) *#863: Mat Workout Level 2 50 minutes*. http://www.pilatesanytime.com/class-view/863/video/Elizabeth-Larkam-Pilates-Pilates-Class-by-Elizabeth-Larkam

Larkam, E. (2012) *#829: Pilates Arc Workout Level 2 60 minutes*.http://www.pilatesanytime.com/class-view829/video/Elizabeth-Larkam-Pilates-Pilates-Class-by-Elizabeth-Larkam

St. John, N. (2013) *Pilates Instructor Training Manual Mat 1*. 2nd ed Balanced Body University.

St. John, N. (2013) *Pilates Instructor Training Manual Mat 2*. 2nd ed Balanced Body University.

St. John, N. (2013) *Pilates Instructor Training Manual Reformer 2*. 2nd ed Balanced Body University.

St. John, N. (2013) *Pilates Instructor Training Manual Reformer 3*. 2nd ed Balanced Body University.

St. John, N. (2013) *Pilates Instructor Training Manual Pilates Chair*. 2nd ed Balanced Body University.

St. John, N. (2013) *Pilates Instructor Training Manual Trapeze Table*. 2nd ed Balanced Body University.

St. John, N. (2013) *Pilates Instructor Training Manual Barrels*. 2nd ed Balanced Body University.

Turvey, M.T. & Fonseca, S.T. (2014) The Medium of Haptic Perception: A Tensegrity Hypothesis. *Journal of Motor Behavior* Vol. 46, No. 3, 2014: 143–187.

第14章

筋膜和 GYROTONIC® 训练

Stefan Dennenmoser

Gyrotonic 简史

Juliu Horvath 在迁移至美国前是罗马尼亚国家芭蕾舞团职业舞者，也是 Gyrotonic 拉伸系统的开发者。到了美国以后，在 NYC 歌剧芭蕾团和休斯顿芭蕾舞团继续着他的职业芭蕾生涯。由于严重的背部问题和跟腱伤，迫使他开发了一种复合波浪和弹性两种概念的运动，起名为 Gyrokinesis，又名舞者瑜伽。虽然做这种运动时完全无需设备的支持，可是对大多数人来说还是太难了，Horvath 随即想出一个家用训练设备以支持三维及环形运动。此系统就是众所周知的以 Gyrotonic（词根 gyros = 圈，tonic = 滋补）命名的系统。这个想法首先在舞蹈圈内传播，随后在健身、物理疗法、身体训练中扩散，最终老少皆宜。Gyrotonic 并不关注肌肉力量的增长，而是把整个身体作为一个运动体系单元，提高总体体能，弹性和柔韧。此外，淋巴系统、心血管系统、植物性神经系统和供能系统的状态都能通过 Gyrotonic 训练得到促进（Horvath，2002）。尽管并没明确提及结缔组织，但是实际上也包括今天的筋膜系统。

Gyrotonic 特殊的设备用于非线性的三维运动。其最早的设备叫："滑轮塔联合装置"。它由两个可用手推动旋转的盘子构成，要求做三维和旋转运动。所涉及的运动不是孤立的，而是包含了整个身体，运动中脊柱要求稳定并且也是动作中弹性的中心点。另一方面，这种装置的构造还能通过动态悬吊的四肢来控制和释放身体。所以往往也把 Gyrotonic 装置称为"空中游泳"。

Gyrotonic 原则和与筋膜训练的一致之处

Gyrotonic 的训练原则和筋膜训练的结构有着明显的协同，例如都是筋膜健身（第11章）。运动难易水平可调是其最大优点，这意味着运动新模式能最有效地实施。伴随着高水平的集中协调用力，特定的动作习惯可以最优化，使动作更经济，没有过度强调动作结构。这样的训练中，恰当的呼吸模式（第12章）伴随着每个动作，所以训练促进了肌间协调。

值得注意的是，几乎每一个训练科目都从感觉唤醒开始，这是一种自我按摩，包括摩擦和/或轻拍身体所有能够触及的部位。以筋膜的观点，这样可以刺激表层和深层筋膜，让身体为即将到来的训练做好准备（第4章）。

GYROTONIC 和 GYROTONIC 扩展系统是 GYROTONIC 公司注册的商标，此处经授权使用。

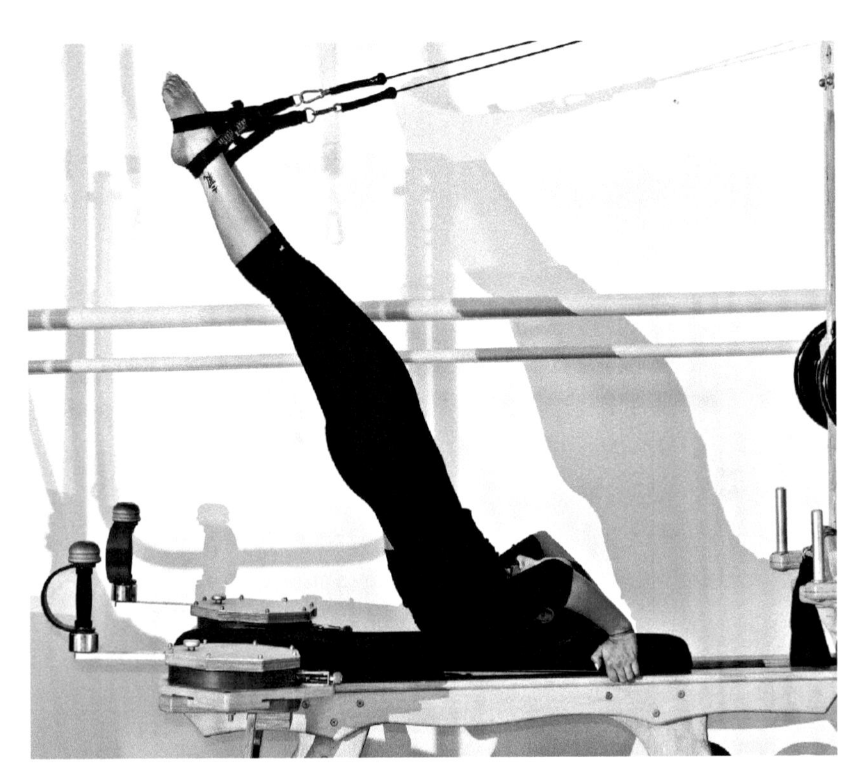

图 14.1 通过训练设备支撑双腿而减轻身体重量
（图片：Gyrotonic 高级训练师 Fabiana Bernardes，Atelier 做示范 www. gyrotonic-sjcampos. com. br）

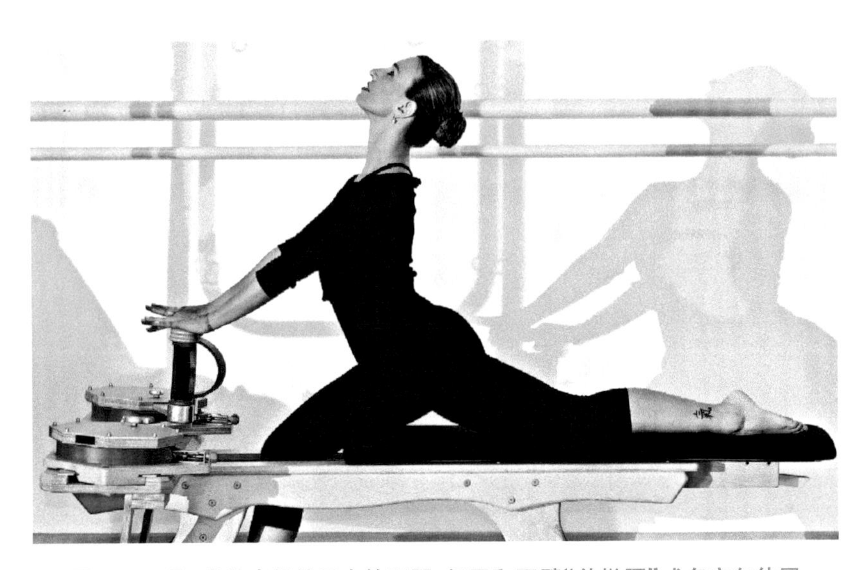

图 14.2 弓/卷的高级练习中的双腿，躯干和双臂“伸懒腰”式多方向伸展
（图片：Gyrotonic 高级训练师 Fabiana Bernardes，Atelier 做示范 www. gyrotonic-sj-campos. com. br）

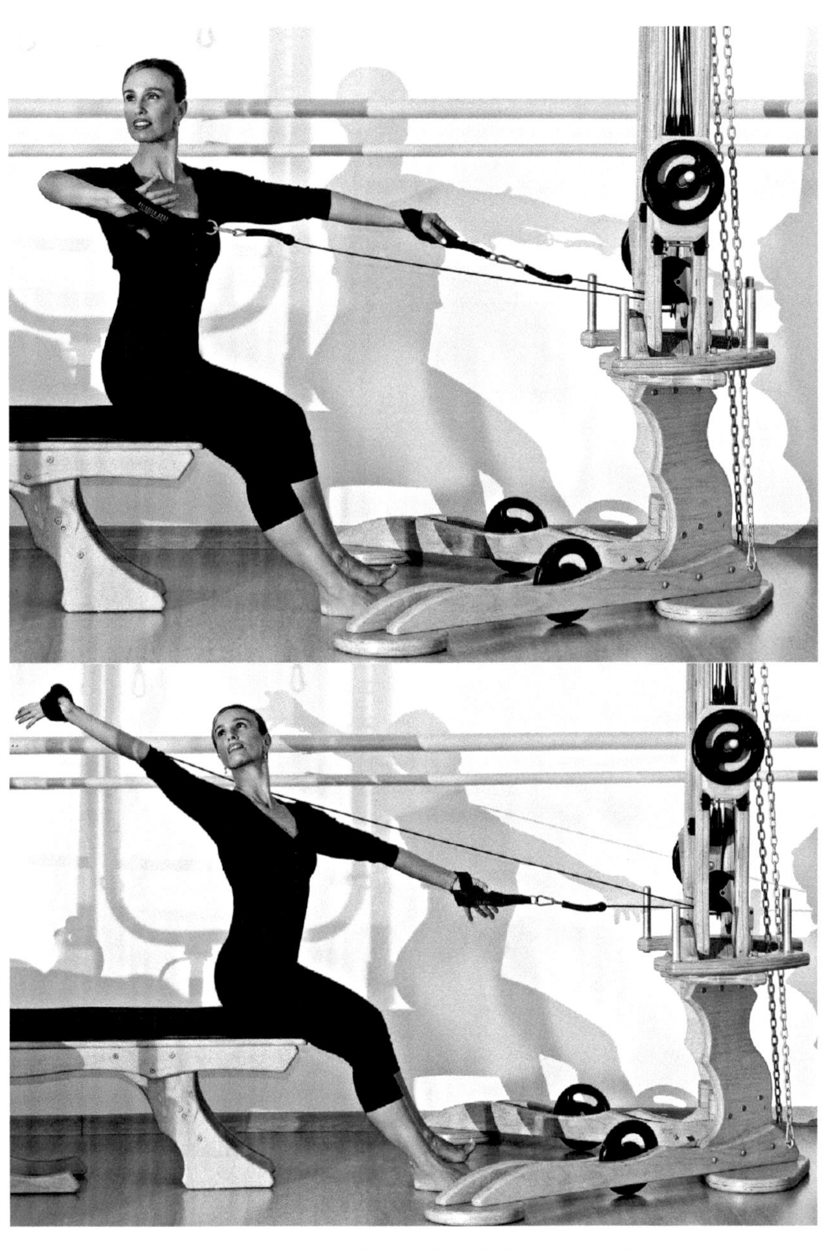

图 14. 3&14. 4　中心稳定结合全身动态运动
(图片:Gyrotonic 高级训练师 Fabiana Bernardes,Atelier 做示范 www. gyrotonic-sj-campos. com. br)

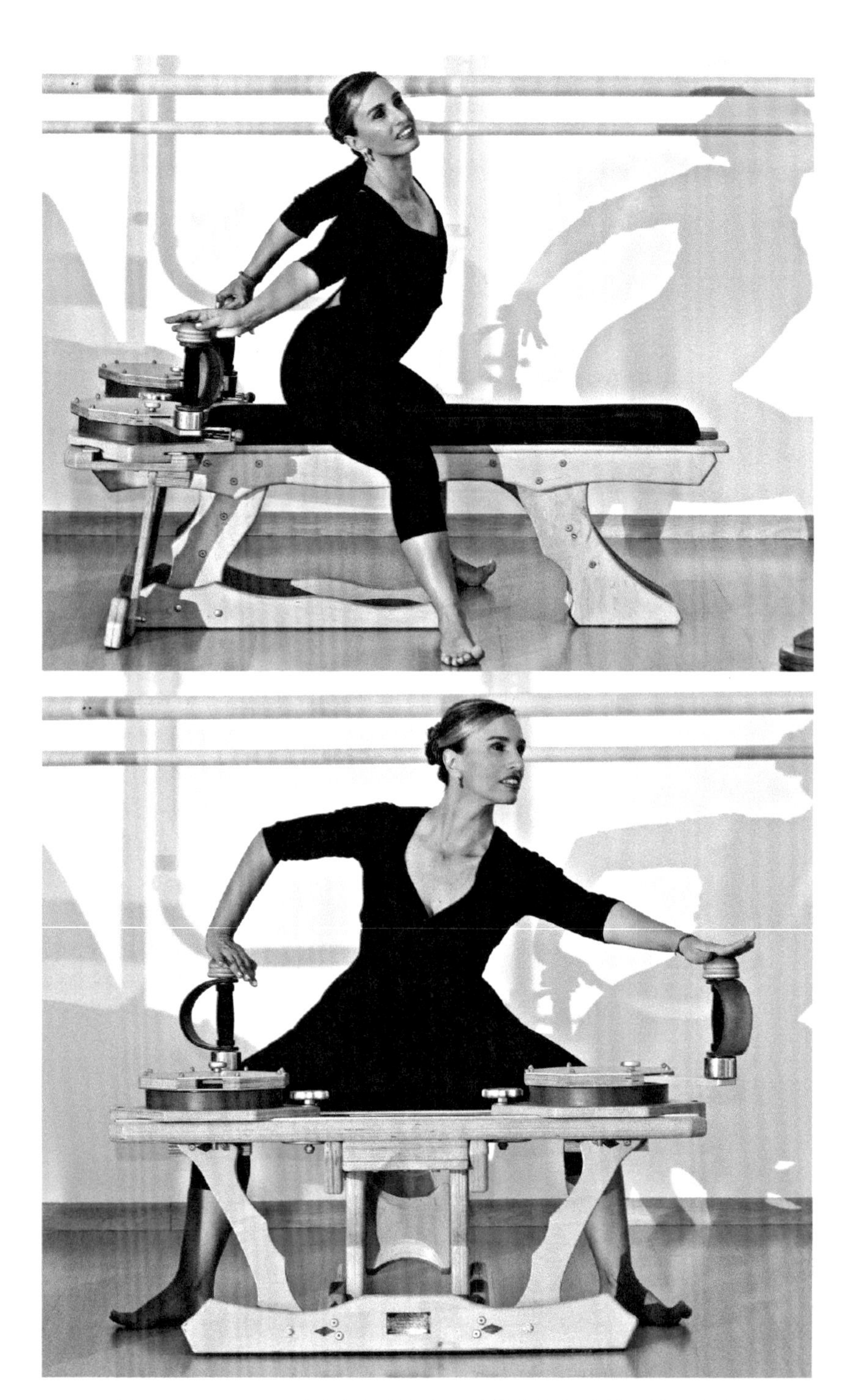

图 14.5&14.6 通过动态和弹性方式使骨盆与躯体的连接更紧密
(图片:Gyrotonic 高级训练师 Fabiana Bernardes,Atelier 做示范 www.gyrotonic-sj-campos.com.br)

原则 1:通过趋近拉伸和趋远拉伸的反差而实现稳定

经典说法是运动由收缩,即肌肉的牵拉作用产生。在力量训练中,主动肌与被动肌或拮抗肌同时被训练。这导致肌肉习惯性缩短,主要见于力量型的运动员身上。(这里有很多问题,包括:肌肉不平衡、关节运动的幅度、关节本身,还有姿势问题)。相反,观察一只猫的时候,这些 Gyrotonic 动作的基本,即延长原则、趋远拉伸就特别明显,同时这也是筋膜健身的核心。Horvath 更进了一步,强调通过相反方向的趋远拉伸来改善身体的稳定。要代替明确的固定点,作为稳定部分和移动点,至少要有两个方向的扩展(猫的)伸懒腰式动作(第 9 章和第 12 章)。伸开四肢,趋远伸展,内部延长,与筋膜结构的多重矢量的牵张相匹配。

除释放结缔组织粘连外,由于动作平衡的要求,此训练也造成一侧张力线的缩短。在运动实践中,客户被要求在双臂与双腿之间产生无松懈的连接,当双臂向上趋远伸展时,双腿向下也趋远伸展。同样的原则也适用于全身。例如:当坐在练习设备上时,双手推或拉旋转手柄,脚就像被固定在地板上一样。脊柱也做反方向运动。也就是“弓形/卷曲”的运动,在生物力学中称为躯干不断地屈伸交替。

原则 2:延展和回缩——追踪内在/自然的运动

延展和回缩原则与拉伸原则密切相关,与连续序列中产生的力成负相关。四肢做延伸和扩展的同时,躯干中心的收缩仍然存在。这就允许四肢动作从稳定的身体中心发出。从筋膜的观点看,当四肢启动的时候,躯干几条筋膜经线耦合并做了预张力准备(第 6 章)。

另一方面,伴随动作节奏,根据不断变化的力的方向,产生的反作用力也相继出现。

Horvath 强调了一个筋膜训练的观点:波浪式的改变既是动态的也是自然运动的方向,是一种最微细的内部运动冲动和一种创造性的行为(Conrad,2007)。在接下来的练习中,这些变化在指定运动旋转中发生。此外,还用到结缔组织的弹性(第 10 章)。在更高级的运动和后续的运动中,随着一种高“解旋”因素,场景中出现更多创造性元素。在随后的练习中,依然是一种反向运动的和谐表现。

原则 3:关节的挖式环绕(建立空间)——力量伸展

对于 Gyrotonic 来说,在关节中建立空间是关键。筋膜训练中见于关节囊连接处的(预)张力。与机械铰链运动不同,在抬手臂时,一个飘逸的姿势不仅仅是移动骨头。相反,是通过手臂的移动确定了空间。此动作涉及所谓的挖式环绕,就是想象特定的身体部位不是关节的一部分,而是围绕着关节移动。即好像有某物挡路,阻碍了关节的直接弯曲。再次说明,本质上它是围绕着关节轴的延伸而不是关节内部的缩短。因此,在这样的运动中,所涉及的关节应该没有压力载荷。挖式环绕的观点是依靠强化运动中肌筋膜结构的预-张力来实现的(第 11 章)。

Van der Wal 描述:为保证关节控制的完善性和经济性,线性肌肉的肌力损失了 20% ~30%(van der Wal,2009)。这种损失发生在关节囊-韧带结构中。通过在练习中有意识的强调关节周围的这种预张力,随着每天的运动,关节的力学功能可以显著提高。在治疗上,这种效果适用于那些希望解除关节压力的人,例如早期的骨关节炎。因此,

Gyrotonic 运动起于舞蹈也具备舞蹈特性，是一种类似全身运动的姿势。

原则 4：骨盆收缩——弹性反冲

人体躯干一直都是 Gyrotonic 运动的参与者，这种训练理念是传递骨盆上的预张力。这就是所谓的骨盆收缩，目的是在张力作用下，两个髋关节之间形成持续的意念连接。通过这种张力，使得脊柱整体延长或者稳定性提高，同时也提高了躯干与下肢的连接。这在脊椎关节的治疗中与整体张力模型的理念是一致的（Ingber，1998）（第 6 章）。运动始于腹部和骨盆区域，对流畅的动作有积极的效果。这种弹性回缩（第 10 章）看上去是在髋关节/骨盆中心区域产生一个预先张力来帮助动作的激活。例如一个高尔夫球的挥杆动作，需要整个身体的伸缩性才能使高尔夫球员执行完美的挥杆动作。

张力分散在一些结构之中，通过骨盆的肌肉筋膜、腰部的三层筋膜及其相关肌肉（腰方肌、腹横肌）传递，涉及的动作包括躯干前弯和步行等（Vleeming，2007）（第 17 章），在健康的人身上，它们主要负责日常运动中肌肉组织的工作优化。

原则 5：身体激活-触觉反馈/身体的组织性

筋膜组织内有高出肌肉组织 6 倍的传入神经感受器（Stecco 等，2008）。这意味着身体绝大多数力学反馈是直接从筋膜系统中接收到的（第 4 章），丰富的可用信息使得身体自动将其归类为非重要信息的范畴。通过不常用的姿势，Gyrotonic 的训练来指导和释放这些反馈，这样，运动中枢要处理新的觉知，从而帮助提高运动的协调性。此外，为了消除不经济的动作，教练会逐步向训练者灌输健康的动作，输入你的本体感觉。为此，Gyrotonic 训练总是在指导者的引导下重复“流畅”的运动以帮助训练者提高完美的协调性和灵活性。

原则 6：视觉引导运动——利用身体反射

身体姿态和张力水平通常与头部位置和眼睛位置相关（正位反射）。这起源于我们运动发展的早期。经常发现颈部的过度紧张会阻碍头部和脊柱的协调运动。当这种协调不能自动进行时，练习者必须将头部的位置、颈椎和脊柱曲度有意识地相连以保持相互平衡。用这种方式，让肌筋膜网络在身体内没有阻断和保持连续性。如果不控制视线的方向，脊柱会在训练中产生中断或紊乱，为此，在训练 Gyrotonic 中的部分动作类型时经常要求看向正确的方向。

原则 7：目的为引导——提高运动的质量和效率

除了外在的“客观”信息外，动作主体在实施动作的时候会有一个内在的思维。在过程导向的教学中，非常强调关注这部被忽视的认知。纠正这种内在意识，可使运动得到改进。

Gyrotonic 的训练中有一个理念，尽可能从身体的中心开始做动作。第二个理念是在脊柱的长度上平均分配特定的脊柱动作。在身体中增强两者的内在意识（第 4 章）和预张力，可以明显提高运动能力（见弓形/卷曲的例子）。

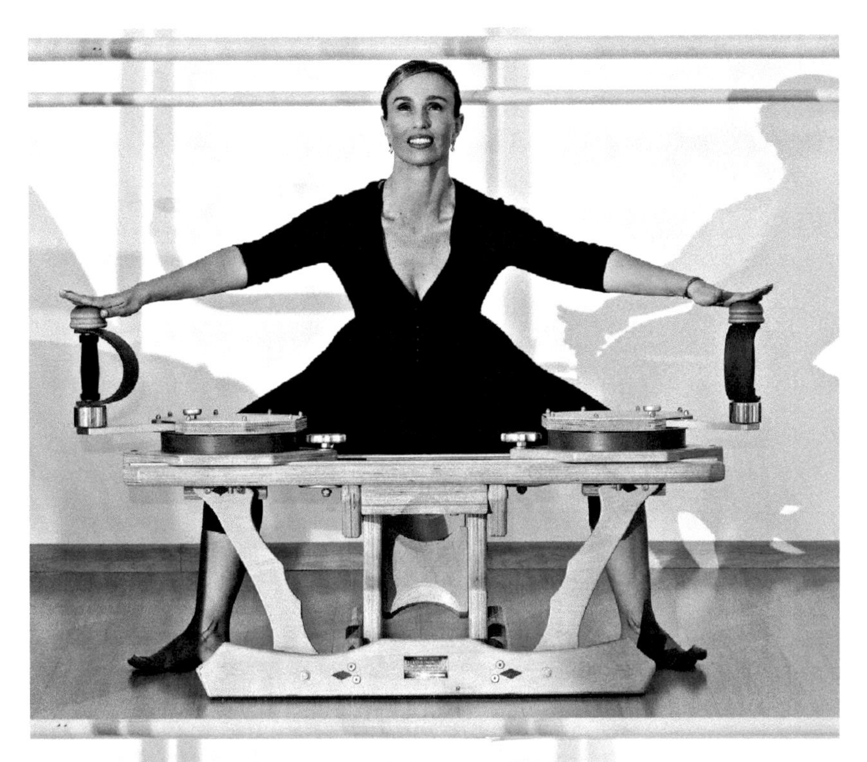

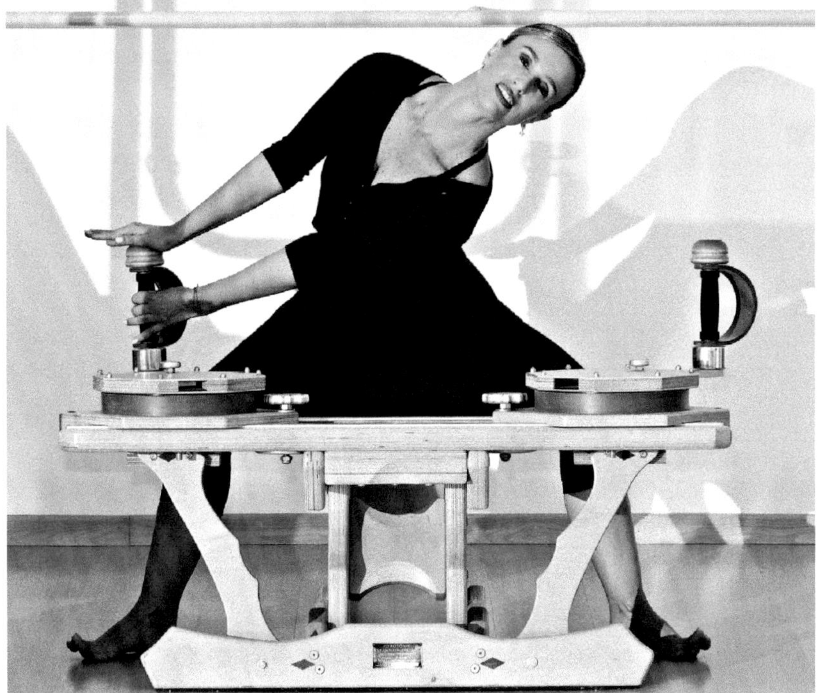

图 14.7&14.8　对称和不对称变化中的弓形/卷曲运动
(图片:Gyrotonic 高级训练师 Fabiana Bernardes, Atelier 做示范 www.gyrotonic-sjcampos.com.br)

原则8:呼吸模式匹配——在组织内创造一个剪切运动

在做 Gyrotonic 训练时,动作要配合相应的呼吸模式,这需要去培养和学习。通过呼吸扩张以及收缩结缔组织和筋膜来支持、调动运动中的动作(第12章)。通常,一个伸展动作通常伴随吸气,而进入屈曲动作则伴随呼气。因此,伸展时首先是肋骨、胸椎和肺部的动员。而屈曲则是腹横肌、腰椎和腹膜后间隙被动员,并且形成一个圆。在这个意义上,高度关注呼吸可以促进细胞外组织液的流动并改善细胞外基质水合作用(第1章)。

应用举例

弓形/卷曲(基本练习)

最著名的 Gyrotonic 训练动作、也是通常最先开始练习的动作即“弓形/卷曲”。这一动作通常在坐位下进行,包括使用旋转板。首先从脊柱的伸展开始,躯干前倾,手抓握住手柄。这个动作通过少量激活双腿来帮助延伸躯干长度。通过骨盆和躯干肌肉的收缩,使筋膜和关节囊产生预张力,让顾客在训练中不至于出现弓背的错误姿势,以确保脊柱在运动中的安全状态。另外,所谓的第五条线,即穿过身体内部的中心线必须保持在同一长度上,不允许被缩短和取代。并且顾客需要关注呼吸,特别是在伸展动作中注重吸气。在这一体位上,眼看向前上方,双手握紧并引导2个旋转板至旋转动作的终末端。同时保持躯干和脊柱的伸展。这可能对初学者来说是难以完成的。它所涉及的反射和反向延长对肌筋膜链很有意义(第6章)。这样一来,手和脚将获得更多的支撑,并处于拉伸位。甚至还有关于手指和脚趾摆放位置的建议。尽管如此,这些力量还是应该互相平衡到一定程度,从而使得这些动作不用任何机械设备的帮助也能实施。

到达旋转板的转折点后,所有的力和运动方向都是相反的:脚推向地面是为了使脊柱向前弯曲,呼气阶段开始时背部呈圆形。像一只正在伸展的四足动物,四肢主动支撑并延长使之远离身体,躯干也延长远离四肢。第五条线应尽量保持“延长”。尽管这一运动看起来很容易很自然,但是没有大量的练习还是很难做到的。

在卷曲运动的终末端,如果背部在双手之间向后运动并且清楚地感觉到自己重心坐在坐骨的后方,那么这又是一个力转向的开始,此时顾客从双脚发力使身体“直立”,然后再从一开始的顺序重复进行。整个弓形/卷曲运动中,应使骨盆两侧收紧保持预张力。使用呼吸模式来支持完成“所谓的”深层肌肉组织之间的协同。

由于在力转折点上的弹性运动,弓形/卷曲可被明确看做是与筋膜有关的运动(第11章)。这种躯干的预张力可让顾客在伸展与屈曲之间前后摆动。如果这个动作可以熟练完成,呼吸与双手双脚之间的连接就有意义。骨盆作为运动的中心,使身体的起伏波动变得容易,可以解决已有的紧张和运动不能。

弓形/卷曲练习可以在旋转板上进行任一方向的旋转,但如图所示,这只能发生在矢状面上。为了超越这个平面,对脊柱提出了更大的要求,就使要以基本动作为基础,来结合一系列的变化,例如脊柱的侧弯和旋转。

由于需要在 Gyrotonic 设备上进行各种复杂的动作,这种训练都是在教练一对一的指导下进行的。更多的目的是提高运动能力,消除已有的错误运动模式,该设备提供一定程度的指导和支持,但仍然给客户保留较大的自主运动的空间。

Gyrotonic 训练方式的局限性

大多数筋膜的质量可以利用 Gyrotonic 来训练:在动作中的弹性、互联性、柔韧性、稳定性和延展性(第 11 章)。这个训练列表不够详尽,并且一些运动能力水平是假设的。并不是说那些没有经验的人不能在 Gyrotonic 设备上进行训练。我们熟知的、优雅的动作需要足够的灵活性和协调性。当缺乏运动技巧的人去从事一位舞者的训练时,他们看起来"不知所措"。

某些动作模式并被没有被全面考量,被认为是"正常的",这可能包括:腿外旋、直背、或过度下沉的肩部。虽然大多数顾客受益于锻炼效果,但此项治疗领域仍然需要更多的解释和讨论。

参考文献

Bertolucci, L.F. (2011) Pandiculation: Nature's way of maintaining the functional integrity of the myofascial system? *J Bodyw Mov Ther.* 15(3): 268–280.

Calais-Germaine, B. (2005) *Anatomy of Breathing.* Seattle: Editions DesIris.

Conrad, E. (2007) *Life on Land.* Berkeley: North Atlantic Books.

Findley, T.W. & Schleip, R. (2007) *Fascia research: basic science and implications for conventional and complementary healthcare.* Munich: Elsevier Urban & Fischer.

Horvath, J. (2002) *GYROTONIC® presents GYROTONIC EXPANSION SYSTEM®*, New York: *GYROTONIC®* Sales Corporation.

Ingber, D. (1998) The architecture of life. *Scientific American Magazine.* January.

Müller, D.G. & Schleip, R. (2012) Fascial Fitness: Suggestions for a fascia-oriented training approach in sports and movement therapies. *In: Fascia, the tensional network of the human body.* Edinburgh: Churchill Livingstone.

Stecco, C., Porzionato, A., Lancerotto, L. et al. (2008) Histological Study of the deep fascia of the limbs. *J Bodyw Mov Ther.* 12(3): 225–230.

Van der Wal, J. (2009) The architecture of the connective tissue in the musculoskeletal system: An often overlooked functional parameter as to proprioception in the locomotor apparatus. In: Hujing, P.A., et al., (Eds.) *Fascia research II: Basic science and implications for conventional and complementary health care.* Elsevier GmbH, Munich, Germany.

Vleeming, A. (2007) *Movement, Stability and Lumbopelvic Pain.* Edinburgh: Churchill Livingstone.

延伸阅读

Benjamin, M. (2009) The fascia of the limbs and back – a review. *Journal of Anatomy.* 214(1): 1–18.

Fukashiro, S., Hay, D.C. & Nagano, A. (2006) Biomechanical behavior of muscle-tendon complex during dynamic human movements. *J Appl Biomech.* 22(2): 131–47.

Fukunaga, T., Kawakami, Y., Kubo, K. et al. (2002) Muscle and tendon interaction during human movements. *Exerc Sport Sci Rev.* 30(3): 106–110.

Maas, H. & Sandercock, T.G. (2010) Force transmission between synergistic skeletal muscles through connective tissue linkages. *J Biomed Biotechnol.* Article ID 575672.

Müller, D.G. & Schleip R. (2011) Fascial Fitness: Fascia oriented training for bodywork and movement therapies. [Online] Sydney: *Terra Rosa e-magazine.* Issue no. 7. Available from: http://www.scribd.com/fullscreen/52170144&usg=ALkJrhhvc3ughAKnmhBGk6B1r-0Olcg2Pw [accessed 1 April 2013]

Muscolino, J.E. (2012) Body mechanics. *Massage Therapy Journal.* [Online] Available from: http://www.learnmuscles.com/MTJ_SP12_BodyMechanics%20copy.pdf [accessed 1 April 2013]

Myers, T.W. (1997) The Anatomy Trains. *J Bodyw Mov Ther.* 1(2): 91–101.

Stecco, C., Porzionato, A., Lancerotto, L. et al. (2008) Histological Study of the deep fascia of the limbs. *J Bodyw Mov Ther.* 12(3): 225–230.

Zorn, A. & Hodeck, K. (2012) Walk With Elastic Fascia – Use Springs in Your Step! In: Dalton, E. *Dynamic Body.* Freedom From Pain Institute.

第 15 章

如何在舞蹈中训练筋膜

Liane Simmel

引言

舞者,特别是芭蕾舞者在街上很容易被认出,因为她们看起来与其他人很不一样。她们的走路方式使身体表现出一种“连通性”,不是只用双腿在走路,而是一个轻盈的、有弹性的、优雅的高质量动作。

舞者通过自己的身体经验来教学,一代又一代的舞者和舞蹈老师的身体知识在舞蹈教室内传递,由每一位舞者去修编,并在各种不同的身体“类型”中用实践效果去检验。舞蹈提供了一个身体技能和运动知识的丰富来源,虽然这些知识还没有被科学证明。

自 20 世纪 80 年代以来,从医学角度看舞蹈变得越来越流行。早期,在新的舞蹈医学领域主要关注于舞者的健康、她们的工作环境、典型的舞蹈损伤和损伤预防(Allen & Wyon,2008)(Hincapié 等,2008)(Jacobs 等,2012)(Laws 等,2005)(Leanderson 等,2011)(Malkogeorgos 等,2011)(Simmel,2005)。类似于运动医学的发展,其关注点从运动损伤的管理发展为一个更广泛的运动医学定义(Brukner & Khan,2011)。从舞者身体专长、运动学习能力和舞蹈的综合训练方法等出发,舞蹈医学正在扩大其视野。(Ewalt,2010)(Twitchett 等,2011)(Wyon,2010)。它是医学研究、运动医学和运动科学领域知识的扩展,同时能对许多传统的舞蹈训练方法有更深入科学的理解。

舞者的高度柔韧性(Hamilton 等,1992)、优越的平衡性(Bläsing 等,2012)(Crotts 等,1996)和整体动作的协调性(Bronner,2012)的结合使她们灵活而优雅。舞者似乎是一个训练有素的筋膜系统的理想模型。这就引发一个问题:舞蹈是如何训练并为筋膜的健康提供支持的?

许多舞者形容他们的舞蹈训练是一种出色的身体连通性训练。一位舞者,在她转向第二职业时描述道:“我找不到任何其他的体育训练能像舞蹈训练一样提供全身整体的训练感觉。在上完芭蕾舞课后,我感觉头到脚都得到了训练。”近来,与筋膜相关的研究领域在不断扩大,这可能有助于我们用科学的方式解释这种身体经验。同时,从筋膜训练角度来支持现今的舞蹈训练,并且加入更多的新思想,这可能会进一步提高筋膜健康训练的有效性(第 11 章)。

舞蹈训练

与那些专注于可测量外部目标的体育运动相比,舞蹈不仅将重点放在外形和运动结果上,也强调舞者体内的感知能力和感觉意识(Hanrahan,2007)(Koutedakis & Jamurtas,2004)。身体内在的感知、分类和反应能力创造了一位富有经验的舞者。舞蹈似乎是强大的运动表现能力和超高的身体知觉意识之间的一种特殊连接。

当谈到舞蹈和舞蹈训练时,你必须牢记

不同舞蹈技巧之间的巨大差异。古典芭蕾、现代舞、当代舞、街舞、霹雳舞，踢踏舞或黑人舞蹈；几乎所有舞蹈风格都可以在舞台上看到或者成为舞蹈编排中的一部分。这种多样性的舞蹈风格对舞者的身体提出了很高的要求。显然，没有一个特殊的训练方法可以适用于所有舞者（Angioi 等，2009）（Wyon 等，2004）。即使在今天，对许多舞者来说，古典芭蕾既是她们的舞蹈事业基础也是她们的日常训练项目。甚至是舞蹈公司，主要表演当代舞或舞蹈剧，他们依然更倾向于为舞者提供日常的芭蕾舞课程。这些课程具有丰富的躯体原理和现代舞元素，似乎是有利的训练方法，其中大部分是在实践中发展的，经过了反复试验和试错，但还没有得到科学研究的证实。

随着躯体运动教学在舞蹈中的融合，聆听身体和感觉知觉的回应，有意识地探询运动习惯和改变运动模式（Eddy，2009），成为了舞蹈教学的重要工具。舞蹈和躯体技巧相互影响，并与舞者的经验产生相互的影响（Bartenieff & Lewis，1980）。通过强调身体内部的视角，舞蹈刺激了身体的本体感觉和内感受。密度最高的本体感受器和内感受器受体在筋膜组织内（Schleip 等，2012）（第 1 章）。所以，筋膜网在内在感知中扮演着重要的角色。因此，筋膜网络与身体意识的训练似乎是密切相关的。

筋膜的健康

“形态服从功能”是美国雕塑家 Horatio Greenough 提出的观点，这一观点强调了建筑领域中的有机原则（McCarter，2010）。这一观点被许多塑身方法引证，展现出身体组织结构令人惊叹的适应性。身体如何被运用，个体组织在应力下以何种方式影响其形成和结构。这一原则是许多舞蹈训练的基础。通过有针对性的舞蹈训练可以让身体组织相应地改变以适应增加的张力。

有研究显示，筋膜组织特别能适应有规律的“应力”。当生理应力增强时，它会对负荷模式进行反应，重塑胶原纤维网络结构，从而改变长度、强度、弹性和不断增加抗剪切力（Müller & Schleip，2012）（Chapter 11）。相反，老化和缺乏运动会导致更随意和更多方向的胶原纤维排列，使筋膜网的弹性逐渐降低（Järvinen 等，2002）（第 1 章）。因此，筋膜的局部结构反映了个体过去的应力和运动需求。

要达到人体筋膜纤维的适应效应，应力需要超过正常的日常活动程度（Arampatzis，2009）。建议运用一个特定的筋膜训练方案，刺激成纤维细胞建立一个弹性的纤维结构（第 2 章）。施加在筋膜组织的多向伸展运动，能够同时运用到筋膜的弹性，有特殊的效果。许多舞蹈训练需要更大的活动范围和多种活动角度，舞蹈提供了种类繁多的训练强度来维持筋膜组织的弹性和抗剪切力。

舞蹈对筋膜网既有训练也有挑战。不同于其他体育运动，舞蹈动作综合了左右两侧以及向前和向后。通过这些多方位的整体运动，舞蹈可以做出种类繁多的动作，这就需要一个高剪切力的筋膜系统。此外，通过强调力线和身体摆位，舞蹈支持着筋膜网络的塑形。因为柔韧性训练是大多数舞蹈课程的内容，所以舞蹈可以增加全身肌筋膜的活动性。反向运动，动态肌肉负荷和筋膜反弹是许多舞步的一部分。这些动作挑战了筋膜组织的弹性存储能力（第 10 章）。此外，通过在舞蹈表演的同时关注身体内部意识，舞蹈可以触发新的本体感觉。

舞蹈促进筋膜健康的方式：

- 多方向的全身运动；
- 身体力线和摆位；
- 针对性的柔韧性训练；
- 反向运动，动态肌肉负荷和筋膜反弹；
- 新的本体感觉。

舞蹈训练中的筋膜重点

虽然筋膜的研究才刚开始包含一些特殊的舞蹈元素、舞蹈练习和舞蹈矫正,以处理结缔组织。但是一些筋膜健身训练原则同样适合舞蹈(Müller&Schleip,2012)(第11章)。接下来将对舞蹈所作的筋膜健身训练进一步说明,同时为常规的筋膜健身训练提供一些辅助的舞蹈理念。

筋膜释放

研究显示,缺乏运动会很快促使筋膜组织发生额外"交联"(Järvinen等,2002)。筋膜网络的伸缩性和抗剪切力是整体活动性的重要前提,这似乎是一个自然条件。在日常运动习惯中,我们都没有用到全部的关节活动范围,相反,坚持习惯性的运动模式,将进一步限制我们的动作范围并减少活动性。这时可运用针对性的舞蹈松动练习。下面介绍一个应用于背部筋膜网的特殊筋膜释放技术。

训练:后侧筋膜的释放

这个练习将从颈部到足跟逐步释放后侧筋膜。站立时,双脚平行打开与髋同宽,双手交叉放于后脑勺,从头部开始慢慢往下卷动,当感觉脊柱后有拉伸感时,停止"卷动",轻轻地用双手增加头部的压力,对抗背部肌肉做等长收缩,保持8秒,然后继续慢慢往下卷动,停在任何感觉到有新的牵伸感的位置,重复动作,直到达到可能达到的最深的牵伸位置(图15.1)

训练:足底筋膜的释放

这个练习的重点是在释放足底筋膜的同时给后侧筋膜施加预负荷。在瑜伽"下犬式"的姿势下,双脚平行打开与髋同宽,感觉脚掌和双手与地面连接,把重点放在后侧筋膜的伸展上,将重心转移到手上并且利用脚掌的弹性慢慢的一步一步地靠近双手,来增加后侧筋膜的伸展(图15.2)。

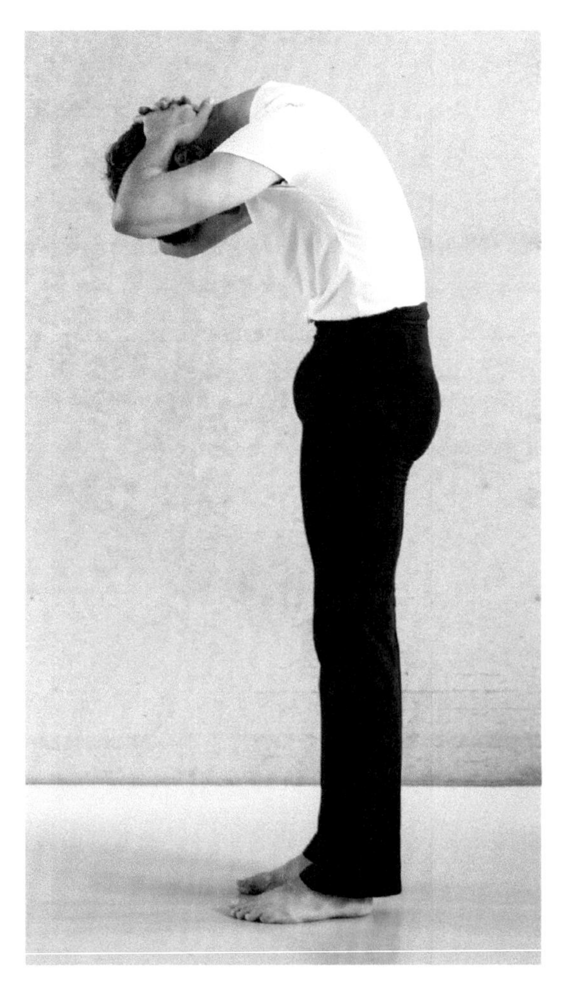

图15.1 背侧筋膜释放

多样化拉伸

筋膜的纤维系统主要是通过拉力而不是压力塑形(Schleip & Müller,2013)(第11章)。事实是,关节活动度的减少通常伴随着老化,不同筋膜层之间抗剪切能力降低,因而强烈建议通过有规律的拉伸以重塑、训练和保养筋膜组织。使用不同类型的拉伸方式似乎比只坚持一个方法更有效。因此,推荐交替进行不同角度的慢动作伸展、动态伸展和弹动性伸展(Chaitow,2003)。研究显示,快速动态拉伸结合反向预备动作将对筋膜的训练更

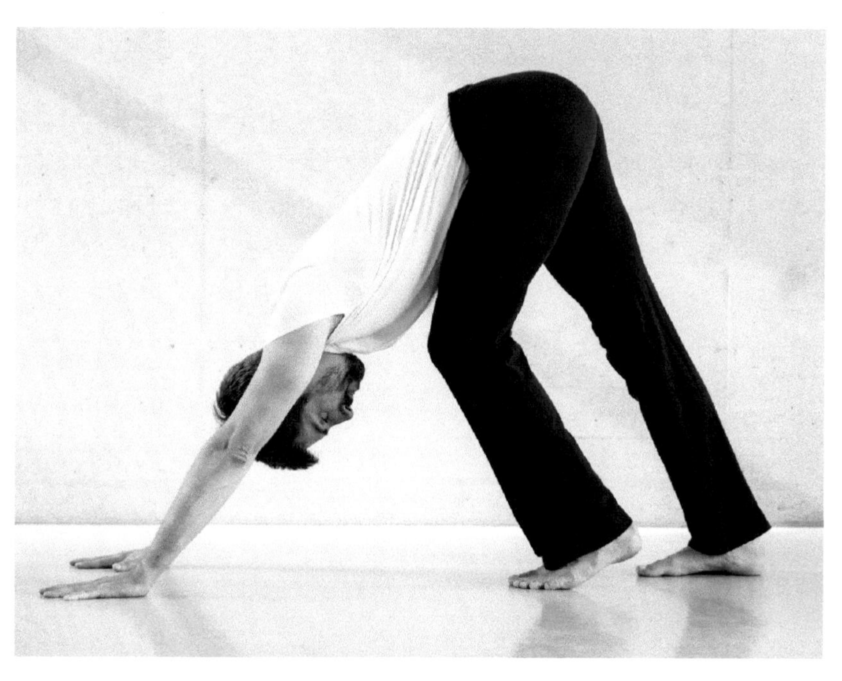

图 15.2　足底筋膜的释放

有效。(Fukashiro 等人,2006)(第 11 章)。

舞蹈在整个训练过程中使用多样化的手段促进伸展和柔韧性,被动拉伸是增加柔韧性的常规方式。典型的多向运动随着微小的角度变化,在加深伸展的同时为筋膜系统提供有效的训练。大多数舞步中自然的融入了主动的动态伸展。每次高踢腿都延长筋膜组织并使筋膜纤维处于拉力状态。腿部在动态摆动中(第 11 章)无论是躺着还在站在地板上,都刺激串联的腱和腱膜组织纤维。那么是什么使得这些舞蹈中的拉伸方式卓有成效? 是当身体专注于延伸和扩展动作幅度时长筋膜链的参与。参与到运动中的筋膜链越长,拉伸看起来就越有效(Myers,1997)(第 6 章)。

训练:腿后侧的动态伸展

为了更全面地刺激筋膜组织,这个练习在肌肉延长的位置利用动态的肌肉加载模式使肌肉短暂激活。因此,Müller 和 Schleip (2012)提出了在有效活动范围末端进行柔和的有弹性的反弹(第 11 章)。直立,双脚平行并打开与髋同宽,前脚掌站在一级楼梯上。要注意脚跟与头部之间的连接,不要让头部过于紧张,然后慢慢降低脚后跟,在有效动作的末端进行柔和的弹性反弹,使足跟降得更低。在最深的伸展位置时用小腿肌肉的等长收缩来完成练习(图 15.3)。

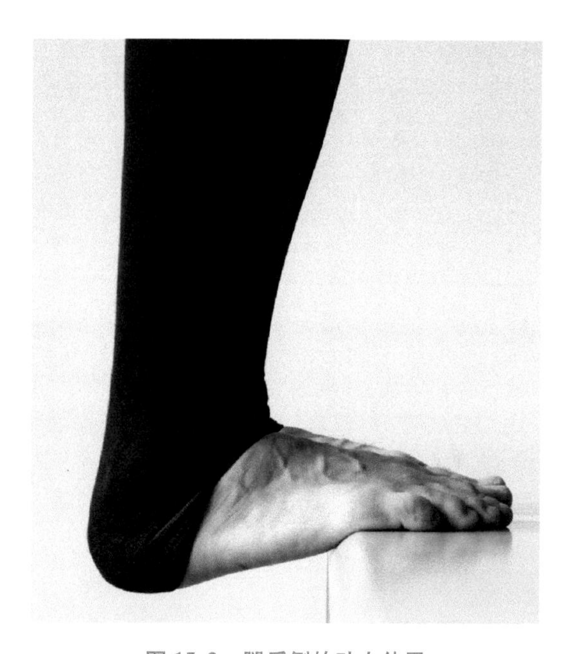

图 15.3　腿后侧的动态伸展

预负荷-反向运动

筋膜组织的弹性是其拥有较高储存能量能力的关键。利用筋膜纤维的动态反弹效应来达到一个充满活力且有弹性的动作，这不仅仅体现在跳跃和奔跑中，也体现在日常活动如步行(Sawicki 等，2009)(第 17 章)。一个动作对速度和动量的要求越高，筋膜系统的弹性就越重要。在一个健康的筋膜系统中，主动施加预负荷的筋膜组织在动作开始之前可以促进动态推动。这可通过利用一个轻微的反向动作作为起始，以此使筋膜纤维处于预负荷状态。在实际运动中，存储的能量利用筋膜组织的反弹效应，即通过被动弹性回缩而使其主动释放(第 10 章)。

反向预备动作见于常规舞蹈动作中。许多舞蹈训练以实施能量加载作为舞步的预备动作。在跳跃或准备旋转前使用深的 demi-plié(芭蕾舞术语-膝盖屈曲但脚跟不离地)，此时加载负荷的筋膜组织将允许筋膜系统以一个动态的被动弹性回缩来作为实际动作的开始(Diehl & Lampert，2011)。落、弹回、恢复的原则被使用在许多反向预备动作的舞蹈技巧中，这对筋膜组织的预负荷和反弹能力似乎是一个理想的训练。在身体向后弯曲前先呼吸，增加筋膜的弹性张力从而延长脊椎，减少椎间盘和椎间关节的压力。

练习：摆腿

这个练习的重点是后侧筋膜链的预负荷。仰卧，屈双膝，双脚平行与坐骨对齐。将右侧膝盖放到左侧，让右腿沿着地板向左侧摆动，从而将骨盆旋转到左边。整个右侧的后筋膜链从肩到脚都得到预负荷，在其负载能力的末端维持住，再沿着地面摆动回起始位置。然后换到左侧，开始向右摆动，使左侧后筋膜链预负荷。重复左右交替摆动，使筋膜链预负荷，在预负荷的末端做被动回弹动作。

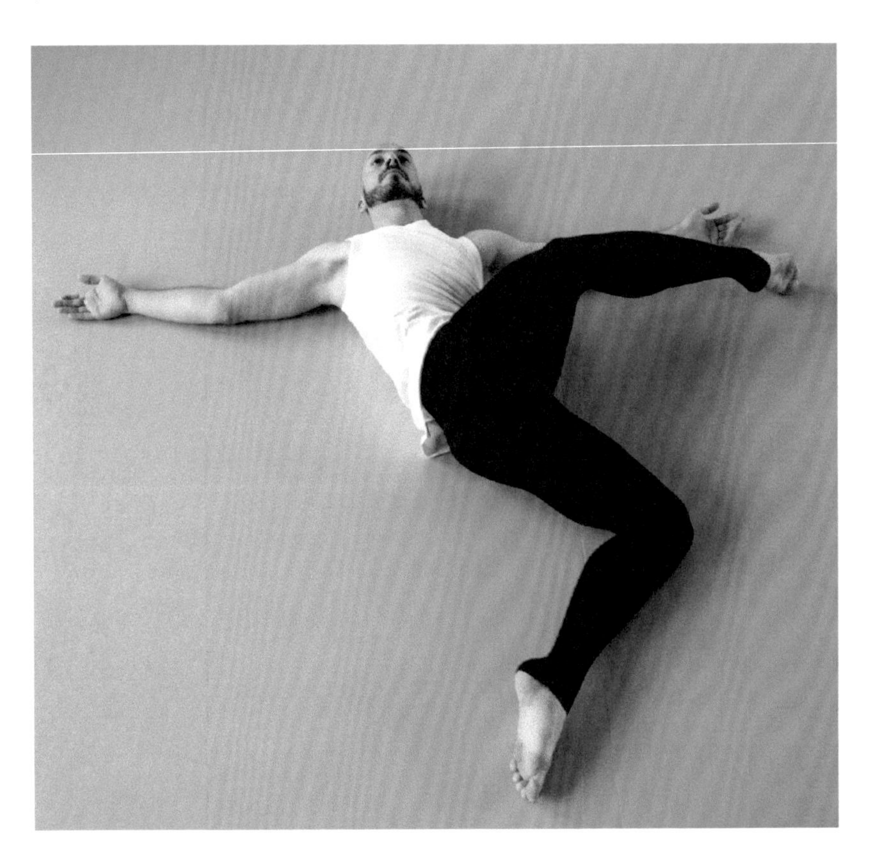

图 15.4 摆腿

循环训练

当筋膜组织处于应力的状态下，液体在应力区被压出，类似海绵被挤压。当应力被释放，这个区域会被来自周围组织、淋巴网络和血管系统的液体重新填充（Schleip 等，2012）。个体加载和卸载阶段的持续时间是促进补液的最佳时机。由于短暂的停顿，让组织有机会吸收营养液来促进筋膜代谢。循环训练有针对性地打破了高应力的轮换周期，因此，这是筋膜健身训练的推荐组成部分。

通常情况下，节奏在舞蹈中起着重要的作用，使用音乐作为一个外部的“起搏器”，通过专注于个体的呼吸模式或运动本身的内在韵律，自然地在舞蹈中有节奏地加载和卸载筋膜组织，在伸展和释放、延长和收缩之间交替。因此，许多舞蹈练习实施循环筋膜训练来维持筋膜的健康。

筋膜意识

良好的协调性和个人的整体连通性意识是舞蹈基本要素，使动作流畅地贯穿身体，注重保持身体力线的对齐和延长，促使注意力集中于筋膜网络。舞蹈，尤其现代舞，集中于身体内部的沟通和结缔组织间的伸展，实现了种类繁多的筋膜意识训练。

练习：在地板上摆动背部筋膜

将重点放在促进背部筋膜的流动性上。仰卧位，双腿平行于双脚并保持足背屈，脚后跟固定在地板上，有节奏地屈曲双脚使动量持续延伸到头部，轻柔地屈伸上颈椎关节，借助双脚的推动力去感觉脚趾到头部的连接，并让头部产生运动。

练习：全身意识连接

延长和调动体侧筋膜链：仰卧位，双腿伸直，手臂向两侧打开，手掌朝向天花板。从右脚开始推动，让骨盆和脊柱随着右腿慢慢地向左侧移动，直到右腿与左腿交叉，不要让右侧的手臂和肩膀离开地面。保持动态伸展，右手臂和右腿之间相互牵拉。回到起始位置的同时比较一下身体两侧的感觉，然后继续进行左侧的运动（图 15.5）

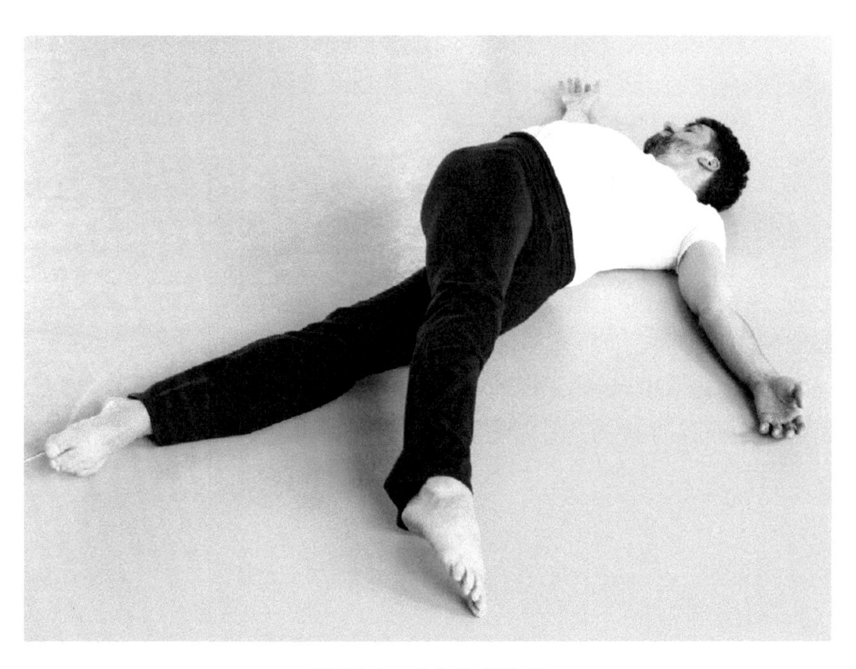

图 15.5　全身意识连接

通过舞蹈辅助筋膜训练

舞蹈除了为筋膜提供一个广泛的选择性训练,也给维持和加强整体筋膜训练提供了有价值的辅助理念。虽然这些练习得到了身体的反馈,但并未被科学证明。他们已经被一代又一代的舞者所应用,并且帮助那些著名的舞者获得"整体的连接"。通过对身体两侧进行同样的练习,舞蹈为身体提供了全身性的平衡。关于筋膜训练,有四种运动原则,这几乎是每个舞蹈训练的基础,在特定的筋膜健身训练中运用可以提高其有效性。

通过特定的舞蹈动作原则来增加筋膜健身训练:

- 对立意识;
- 延长;
- 反向运动;
- 动量和回弹。

对立意识是身体连接的关键。作为一个练习的预备,舞者关注受动作影响的特定身体部位及这些部位的连接和分离。这将形成空间感和两个相对身体部位之间连接的延长。例如:当上半身向右侧弯曲时,左脚稳固地与地面接触,头部和左脚这两个对立的身体结构保持连接,从而使左侧身体的筋膜组织得到延长和拉伸。

当抬起一条腿或使用手臂来表演舞蹈动作时,舞者倾向于四肢的延长,随着进入周围空间的动作意象不断扩展,舞者扩大了他们的身体边界。从筋膜训练的角度看,延长的四肢可以进一步加载和预先伸展筋膜组织。

在舞蹈中保持平衡是至关重要的。为了达到自然平衡,舞者在舞蹈动作中利用微小的反向动作来稳定和获得反向应力。例如:当把右腿放到背后时,让脊柱做一个向左的微小旋转来维持平衡(图 15.6)这说明微小的反向动作允许加载相应的筋膜组织。

跳跃、在地板上滚动或举起,所有这些舞蹈动作需要一个精准时机来推动。就像一只猫悄无声息地跳跃落地要求筋膜组织有很高的弹性,让身体突然跳起来需要在准备动作中预先加载筋膜纤维。将动量和回弹应用到日常活动中,例如:在快走和爬楼梯时利用弹性回弹来实施筋膜健身训练(第 11 章)。

虽然这些舞蹈动作的原则对筋膜的影响还需要进一步研究,但把这些原则运用到筋膜健身训练中或许能够增加诸多有益效应,并提高训练效率。

舞蹈使用各种各样的筋膜训练技巧和原理,这些技巧和原理被日益增强的证据推荐和支持着。在实际应用中,舞蹈为筋膜健身训练提供进一步的研究思路。然而,舞蹈高度复杂和整体结合的运动模式,对使其科学化提出了挑战性。进一步研究舞者身体专长可能有助于加深对筋膜结构的了解和增强它们的可训练性。

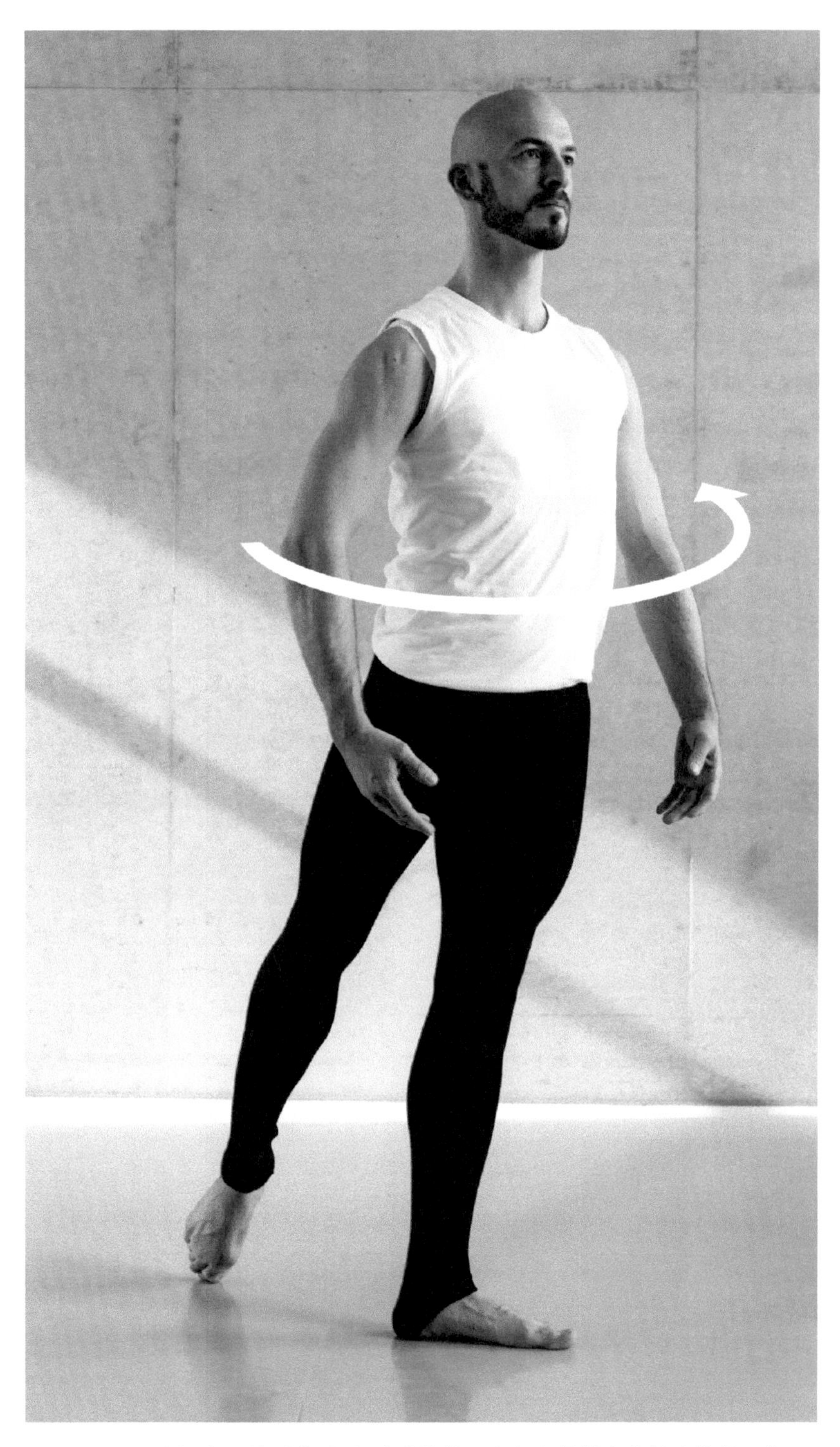

图 15.6　当把右腿放到背后时，让脊柱做一个向左的微小旋转来维持平衡

参考文献

Allen, N. & Wyon, M. (2008) Dance Medicine: Artist or Athlete? *Sportex Medicine* 35: 6–9.

Angioi, M., Metsios, G.S., Metsios, G., Koutedakis, Y. & Wyon, M.A. (2009) Fitness in contemporary dance: a systematic review. *Int J Sports Med* 30(7): 475–484.

Arampatzis, A. (2009) Plasticity of human tendon's mechanical properties: effects on sport performance. *ISBS – Conference Proceedings Archive* 1(1).

Bartenieff, I. & Lewis, D. (1980) *Body Movement: Coping with the Environment*. Routledge.

Bläsing, B., Calvo-Merino, B., Cross, E.S., Jola, C., Honisch, J. & Stevens, C.J. (2012) Neurocognitive control in dance perception and performance. *Acta Psychol* 139(2): 300–308.

Bronner, S. (2012) Differences in segmental coordination and postural control in a multi-joint cancer movement: Développé arabesque. *J Dance Med Sci* 16(1): 26–35.

Brukner, P. & Khan, K. (2011) *Brukner & Khan's Clinical Sports Medicine*. Australia: McGraw-Hill Book Company.

Chaitow, L. (Ed). (2003) 'The stretching debate' Commentaries by: J. Beam, DeLany, J. Haynes, W., Lardner, R., Liebenson, C., Martin, S., Rowland, P., Schleip, R., Sharkey, J., & Vaughn, B. Response by: Herbert, R. & Gabriel, M. *J Bodyw Mov Ther*. 7(2): 80–98.

Crotts, D., Thompson, B., Nahom, M., Ryan, S. & Newton, R.A. (1996) Balance abilities of professional dancers on select balance tests. *J Orthop Sports Phys Ther*. 23(1): 12–17.

Diehl, I. & Lampert, F. (Eds). (2011) *Dance Techniques. 2010:* Tanzplan Germany (1. Aufl.). Leipzig: Seemann Henschel.

Eddy, M. (2009) A brief history of somatics practices and dance: historical development of the field of somatic education and its relationship in dance. *Journal of Dance and Somatic Practices* 1(1): 5–27.

Ewalt, K.L. (2010) Athletic Training in Dance Medicine and Science. *J Dance Med Sci*. 14(3): 79–81.

Fukashiro, S., Hay, D. & Nagano, A. (2006) Biomechanical behavior of muscle-tendon compl. *J Appl Biomech* 22(2): 131–47.

Hamilton, W., Hamilton, L., Marshall, P. & Molnar, M. (1992) A profile of the musculoskeletal characteristics of elite professional ballet dancers. *Am J Sports Med* 20(3): 267–273.

Hanrahan, S.J. (2007) Dancers perceptions of psychological skills. *Rev Psicol Deporte* 5(2).

Hincapié, C.A., Morton, E.J. & Cassidy, J.D. (2008) Musculoskeletal Injuries and Pain in Dancers: A Systematic Review. *Arch Phys Med Rehabili*. 89 (9): 1819–1829.

Jacobs, C.L., Hincapié, C.A. & Cassidy, J.D. (2012) Musculoskeletal Injuries and Pain in Dancers. *J Dance Med Sci*. 16 (2): 74–84.

Järvinen, T.A.H., Józsa, L., Kannus, P., Järvinen, T.L.N. & Järvinen, M. (2002) Organization and distribution of intramuscular connective tissue in normal and immobilized skeletal muscles. An immunohistochemical, polarization and scanning electron microscopic study. *J Muscle Res Cell Motil*. 23(3): 245–254.

Koutedakis, Y. & Jamurtas, A. (2004) The Dancer as a Performing Athlete: Physiological Considerations. *Sports Med* 34(10): 651–661.

Laws, H., Apps, J., Bramley, I. & Parker, D. (2005) *Fit to Dance 2: Report of the Second National Inquiry Into Dancers' Health and Injury in the UK*. Regina Saskatchewan, Canada: Newgate Press.

Leanderson, C., Leanderson, J., Wykman, A., Strender, L.-E., Johansson, S.-E. & Sundquist, K. (2011) Musculoskeletal injuries in young ballet dancers. *Knee Surg Sport Tr A*. 19(9): 1531–1535.

Malkogeorgos, A., Mavrovouniotis, F., Zaggelidis, G. & Ciucurel, C. (2011) Common dance related musculoskeletal injuries. *Journal of Physical Education & Sport* 11(3): 259–266.

McCarter, R. (2010) *Frank Lloyd Wright*. (6th edition). London: Reaktion Books.

Müller, D.G. & Schleip, R. (2012) Fascial Fitness. In *Fascia: The Tensional Network of the Human Body. The Science and clinical application in manual and movement therapy* (S. 465–75). Elsevier.

Myers, T.W. (1997) The Anatomy Trains. *J Bodyw Mov Ther*. 1(2): 91–101.

Sawicki, G., Lewis, C. & Ferris, D. (2009) It pays to have a spring in your step. *Exerc Sport Sci Rev*. 37(3): 130–138.

Schleip, R., Duerselen, L., Vleeming, A., Naylor, I.L., Lehmann-Horn, F., Zorn, A., Jaeger, H. & Klingler, W. (2012) Strain hardening of fascia: static stretching of dense fibrous connective tissues can induce a temporary stiffness increase accompanied by enhanced matrix hydration. *J Bodyw Mov Ther*. 16(1): 94–100.

Schleip, R., Findley, T.W., Chaitow, L., (Eds), P.A.H., Myers, A.T., Willard, F.H. et al. (2012) *Fascia: The Tensional Network of the Human Body: The Science and Clinical Applications in Manual and Movement Therapy*. Churchill Livingstone Elsevier.

Schleip, R. & Müller, D.G. (2013) Training principles for fascial connective tissues: Scientific foundation and suggested practical applications. *J Bodyw Mov Ther*. 17(1): 103–115.

Simmel, L. (2005) *Dance Medicine - The dancer's workplace. An introduction for performing artists*. Berlin: Unfallkasse.

Twitchett, E.A., Angioi, M., Koutedakis, Y. & Wyon, M. (2011) Do increases in selected fitness parameters affect the aesthetic aspects of classical ballet performance? *Med Probl Perform Ar. 2*. 6(1): 35–38.

Wyon, M.A. (2010) Preparing to Perform Periodization and Dance. *J Dance Med Sci*. 14(2): 67–72.

Wyon, M., Abt, G., Redding, E., Head, A. & Sharp, N.C.C. (2004) Oxygen uptake during modern dance class, reheasal, and performance. *J Strength Cond Res*. 18(3): 646–649.

延伸阅读

Clippinger, K. (2007). *Dance Anatomy and Kinesiology*. Champaign: Human Kinetics.

Franklin, E. (2012) *Dynamic Alignment Through Imagery*. Champaign: Human Kinetics.

Solomon, R., Solomon, J. & Minton, S. (2005) *Preventing Dance Injuries. An interdisciplinary perspective*. Champaign: Human Kinetics.

Todd, M. (2008) *The Thinking Body*. Gouldsboro: Gestalt Journal Press.

Welsh, T. (2009) *Conditioning for Dancers*. Gainesville: University Press of Florida.

第 16 章

武术中的肌筋膜秘诀

Sol Petersen

我们生活在两个世界，一个在我们的皮肤里面，另一个在外面。幸存的忍者或狩猎野猫的生存依赖于他们对两个世界的警觉和忍耐。身体的意识就是我所说的认知和活力。这在武术大师身上得以充分体现。身体的意识是一种身体对内对外的平静的和开放的状态，包括感官刺激，如压力、触摸、伸展、温度、疼痛、刺痛、肢体运动和空间位置觉，视觉、听觉及嗅觉。身体意识的一个整体表现是筋膜意识：即在静态或动态中感受我们身体肌筋膜网的能力。我们能开发技巧并建立结缔组织（第 1 章）的弹性势能，可以用一些协调的、可控的武术训练，如太极、空手道和功夫来发展这个技能，然后把这种可控的能量运用到需要爆发力的高速运动中。

在防卫和攻击中拥有终极力量和良好意识是自古以来就有的追求。两千年前的武术家们直觉地知道一些训练肌力的方法，直到现在才被科学证明是有效的。少林和太极武术家们都认识到了调理和加强筋膜及结缔组织来生成和固守人体之气（生命力）的重要性。

有研究表明，因为器官的稳定和本体感觉的定位使肌筋膜最终得到它应有的重视。事实上，大多数的肌肉骨骼损伤是由结缔组织和筋膜受到不适当的负荷引起的，而不是肌肉本身。因此，筋膜是巅峰表演和训练中必须考虑的一个重要因素。现代筋膜研究的开拓者比传统研究者对筋膜的定义更为广泛。他们认为筋膜作为结缔组织的软组织成分形成一张互联的、有张力的网络贯穿整个人体。它包括肌腱、韧带、关节和器官外膜、细胞膜、致密的片状结构和柔软的胶原层（第 1 章）。基于对筋膜组织的张力整体性、压力响应性以及新发现的本体感受性的认识，筋膜健身理念开始强调弹性的训练。尤其强调压力负荷下的筋膜调理和水分保持（第 11 章）。

本章揭示了当前研究的应用以及如何通过体育锻炼和身体的意念来获得筋膜健康，是武术大师的成功秘诀之一。

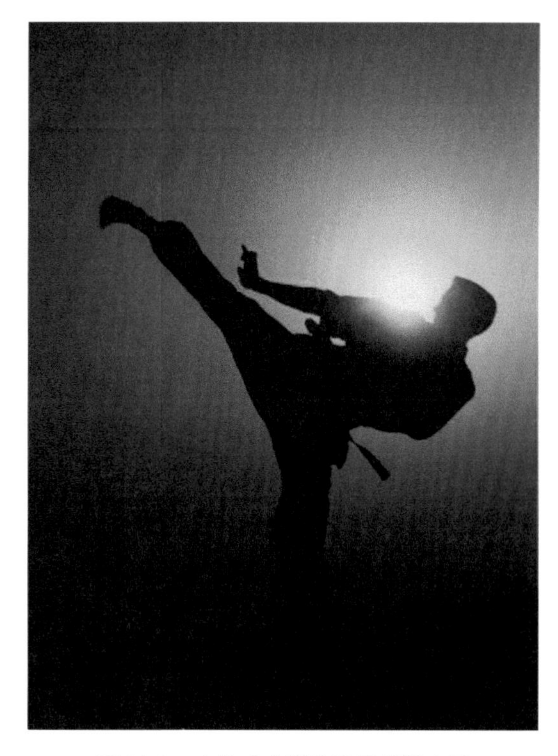

图 16.1　少林功夫训练发展筋膜力量
SiFu Pierre YvesRoqueferre

心和神：

我们武术训练的能力是我们的心灵、精神、动机以及对自己在宇宙中位置的理解。否则，我们怎么会有激情去练功以追求登峰造极？武术中的气伴随着我们的心灵和思想最深处的意念，根据 Chia 教授的理论，也伴随我们的筋膜层面。筋膜在铁布衫气功中极为重要；其作为最无处不在的组织，被认为是气运行的通道，气沿着针灸的经络输布。(Chia，1988)。

在生活中有些特殊情况，例如一个女人通常并不强大，但为了挽救她的孩子却有力量举起一辆汽车。她的震惊、恐惧和欲望使她超越了平常的能力。她的肌肉显然不够强壮到举起汽车。她是怎么做到的？也许就像袋鼠一样，它也没有足够强壮的肌肉来跳得很远，但可以用肌腱和筋膜力量(第 10 章)

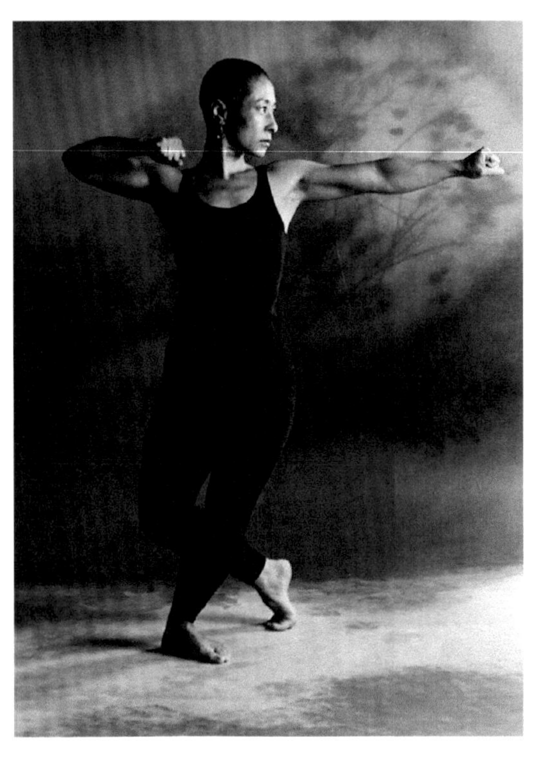

图 16.2 气伴随着心和神
Harumi Tribble，舞者和编舞者

弹得很远，所以她无畏的精神和肌腱的力量使她超越了平常的体能极限。

Lee Parore 是 *Power Posture*(《动力姿势》)一书的作者和理疗师，他训练新西兰顶级运动员。前世界重量级拳击运动员的教练 David Tua 把意识看做是最重要的。他说“技术是高水平训练的关键，但是我们却经常着眼于错误的技术。最关键的并不是器械的训练和肌肉的体积，而是意识和自我意识，它是我们内在的一团火”(Parore，2013)。

筋膜意识，身体意识的一部分

Robert Schleip 认为结缔组织作为全身连接网络，是整个身体的监听系统：“现在科学已经承认这些神经支配密集的全身筋膜网络是我们的内感和本体感觉发生之处”(schleip，2013)，是我们的化身。事实上，筋膜比肌肉的神经支配更丰富。所以当我们说肌肉酸痛时，可能是感受到了筋膜酸痛或是我们的筋膜感到了肌肉酸痛(第 1 章)。

Cirque du Soleil 是马戏团的杂技演员，Marie Laure 在和她的伙伴表演时，把高度的心身合一和巨大的核心力量和耐力结合在一起。可以想象意识已经完全融入了她的筋膜或肌肉组织。相反，作为理疗团队的治疗师，当她们在新西兰旅行时，我感受到了她肌筋膜组织惊人的柔软度且她的体形并不壮硕。Stuart McGill 的观点与此一致，他在《达到体能与运动表现的极限》中说，“一名杰出运动员的特点是快速收缩和放松肌肉的能力，需要训练放松率((McGill，2004)。这个技能对于在踢和打中获取速度是至关重要的。

筋膜意识使武术练习者能够放松肌肉和筋膜，使他们完全投入到他们自己的内部和外部世界里。这使得武术家能使用他们的身体来感受他人身体平衡的细微差别，并操纵或转移他们发出的能量。

Huang Sheng Shyan 因擅长太极剑的发

力或弹力而著名。他的训练方法对肌肉、肌腱和筋膜的内部变化进行精确的关注。太极老师Patrick Kelly和作者谈到这种内部放松的意识:指在身体的每块肌肉在压强下拉长并积极延伸,而不是痉挛和缩短(或保持不变)。我们可以说秘密的基础就在这里:太极剑由意(意识)引领,由气推动,产生于根,并由伸展肌肉的波动在身体中传送(Kelly,2007)。高强度运动训练如果没有自我意识,就不会产生最好的结果。如果我们不发展我们内在和外在的感觉,就无法获得对我们周围的空间(我们的对手)或我们手中的剑的认识。很简单,我们的筋膜是一个重要的感觉器官,并且,筋膜意识是武术训练的一个重要环节。

构建筋膜弹性和筋膜网络

铁布衫是一种古老的功夫方法,能使我们深刻理解骨骼和筋膜的应力响应性。在沃尔夫定律中,一个健康的人或动物的骨头与所加载的负荷相适应。如果负荷增加,骨重塑本身并随着时间的推移会变得更强。铁布衫功夫通过对它们直接和逐步增加压力来增强肌肉、肌腱、筋膜鞘和骨头。这里重要环节是"逐渐地增加"。内部能量可视化与呼吸和身体调节相结合来化生气。"气产生,然后存储在筋膜层,在那里它就像一个缓冲垫保护器官(Chia,1986)。气在组织层之间这一概念有助于解释我在1981年在遇到的一位新加坡太极大师的经历。我在桌子边等他,想问问能否向他学习。他走出来,微笑着来到我的对面,用拇指和食指捏起我前臂的皮肤,在不同的地方来回滚动约十秒。他说,"可以,我可以看出你练习太极拳有一段时间了。好的训练使组织层之间有良好的弹性。"

Lau Chin-Wah是Huang师父的资深学生。我跟随他在马来西亚东部的古晋(Kuching)学习。我们的练习以塑形、推手和白鹤快拳为主。有时,Lau Chin-Wah只是挥动他的胳膊,仿佛那是一块巨大的湿抹布或绳子,打在一个石头墙上,而他显然没有伤到自己。他说,秘密是完全放松手臂肌肉和筋膜,通过和一个伙伴互相撞击前臂和小腿的训练方法使骨骼变得像钢铁一样。这在最初时极其痛苦,到了后来会变得容易些,在这个过程中可以改变软组织、骨骼以及骨髓(Chia,1988)。Chin-Wah谈到运用身体内部气的聚集来抵挡外部进攻的力量。他说,当他精神意念集中时,形神合一,此时他的筋膜、骨骼和软组织变得像坚不可摧的盔甲,使他能用头击碎一块沉重的屋顶瓦石,如同无物一般。我们的筋膜系统显然对外部不断增加的负荷有适应能力和并能够强化自身。

武术训练中筋膜健身方法的关键

放松的能力:速度产生的来源

在拳击训练中,拳击手需要变成释放肌肉张力的专家。一种真正放松的系统,不需要通过克服紧张来唤醒自己的即时反应。

"拳击时,你真正的速度和力量来源不是肌肉块,而是像蜘蛛侠一样坚韧而高弹的筋膜"(parore,2013)。在太极推手中,玩家如果不会用弹性的筋膜而是靠肌肉力量来对抗,就容易被推倒。黄师父在完全放松的同时又绝对稳定。推他就像是推空一样,然后被他顺势送了出去。

李小龙,著名的功夫大师,并不是一个大块头。身高只有1.7米(5英尺8英寸),体重68公斤(150磅)。他经常打败比他高大、强壮的对手。有一天,他向一个持怀疑态度的,粗壮的男人展示了他的寸拳,此人惊讶地发现自己飞出5米远,落在游泳池中。被问到他如何做到的,李小龙说,"为了产生强大的力量,首先你必须完全放松,聚集你的力

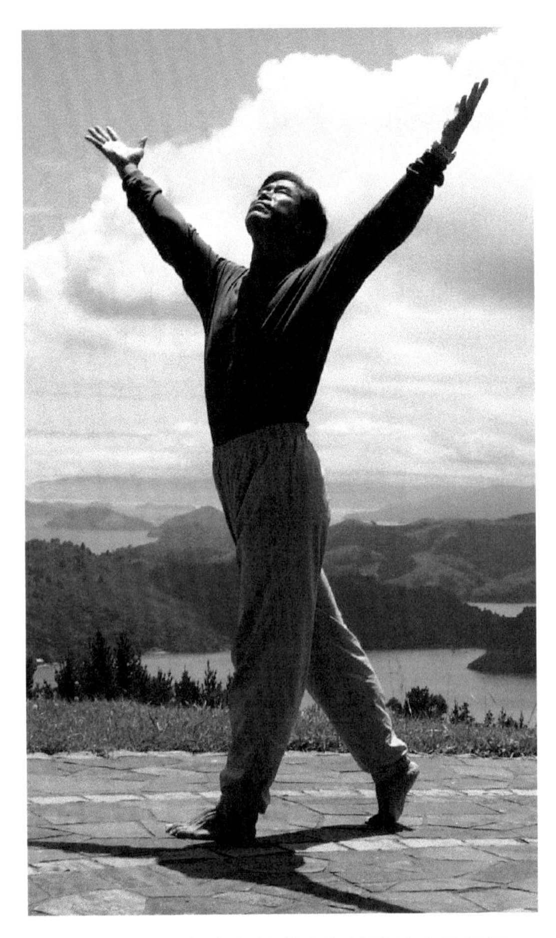

图 16.3 演示气在长的前方肌筋膜链中的运行 Master Li Jun Feng

量，然后集中你的意念和所有的力量去攻击你的目标"（Hyams，1982）。

筋膜弹力影响身体潜能

神经学家称身体周围的空间为近体空间（Rizzolatti 等，1997）。最近，脑电图已经证实了太极大师 Mak Ying Po 曾对我说过的话："你必须扩展你的感觉功能到你的身体周围。当你的剑在空间里移动时，要感知它的长度、剑尖的位置，仿佛它是你身体的一部分"（Mak Ying Po，1976）。同样，Blakeslees 在 *The Body Has a Mind of Its Own* 中说，"人体有自己的意识，你的肉体终止但你的自我意识没有终止，而是弥漫和混合于这个世界，包括其他生命。因此，当你有技术与信心骑一匹马时，你的身体意识和马的身体意识在共享空间内合而为一"（Blakeslee&Blakeslee，2007）。杂技拳脚大师和功夫大师都依靠高强度的运动训练与精确的身体意识的结合，这使他们能够毫不犹豫地对身体潜能领域的最细小变化做出反应。正如 Huang 师父说，"如果你在思考，那已经太晚了"（Huang，1980）。

张拉整体力量：稳定肌筋膜系统

那些筋膜矩阵研究把身体比做一个张力整体结构，一个张力完整的结构。不像一堆砖，我们的骨头之间相互并不接触，而是被软骨或软组织隔开，骨骼的位置关系由全身的肌筋膜系统的张力和距离维持：有点像帐篷。有趣的是，赤脚跑步的人比穿防护鞋跑步的人得胫纤维炎的少（Warburton，2001）。赤脚跑步者比穿常规跑鞋跑步者触地更轻、前足着地更多。

张拉整体的方式降低了传递到胫骨和关节上的应力，而且把这种应力分散到存储弹性能量的整个筋膜和骨骼框架上（第 10 章）。平衡练习，如松弛索，平衡板，瑞士球，攀岩等等，均可以挑战和训练我们的筋膜及内在的力量，增加自发张拉整体的适应能力。

我注意到 Cirque du Soleil 马戏团的杂技演员通过模仿动物伸展和玩耍来保持其核心稳定，通过持续的艺术实践和特殊训练来强化屈肌、伸肌、侧躯肌和臀部肌肉以保证三个维度的运动。这种核心的稳定和强化是过度运动的杂技演员避免损伤必不可少的。对于武术家，具有弹性和张拉整体性的躯体稳定能力是至关重要的。

寸拳：最微妙的反击准备

在拳击和咏春拳训练中我们能看到弹性负荷的价值，出拳前先张拉做好准备，然后突然释放形成爆发性的一击。而在实战中，这种提前准备的反向运动不被对方察觉才是最重要的。也许在格斗中,武术家用第二种方式,一个短暂持续预拉伸和预负荷的筋膜张拉整体网络储存能量,肌肉阻止回弹力的释放直至完美传递的精准时刻。(第 11 章)。

一位名叫 Alan Roberts 合气道的老师说:"在合气道中,Cheng Hsin 和 Jiu Jitsu 因为把进攻意图预先告知对手,所以探讨反向运动的预备实在没有意义。许多内在训练的目的是加强打击的速度与力量。这在剑术中更为关注,剑术中效率、速度、精度和一些意想不到的东西更被高度珍视(Roberts,2013)。黄(飞鸿)能毫不费力地把对手扔出几米以外,这在中国武术界众所周知。他并没有伸出手臂,与之相反,对手被弹出时几乎都在倒退,就好像触电了一样。太极拳,马步、凝神呼吸、运气于下丹田,在重心的转移过程中,系统的弹性负荷和预备的反向运动都在为聚力攻击而储备着。

The Principles of EffortlessPower(《轻松发力的原理》)的作者 Peter Ralston,在被问及关于李小龙寸拳时,把拳头放在此人胸前说:"不需要一英寸,他用几乎看不到的动作把我打出 6 米开外。

为了真正的弹性积极拉伸筋膜

我们的身体为主动负荷而设计的。身体是硬连接的移动,为了生存、为了快乐、为了创造性的自我表达,也为了最佳功能。我们的身体有一个固有的协调运动,它与大脑发育自然、同步地发展。这就是基本的动作和姿势。在进化过程中,人们下蹲、盘腿坐地、不时地赤足走路是理所当然的,这些也能培养他们的内在力量和筋膜的灵活性,并持续到老年。另一方面,许多西方人在青少年时期,当然也有人在长大以后,不能平足下蹲和端坐于地板。这种原始姿势、动作以及健康筋膜的功能缺失,在以坐椅子为主要姿势的时代越来越明显(Petersen,2009)。

我们的运动模式受困于我们的呼吸模式。每一次呼吸对肌筋膜系统都是一个物理和能量的刺激(第 11 章)。在武术中腹式和逆腹式呼吸是训练中一个不可分割的组成部分。在踢、打、挡和闪动作中,胳膊、躯干、腿的筋膜链在活动范围内充分有力,要求加强筋膜的伸展与弹性,无论是在身体的核心(内在力量的动力中心)还是整个呼吸机制中。

很多人发现拉伸的价值在武术训练中很宝贵。在动物世界中,不难看到长时间被动拉伸的经典动作。动物自然自发地卷动身体,主动拉伸身体和在地面或树上摩擦软组织和关节,这些帮助筋膜系统解压、补充营养和水分。(Bertolucci,2011)。如果我们拥有好的身体,拉伸更将是自然发生的,很少需要特殊训练(第 9 章)。

现在很多教练建议运动前不要做拉伸运动,而是热身以及活动关节和软组织。经验表明,在许多踢和出拳运动之前做正确、快速、动态的拉伸,对筋膜是有益的:软组织需要热起来及避免突然的动作。在极限范围内有节奏的弹跳也是有效的(第 10 章)。

"筋膜研究显示了组织的被动和主动融合。因此,当结合人体筋膜系统时,在我看来,目的是调整被动和主动的组织及其相互作用。这使得力量、速度和爆发力通过一个减少损伤性应力的系统达到最佳。这是一个比简单的拉伸更为高深的概念。调整组织以提高运动成绩,例如跳跃。如果腘绳肌过度拉伸,则只有肌肉的活性成分可以产生力量。但高水平的跳跃运动员通常会有更紧张的腘绳肌,可以加速肌肉、筋膜和结缔组织弹性回位,从而产生更大的合力。因此,过多的拉伸运动并不能解决问题。对于完成动作足够的移动度是必需的,但不必过多。肌肉产生力量,也调整筋膜。因此我们能达到更好的效果。"(McGill,2013)

通过 forms 和 Kata 方法训练筋膜来提高整体战斗力

黑带八段大师 Lance Strong 说:“为了准备应付复合的武术或真正的战斗状态,我们必须知道,功能性力量想要得到发展,不仅要锻炼主要肌群,还要提高筋膜的状态和灵活性”。Forms 和 Kata 训练对加强筋膜力量,以及在不同方向上运用力量的能力有巨大影响,同时还能保持身体的重心与平衡。实际上除了 Kata、太极、瑜珈和一些交叉训练,没有一种练习能够加强这种能力。与其他运动形式相比,空手道、太极拳和瑜伽以及一些交叉训练对发展这种能力更好些(Strong,2013),

调理筋膜

建立筋膜弹性需要时间:培养一个合气道训练者需要 2 ~3 年,才能达到其训练所需的灵活性和力量。大多数的损伤发生在肌腱和韧带部位,原因是过度训练、过早训练或过于粗略而不是恰当的练习动作(Roberts,2013)。

少林寺僧人知道,为了得到好的训练效果且避免受伤,他们只能隔 2 ~3 天做一次高强度的骨骼训练。现在我们知道,胶原蛋白有一个缓慢的更新周期和大约一年的半衰期,所以筋膜训练 2 个月后的效果远不如6 ~12 个月后(第 1 章)明显。武术中的筋膜训练,长期的目标是加大负荷,尤其是反常的负荷,而不是重复。用自身重量或壶铃(第 23 章)、中等重量用来训练筋膜,用较大的重量来训练肌肉。

为了达到最佳效果,筋膜训练只限于一周两到三次。另一方面,日常训练对我们的大脑、肌肉和心血管系统有很大的价值。应尽量避免短期高强度训练,因为会引起间隙综合征及筋膜炎。

如果关节能够耐受,训练应该要求神经百分之百地驱动肌肉。这种训练通常通过速度训练完成。实际静态负载不需要很大。在所有的训练中,正确的姿势能节省关节的使用,同时保证所有肌肉在骨骼连接上最佳的张力(McGill,2013)。McGill 举了一个例子,把一个缓慢的卧推与站立位倒向俯卧撑的体位相比,双手落在矮箱上,然后爆发弹起回到站立位。箱子被调整到使这个动作几乎不可能完成的高度。神经驱动是很特殊的,因为它协调着筋膜、被动的组织、主动的肌肉。

要使肌筋膜的张力最大化,我们就要培养结构意识并了解身体在最放松和最有力时如何排列。通过意识训练(包括筋膜训练)使身体处于最佳状态的结果是能够轻松发力。

健康身体的健康筋膜

是筋膜网而不是单纯的肌肉为能量的储存和释放提供了空间(第 10 章)。它控制了腿、手臂、脊柱整个系统的弹簧承载联动机制。筋膜要有良好的营养和水分。“健康是最佳性能的基础,所以在认真训练之前,我测试运动员的肝脏、心脏、血液,并且获得正确的营养状况,这样,气才能在身体里运行(Parore,2013)。人体的酸/碱平衡、荷尔蒙、淋巴和血流量都对筋膜有很强的影响,也影响着我们的健康。通过给筋膜组织适当休息时间和恢复粘弹性以完成筋膜的再水化作用。积极生活、清淡饮食比久坐不动更有益于筋膜和肌肉。过多食用瘦肉、饱和脂肪和精炼的糖产品会产生压力荷尔蒙和慢性炎症。

筋膜的弹性限制和疤痕会妨碍武术练习(第 2 章)。泡沫轴、按摩球和自我按摩对于自我保养和损伤修复是很有帮助的。一些治疗师用石头按摩或强大的中药擦剂来减少筋膜瘢痕。类似注射医用臭氧、维生素混合物等新的干预措施可协助筋膜修复。粘连也可以通过综合的筋膜处理方法松解,如整骨疗法、针灸、整体水疗法和结构调整。

筋膜意识及体现:为生命而训练

在传统武术教学中,终极战士之路不仅是成为一名战士,而是一条为我们的家园提供服务、爱和保护之路。我们要追求更深层的品质:超越自我,追求对事业的专注、精力、毅力和奉献精神。这种心态和精神是武术内在动力的本质。它是取得高水平运动表现,也是恢复或建立应对生活内在挑战能力的基础。佛说,"觉悟是自由的唯一途径"(Goldstein1976 年的研究)。或许我们不应该对此感到惊讶,觉悟是武术运动中无限潜能的来源,并运用在过去十多年来的心理治疗方法中。当代西方文化和媒体倾向于把我们从深层身体意识中抽离出来。而武术运动可以使我们回归到身体本身的意识中去。真正的武术大师在筋膜意识和心灵宁静的状态下也很难达到身体和精神的完美状态。他们把武术训练完全融入生活当中,而在一生的训练中按部就班地达成。正如 Huang 师父说,"吃,睡,练太极"(Huang,1980)。

身体觉悟不需要很艰苦,锻炼筋膜系统就像做弹性游戏。只是在武术练习和简单的日常活动中持新的态度,如单腿刷牙、总是坐在地上看电视、向猫学习拉伸和平足蹲(flat-footed squat)。筋膜训练永远都不晚。Stella 是我太极班中一位 88 岁的学生。她 80 岁开始训练,最开始十分困难地爬上楼梯来到练习室,仅能完成基本的动作。等她到 88 岁时,她的动作就轻盈和流畅多了,平衡能力也取得了显著进步,她正一步步地走向成功。

总之,意念对筋膜非常重要,同时加入觉知,它们是管理训练最好的工具。把身体觉知带入武术训练和生活中,是一种脱胎换骨,也是一种满载的弹性能量和慷慨的自我照护。是我们长久健康生活所需要的工具。

参考文献

Bertolucci, L. (2011) Pandiculation: nature's way of maintaining the functional integrity of the myofascial system? *JBMT.* Jul.

Blakeslee, S. & Blakeslee, M. (2007) *The Body Has a Mind of its Own.* New York: Random House.

Chek, P. (2004) *How to Eat, Move and Be Healthy!* San Diego, CA: A C.H.E.K Institute Publication.

Cheng Man-ch'ing, Robert W. Smith, R. (1967) *T'ai-Chi: The 'Supreme Ultimate' Exercise for Health, Sport and Self-Defense.* Rutland, Vermont: Charles E. Tuttle Co.

Chia, M. (1988) *Bone Marrow Nei Kung.* Thailand: Universal Tao Publications, 32.

Chia, M. (2002) *Tan Tien Chi Kung: Empty Force, Perineum Power and the Second Brain.* Rochester, Vermont: Destiny Books.

Chia, M. (2007) *Iron Shirt Chi Kung I.* Thailand: Universal Tao Publications.

Dalton, E. et al. (2011) *Dynamic Body: Exploring Form, Expanding Function.* Freedom From Pain Institute.

Goldstein, J. (1976) *The Experience of Insight.* Boulder, Colorado, USA: Shambala Press.

Hibbs, A.E. et al. (2008) Optimizing performance by improving core stability and core strength. *Sports Med.* 38, (12.) 995–1008.

Huang Sheng Shyan, (1980) Personal interview.

Hyams, J. (1982) *Zen in the Martial Arts.* New York: Bantam.

Kelly, P. (2007) *Infinite Dao.* New Zealand: Taiji Books.

Kelly, P. (2005) *Spiritual Reality.* New Zealand: Taiji Books.

Master T.T. Liang, (1977) *T'ai Chi Ch'uan For Health and Self-Defense: Philosophy and Practice.* United States, New York: Random House.

Master Gong Chan, Master Li Jun Feng, (1998) *Sheng Zhen Wuji Yuan Gong: A Return to Wholeness.* 2nd ed. Makati, Philippines: International Sheng Zhen Society.

McDougall, C. (2010) *Born To Run: The hidden tribe, the ultra-runners, and the greatest race the world has never seen.* London: Profile Books Ltd.

McGill, S. (2004) *Ultimate Back Fitness and Performance.* Waterloo. Ontario, Canada: Wabuno Publishers.

McGill, S. (2013) Personal interview.

McHose, C. & Frank, K. (2006) *How Life Moves: Explorations In Meaning And Body Awareness. Berkely,* Carlifornia: North Atlantic Books.

Myers, T. (2009) *Anatomy Trains: Myofascial Meridians for Manual and Movement Therapists.* 2nd ed. Churchill Livingstone Elsevier.

Myers, T. (2011) *Fascial Fitness: Training in the Neuromyofascial Web.* United States: IDEA Health & Fitness Inc.

Ni, Hua Ching, (1983) 8000 Years of Wisdom: Conversations With Taoist Master Ni, Hua Ching. Malibu, California: *The Shrine The Eternal Breath of Tao and Los Angeles* (Book 1), CA: College of Tao & Traditional Chinese Healing.

Parore, L. (2002) *Power Posture: The Foundation of Strength.* Vancouver, British Columbia: Apple Publishing Company Ltd.

Parore, L. (2013) Personal interview.

Petersen, S. (2006) *How Do I Listen? Applying Body- Psychotherapy Skills in Manual and Movement Therapy.*

Missoula, Montana: The International Association of Structural Integration (IASI).
Petersen, S. (2009) *Cultivation Body-Mindfulness: The heart of Structural Integration.* Missoula, Montana: The International Association of Structural Integration (IASI).
Ralston, P. (1989) *Cheng Hsin: The Principles of Effortless Power.* Bekerly, California: North Atlantic Books.
Random, M. (1977) *The Martial Arts.* Paris, France: Fernand Nathan Editeur.
Roberts, A. (2013) Personal interview.
Rolf, I.P. (1977) Rolfing: The Integration of Human Structures. New York: Fitzhenry & Whiteside Limited.
Schleip, R. & Müller, D.G. (2012) Training principles for fascial connective tissues: Scientific foundation and suggested practical applications. *J Bodyw Mov Ther.*
Stecco, L. & Stecco, C. (2008) *Fascial Manipulation.* Padua: Piccin Publisher.
Strong, L. Personal interview.

延伸阅读

Desikachar, T.K.V. (1995) *The Heart of Yoga: Developing A Personal Practice.* Rochester, Vermont: Inner Traditions International.
Feldenkrais, M. (1981) *The Elusive Obvious.* Capitola, CA: Meta Publications.
Joiner, T.R. (1999) *The Warrior As Healer: A Martial Arts Herbal For Power, Fitness, And Focus.* Rochester, Vermont: Healing Arts Press.
Lao Tsu (translated by Gia-Fu Feng & Jane English, J.), (1972) *Tao Te Ching.* United States, New York: Random House.
Levine, P.A. (1997) *Waking the Tiger: Healing Trauma.* Berkely, California: North Atlantic Books.
Mann, F. (1972) *Acupunture: The Ancient Chinese Art of Healing.* 2nd ed. London: William Heinemann Medical Books Ltd.
Moore, R. & Gillette, D. (1990) *King Warrior Magician Lover.* New York, NY: HarperCollins Publishers.
Rizzolatti, Fadiga, L., Fogassi, L. & Gallese V. (1997). The Space Around Us, Science magazine.
Sieh, R. (1992) *T'ai Chi Ch'uan.* Berkeley, California: North Atlantic Books.
Warburton, M. (2001) Barefoot running. *Sport Science.* Dec; 5(3).

第 17 章

弹性行走

Adjo Zorn

几年前,我把步行当作一种家务,像做菜一样。直到最近才意识到步行是生活主要活动之一。所以现在我们是幸运的,因为步行不再是一件苦差事了。但后来我对一些明显无关而又奇怪的现象产生了兴趣,使我重新审视了步行这门学问。事实如下:

- 腰痛 80% 的原因是完全不清楚的(Deyo & Weinstein 等,2001)(Kendrick 等,2001)。
- 下腰部有大量强健的解剖结构——弹性的腰背筋膜,研究背部疼痛领域的专业人士花费百万美元,但弹性腰背筋膜一直被忽视(Tesarz 等,2011)。直到最近,也少有迹象表明该筋膜是否可以引起背痛(Taguchi 等,2009)(Tesarz 等,2011)。
- 尽管此结构是背阔肌的肌腱,并直接连接了手臂和腿,但是却常被研究人类运动的生物力学专家所忽视。
- 步态分析是行走的科学术语,用来分析不同的行走模式,但也仅仅运用到某些临床病例中,例如假体的使用、麻痹或帕金森病的某些行走形式。步态分析很少注意健康人的走路方式,而走路方式和我们的笔迹一样是独一无二的。
- 对行走的步态分析的普遍认识是:走路与跑步不同,它是非弹性的,是肌肉驱动的钟摆式运动(Alexander; 1991)(Sawicki 等,2009)。

一开始我想知道是否一些人走路不正确会导致背部疼痛,而行走方式正确就不会引起背部疼痛。另外,我开始怀疑实际上是因为行走方式的错误导致筋膜系统无法使用,而行走方式的正确则使用了筋膜系统,从而保持了它们的弹性(Jackson 1998 年的研究)(Burton 等,2004 年的研究)。

我是学机械工程专业的,所以能知道腰背筋膜准确的位置。鉴于其弹性性能(第 10 章)(maganaris,2002),腰背筋膜应该作为有效的动力帮助行走。作为科研人员,我有机会观察在跑步机上运动的受试者下腰背部的情况。不幸的是,在大多数情况下,我几乎觉察不到腰背区的任何内部运动。这与在非洲某些地区观察的情况是非常不同的。在赞比亚和加纳的偏远乡村,人们腰背筋膜区的运动很明显。在那里,每天为生存需要,成人和儿童需要走很多的路。在欧洲则情况不同,自然行走在工作中几乎是多余的,而它作为休闲活动已经不再流行,人们开汽车、坐地铁、去健身房、骑自行车或慢跑。但几乎没有人专门去散步。

我对行走有新的理解和认识。即不论行走还是跑步,都是最自然的活动方式,与我们的体结构联系最密切,同时,它也可以是我们进行冥想的动态形式,也就是说,走路可以轻松地结合运动和专注。现在很少有人会专门去散步,所以,我相信正确的行走将是一个巨大的挑战。

假设弹性的行走是“正确”的。为了证实这个假设,近几年我试图从两个方面理解自然的行走模式。一方面,我使用牛顿力学的精确数学原理计算出一个弹性步行运作的计算机模型(Zorn & Hodeck,2011)。另一方面,我通过观察科研项目中受试者的弹性行走模式来收集实际经验。这两种方法都清楚地表明弹性步行需要精准的协调,也就是说,需要在精确的时间使用正确的力量,这与需要恰当的力量保持“儿童摆动”很相似(第10章)。

从物理学规律来说,在平坦的表面上运动不需要能量。如果没有摩擦,一个物体在某时某地产生运动后就会永不停息地连续滚动或滑动。这种现象同样也适用于跳跃的球或跳跃的袋鼠,它们都通过短时刻弹性势能存储能量并反复使用。我假设这个原理同样适用于步行者。然而,正如弹跳球里的空气压力要适当一样,跳跃的袋鼠和步行者的筋膜弹性也需要适当的张力(第1章和第10章)。

肌肉一部分是收缩的肌束。另一部分是肌腱。恰当的张力是在能量输出非常低的情况下实现的,也就是肌束保持恒定的收缩长度,与之相连的肌腱(或筋膜)却能改变其长度、拉力和反冲力(Fukunaga 等,2001)。换句话说,弹性的肌腱做了所有的工作,而肌束只是保持初始的张力,基本上是零消耗。这里不要和肌肉的等长收缩相混淆,后者是肌束和肌腱在活动中一起保持固定的长度(第10章)。下面我有一些建议,用来帮助读者探索弹性行走。当然,仅通过一本书学习运动的方式可能是不够的。因此就当是实验性的尝试(仅限理论讨论,Zorn,2011)。

1. 直腿走路

人类是唯一在行走时腿像圆柱一样笔直站立的动物(Sockol 等,2007)。这个“圆柱”绕着脚踝旋转,使人体在行走时产生典型的躯干上下运动,这一运动在动物界是唯一的。不可否认的是,如今许多人倾向于膝盖稍微弯曲的走路方式,从而使弹性伸展动作受到阻碍,现在常见的屈膝站立也会加重这个问题,可能会使膝盖太“松”(图17.1和图17.4)。

如果在最后的支撑期后侧的腿适当延长,那么我们的腰肌、股直肌和小腿三头肌,连同筋膜都将会被拉伸并受力。当站立腿开

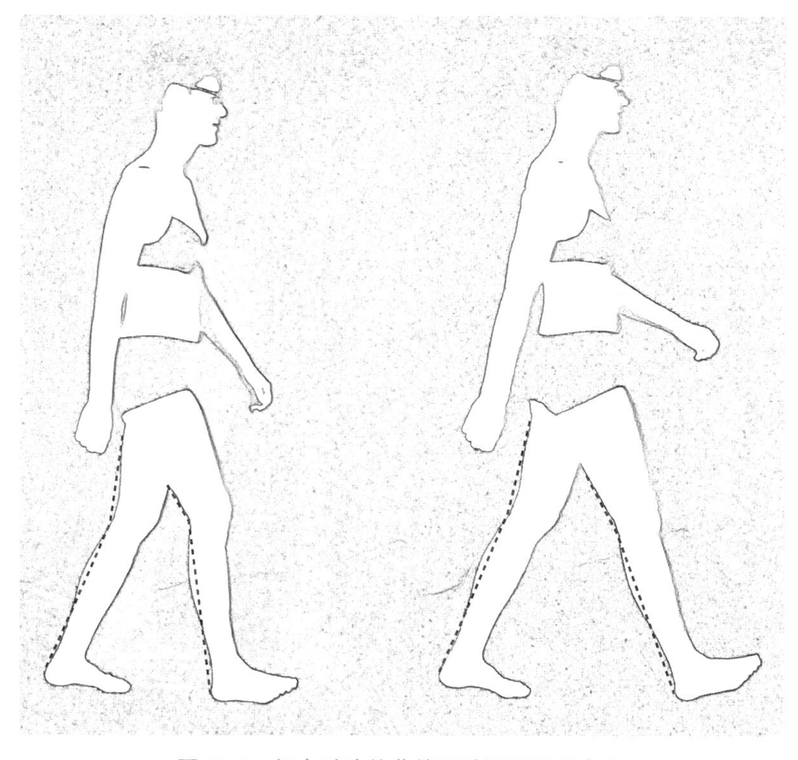

图17.1 行走时膝关节的两种不同运用方式

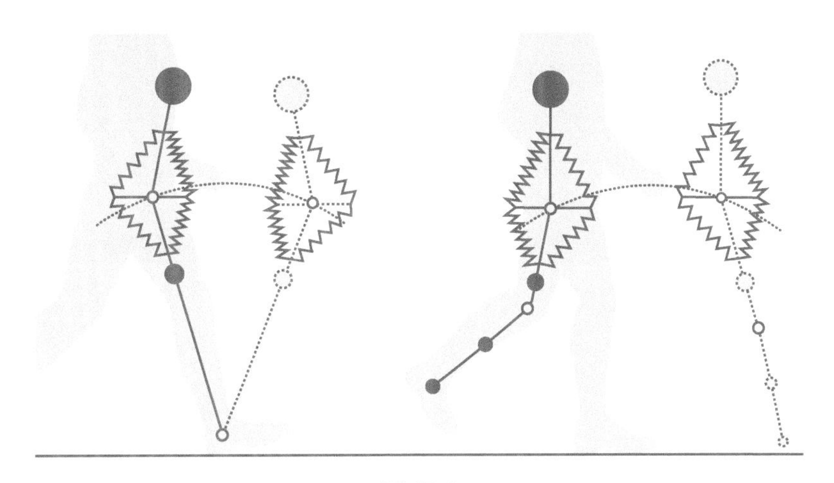

图 17.2
髋部的弹性能量把支撑腿向上拉，在落地的时候起到刹车的作用，并保持上身的平衡，同时帮助摆动腿提速，然后再控制它的刹车。（圆圈部分代表身体的重心。）

始变成摆动腿时，这些肌肉反冲并卸载负荷，从而使小腿像弹弓一样加速向前（Ishikawa 等，2005）（Schleip，2013）。在摆动的最后阶段，摆动腿如果在完全伸展时停住，这是由于臀大肌及其筋膜，特别是腰背筋膜、髂胫束共同的拉伸作用（图 17.2）。这里顺便解释了臀大肌纤维方向几乎水平的原因，站立时髋关节伸肌其实作用不大（图 17.3）。

当足跟触地时，同样的拉伸把躯干的重量向上向前推到下一次旋转的站立腿上。当两脚均落地，人体处于两腿支撑阶段时，躯干的下落再一次拉伸腰肌、股直肌和小腿三头肌（图 17.2）。

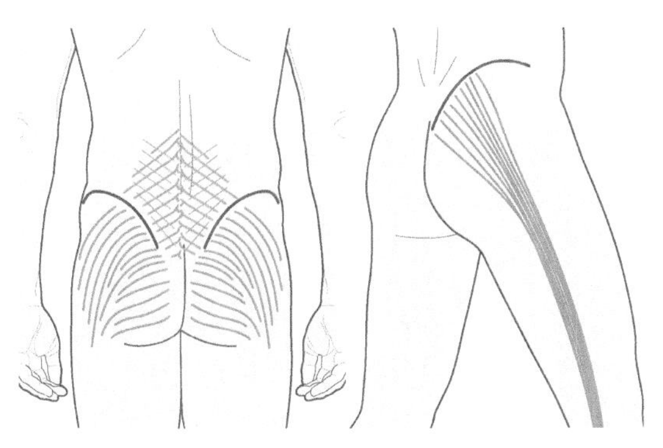

图 17.3
从下肢到背部的光滑纤维。

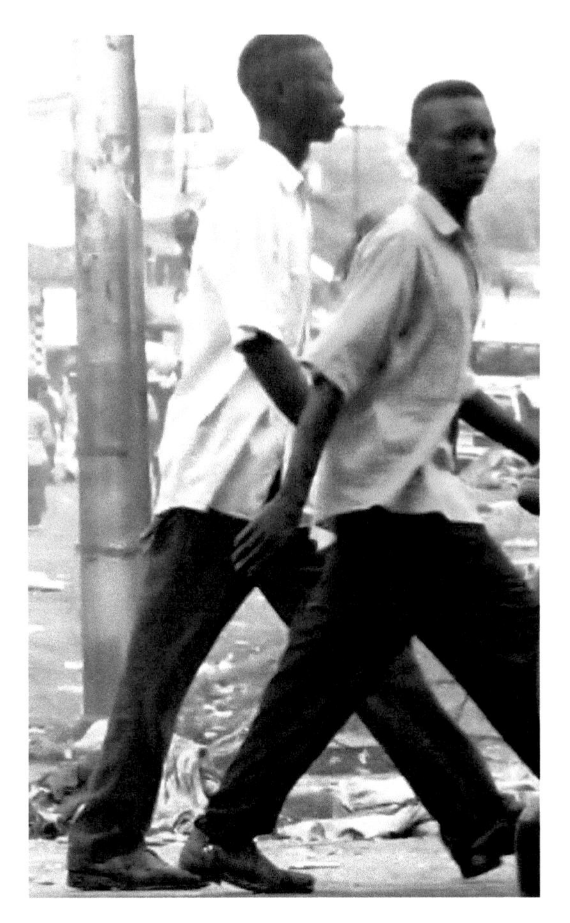

图 17.4
加纳人的步行：大跨步，膝伸直，上身向前。

在物理学方面,人体体重下降的势能转化为弹性拉伸的能量:腰大肌和腓肠肌的收缩控制人体重量。弹性拉伸能量转化为提供加速的动能:腰大肌和腓肠肌收缩来推动小腿向上向前运动。随后,动能又转化为弹性能量:臀大肌和髂胫束引起摆动小腿的制动。最后,弹性能量转化成动能:臀大肌和髂胫束通过髋关节把体重向上抬升。所有这一切都只能在站立腿和摆动腿的膝关节伸直的情况下发生(Zorn & hodeck,2011)。

2. 采用大步伐

以上所述的拉伸只有在采用大步伐时才有可能发生(图 17.4)。采用尽可能大的步伐,能观察骨盆如何在水平面上旋转运动,并拉伸下背部的筋膜(图 17.2 和图 17.3)。记住要保持轻快的步伐!

3. 足跟的重心

很多时候,人们把重心放在足的外侧。不幸的是,一些培训师和治疗师也建议这样做。在我看来,为了实现动态弹性的行走,只需要运用足的两点(见 CHand BT,图 17.5),在这两点中,跖腱膜的弹性防震足弓在足的内侧(Ward 等,2003)(Roux 等,2009)(Inman 等,1981,第 16 页)。脚就恰好在这两点 CH(腿向前)和 BT(腿向后)之间滚动。为了使足跟精确地落在中间(点 CH),要建立一个脚后跟的意识(图 17.5 和图 17.6)。必须在行走时感受这个点(看第 15 章)。

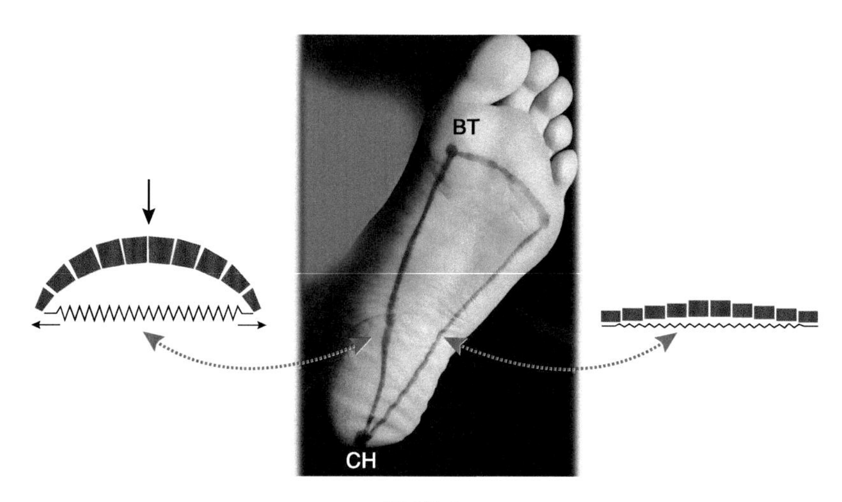

图 17.5
弹性防震结构位于脚的中间一侧。

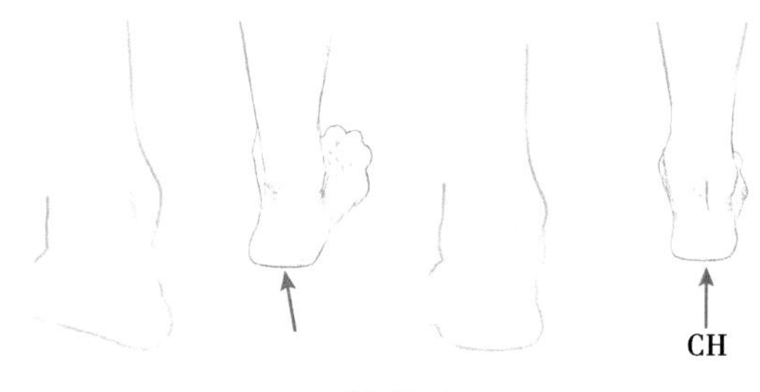

图 17.6
对鞋底弹性结构的有效利用要求正确放置脚跟的位置。

足部的外侧边缘对于单腿站立时保持平衡是很重要的,跟孩子学习骑自行车时训练他们使用轮子是一样的。

4. 压脚球

在 BT 点上,也只有在这个点上有一个籽骨,功能就像有球型轴承。当支撑腿接近其最远最后的位置时,膝盖是直的,重心在足跗趾的关节上,向下向后运动,好像要使地面滚动起来一样。实际上做的是把自己向前推进。但是用第一种描述效果会更好。这样,你便可以精确地在籽骨上滚过,并拉伸小腿三头肌。有趣的是,牵拉股骨髁上悬吊的腓肠肌,有助于防止膝关节过伸。

5. 骨盆运动

人体姿势的通用准则是,围绕中轴的骨头顶端并不是平衡的。除非它形成钩形,并通过肌肉和筋膜的张力悬挂起来(第 1 章)。例如,如果你站着睡着,头会向前掉,膝盖会弯曲,因为颈部和腓肠肌群失去了张力。正常的站立姿态需要稳定的身体张力来维持。一个警醒的姿势需要稳定的紧张度。从人类进化角度看,可以追溯到这样的事实,即它可能是早期人类在受到捕食者攻击时作出的快速而有利的反应,不是用来站着省力的姿势。现在的人越来越懒,不按照动力学张力原理,也不积极地使用韧带。比如有的人站立时锁住双膝,而不是通过主动的平衡来保持站姿。虽然不明显,但骨盆主动达到平衡也需要一定的张力(Rolf,1989),“腰背筋膜的被动部分需要减少脊柱的前凸来保持收紧。”(Gracovetsky 等,1987)(Adams 等,2007)(第 13 章和 14 章)。相反,许多人骨盆前方下降时,锁住腰椎、脊柱,并使腰筋膜失去作用(Ad-

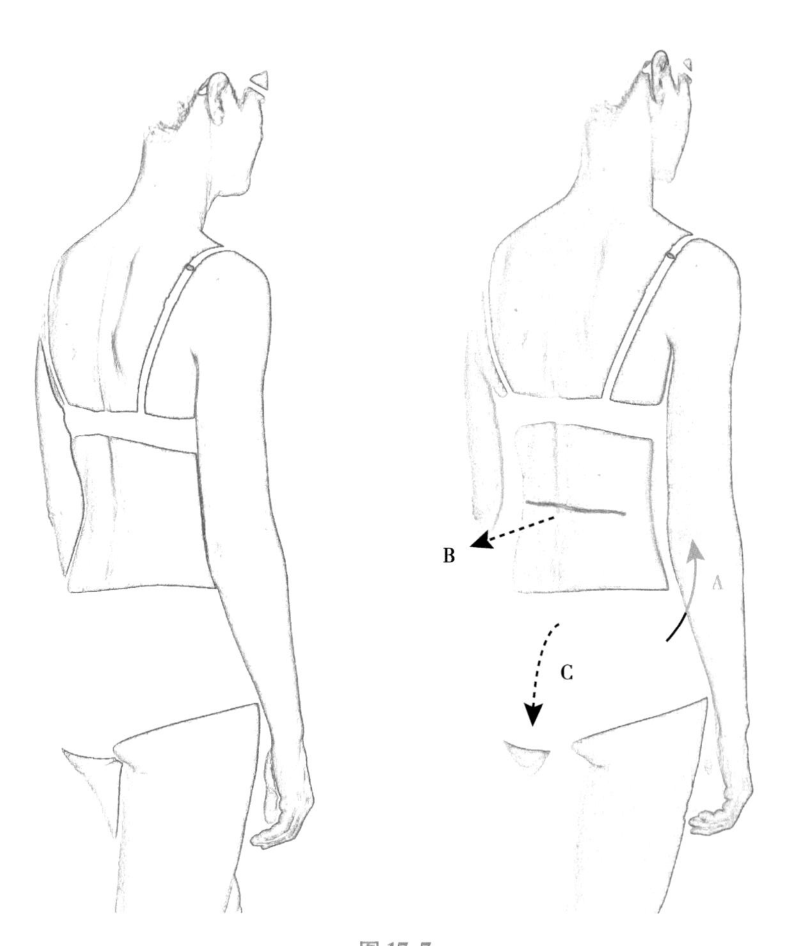

图 17.7

平衡骨盆和稳定脊柱下段,防止骨盆前倾

箭头 A:拉耻骨向上;箭头 B:“腰线向后!”(Ida Rolf),保证脊椎不被锁住;箭头 C:下拉骶骨,伸展腰背筋膜。

ams,2001)(Smith 等,2008)。不幸的是,有许多动作或姿势的教练通过告诉学生“放松腹部”而使这种错误姿势继续发展。同样的,一些物理治疗师肤浅地认为腹直肌是表层的,因此想当然地认为它是活动过多的。在我看来,腹直肌往往活动太少(Porterfield & Derosa. 1998),有时,不仅在“松弛”肚子的人身上,在有结实的六块腹直肌的健美运动员身上,腹斜肌群也都是不活跃的。事实上,这种大的肌肉群应能够灵活地推动耻骨,从而调整骨盆的平衡,并能在运动过程中根据快速力量变化调整它自身的位置(图 17.7,箭头 A)。

此外,这种肌肉应该形成一个弹性张力腹壁(McGill,2001)来辅助横隔膜呼吸。这不应该跟吸肚子混淆。腹直肌对直立姿势的重要性是公认的。它真正的力量不是这块肌肉的坚硬紧实,而是它的弹力、适应性和稳定性,它的特性是弹性(Rolf,1989)。至此,一些读者可能觉得腹直肌的作用被高估了,我想适当地强调腹横肌。请记住这里的主要焦点不是稳定性,而是弹性。(图 17.6,图 17.7)

如果你平时的步态是小步、骨盆下降、腰背不稳定,那么髋部屈肌群就有可能不能产生足够的运动范围像上面提到的那样来移动骨盆。通过弹性行走的拉伸来重新调理屈髋肌群,或许要花费精力、要有决心,要坚持,但是一定可以成功。

6. 其他:弹性呼吸

事实上,这并不是行走的内容,但是有一个弹性的腹壁却至关重要。横膈膜呼吸对自主神经系统有很强的冲击力,同时也与压力调节相关。腹部无力,向前凸出时弹性呼吸几乎是不可能的。这是因为缺乏腹直肌的协调,同时也不能通过缩短上腹横肌来使肚子吸进去。同样的,有六块腹肌也不利于弹性呼吸,它们看起来漂亮但实际上太硬。在弹性的呼吸状态下,每一次吸气,能感觉到腹壁张力的拉伸。在一呼一吸中,腹直肌和横膈膜就像强壮的、有节奏的舞伴一样,在它们的运动中像摇篮一样呵护着内脏器官(第 12 章)。

7. 至高点:骶骨下降

这可能是我所有建议当中最难的部分。

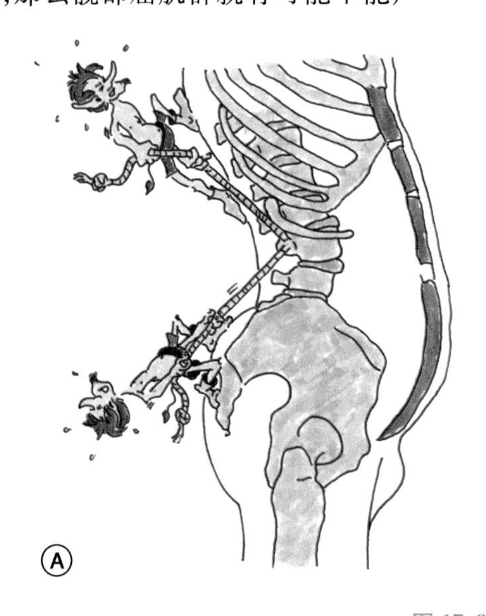

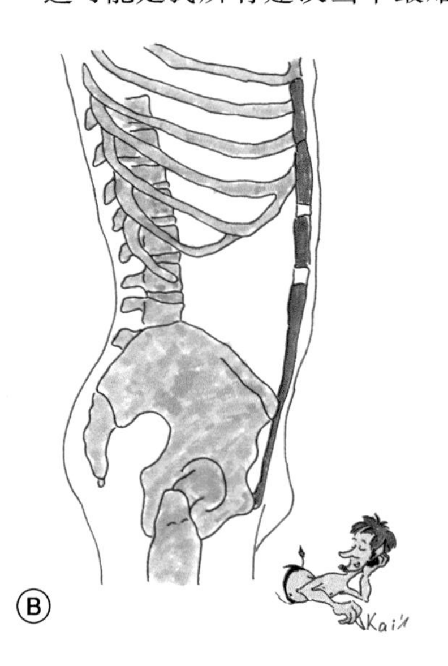

图 17.8

如果前面的肌肉过松导致脊柱弯曲,背部的一些肌肉就必须努力工作。

如果前面提到的长肌肉和筋膜没有做好稳定脊柱的工作，那么后面的一些短肌肉将作为一种应急备份参与其中的工作（Bergmark，1989）（Reeves 等，2007）。这就造成了一个自相矛盾的局面。这些肌肉变得过度活跃，迟早会在一个已经缩短的区域发生过载，造成腰部过度前凸。在这种情况下，如果他们弯腰系鞋带，可以很容易使腰部肌肉放松，但可能无法在做体育运动时放松这些肌肉。这种情况在职业运动员和舞蹈者的下腰痛中很常见。此时，人要放松背部肌肉，让骶骨下降而使动作有力（图 17.7，箭头 C）。这种微妙精细的运动能力，对平衡骨盆和行走时调动背部弹性筋膜也是绝对必要的。当然，“理性地”教会这种能力是不可能的，但是，据我所知，太极拳的技巧最接近这种训练（见 15 章）。如果腰部弹性筋膜走路时能够伸展和回弹，就会有脊柱和腰椎的波浪状摆动。那么腰部的所有筋膜就会充分延展，没有理由产生疼痛。

8. 上半身的运动

虽然传统的步态分析把上身作为一种仅仅是“被动的乘客”（Perry，1992），但我认为下背部弹性筋膜需用于行走。为此，筋膜需要有一个健康的紧张程度，而不是被弄皱。对于动态弹性行走，下背部需要在一定程度上延长。这意味着上半身应该有轻微的向前倾斜。这种向前倾斜可能会使人们感到很奇怪，感觉就像要摔倒一样，并容易使人往下看。此时应看向地平线（图 17.9）。

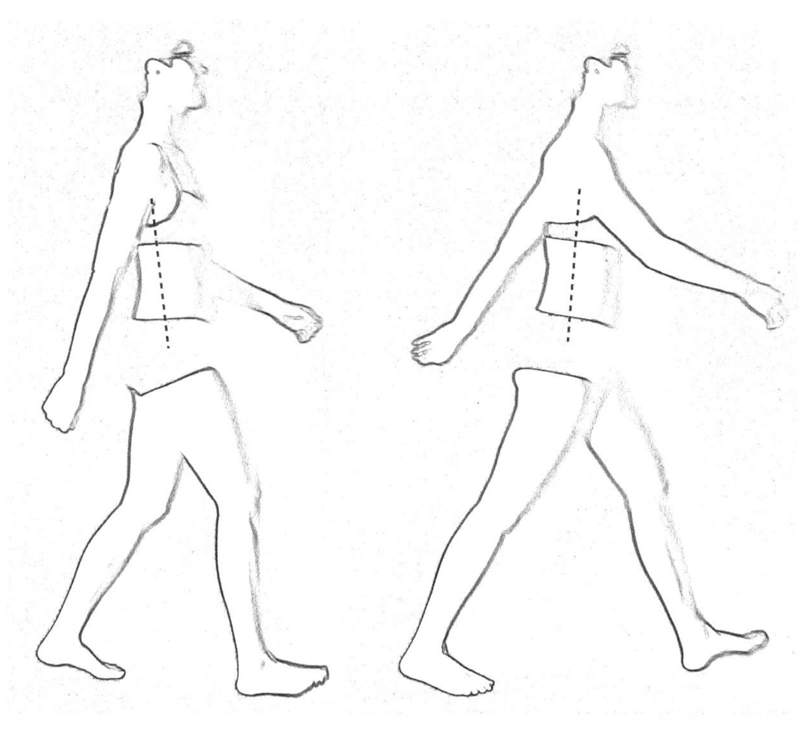

图 17.9
为了行走有力，上半身需要稍微向前弯曲。

9. 手臂也很重要

当你走路的时候，让手臂向后摆动，比平常更有力。如果手臂摆动够大，加上步伐够大，骨盆和上半身就会有扭转运动，舒适地拉伸其上的筋膜。此外，向前的脚的脚跟能够轻轻地像猫的爪子一样落地(第16章)(图17.10)。

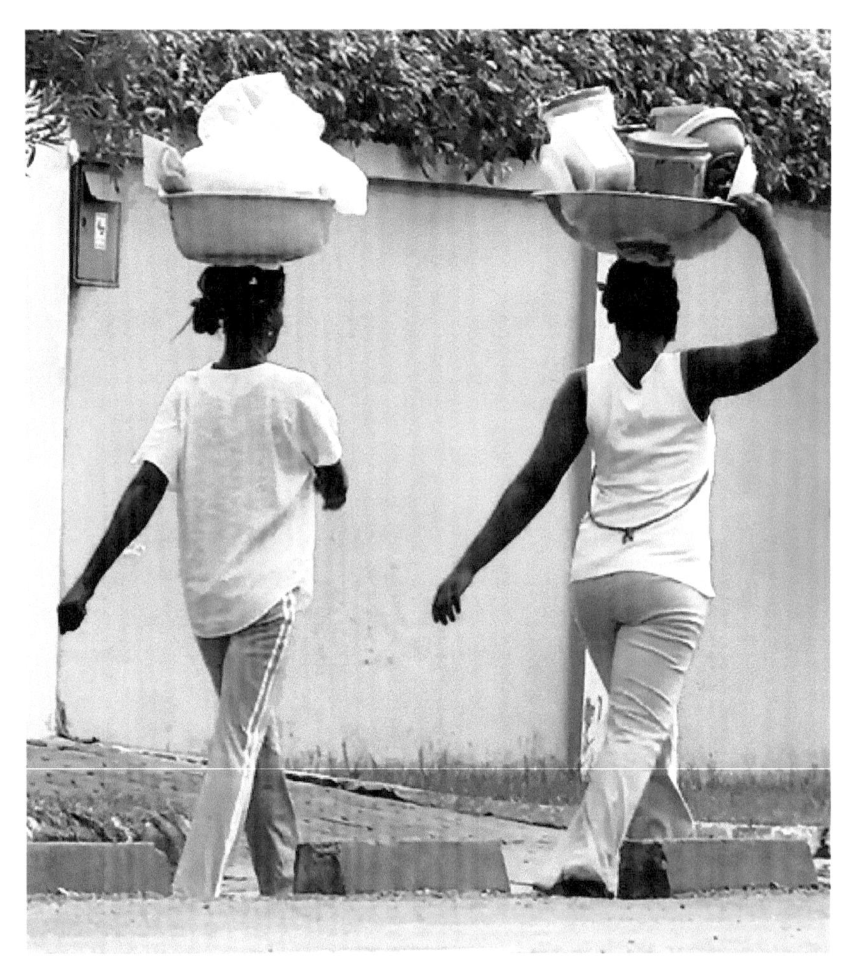

图 17.10
加纳式散步：使用手臂。

10. 经常走路

停好你的汽车或自行车，走更多的路，多走一站地。下班多走一会儿。把你的车停在公园的另一边，然后步行回家。穿上一件防潮保温的外套。轻快地走，让你的循环率略有增加，给自己多一点氧气。让你的孩子们习惯走路！如果人们向你抱怨背部疼痛，你要问他们：“你多久走一次？你怎么走？”在你学会弹性行走的时候，对自己常常没有原因的微笑不要感到惊讶。毕竟，你可能会发现散步的乐趣，正如我最终做到的那样。

致谢

我非常感谢 KAI Hodeck 博士，他是一位物理学家和 Rolfing 操作者。关键时刻，他敏锐的反馈帮助我去掉臆测，从而改进了这一章的质量。

参考文献

Adams, M.A. & Dolan, P. (2007) How to use the spine, pelvis, and legs effectively in lifting. In Vleeming, A., Mooney, V. & Stoeckart, R. (eds.) *Movement, Stability and Lumbopelvic Pain*, vol. 2: 167–183, Edinburgh: Churchill Livingstone.

Adams, M.A. & Dolan, P. (2001) Spinal Dysfunction And Pain: Recent Advances In Basic Science, in Vleeming, A. (ed.) (2001) 4th Interdisciplinary World Congress on Low Back & Pelvic Pain: *Moving from Structure to Function*, Montreal, Canada, November 8–10.

Alexander, R.M. (1991) Energy-saving mechanisms in walking and running. *J. Exp. Biol.* 160: 55–69.

Bergmark, A. (1989) Stability of the lumbar spine. A study in mechanical engineering. *Acta Orthop Scand.* Suppl 230: 1–54.

Burton, K., Balague, F., Cardon, G., Eriksen, H.R., Henrotin, Y., Lahad, A., Leclerc, A., Mueller, G. & van der Beek, A.J. (2004) *European Guidelines for Prevention in Low Back Pain.* European Commission, COST Action B13, from www.backpaineurope.org.

Deyo, R.A. & Weinstein, J.N. (2001) Low back pain. *N Engl J Med.* 344(5): 363–370.

Fukunaga, T., Kubo, K., Kawakami, Y., Fukashiro, S., Kanehisa, H. & Maganaris, C.N. (2001) In vivo behaviour of human muscle tendon during walking. *Proc Biol Sci.* 268(1464): 229–233.

Gracovetsky, S., Zeman, V. & Carbone, A.R. (1987) Relationship between lordosis and the position of the centre of reaction of the spinal disc. *J Biomed Eng.* 9(3): 237–248.

Inman, V.T., Ralston, H.J. & Todd, F. (1981) *Human Walking.* Baltimore: Williams and Wilkins.

Ishikawa, M., Komi, P.V., Grey, M.J., Lepola, V. & Bruggemann, G.P. (2005) Muscle-tendon interaction and elastic energy usage in human walking. *J Appl Physiol.* 99(2): 603–608.

Jackson, R. (1998) 'Postural Dynamics: Functional Causes of Low Back Pain', in B.P. D'Orazio (ed.) *Low Back Pain Handbook*, 159–194. Butterworth-Heinemann.

Kendrick, D., Fielding, K., Bentley, E., Miller, P., Kerslake, R. & Pringle, M. (2001) The role of radiography in primary care patients with low back pain of at least 6 weeks duration: a randomised (unblinded) controlled trial. *Health Technol Assess.* 5(30): 1–69.

Langevin, H.M. & Sherman, K.J. (2006) Pathophysiological model for chronic low back pain integrating connective tissue and nervous system mechanisms. *Med Hypoth.* 68: 74–80.

Maganaris, C.N. & Paul, J.P. (2002) Tensile properties of the in vivo human gastrocnemius tendon. *J Biomech.* 35(12): 1639–1646.

McGill, S.M. (2001) Achieving Spine Stability: Blending Engineering and Clinical Approaches. in A. Vleeming (ed.) 4th Interdisciplinary World Congress on Low Back & Pelvic Pain: Moving from Structure to Function, Montreal, Canada. November 8–10: 203.

Perry, J. (1992) Gait Analysis: Normal and Pathological Function, SLACK Inc, Thorofare, NJ.

Porterfield, J. & Derosa, C. (1998) *Mechanical Low Backpain – Perspectives in Functional Anatomy.* Philadelphia: Saunders.

Reeves, P. N., Narendra, K.S. & Cholewicki, J. (2007) Spine stability: The six blind men and the elephant. *Clin. Biomech.* (Bristol, Avon) 22: 266–274.

Rolf, I.P. (1989) Rolfing: *Reestablishing the natural alignment and structural integration of the human body for vitality and well-being.* 1st edition. Rochester, Vt: Healing Arts Press.

Roux, M., Baly, L. & Gorce, P. (2009) Could the study of ground reaction forces be an indicator of the footwear stability during locomotion?. *Science Sports.* 24: 27–30.

Sawicki, G.S., Lewis, C.L. & Ferris, D.P. (2009) It pays to have a spring in your step. *Exerc Sport Sci Rev.* July; 37(3): 130.

Schleip, R. & Müller, D.G. (2013) Training principles for fascial connective tissues: Scientific foundation and suggested practical applications. *J Bodyw Mov Ther.* 17(1): 103–115.

Smith, A., O'Sullivan, P. & Straker, L. (2008) Classification of sagittal thoraco-lumbo-pelvic alignment of the adolescent spine in standing and its relationship to low back pain. *Spine.* 33(19): 2101–2107, from doi:10.1097/BRS.0b013e31817ec3b0.

Sockol, M.D., Raichlen, D.A. & Pontzer, H. (2007) *Chimpanzee locomotor energetics and the origin of human bipedalism. PNAS* 104(30): 12265–12269.

Taguchi, T., Tesarz, J. & Mense, S. (2009) The Thoracolumbar Fascia as a Source of Low Back Pain. In P.A. Huijing, et al. (eds.) *Fascia Research II: Basic Science and Implications for Conventional and Complementary Health Care.* 251. Munich: Urban & Fischer.

Tesarz, J., Hoheisel, U., Wiedenhofer, B. & Mense, S. (2011) Sensory innervation of the thoracolumbar fascia in rats and humans. *Neuroscience.* 194: 302–308.

Ward, E.D., Smith, K.M., Cocheba, J.R., Patterson, P.E., Phillips, R.D., Ward, E.D., Smith, K.M., Cocheba, J.R., Patterson, P.E. & Phillips, R.D. (2003) In vivo forces in the plantar fascia during the stance phase of gait: sequential release of the plantar fascia. William J. Stickel Gold Award. *Journal of the American Podiatric Medical Association.* 93(6): 429–442.

Zorn, A., Schmitt, F.J., Hodeck, F.H., Schleip, R. & Klingler, W. (2007) The spring-like function of the lumbar fascia in human walking. In T.W. Findley and R. Schleip (eds.) *Fascia Research: Basic Science and Implications for Conventional and Complementary Health Care.* 188–189.

Zorn, A., Schleip, R. & Klingler, W. (2010) Walking with elastic fascia: Saving energy by maintaing balance. In A. Vleeming (ed.) *7th Interdiciplinary World Congress on Low Back & Pelvic Pain*, Los Angeles, Nov 9th– 12th. 340–341.

Zorn, A. & Hodeck, F. (2011) Walk With Elastic Fascia: Use the Springs in your Step! in E. Dalton (ed.) *Dynamic Body: Exploring Form, Expanding Function*, 1st edition. 96–123, Freedom From Pain Institute, Oklahoma City, OK.

第18章

跑步者的筋膜功能训练方法

Wilbour Kelsick

跑步是件大事。在过去的三十年里，参与跑步的人成指数增长，无论专业还是业余。跑步者的平均距离约70到80英里（110km~130km），但有时会被各种各样的伤痛折磨。首先我必须指出，跑步在身体的步态机制是一种弹性运动。在跑步的步态中，当接近理想的弹性反弹时，可以实现高效或节能（第10章）。功能性筋膜训练之美在于它不仅可以防止受伤也可以提高跑步效率。本章的重点是什么样的筋膜功能训练可以对跑步和行走（17章）的弹性部件起作用。

运动损伤和跑步技术缺乏相关，微弱匮乏的弹性、肌肉无力（例如髋外展肌）、在运行结构肌肉失衡（例如骨盆躯干肌群）、生物力学错误（足过度旋前、膝外翻）、弹性筋膜网的过度使用和训练不足导致的微创伤。以上所有这些都会相互影响，创造一个多重因素复合对跑步者造成伤害的流行病学原因。研究表明，运动损伤大部分可以归结为微创伤的胶原组织（Elliott，1990）（Stanish，1984）。

众所周知，70%的休闲跑者会在一年内维持损伤（Caspersen等，1984）（Rochcongar等，1995）（Ferber等，2009）。例如，超过80%的跑步伤发生在膝关节以下，这说明其有共同的损伤机制（Ferber等，2009）。没有证据支持某一个节段性区域，而更多的是与全身性的肌骨跑步结构有关。过度内旋作为过度使用导致损伤的致病因素是有据可查的（Clarke等，1983）（Messier等，1991）。髋关节和骨盆的虚弱和不平衡或稳定性差，现在被认为是下半身跑步损伤的主要环节之一。例如，髂胫束受压综合征（iliotibialband compression syndrome，ITBCS）和髌骨股骨症候群（patellafemoral syndrome，PFS）（Fredericson等，2000）（Horton & Hall，1989）（Livingston，1998）（Mizuno等，2001）（Witvrouw等，2000）。上述研究表明，大多数跑步损伤的原因与跑步机制在结构上（肌肉骨骼系统）的完整性有关或有一定连接。显然，对这类损伤的预防、前期康复和康复必须关注到这些因素。它会引起对跑步者筋膜功能训练的全球性关注。

然而，下列几点必须重视：

- 我们所说的功能训练是什么意思？
- 跑步者力量训练的目的是什么？
- 筋膜训练意味着什么？
- 跑步者功能性筋膜的特殊之处是什么？

我们所说的功能训练是什么意思？

本章功能性训练的定义是指对身体动作做特殊的训练，也就是你正在尝试的东西。

详细一点说：功能训练的概念是功能锻炼（即特殊的体育活动），它更接近于动作模式的重复（例如跑步），可以调节、改善各部分的总和以及生物运动的机械模式与生理特征。例如跑步的时候，生物力学模式将反映步幅跨距或频率，而生理上显示的是一个长跑运动员的有氧能力。在功能训练中，锻炼必须是全局性的（即尽可能地使用全身）而不是孤立的身体区域。

功能训练可以让任何专项运动员都能减少受伤、劳损和功能障碍，使其能够安全快速地重返运动或正常活动中。

跑步运动员力量训练的目的是什么？

跑步的成绩不仅取决于各种跑步距离上的有氧和无氧的综合能力，也和上下肢的力量有很大关系（Hudgens 等，1987）。

记录显示，力量与短跑的成绩密切相关（如短跑冲刺、跨栏）（Meylan & Malatesta，2008）（Mikkola 等，2011）（Kale 等，2009）。例如，增强式（Meylan & Malatesta，2008）的抗阻（Mikkola 等，2011）和爆发力训练（Buchheit 等，2010）（Spurrs 等，2003）显着改善了短跑训练效果。

与此相反，对于在中长跑的领域中有关力量训练改善成绩的研究非常少。然而，最近几次精心设计的研究证明，爆发力训练能显著提高中长跑运动员的跑步效率（Ferraut 等，2010）（Kelly 等，2009）（Mikkola 等，2007）。

因此，现有证据已清楚表明，力量训练有助于提高躯干、骨盆、髋关节和下肢肌肉的向心与离心最大收缩力，从而提高跑步效率和成绩（作者的观察，未发表的数据）。

想来这样一个能改进长跑运动员成绩的作用机理，可能是与增强肌肉（Fletcher 等，2010）（Dumke 等，2010）和肌腱的刚度（Dumke 等，2010）和筋膜网的弹性性能有关（Tapale 等，2010）（Huijing & Langevin，2009）（Schleip，2003）（第 10 章）。因此，有关筋膜组织网以及肌肉和肌腱的适应性训练在减少和预防运动损伤、提高跑步效率的方面是最重要的。

我们所说的筋膜训练到底是什么？

在过去，传统训练主要集中在心血管健康、肌肉强度力量和神经协调方面。经典生物力学的传统观点认为身体是由独立不同的零件通过接杆连接的，而在对整体全身筋膜功能的最新研究中这种观点已经不再适用（Desmouliere 等，2005）（Huijing，2007）（Kubo 等，2006）（Schleip，2003）。**你不能让身体每个部位独立地接受训练同时却期望着产生整体上效果。**

跑步的真实形态是一种弹性运动（Bosch & Klomp，2001）（Legramandi 等，2013）。跑步的运行机制包括脚接触地面时的减速（或断相）储能和蹬地阶段的能量释放（Legramandi 等，2013）。使用弹性反冲技术（第 10 章）将使跑步者提高效率，减少他们的肌肉骨骼系统的压力，并最终降低他们的受伤率。**对跑步者来说，训练必须充分体现弹性和全面，要包括全身的机制而不仅仅是下肢。**

有证据表明：筋膜的各种成分受不同的负载方式影响。筋膜在维持肌肉功能中起着重要作用（Steven 等，1981）（Ingber，2008）。典型的重量训练是让肌肉在其正常的运动范围内，因此强化的筋膜组织要与活性的肌纤维串联在一起。这种类型的负荷对平行于肌纤维和肌筋膜的肌内纤维作用最小。这个证据证实跑步者在筋膜网功能训练期间，必须有一个跟随节奏的动态变化负载模式练习才能影响人体的弹性结构和筋膜网的恢复力。

对跑步者进行功能训练的概念就来自于这些观点。以这样的背景设计的功能性训练计划，从全身整体的角度把跑步者的肌肉，韧带和肌腱这些弹性筋膜结构都解决了。针对跑步者的筋膜功能锻炼方案，具有相当多的节奏，甚至还包含了一个爆发力成分。

从维护形式或活性结构的完整性方面来

看，身体能将自己内外部的锚都安置好了才可以产生一种动态的稳定性并以此来发力，当然也能用于其他性质的稳定（Ingber，2008）。这就为跑步设计了一种的替代运动模式。这种模式被归类为交替的身体运动，也就是行走和跑步所需的/关闭切换机制（第17章）。

针对跑步者的筋膜功能训练是什么样的？

现已证明，在快与慢的运动中结缔组织的负荷将决定组织是变得更有弹性还是更肥大（即体积更大）（Kubo等，2003）（Kjaer等，2009）（第5章）。在自然界中，袋鼠和羚羊的运动方式就是典型的弹性存储与释放能量的好例子（Kram & Dawson，1998）（第10章）。在我们的日常活动中，行走、跑步或跳跃时人体筋膜网似乎也有类似的弹性行为（即动能的储存和释放）（Sawicki等，2009）（Chino等，2008）。这证明了爆发性节奏性训练的运动模式是运动员进行筋膜网功能训练的方法（Fukunaga等，2002）（Kawakami等，2002）。

筋膜功能的训练理念

人体筋膜具有弹性已经是公认的事实（Chino等，2008）（Kubo等，2006）。如在行走、跑步这类循环运动中都可以看到筋膜蓄积能量并迅速回弹的过程（17章）（Kubo等，2006）（Chino等，2008）（Legramandi等，2013）。

弹性化跑步既能减少肌肉力量——即能量代谢（葡萄糖）的使用，又能更多地发挥弹性筋膜的特征，在身体推进的过程中进行能量的蓄积和回弹。对运动员的筋膜进行全面的功能训练，目的就是训练整个身体（即肌肉、肌腱、韧带）的弹性筋膜网。锻炼模式包括了跳跃或增强式运动、预反向运动、单边模式的运动、模拟跑步机制的练习（例如单腿跳、单腿下蹲等）。这种锻炼方案避免了缓慢的、急速的运动、重复的单角度运动、单调的律动、肌肉主导型运动和分段隔离式运动等模式，最大限度地减少恒定型的负载，以促进跑步者身体软组织载荷的变化。此外，研究表明利用多种多样的矢量/角度、载荷和节奏都能使筋膜系统得到更好的训练（Huijing，2007）（第11章）。

要深入探讨这一主题就无法回避跑步姿势和技术在提高跑步效率和性能上的重要性。对于一个合格的短跑运动员，就他的姿势而言，举例来说，正确的跑步姿势需要保证脚在起步阶段与地面保持合适的高度，并且以合适的姿势为落地阶段做准备（身体保持在空中最大水平距离）。主教练迈克有一句说冲刺姿态的名言：“态度决定姿势。”虽然本章节并不讨论跑步技术，但值得注意的是：如何才能既防止跑步伤害又要提高成绩，这是很关键的问题。

跑步者的筋膜训练方案

跑步者筋膜训练方案要个性化和具体化。因为即使在同一项目中，运动峰值限度也有非常大的可变性。如上所述，这些练习是使运动员筋膜的力量和弹性、肌肉和肌腱相互适合。能量被储存在运动的离心阶段，并立即释放到向心阶段。这个练习有一个预先的离心拉伸（反运动）（第11章），给肌肉加载负荷，并为随后的向心收缩做准备。这种耦合的离心向心收缩称为拉伸缩短周期，生理上涉及了弹性组织（筋膜、肌肉）和本体感觉反射（Tippett & Voight，1995）（Radcliffe & Farentinos，1985）。结缔组织具有很强的适应性和应变能力，使其能够适合这种载荷力、剪切力和应变力。结缔组织可以在遇到特殊的应变或负载要求时不断改造它的纤维网络（第5章）。

在设计任何锻炼的加强方案时，都有一些基本的运动处方指南，一些训练的基本原则必须加以考虑,一些重要问题必须要提出:你做这个运动的理由是什么?活动的目标是什么?为了保健还是为了竞赛?注意:训练的基本原则也适用于这里(即急性和慢性适应原则,特异性原则、过载原则、渐进的超负荷,应力放松、收缩、控制、上限、维护、对称性和过度训练等原则)(Kraemer,1994)(Fleck & Kraemer,1997)。此处我们无法全部涵盖,但是在生理教材中你能找到这些训练原则的细节(Kraemer,1997)。

首先,运动处方必须考虑总体要求,并确保运动量不过度,否则对生理适应性和运动成绩都会有负面影响。为了确保有效,应考虑下列因素:(Kraemer & Koziris,1992)(Fleck & Kraemer,1997)(Tippet & Voight,1995)。

- 训练计划和目标周期概念
- 按时期来安排恢复和休息
- 理解力量/力量(强度)和有氧和无氧(量)训练之间的平衡

此外,设计筋膜功能训练时应把阻力训练的关键构成要素考虑进去(Fleck & Kraemer,1997)(Kraemer,1994)。这些构成要素是:

1. **需求分析**——这包括了筋膜网、肌群或身体训练问题,能量代谢系统(好氧、厌氧)、肌肉动作的类型(离心或等长)。

2. **急性方案变化**——这涉及到选择、顺序、序号变化和全套大负荷(高强度)之间的休息时间。

3. **慢性方案运作**——包括长期计划中的阶段性原则。

4. **管理问题**——这涉及到健身房需要的设备(自由力量类器械,机器辅助性力量器械,跳台等)。

锻炼身体的姿势

这些运动是面向中等距离和休闲跑步者的。由于篇幅限制在本章中只写了八个练习。

所有的练习都是以一个“闭链”的姿势来增加关节的压力、改善关节一致性和肌肉共同收缩活动,这将全面提高身体部件的稳定性(Lefever,2011)。脚放在正确的位置上是最重要的。踝关节应“锁定”在背屈的位置,然后一个“主动”的跖屈脚尖向下踩踏的动作必须刚好发生在蹬地冲击之前。足部动作及时的协调就能让下肢链绷紧以产生反应力(Winkler,2010 年未发表)。这样的动作确保了预拉伸作用,也加强了小腿组件的弹性结构。对躯干、骨盆、骨盆及下肢肌肉的接合与激活也是很有必要的。

运动模式

所有动作都按节奏/节拍快速且带有爆发力的反复练习,以提升筋膜、肌肉和肌腱组织的弹性。

预备

这种准备大约 15 分钟,包括一些以增强周身移动性、踝关节和足的反应性为目的的动作:

- 3 ~5 分钟的慢跑
- 低幅度的脚踝或脚的弹跳。要领:起跳时主动背屈,落地时跖屈
- 站立位下肢从髋部摇摆
- 快节奏的冲刺式行走
- 横向剪刀跑—双腿尽力交叉
- 足背屈双踝跳,落地时前脚掌着地
- 髋关节活动度训练。

针对跑步者的筋膜功能训练

(与 Gary Winckler 教练合作)

这些练习是针对筋膜网、肌肉和肌腱组织的弹性结构而设计的。这些动作必须要兼顾到爆发力、节奏和反应性。练习过程中必须注意全身姿势,技术到位才能体验到全部效果。

1. 双臂张开举过头顶加力，强化腹直肌和身体前链肌群离心性力

目的：

强化腹侧壁肌群（横向：腹内外斜肌）在腹腔前壁的固定，抗力主要来自身体后面的胸腰椎筋膜（thoraco-lumbar fascia，TLF）的力量。单腿站立时腹直肌、腹部、骨盆、臀部肌群都以离心方向的力彼此平衡、协调从而将力传递到站立的腿上。

位置/姿式

直立以保持躯干前后部的肌群、骨盆底部肌群和臀部肌群均衡受力。双手举过头顶，肘部伸展。

起式

背对弹力索或滑轮重力索站立，阻力固定在头上方伸展的前臂上。你也可以让助手抓住弹力索或重力索进行固定。

动作要领

- 单侧屈髋屈膝（如跑步的姿态），大腿保持在身体中线骨盆水平
- 确保身体均衡排列，然后开始行走或对抗头上方的阻力行走
- 从行走开始逐渐增加速度直到慢跑，始终保持弹力索上的张力

关键是要尽可能直立，尽量不要过度伸展脊柱/躯干，在行进的时候让弹力索保持一个很好的紧张度。

你也可以使用重力拉力索来做这个练习。

运动量：

组数：3～6 组
动作连续次数：10～20 次
休息：1～2 分钟

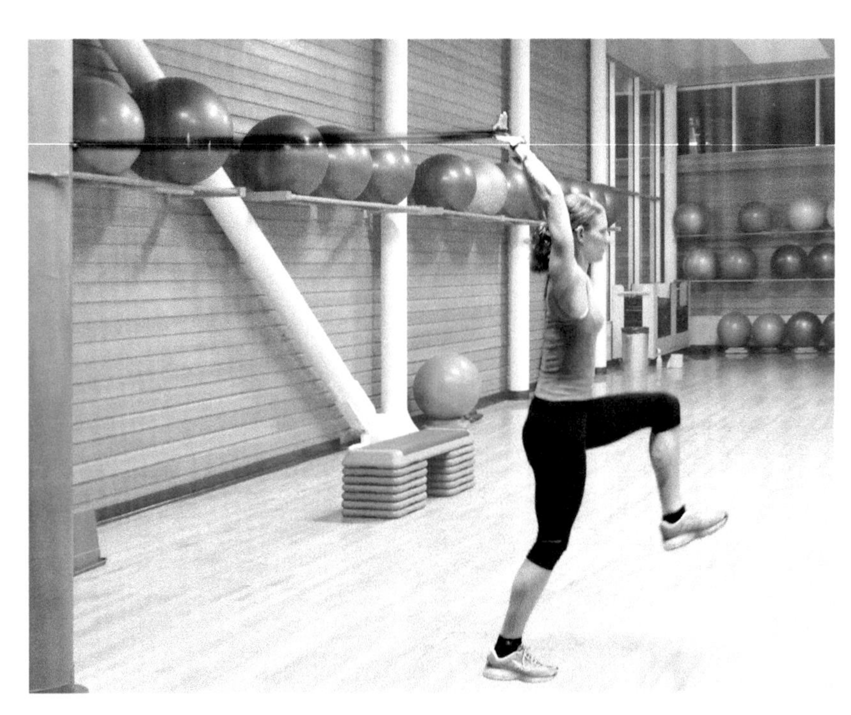

图 18.1 高于头的拉力：前侧腹壁和躯干的离心收缩

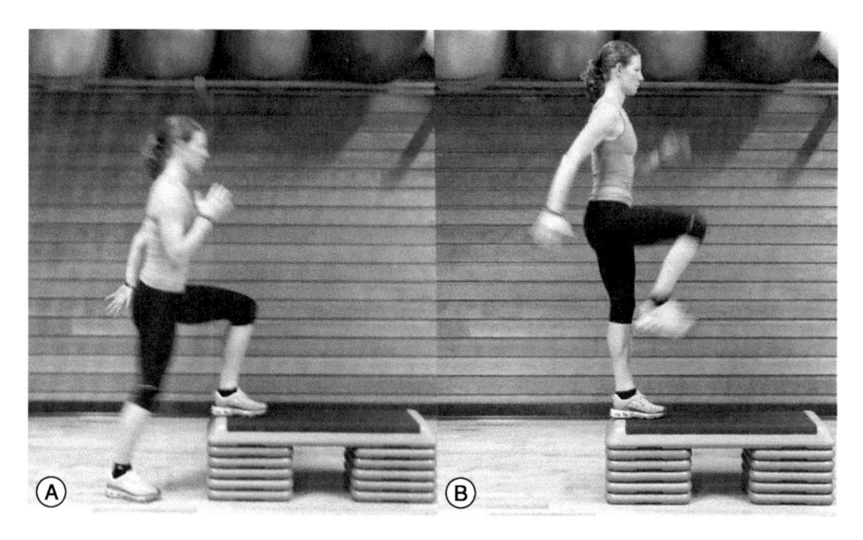

图 18.2 A & B 快速踏板

2. 快速踏板

目的

强化躯干、骨盆、髋、膝、踝和足部肌群在单腿站立时的平衡与协调。

位置/姿式

直立使前后躯干肌群、骨盆底部肌群和臀部肌群均衡受力。

起式

面对踏板或盒子站立。

动作要领

- 前腿放在踏板或者盒子上，大腿在身体中线骨盆水平，后腿着地。
- 调整身体受力，后腿蹬离地面把身体向前推，落下放在盒子上的腿
- 重复交替使用前后腿。
- 关键是要后腿（落地）蹬地，不要让前腿（盒子上）受力。

运动量：

组数：3 ~ 6 组

动作连续次数：10 ~ 20 次

休息：1 ~ 2 分钟

3. 低振幅双腿跳栏

目的

提高下肢和骨盆特别是臀部肌群、肌腱、股四头肌和腓肠肌——脚踝结构的弹性、速度及爆发力。增强躯干骨盆、髋关节、膝关节、踝关节和足部弹性筋膜结构的受力程度。

位置/姿式

直立使躯干前部和后部的肌群、骨盆底部肌群、臀部肌群均衡受力。立起两个 15 ~ 30cm 高的跨栏，约一步长的距离。

起式

站直，距离前面跨栏约半步长，肩膀略向前，抬头。肘与手成 90 度，双手在身体两侧，拇指向上。

动作要领

- 开始身体先向后向下倾，然后起跳，尽可能把腿和脚弯曲到臀部下方。
- 每次起跳都把膝盖抬到中等高度并向前，

以保证跳到最大高度。
- 落地时踝关节背屈,腿和脚再次以同样的方式向前跳。尽量快速前移。
- 关键是要保持中等高度和最大距离,而又不影响重复节律。

运动量:

组数:3~6 次;
动作连续次数:10~20 次
休息:2 分钟

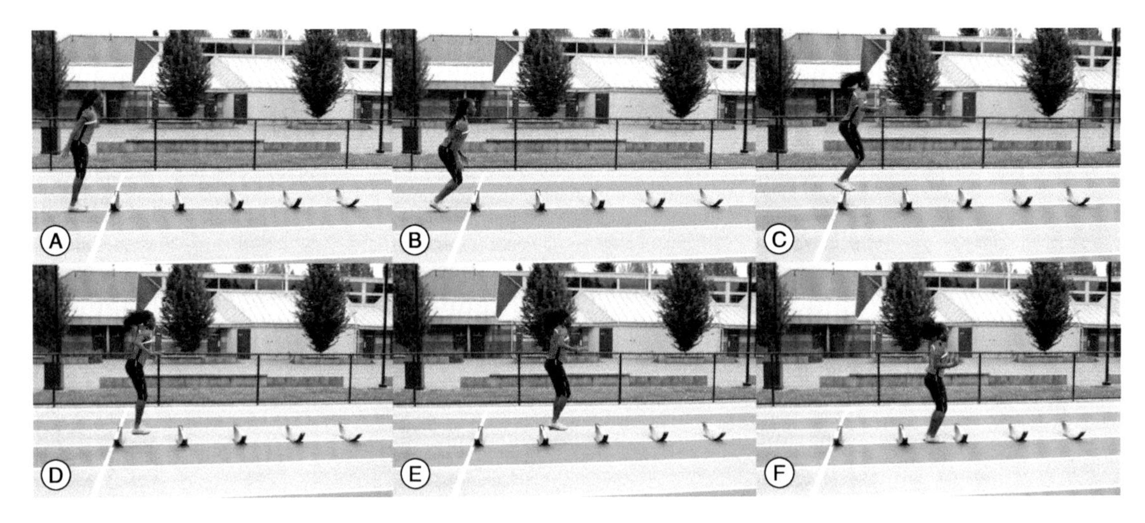

图 18.3 A-F 双足迷你跳栏

4. 双踝跳跃

目的

提高小腿和腓肠肌踝关节的弹性、速度和爆发力。增强膝关节下方、踝关节和足部弹性筋膜结构的受力程度。

位置/姿式

直立使躯干前后部的肌群、骨盆底部肌群、臀部肌群均衡受力。

起式

站直,双足触地,双手放在两侧。

动作要领

蹬地时,立即背屈踝关节。膝盖要伸直。落地时确保你的足背屈用前脚掌着地。快速重复,保持膝盖伸直。落地时基本保持在同一位置。

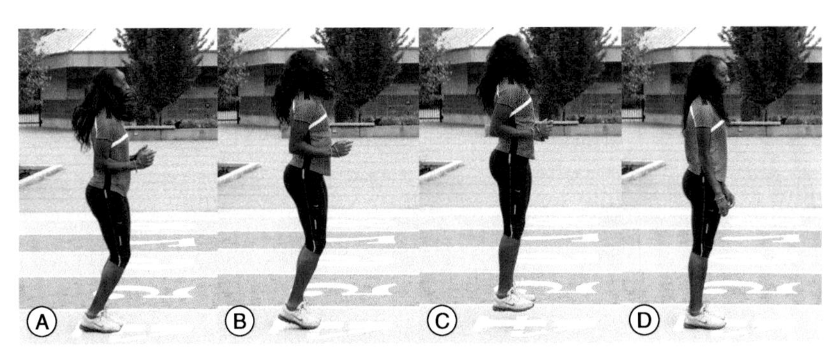

图 18.4 A-D 双足踝跳

运动量:

组数:4 组
动作连续次数:15 ~ 30 次
休息:2 分钟

5. 单足踝跳

目的

提高小腿和腓肠肌-踝关节复合体的弹性,速度及爆发力。增强膝关节下方、踝关节和足部弹性筋膜结构的受力程度。

位置/姿式

直立使躯干前部和后部的肌群、骨盆底部肌群、臀部肌群均衡受力。

起式

双脚直立,手放在身体两侧

动作要领

一只腿蹬地前跳,并立即背屈踝关节,起跳时尽量跳出一步远,前脚掌着地。保持膝关节伸直,足踝关节背屈,前脚掌落地,起跳与落地用同一条腿快速重复,交替使用不同的腿。

运动量

组数:4 组
动作连续次数:15 ~ 30 次
休息:2 分钟

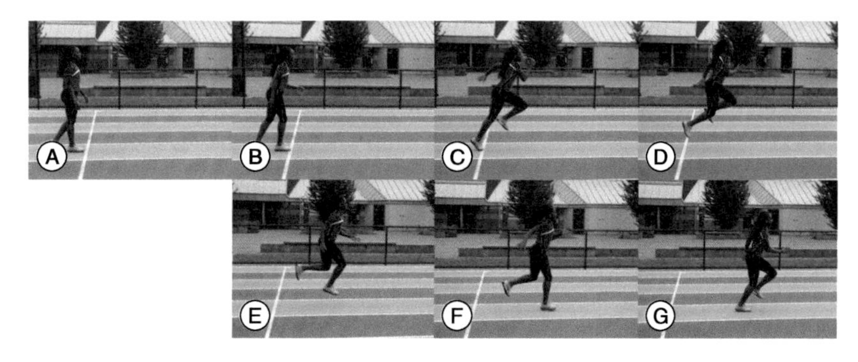

图 18.5　A-G 单足踝跳

6. 分腿蹲跳

目的

增强下肢骨盆尤其是屈髋肌群、臀部肌群、大腿的肌腱,股四头肌和腓肠肌-脚踝复合结构群的弹性,速度及爆发力。增强躯干、骨盆、髋关节、膝关节、踝关节和足部弹性筋膜结构的受力程度。目标是达到最大高度。

位置/姿式

直立使躯干前部和后部的肌群、骨盆底部肌群、臀部肌群均衡受力,训练同上。

起式

双脚与肩同宽,前腿髋关节屈曲 45 ~ 90 度,膝关节屈曲 45 ~ 90 度。

动作要领

使用动作计数技术——降为半蹲位置并停住,猛然向上和向前作剪刀状运动。落地时脚踝背屈,前脚掌着地呈分腿半蹲位,然后立即重复启动推动身体向前。前进约 30 ~ 40 米。

运动量:

组数:4 次

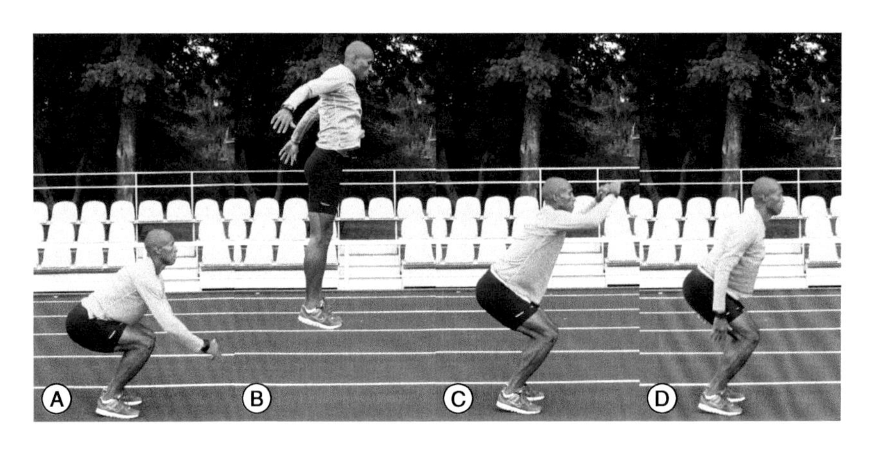

图 18.6 A-D 分腿蹲跳

动作连续次数:15 ~ 30 次(30 ~ 40 米)
休息:2 分钟

7. 快速弓步行走

目的

提高下肢和骨盆尤其是屈髋肌群、臀部肌群,大腿股四头肌和腓肠肌-踝复合结构的弹性,速度及爆发力。增强躯干、骨盆、髋关节、膝关节、踝关节和足部弹性筋膜结构的受力程度。目标是取得良好的节奏。

位置/姿式

站直,使躯干前后的肌群,骨盆底部肌群、臀部肌群均衡受力。训练同上。

起式

双脚与肩同宽,单腿髋关节屈曲 90 度,膝关节屈曲 90 度形成类似跑步的姿势。

动作要领

非站立腿快速向前弓步落地,一旦接触地面,迅速屈腿回位,落地时足/踝背屈,前脚掌着地快速恢复分腿半蹲位。立即重复动作,使前腿推动身体向前。前行约 30 ~ 40 米。

运动量:

组数:4 次:
动作连续次数:15 ~ 30 次(30 ~ 40 米)
休息:2 分钟

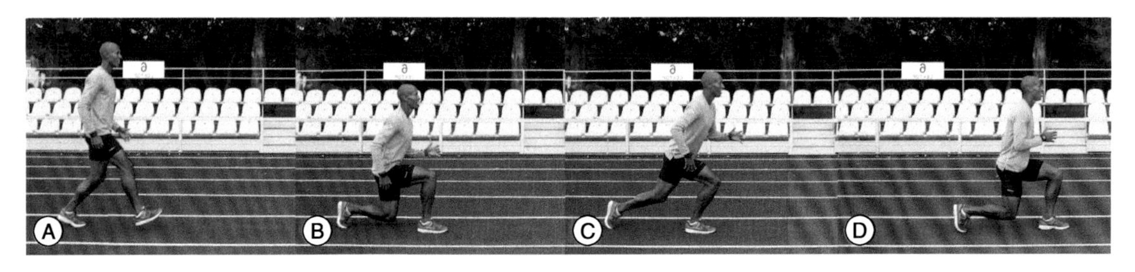

图 18.7 A-D 快速弓步行走

8. 换腿跳盒

目的

增强下肢和骨盆尤其是屈髋肌群、臀部肌群、肌腱，股四头肌和腓肠肌——踝结构的弹性、速度及爆发力。增强躯干、骨盆、髋关节、膝关节、踝关节和足部弹性筋膜结构的受力程度。

位置/姿势

直立，让躯干前，后肌群、骨盆底部肌群和臀部肌群均衡受力。

起式

单腿站立，另一腿在前，如同向前走步。抬起头，肩膀微微向前。手臂在身体两侧。

动作要领

用后腿蹬地，将膝盖贴近胸部使高度和距离都尽可能达到最大，落地前迅速把启动脚向外伸展，对侧手臂在空中做画圆的动作来保持平衡。重复动作，使用另一条腿。

运动量：

组数：2 ~ 4 组
动作连续次数：8 ~ 12 次（40 米）
休息：2 分钟

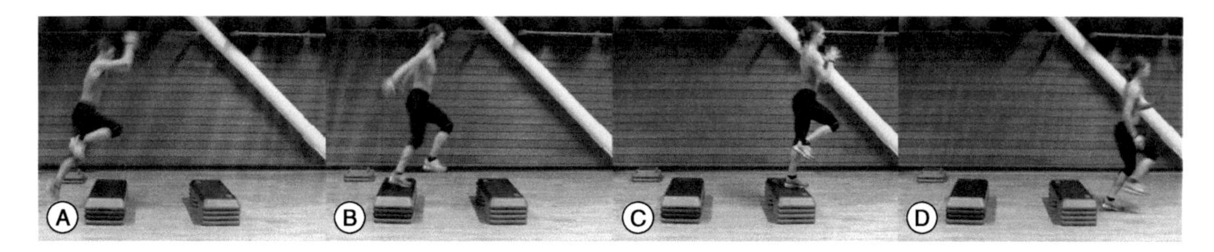

图 18.8　A-D 交替腿跳箱

参考文献

Bosch, F. & Klomp, R. (2001) *Running-Biomechanics and exercise physiology in practice.* Churchill Livingstone.

Buchheit, M., Mendez-Villanueva, A., Delhomel, G., Brughelli, M. & Ahmaidi, S. (2010) Improving repeated sprint ability in young elite soccer players: Repeated shuttle sprints vs. explosive strength training. *J Strength Cond Res.* 24: 266–271.

Caspersen, C.J., Powell, K.F., Koplan, J.P., Shirley, R.W., Cambell, C.C. & Sikes, R.K. (1984) The incidence of injuries and hazards in recreational and fitness runners. *Med Sci Sports Exerc.* 16: 113–114.

Chen, C.S. et al. (1997) Geometric control of cell life and death. *Science.* 276(5317): 1425–1428.

Chino, K. et al. (2008) In vivo fascicle behaviour of synergistic muscles on concentric and eccentric plantar flexion in humans. *J Electromy Kines.* 18(1): 79–88.

Clarke, T.E., Frederick, E.C. & Hamill, C.L. (1983) The effects of shoe design parameters on rearfoot control in running. *Med Sci Sports Exerc.* 15: 376–381.

Desmouliere, A., Chapponier, C. & Gabbiani, G. (2005) Tissue repair, contraction, and the myofibroblast. *Wound Repair Regen.* 13(1): 7–12.

Dumke, C.l., Pfaffenroth, C.M., McBride, J.M. & McCauley, G.O. (2010) Relationship between muscle strength, power and stiffness and running economy in trained male runners. *Int. J Sports Physiol Perform.* 5: 249–261.

Elliott, B.C. (1990) Adolescent overuse sporting injuries: a biomechanical review. *Aust Sports Commission Program.* 23: 1–9.

Ferber, R., Davis, I.S., Noehren, B. & Hamill. J. In press Retrospective biomechanical investigation of iliotibial band syndrome in competitive female runners. *J Orthop Sports Phys Ther.*

Ferber, R., Hreljac, A. & Kendall, K. (2009) Suspected Mechanisms in the Cause of Overuse Running Injuries: A Clinical Review. *Sports & Health* May–June.

Ferrauti, A., Bergerman, M. & Fernandez-Fernandez, J. (2010) Effects of a concurrent strength and endurance training on running performance and running economy in recreational marathon runners. *J Strength Cond Res.* 24: 2770–2778.

Fleck, J., & Kraemer, W.J. (1997) Designing resistance training programs. *Library of Congress Cataloging-in-Publication Data.* 4: 88–106.

Fletcher, J.R., Esau, S.P. & Maclntosh, B.R. (2010) Changes in tendon stiffness and running economy in highly trained distance runners. *Eur J Appl Physiol.* 110: 1037–1046.

Fredericson, M., Cookingham, C.L., Chaudhari, A.M., Dowdell, B.C., Oestreicher, N. & Sahrmann, S.A. (2000) Hip abductor weakness in distance runners with iliotibial band syndrome. *Clin J Sport Med.* 10: 169–175.

Fukashiro, S., Hay, D.C. & Nagano, A. (2006) Biomechanical behaviorof muscle-tendon complex during dynamic human movements. *J Appl Biomech.* 22(2): 131–147.

Fukunaga, T., Kawakami, Y., Kubo, K. & Kanehisa, H. (2002) Muscle and tendon interaction during human movements. *Exerc Sport Sci Rev.* 30(3): 106–110.

Horton, M.G. & Hall, T.L. (1989) Quadriceps femoris muscle angle: normal values and relationships with gender and selected skeletal measures. *Phys Ther.* 69: 897–901.

Hudgens, B., Scharafenberg, J., Travis Triplett, N., & McBride, J.M. (1987) Relationship Between Jumping Ability and Running Performance in Events of Varying Distance. *J Strength Cond Res.* 27(3): 563–567.

Huijing, P. (2007) Epimuscular myofascial force transmission between antagonistic and synergistic muscles can explain movement limitation in spastic paresis. *J Biomech.* 17(6): 708–724.

Huijing, P.A., & Langevin, H. (2009) Communicating about fascia: History, pitfalls and recommendations. In P.A. Huijing et al. (Eds.) *Fascia Research II: Basic Science and Implications for Conventional and Complementary Health Care.* Munich, Germany: Elsevier GmbH.

Huijing, P.A. (1999) Muscle as a collagen fiber reinforced composite: a review of force transmission in muscle and whole limb. *J Biomech.* 32(4): 329–345.

Ingber, D. (2008) Tensegrity and mechanotransduction. *J Bodyw Mov Ther.* 12(3): 198–200.

Kale, M., Alper, A., Coşkun, B. & Caner, A. (2009) Relationship among jumping performance and sprint parameters during maximum speed phase in sprinters. *J Strength Con Res.* 23: 2272–2279.

Kawakami, Y., Muraoka, T., Ito, S., Kanehisa, H. & Fukunaga, T. (2002) In vivo muscle fibre behaviour during countermovement exercise in humans reveals a significant role for tendon elasticity. *J Physiol.* 540(2): 635–646.

Kelly, C.M., Burnett, A.F. & Newton, M.J. (2010) The effects of strength training on three-kilometer performance in recreational women endurance runners. *J Strength Cond Res.* 23: 1633–1636.

Kjaer, M., Langberg, H., Heinemeier, K., Bayer, M.L., Hansen, M., Holm, L., Doessing, S., Konsgaard, M., Krogsgaard, M.R. & Magnusson, S.P. (2009) From mechanical loading to collagen synthesis, structural changes and function in human tendon. *Scand J Med Sci Sports.* 19(4): 500–510.

Kraemer, W.J. (1994) *The physiological basis for strength training in mid-life. In sports and exercise in midlife.* Ed. S.L. Gordon, 413–33. Park Ridge, IL: American Academy of Orthopaedic Surgeons.

Kraemer, W.J. & Koziris, L.P. (1992) Muscle strength training. Techniques and considerations. *Physical Therapy Practice* 2: 54–68.

Kram, R. & Dawson, T.J. (1998) Energetics and biomechanics of locomotion by red Kangaroos (Macropus rufus). *Comp Biochem Physiol B.* 120(1): 41–49.

Kubo, K. et al. (2006) Effects of series elasticity on the human knee extension torque-angle relationship in vivo. *Res Q Exercise Sport.* 77(4): 408–416.

Kubo, K., Kanehisa, H., Miyatani, M., Tachi, M. & Fukunaga, T. (2003). Effect of low-load resistance training on the tendon properties in middle-aged and elderly women. *Acta Physiol Scand.* 178(1): 25–32.

Langevin, H. et al. (2010) Fibroblast cytoskeletal remodeling contributes to connective tissue tension. *Journal of Cellular Physiology.* E-pub ahead of publication. Oct. 13, 2010.

Latrides, J. et al. (2003) Subcutaneous tissue mechanical behavior is linear and viscoelastic under uniaxial tension. *Connective Tissue Research.* 44(5): 208–217.

Lefever, S.L. (2011) *Therapeutic Exercise – Moving Toward Function.* Lippincott William & Wilkins. 14: 313–317.

Legramandi, M.A., Schepens, B. & Cavagna, G.A. (2013) Running humans attain optimal elastic bounce in their teens. *Sci. Rep.* 3. 1310; DOI:10.1038/srep01310.

Livingston, L.A. (1998) The quadriceps angle: a review of literature. *J Orthop Sports Phys Ther.* 28: 105–109.

Mackey, A.L., Heinmeier, K.M., Koskinen, S.O. & Kjaer, M. (2008) Dynamic adaptation of tendon and muscle connective tissue to mechanical loading. *Connect Tissue Res.* 49(3): 165–168.

McBride, J.M., Blow, D., Kirby, T.J., Haines, T.L., Dayne, A.M. & Triplett, NT. (2009) Relationship between maximal squats strength and five, ten and forty yard sprint time. *J Strength Cond Res.* 23: 1633–1636.

Messier, S.P. & Davis, S.E. & Curl, W.W. (1991) Etiologic factors associated with patellofemoral pain in runners. *Med Sci Sports Exerc.* 23: 1008–1015.

Meylan, C. & Malatesta, D. (2008) Effects of in-season plyometric training within soccer practice on explosive actions in young players. *J Strength Cond Res.* 23: 369–403.

Mikkola, J., Rusko, H., Nummela, A., Pollari, T. & Hakkinen, K. (2007) Concurrent endurance and explosive type strength training improves neuromuscular and anaerobic characteristics in young distance runners. *Int J Sports Med.* 28: 602–611.

Mikkola, J., Vesterinen, V., Taipale, R., Capostango, B., Hakkinen, K. & Nummela, A. (2011) Effect of resistance training regimens on treadmill running and neuromuscular performance in recreational endurance runners. *J Sports Sci.* 29: 359–1371.

Mizuno, Y., Kumagai, M. & Mattessich, S.M. (2001) Q-angle influences tibiofemoral and patellofemoral kinematics. *J Orthop Res.* 19: 834–840.

Myers, T. (2009) *Anatomy Trains: Myofascial Meridians for manual movement and Therapist.* New York: Churchill-Livingston.

Radcliffe, J. & Farentinos, R. (1985) Plyometrics: Explosive power training. Library of Congress Cataloguing-in-Publication Data. 5: 30–72.

Rochcongar, P., Pernes, J. & Carre, F. (1995) Occurrence of running injuries: a survey among 1153 runners. *Sci Sports.* 10: 15–19.

Sawicki, G.S., Lewis, C.L. & Ferris, D.P. (2009) It pays to have a spring in your step. *Exerc Sport Sci Rev.* 37(3): 130–138.

Schleip, R. (2003) Fascial plasticity – a new neurobiological explanation. *J Bodyw Mov Ther* 7(1) 11–19, 7(2): 104–116.

Schleip, R. & Klingler, W. (2007) Fascial strain hardening correlates with matrix hydration changes. In: Findley TW, Schleip R (eds.) *Fascia Research – Basic science and implications to conventional and complementary health care.* Munich: Elsevier GmbH. 51.

Smirniotou, A., Katsikas, C., Paradisis, G., Argeitaki, P.,

Zacharogiannis, E. & Tziortzis, S. (2008) Strength-power parameters as predictors of sprinting performance. *J Sports Me Phys Fitness* 48: 447–454.
Spurrs, R.W., Murphy, A.J. & Watsford, M.L. (2003) The effect of plyometric training on distance running performance. *Eur J Appl Physiol.* 89: 1–7.
Stanish, W.D. (1984) Overuse injuries in Athletes: a prospective. *Med Sci. Sports Exerc.* 16: 1–7.
Steven, R. et al. (1981) Role of Fascia in maintaining muscle tension and pressure. *Appl Physiol: Respirat Environ Exercise Physiol.* 51(2): 317–320.
Tapale, R.S., Mikkola, J., Nummela, A., Vesterinen, V., Capostango, B., Walker, S., Gitonga, D., Kraemer, W.J. & Hakkinen, K. (2010) Strength training in endurance runners. *Int J Sports Med.* 3: 468–476
Tippett, S. & Voight, M.L. (1995) Functional progressions for sports rehabilitation. Library of Congress Cataloging-in-Publication Data. 6: 74–75.
Witvrouw, E., Lysens, R., Bellemans, J., Peers, K. & Vanderstraeten, G. (2000) Open versus closed kinetic chain exercises for patellofemoral pain: a prospective, randomized study. *Am J Sports Med.* 28: 687–694.

延伸阅读

Bissas, A.l. & Havenetidis, K. (2008). The use of various strength-power tests as predictors of sprint running performance. *J Sports Med Phys Fitness* 48: 49–54.
Chaudhry, H., Schleip, R., Ji, Z., Bukiet, B., Maney, M. & Findley, T. (2008). Three-dimensional mathematical model for deformation of human fasciae in manual therapy. *J Am Osteopath Assoc.* 108(8): 379–90.
Cichanowski, H.R., Schmitt, J.S., Johnson, R.J & Niemuth, P.E. (2007) Hip strength in collegiate female athletes with patellofemoral pain. *Med Sci Sports Exerc.* 39: 1227–1232.
Duffey, M.J., Martin, D.F., Cannon, D.W., Craven, T. & Messier, S.P. (2000) Etiologic factors associated with anterior knee pain in distance runners. *Med Sci Sports Exerc.* 11: 1825–1832.
Dugan, S.A. & Bhat, K.P. (2005) Biomechanics and analysis in running gait. *Phys Med Rebabil Chin N Am.* 16: 603–623.
Fagan, V. & Delahunt, E. (2008) Patellofemoral pain syndrome: a review on the associated neuromuscular deficits and current treatment options [published online ahead of print July 14, 2008]. *Br J Sports Med PMID*: 18424487.
Ferber, R. & Kendall, K.D. (2007) Biomechanical approach to rehabilitation of lower extremity musculoskeletal injuries in runners. *J Athl Train.* 42: S114.
Hennessy, L. & Kilty, J. (2001) Relationship of the stretch-shortening cycle to sprint performance in trained female athlete. *J Strength Cond Res.* 15: 326–331.
Hunter, J.P., Marshall, R.N. & McNair, P.J. (2005) Relationship between ground reaction force impulse and kinematics of sprint-running acceleration. *J Appl Biomech.* 21: 31–43.
Grinnell, F. (2008) Fibroblast mechanics in three dimensional collagen matrices. *J Bodyw Mov Ther.* 12(3): 191–193.
Grinnell, F. & Petroll, W. (2010) Cell motility and mechanics in three-dimensional collagen matrices. *Annual Review of Cell and Developmental Biology.* 26: 335–361.
Hrysomallis, C. (2012) The effectiveness of resisted movement training on sprinting and jumping performance. *J Strength Cond Res.* 26: 299–306.
Hudgens, B., Scharafenberg. J., Travis Triplett, N. & McBride, J.M. (2013) Relationship Between Jumping Ability and Running Performance in Events of Varying Distance. *J Strength Cond Res.* 27(3): 563–567.
Ingber, D. (1998) The architecture of life. *Scientific American.* January. 48–57.
Kraemer, W.J. (1982) Weight training: What you don't know will hurt you. *Wyoming Journal of Health, Physical Education, Recreation and Dance.* 5: 8–11.
Koplan, J.P., Powell, K.E. & Sikes, R.K. (1982) The risk of exercise: an epidemiological study of the benefits and risks of running. *JAMA.* 248: 3118–3121.
Langevin, H. (2006) Connective tissue: A body-wide signaling network? *Medical Hypotheses.* 66(6): 1074–1077.
Macera, C.A., Pate, R.R. & Powell, K.E. (1989) Predicting lower-extremity injuries among habitual runners. Arch Intern Med. 149: 2565–2568.
Myers, T.W. (1997) The Anatomy Trains. *J Bodyw Mov Ther* 1(2): 91–101.

第 19 章

筋膜组织的机械适应性原理：在运动医学的应用

Raúl Martínez Rodríguez and Fernando Galán del Río

引言

体育运动与改善生活质量息息相关。但是它也带来了损伤和再损伤的风险因素（McBain 等，2012）。据估计，在美国与有组织的体育运动直接相关的受伤人数每年约有 300 万。其中将近 77 万人需要接受物理治疗（Armsey & Hosey，2004）。根据这一背景，在体育运动造成的肌肉肌腱损伤以及其相关治疗中，有必要理解筋膜系统的影响。这主要从结缔组织扮演角色的角度来看，不仅充当“包裹器官的材料”，而且作为对一种机械性刺激敏感的组织在过度重复使用的各种刺激下，有能力自我重建（Schleip 等，2012）（第 1 章）。因此，过高的力学需求驱使软组织在主动收缩和不能收缩的区域都产生过度补偿机制，使肌筋膜、肌腱、关节囊和韧带中的胶原蛋白合成增加（Khan & Scott，2009）。所以人类运动中筋膜组织的参与使它具有吸收和传导不同肌肉骨骼机械力学的能力，这个力可能会被扭曲，导致局部和远端的功能紊乱。从治疗角度看，根据筋膜系统的条件，熟练应用手法可以逆转胶原蛋白生成过度的过程，从而改善组织功能、优化骨骼肌损伤的康复机制。

本章也会介绍筋膜技术（该技术作为康复方案的一部分）和关节纤维化（在运动创伤后、骨关节的损伤）的治疗。

肌筋膜和肌腱过度使用的组织适应性

众所周知，机械力的传导是一个复杂的机制（第 2 章和第 5 章）。机械力在三维空间分布与运输与结缔组织网络紧密连接，作用于细胞水平，最终诱导发生其形态和结构的改变（Ingber，2008）。就这样，肌腱和肌筋膜组织对负荷加载的适应性，改变了身体活动水平，例如，高负载阻力训练诱发 I 型胶原合成增加，三天后到达峰值，五天后回到基线水平（Langber 等，2000）。

人们普遍认为，为了改善运动员的功能表现，增加训练负荷是必要的。那么问题就出现了，这会导致训练和比赛期之间的休息时间减少。实际上，只有通过零散休息或阶段性恢复，才可能增加负荷（Kreher & Schwarz，2012）。换句话说，肌筋膜和肌腱中胶原蛋白量想要恢复正常，回到基线水平，就需要训练/高强度比赛与训练后恢复的时间之间达到均衡。因此，如果这个非常有价值的方面被忽视，重复过度使用和缺乏休息，将会影响胶原蛋白的正常运转，导致胶原蛋白生产过剩以及结构的不良改变（筋膜受限）（第 1 章）。

此外，如果筋膜网已经很紧张，而运动员还需要很强的机械力，这时候软组织的活动方式就很值得探究。有趣的是，成纤维细胞是一种具有较高牵张敏感性的细胞，除了对生化信号的反应，在筋膜网络中对不同程度的紧张状态均有着不同的反应。因此,筋膜越坚硬,在细胞外基质中胶原蛋白的合成和增长越快(Langevin 等,2010)。换句话说,相同的体育运动可以使筋膜组织产生不同的适应性反应,这取决于它原有的张力和僵硬度。短期来看,增加训练和比赛负荷将增加筋膜组织的阻力,以确保每块肌肉收缩时的力量转输最佳。然而在中期看来,即随后的重组过程,将导致筋膜网络更加僵硬,因此要果断修正软组织的粘弹性。这时,局部弹力的降低会限制筋膜系统的变形和吸收力的能力,从而增加了骨骼肌受伤的风险(Purslow,2010)。

肌筋膜和肌腱损伤导致筋膜僵硬

急性骨骼肌损伤(肌肉拉伤)的各种潜在风险因素已经明确,这其中包括不充足的热身、力量不平衡、肌肉疲劳等,这在很大程度上是基于上述讨论的理论框架。筋膜僵硬度增加及已有的肌肉损伤都与纤维化的瘢痕有关,导致可变性差(Peteren & Holmich,2005)。

此外,肌肉损伤的康复是一个复杂过程,包括互有重叠的三个阶段:(1)变性和炎症,(2)肌肉再生以及(3)纤维化,即非功能性纤维组织过度积累替代正常的组织结构成分(Jarvinen 等,2005)。纤维化阶段,取决于特殊生长因子的促成作用,包括转化生长因子-β1(TGF-β1)。TGF-β1 是胶原蛋白增生的强刺激剂,可以诱导成纤维细胞的分化,在损伤的骨骼肌中使肌源性细胞分化成纤维母细胞,使损伤后的骨骼肌纤维化增加(Tomasek 等,2002)(第 1 章)。

有趣的是,最近的研究表明 TGF-β1 的激活一部分是受组织稳定性和纤维母细胞收缩力所控制的(Hinz,2009)。因此,基于之前的基本原理,需要强调肌肉损伤的高张力环境导致胶原纤维过度增殖呈多向排列、交叉联结。因此,在强振幅和高速运动中,纤维疤痕组织将减弱筋膜组织的变形和适应能力(局部弹力)。反过来,这个过程改变了筋膜界面之间的移动能力,最后导致增生性瘢痕形成,伴有高度的肌肉再损伤风险。

同样,肌力经肌腱传至骨而产生动作。由于肌腱是一种特殊的筋膜终端结构,筋膜僵硬会直接导致腱性组织损伤的发生。然而,从肌肉至肌腱的力量传输,不仅通过肌纤维(连续排列的肌小节组成)和肌肉肌腱接合点(传送肌腱的力),还与肌外膜、肌束膜、肌内膜和腱旁组织、腱鞘、腱内膜等有关(第 1 章)。这些装置能够经过肌肉的支持性结缔组织为力的传输(肌筋膜力学传导)提供重要的功能连接(Huijing,2009)。具体来说,肌筋膜形成连续的蜂巢与腱绑在一起,反过来,组成一个筋膜小梁系统,提供了力学连接成分。因此,有助于通过骨骼肌细胞将力传给肌腱(Passerieux 等,2007)。此外,胶原蛋白加强的其他结构在主动肌与拮抗肌之间提供了一个重要稳定连接,这样力就能从肌肉传到肌腱。事实上,肌腱是可伸展性的组织,具有弹性、时间依赖性等特点,也参与整个的肌筋膜—肌腱功能复合体。通常,生理水平的机械负荷对肌腱是有益的,对身体活动的反应表现为代谢活动增多和胶原蛋白合成增加。然而,肌腱的机械性能,包括杨氏弹性系数(一种表征弹性材料刚度的物理量)在内,在过度负载中可能会变差(Wang 等,2012)。换句话说,肌腱上通过筋膜网络传送的机械负荷增加,不仅使肌腱拥有更大的负载抗性,而且明显减少了压力敏感性(第 5 章)。因此,作为腱性组织损伤治疗方案的核心,精确地平衡和消散从肌筋膜传到肌腱的力似乎是必不可少的,这可以通过增加肌腱的弹力来解决,从而有助于张力的自稳、保持肌腱对力的吸收和传输之间的适当平衡。

筋膜治疗的作用

在这一点上，有必要为以下几个问题提供答案：手法治疗是否能改变预张力状态？筋膜治疗是否会影响细胞和组织的生理机能？考虑到纤维母细胞表现出来的高牵张敏感性，是否可以根据治疗的特定目的，开发这种特性？更进一步从全局的角度看，怎样将这些新的理念引入传统的模型中，用于预防、治疗和康复骨骼肌损伤？

理论上，筋膜组织必须足够强健，才能传递力量，必须有足够弹性，才能吸收力量，在外力拉伸下避免撕裂（Purslow，2002）。现今，关于肌肉损伤的治疗（在肌肉再生和纤维化的阶段）和腱性组织损伤的治疗，不同的康复方法聚焦于是通过动作治疗增加阻力并增加筋膜组织支撑肌肉收缩的能力（Khan & Scott，2009）。按照这些原则，一般建议早期先进行渐进的无痛干预：离心训练诱导胶原纤维的纵向排列，在运行过程中再增加过载负荷（Petersen & Holmich，2005）。

然而，在运动环境中经常观察到，当一位运动员正在进行局部和全身性高强度筋膜拉伸时，必须在预防与治疗方法中加入处理僵硬筋膜区域的弹性和变形能力的技术。传统的康复方案殊途同归，包括无痛拉伸训练，尤其是针对受限区域的其他技术，例如深层按摩、Graston 技术、冲击波或者超声波治疗（Hammer，2008）（Sussmich-Leitch 等，2012）。然而，从许多研究者对业余运动员和精英运动员进行的临床研究中发现，这些方法可能还不够。关于这一点，根据前面的探讨，很显然为了修复和改善筋膜系统吸收和耗散重复性机械压力的能力，需要在受限的区域上加用熟练手法。

再生和纤维变性

在康复过程的初期，撕裂和坏死的肌纤维中炎性细胞增殖以及肌源性卫星细胞被激活、分裂、分化，最后融合（再生），在损伤的两端之间建立一座结缔组织桥梁（纤维化）（Jarvinen 等，2005）。起初，伤痕组织是一种杂乱无章并随机安排的新胶原纤维。这些纤维的排列与原先的力传导轴不一致，伤痕组织通常缺少机械刺激作用。因此，即使是持续不变地改善肌纤维进入结缔组织，它们的排列方向依然不会与未受损的肌纤维主轴平行。另一方面，尽管受损区致密伤痕组织形成会阻止肌肉再生，早期活动有助于胶原蛋白的产生并保证适当的排列方向。此外，短期制动后早期进行动作训练能够使肌纤维更好地进入结缔组织，使再生肌纤维排列方向更好。

不管怎样，为了阻止康复期间发生损伤，无痛治疗非常重要（Jarvinen 等，2007）。在初始治疗阶段，为了协助发展训练过程，筋膜网应该保持高度紧张，以加强损伤区域胶原蛋白的合成和正确的线性排列。为达到这一目的，建议维持最初的反射收缩，造成一个理想的张力环境，从而增加生物合成和纤维母细胞向伤痕组织或桥梁区域的运动。此外，推荐采用无痛的等长和向心收缩训练。总之，在增殖阶段，胶原蛋白过度生成可能会限制肌小管进入结缔组织的创伤区，随后阻止大量肌纤维在损伤两端之间的联结。如上所述，这种情况发生在肌肉损伤治疗的早期，也会发生在疤痕过程过快形成时。

这通常发生在一个职业运动员身上，在康复的早期阶段，进行较多的力量训练而缺乏适当的负荷管理，目的是迅速获得最高功能水平的疤痕组织。此时，离心力量训练可以刺激参与骨骼肌再生的卫星干细胞活化和增殖。然而，这依然会诱导胶原蛋白及受损肌肉内致密疤痕组织的过度增生。在损伤区域，纤维疤痕组织逐渐发展，阻碍了肌肉的再生，最后导致功能恢复不完全，其特征是肌肉的收缩和延展性都降低。

实际上，考虑到重塑过程也可能要延续至 12 个月，经常发现看似治愈的肌筋膜损伤，实际是高度疤痕化，这就增加了二次受伤的风险(Baoge 等,2012)。此时,病理性的胶原蛋白发生交联,伴随局部张力增加、弹性降低。这是瘢痕对早期多方向、高速和高振幅负荷及运动的适应。因此,从中长期来看这种治愈方式的可靠性似乎有限。此外,在过去的几年中,运动医学常见的做法是使用生物制剂,例如自体生长因子(血浆中含有大量的血小板),将大剂量生长因子释放到受损组织中,以加快治愈过程(Creaney & Hamilton,2008)。然而,像之前一样,与各种生长因子相关的结缔组织过度增殖可能损害再生与纤维化之间所需要的平衡,缩短疤痕形成,进而导致与上述相同的功能缺陷。

所以作者建议,在这种情况下(高张力的基质)应该使用手法治疗使受损组织恢复到受伤前的状态,避免胶原蛋白过度增殖。应使用疤痕特定技术。后文会进一步描述这一方法,它有利于组织粘弹性反应的调整,便于疤痕组织周围区域中积累的弹性能量释放(不会消失),因而促进细胞外基质中的肌肉从高张力状态回到低张力状态。

肌腱损伤治疗

在设计康复方案时不要脱离腱性结构是很重要的。相反,除了对肌腱和腱周组织胶原蛋白的交联和粘连做治疗外,在僵硬的连接层面上施压也很有必要。事实上,同上所述,过度的机械负荷会增加肌筋膜间隔的僵硬度。这又向终端区域增加了力的传输,造成反复的拉力负荷。肌腱是机械应答组织,其结构和功能发生适应性变化是为了应对机械负荷的改变(第 5 章)。这就是为什么最初的重复过度刺激会导致细胞基质的变化,使肌腱变厚、变硬(反应性肌腱病)。这个事实在高振幅的关节运动和离心收缩中尤为明显,一张刚硬的筋膜网络被外在的力量(骨杠杆的距离)和内在的力量(肌肉收缩)持续拉紧。在此阶段,一个合适处理方法就是减少机械负荷需求,允许肌腱有足够的时间去逐步适应。一旦发生损伤,肌腱就要经历一个缓慢而自发地愈合过程(肌腱失修),导致疤痕组织形成和胶原纤维组织正常形态的缺失。在这种背景下,就要采取渐进式的训练,尤其是离心性训练,以增加胶原蛋白生成和重组筋膜网络(Cook & Purdam,2009)(Wang 等,2012)。此外,从作者的临床经验来看,应在使用离心训练和(或)伸展训练之前推荐采用各种手法治疗技术,使筋膜网张力正常化、减少前面提到的连接处的刚度。因此,肌腱作为一个动力学机械应答组织,可以积极应对损伤后的控制性负荷,并伴随筋膜网络的重建。这样的话,筋膜系统就具备了这样的能力,能够通过连续的筋膜网络消散并分配多余的机械张力。

疤痕模式技术

作者们研发的这项技术通常情况下用于治疗筋膜受限,尤其是用于慢性筋膜损伤中的疤痕治疗。为了实现这一目标,要通过手的控制给予不同的机械刺激(直接通过手法的力学传导)(Martinez 等,2013)。首先,用手把几种不同的力结合为一体,包括压力、牵拉力和扭力,使筋膜组织变形。这时治疗师在受限区域会对第一道阻力(屏障)有明确感知(图 19.1),然后,使该组织在一定的张力线上保持一段时间(30 ~ 90 秒),直至察觉到张力释放。在这一刻,接触点和组织的变形向量被重新定位,直到新的阻力屏障再次被感觉到。多次重复这些步骤,直到疤痕区域的张力和紧张度恢复正常(Pilat,2003)。就这样,通过治者的徒手治疗来追寻张力的动态平衡,以受限区域累积的弹性能量释放(跳)为依据,宏观上可引起筋膜层面的 3D 重组(通过不同筋膜层之间的界面),微观水平的张力也得到改变(通过整联蛋白受体使细胞支架与细胞外基质之间的张力再协调)。这种功能协调可使细胞功能正常化,并在中期使细胞外网络重塑(Martinez & Galan,2013)(第 1 章)。有作者认为,通过减少胶原纤维之间的交联能够引起纤维的结构性改变(Tozzi,2012)。此外,肌筋膜治疗的一些好处可能要归功于神经心理学的作用。从这个意义上来讲,Schleip(2003)建议,在筋膜技术中手法感应可以通过刺激筋膜中的机械感受器,来增加对手法压力和变形的反应性,从而引起神经系统不同水平的调整。对筋膜内神经末梢的治疗性刺激会引发血管运动性反应,导致治疗区的水合作用增加(第 4 章)。

综上所述,根据整体康复方案,在实施力量和伸展训练之前,直接实施筋膜技术可以增加胶原蛋白的重组能力,目的是促进胶原蛋白和纤维母细胞在张力轴上的纵向排列。将离心负荷加载在具有可变性的基质上,可以使病理性交联减少、筋膜层面之间的水合作用更好。这比在僵硬的基质上(筋膜层次滑动力弱)执行负荷疗法更有意义(图 19.2)

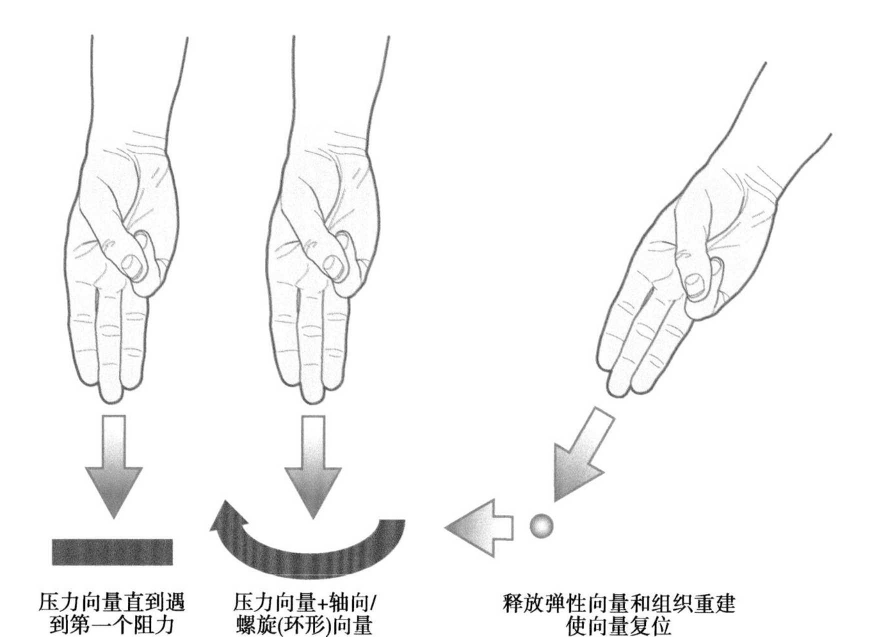

图 19.1 基于轴向和压力向量的疤痕模式技术
接触阶段:初始向量靠第二、三、四手指的屈肌协同来保持压力。刺激阶段利用螺旋(环形)向量产生并保持张力以对抗阻力。

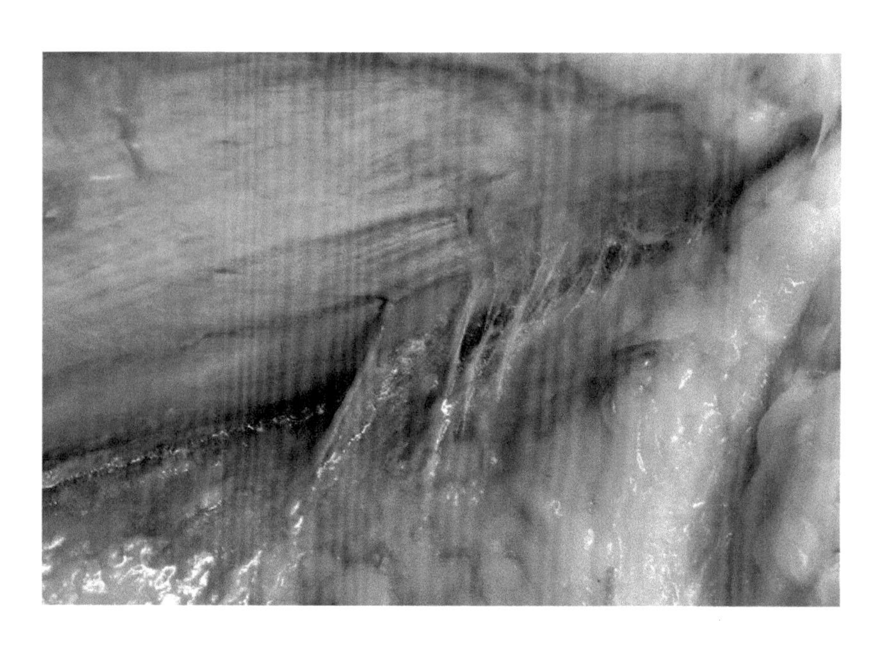

图 19.2 新鲜尸体解剖的大腿侧面
浅深筋膜之间病理性胶原蛋白的交联。图片显示了一条皮神经的封套和穿出位置。突出显示了水合作用的重要性。(经由 AndrjezPilat 提供)

肌筋膜损伤的实时超声弹性成像

为了证实治疗效果,作者在实践中采用实时超声弹性成像(realtimesonoelastography,RTSE)来评估组织的机械特性,如组织的刚度和弹性(第 24 章)。有趣的是,RTSE 揭示了肌筋膜组织在修复和纤维化过程中的张拉弹性曲线(超音弹性成像的控制器)。在实施筋膜治疗后,根据肌筋膜力学性能的变化,再利用这些信息实施适当的调整治疗(Martinez & Galan,2013)(图 19.3)。

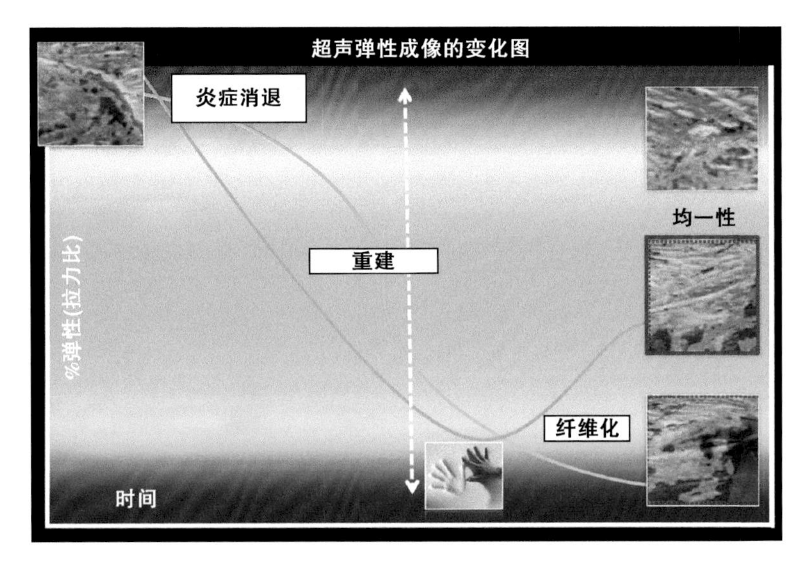

图 19.3 疤痕形成过程和弹性成像的彩色比例关系示意图

弹性曲线显示了为阻止纤维化而作的疤痕模式技术的理想状态。绿线代表疤痕组织在徒手“疤痕建模”后的愈合和局部弹性补偿;蓝线显示弹性丢失后愈合以及旧病复发的高风险。(经 Martinez & Galan 等人许可,2013)

运动创伤后的骨关节损伤

针对每一次运动创伤后的骨关节损伤类型,康复方案必须具体问题具体分析。假如没有附带风险,早期就可以替代完全固定术,而采用可控的渐进性活动,其目的是增加基质的合成、增加胶原纤维导向,使之平行于正常胶原纤维的压力线。然而,由于潜在的不良风险增加,还没有足够的经验来确定术后开始活动的准确时间。因此,一些临床医生还是坚持旧的治疗方法。另一方面,关节纤维化是运动创伤后骨关节损伤众所周知的后遗症,作为初期治疗和术后处理的主要手段,固定和保护损伤区域是选择之一(Kannus,2000)。

长期以来,传统的康复方案是通过牵拉、主动和被动的关节松动技术来增加关节活动度(前后滑动技术)。然而在这一范围内,结缔组织与关节(关节囊,韧带,关节周围的肌筋膜)脱水紧密相关,失去弹性能力,呈现出相当大的杂乱无章(胶原纤维交错连接和关节囊的萎缩)。因此筋膜层之间的变形和滑动能力受限,进而在关节表面的移动能力(滑动、方位、传输或旋转)也将减弱。

因此,在应用关节技术之前采用直接针对关节周围筋膜系统的筋膜处理方法,似乎是实用的途径。可选择的治疗方法有疤痕建模技术、深层按摩、深层摩擦和神经肌肉技术。一方面,这些方法旨在诱导基本物质的水合作用(触变反应),使胶原纤维能够没有摩擦力地互相移动。另一方面,也能促进病理性胶原蛋白交联的断裂。随后,建议采用主动渐进性负荷训练,以加强胶原纤维的组织和排列,使其与机械张力主轴平行。

此外,关键是要重视关节周围肌筋膜组织的僵硬会改变肌张力的调节,对肌肉拉伸训练、本体感觉再教育以及基础动作的恢复产生负面影响。在治疗这些伤害得过程中都需要做这三项训练,这与筋膜组织作为本体感受基础物质(机械感应信号系统)的作用密切相关,也与机械感受器的功能相关(Stecco 等,2007)(Van der Wal,2009)。尤其是插入肌筋膜(肌内膜和肌外膜)的特殊结缔组织结构(第 1 章)——肌梭。肌梭的特点是即使对筋膜网络很小的张力变化也会高度敏感。因此,考虑到这些受体接受的主要刺激是变形,可以推断制动后可能会使筋膜系统的僵硬度增加且杂乱无章,同时也改变了其应变能力。因此在牵引力、扭力或压力发生之前,它的适应性反应已经降低。最后作者强调,精心设计的徒手技术是为了重塑关节周围的肌筋膜组织,使机械感受器的刺激机制正常化,从而在肌肉收缩和本体感受过程中能够有效输出自主反应。

总结

如果成纤维细胞的活动方式依赖于周围的力学过程,那就需要充分了解防治肌筋膜、肌腱、骨关节损伤的相关过程。目前大多数康复方案提供的是渐进式负荷训练。然而,基于作者对筋膜治疗的临床经验,这些普遍使用的方法没有考虑到筋膜网已经存在的萎缩和受限,而这与运动领域中常见的过度重复使用模式有关。所以,作者希望强调在受限区和纤维化区域实施徒手治疗的益处,旨在促进肌筋膜总体结构的重排和重建。

参考文献

Armsey, T.D. & Hosey, R.G. (2004) Medical aspects of sports: epidemiology of injuries, preparticipation physical examination, and drugs in sports. *Clin Sports Med.* 23(2): 255–279.

Baoge, L., Vanden Steen, S., Rimbaut, N., Philips, E. et al., (2012) Treatment of skeletal muscle injury: a review. *ISRN Orthopedics.*

Creaney, L. & Hamilton, B. (2008) Growth factor delivery methods in the management of sports injuries: the state of play. *Br J Sports Med.* 42(5): 314–320.

Cook, J. & Purdam, C. (2009) Is tendon pathology a continuum? A pathology model to explain the clinical presentation of load-induced tendinopathy. *Br J Sports Med.* 43: 409–416.

Fredericson, M., Cookingham, C.L., Chaudhari, A.M., Dowdell, B.C., Oestreicher, N. & Sahrmann, S.A. (2000) Hip abductor weakness in distance runners with iliotibial band syndrome. *Clin J Sport Med.* 10: 169–175.

Hammer, W.I. (2008) The effect of mechanical load on degenerated soft tissue. *J Bodyw Mov Ther.* 12(3): 245–256.

Hinz, B. (2009) Tissue stiffness, latent TGF-beta1 activation, and mechanical signal transduction: implications for the pathogenesis and treatment of fibrosis. *Current Rheumatology Reports* 11(2): 120–126.

Huijing, P.A. (2009) Epimuscular myofascial force transmission: a historical review and implications for new research. *J Biomech.* 42(1): 9–21.

Ingber, D.E. (2008) Tensegrity and mechanotransduction. *J Bodyw Mov Ther.* 12: 198–200.

Jarvinen, T.A., Jarvinen, T.L., Kaariainen, M. & Kalimo, H. (2005) Muscle injuries: biology and treatment. *Am J Sports Med.* 33(5): 745–764.

Jarvinen, T.A., Jarvinen, T.L., Kaariainen, M., Aarimaa, V. et al. (2007) Muscle injuries: optimising recovery. *Best Practice & Research: Clinical Rheumatology* 21(2): 317–331.

Kannus, P. (2000) Immobilization or early mobilization after an acute soft-tissue injury? *Phys Sportsmed.* 28(3): 55–63.

Khan, K.M. & Scott, A. (2009) Mechanotherapy: how physical therapists' prescription of exercise promotes tissue repair. *Br J Sports Med.* 43: 247–252.

Kjaer, M., Magnusson, P., Krogsgaard, M., Boysen Møller, J., Olesen, J., Heinemeier, K., Hansen, M., Haraldsson, B., Koskinen, S., Esmarck, B. & Langberg, H. (2006) Extracellular matrix adaptation of tendon and skeletal muscle to exercise. *J Anat.* 208(4): 445–450.

Kreher, J.B. & Schwartz, J.B. (2012) Overtraining syndrome: a practical guide. *Sports Health.* 4(2): 128–138.

Langberg, H., Skovgaard, D., Asp, S. & Kjaer, M. (2000) Time pattern of exercise-induced changes in type I collagen turnover after prolonged endurance exercise in humans. *Calcif Tissue Int.* 67(1): 41–4.

Langevin, H.M., Storch, K.N., Snapp, R.R., Bouffard, N.A. et al. (2010) Tissue stretch induces nuclear remodelling in connective tissue fibroblasts. *Histochemistry and Cell Biology* 133 (4): 405–415.

Martínez Rodríguez, R. & Galán del Río, F. (2013) Mechanistic basis of manual therapy in myofascial injuries. Sonoelastographic evolution control. *J Bodyw Mov Ther.* 17(2): 221–234.

McBain, K., Shrier. I., Shultz, R., Meeuwisse, W.H. et al. (2012) Prevention of sports injury I: a systematic review of applied biomechanics and physiology outcomes research. *Br J Sports Med.* 46(3): 169–173.

Magnusson, S.P., Langberg, H. & Kjaer, M. (2010) The pathogenesis of tendinopathy: balancing the response to loading. *Nat Rev Rheumatol.* 6: 262–268.

Passerieux, E., Rossignol, R., Letellier, T. & Delage, J.P. (2007) Physical continuity of the perimysium from myofibers to tendons: Involvement in lateral force transmission in skeletal muscle. *J Struct Biol.* 159: 19–28.

Petersen, J. & Hölmich P. (2005) Evidence based prevention of hamstring injuries in sport. *Br J Sports Med.* 39: 319–23.

Pilat, A. (2003) *Inducción Miofascial.* 1st ed. McGraw Hill Interamericana.

Purslow, P. (2002) The structure and functional significance of variations in the connective tissue within muscle. Comparative Biochemistry and Physiology – Part A: *Molecular & Integrative Physiology* 133(4): 947–66.

Purslow, P. (2010) Muscle fascia and force transmission. *J Bodyw & Mov Ther.* 14: 411–417.

Schleip, R., Findley, T., Chaitow, L. & Huijing, P. (eds.) (2012) *Fascia – The Tensional Network of the Human Body.* Churchill Livingstone Elsevier.

Schleip, R. (2003) Fascial plasticity – a new neurobiological explanation. *J Bodyw Mov Ther.* 7(1): 11–19, 7(2): 104–116.

Stecco, C., Gagey, O., Belloni, A., Pozzuoli, A., Porzionato, A., Macchi, V., Aldegheri, R., De Caro, R. & Delmas V. (2007) Anatomy of the deep fascia of the upper limb. Second part: study of innervation. *Morphologie.* 91(292): 38–43.

Sussmilch-Leitch, S.P., Collins, N.J., Bialocerkowski, A.E., Warden, S.J. & Crossley, K.M. (2012) Physical therapies for Achilles tendinopathy: systematic review and meta-analysis. *J Foot Ankle Res.* 5(15): 1146–1162.

Tomasek, J.J., Gabbiani, G., Hinz, B., Chaponnier, C., et al. (2002) Myofibroblasts and mechano-regulation of connective tissue remodelling. *Nature Reviews Molecular Cell Biology.* 3(5): 349–363.

Tozzi, P. (2012) Selected fascial aspects of osteopathic practice. *J Bodyw Mov Ther.* 16(4): 503–519.

Van der Wal, J. (2009) The Architecture of the Connective Tissue in the Musculoskeletal System—An Often Overlooked Functional Parameter as to Proprioception in the Locomotor Apparatus. *Int J Ther Massage Bodywork* 2(4): 9–23.

Wang, J., Guo, Q. & Li, B. (2012) Tendon biomechanics and mechanobiology – a mini review of basic concepts and recent advancements. *J Hand Ther.* 25(2): 133–41.

延伸阅读

Kjaer, M. (2004) Role of extracellular matrix in adaptation of tendon and skeletal muscle to mechanical loading. *Physiological Rev.* 84(2): 649–698.

Ophir, J., Céspedes, I., Ponnekanti, H., Yazdi, Y. et al. (1991) Elastography: a quantitative method for imaging the elasticity of biological tissues. *Ultrasound Imaging.* 13(2): 111–134.

第 20 章

足球运动中的筋膜训练

Klaus Eder and Helmut Hoffmann

足球运动对肌筋膜系统的积极和消极影响

任何体育运动,包括足球或橄榄球,优秀的成绩都需要在生理条件下达到专项运动水平,结合相应的专项技术,确保熟练掌握专项运动的动作模式,在参与竞争性比赛中也需要策略上的洞察力。

足球运动、训练或专项技能,特别具有传统运动模式的代表性。如果这些运动模式积累到足够数量,经过一定时间,有理由预测这些特定的足球动作刺激将引起一些反应,显现对特定生物结构(关节、韧带、神经、脑脊膜和肌筋膜结构)的适应,从而有可能对力和负荷进行满意的处理。在过去的 20 多年中,在为几乎所有层次的足球运动员(从业余爱好者到代表自己国家的职业运动员)提供医疗服务的过程中发现,足球运动员容易发生多种变化。在这种情况下,由于涉及踢球腿和运动腿的一侧优势,足球运动的特点就是要适应不断变化的不对称性差异,尤其是肌筋膜系统。

通常情况下,适应的结果可以最大限度提高专项运动员动作模式的质量,从而提升运动成绩。另一方面,这些适应也常常导致运动中肌肉应力模式的改变。在某些情况下,可导致所涉及骨骼肌和肌筋膜结构的负荷异常或过度负荷。了解足球专项变化对骨骼肌和肌筋膜系统的影响,就能使教练和医疗团队更加轻松地评估结构和功能,也能根据运动员的结构特性安排准备活动和恢复计划。以下资料旨在提高教练和医疗团队的认知,关注足球专项运动的适应性,并确保这些现象得到重视。

足球运动中特殊的变化和适应与骨骼肌系统有关

以下内容概述了典型的足球专项适应性,聚焦于即使没有损伤,重复训练时也会遇到的肌筋膜改变。必须预见活跃的运动员身上可能发生的变化,要在训练准备和竞争性比赛时考虑到这一点。下述的变化特征在足球运动中非常明显,值得注意。

踢球腿的变化取决于接触球的方式

根据定义,足球运动需要以不同方式接触球。

在这个过程中,由接触球产生的机械应力,如果数量和大小足够,就会引起生物结构的改变。在进化过程中,大自然发展了人类的骨骼肌系统,尤其是组成骨盆——腿部轴线的下肢,是为移动、行走和跑步而发展起来的(第 13 章和第 17 章)。人的双足被巧妙地设计了纵向和横向足弓,以便在行走的每一步缓冲身体质量的影响、在步态周期的末端推动身体向前移动。在接触球时,短时间内产生的力,恰好被足的弓形结构阻碍,增加了相应的机械力和应力。每一不同个体都有着不同的踢球动作，由于球的质量释放的机械性反作用力巨大，但仍然在生理范围内，一般不超过所涉及结构的压力耐受性。然而，如果这个活动长期、过量、重复进行，很多年后，由此产生的刺激就可能形成一种微损伤，甚至导致骨骼肌系统的改变。这种改变已经在 20 世纪 80 年代由 Hess（1985）和 Less & Nolan（1998）假设和讨论过。

距舟韧带处于踢球动作的拉力位置，为了确保在接球对突然而短暂的拉应力有适当的准备，在距舟韧带附着部位产生强化。更加粗大的 Sharpey's 纤维数量增加，占据了一些已经增大的空间，放射学检测常常发现距骨喙和（或）胫骨突会导致踝关节背屈能力降低。

同时，踝关节这些直接变化的结果就是踢球动作发生改变，足球运动员也可能发展肌肉，表现为左右侧（支撑腿与摆动腿）角度不对称。摆动腿的动作轴代表一条“开链”负荷，当脚以最大速度前进移动时（运动点），髋部仍然相对静止（固定点）。同时，每一次完成踢球动作的时候，另一侧是充当“闭链”类型的负载。既然如此，支撑脚在地面上立稳（固定点），此时脚以上的结构贯穿骨盆-腿部轴和躯干，进行运动时需要通过一种复杂的协调机制对抗重力以保持稳定。同样，在这些足球专项动作模式中，可变的神经肌肉控制为长期的肌肉适应创造了基础。从长远来看，活跃的骨骼肌系统及肌筋膜系统可能会逐步适应特征性动作，这些负荷与动作联合，就产生了肌肉的最佳反应。

许多报告描述了支撑腿与摆动腿之间肌肉的差异（Knebel 等，1988）（Ekstrand 等，1983）。踢球是一个多关节运动的动作，在膝关节有一个明显的有爆发力的伸展动作，合并髋关节的屈曲和踝关节跖屈。通常情况下，这些作者称踢球时，踢球腿的股四头肌伸展，其最大力量和最高冲击力都增加，伴有支撑腿膝关节屈曲的最大力量和冲击力的增加（图 20.1）。

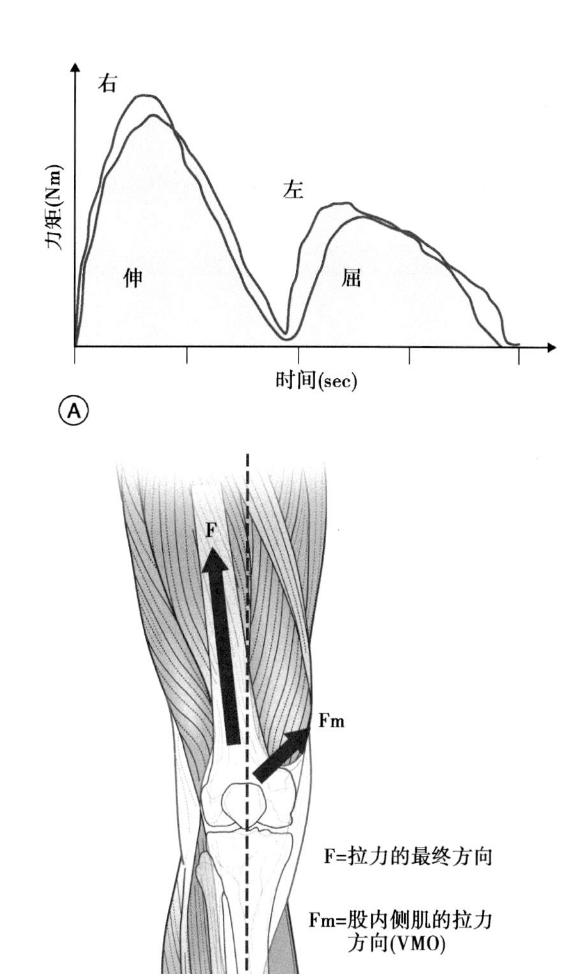

图 20.1 A & B

我们的经验观测表明，足球运动员的股四头肌发展程度显示长期功能性适应与额外的神经生理有关。虽然足球运动员踢球腿的股四头肌肌力强于支撑腿的股四头肌肌力，但是检测发现，大多数运动员在股内侧肌充分发育之处大腿围度轻微减小。很显然，股四头肌多变的肌肉配置，是骨骼肌系统对多年局部模式化功能需求适应的结果（摆动腿承受的开链负荷与支撑腿承受的闭链负荷形成鲜明对比）。常常发现一些运动员摆动腿的股内侧肌非常薄弱。我们对 35 名足球运动员的经验测量证实，尽管摆动腿的股四头肌最大力量有所增长（峰值等速扭矩—时间曲线，Isomed 2000 System），在股内侧肌邻近膝关节内侧10cm区域的大腿围度平均减小了3.2mm，在邻近膝关节内侧20cm区域的大腿围度又平均减少了1.8mm。

从神经生理学的角度来看，开链动作期间在重力作用下，胫骨相对于股骨旋转而不需要稳定关节，这就可以解释摆动腿股内侧肌发展不足的原因。神经分布区域长期的变化可以优化踢球的运动模式。另一方面，这个过程也能改变个人股四头肌力量的贡献比例。较弱的股内侧肌更倾向于从股四头肌的侧面牵拉髌骨，因此会改变髌股关节的动力学。相比之下，支撑腿在跑步和冲刺时不会更多改变关节内部的动力学。因此，在统计学上可以发现，与支撑腿相比，摆动腿更容易发生髌股关节的退行性改变。

踢球技术引起支撑腿的变化

如上所述，摆动腿的变化提示，在摆动腿踢球的过程中对侧支撑腿接触到的负载显然不同。有意思的是，不论足球运动员的水平高低，所有运动员不管是用足背还是用足的内侧或外侧踢球的时候，往往都将支撑腿置于很精确的位置。这就导致了作用于骨骼肌上的模式化持续机械负载。为了确保球的加速度，则通过摆动腿将动量有效传递给足球，支撑腿必须在足球落地的同时处在一个正确的位置。以下这方面的观察结果有重大价值（Hoffmann，1984）：

- 在球落地时，足球运动员都尽量使支撑腿的动作非常精准和连贯。一次球的接触到下一次再接触的个体内误差小于1cm。
- 足球运动员可以将支撑腿与球立在同一水平上（额状面）。
- 当脚接触地面时，身体的重心向外转移至支撑腿，通常会向前超过左膝，甚至偏向外侧。
- 支撑腿到足球的距离在不同球员之间有明显差异。尽管差异显著，但每个人都能精准地解决问题并有极佳的动作模式（个体的动作连贯性）。然而，支撑腿离足球越远，身体的重心越容易侧向移动。在这一姿势下，沿着支撑腿骨盆—下肢运动轴的关节必须维持稳定而进行代偿，随着时间的推移就会产生适应性改变。

这些一侧的特定变化会清晰地反映在踝关节上。这种偏侧优势越大，作用于足部关节外侧的剪切力就越大。即使没有出现明显的损伤和（或）创伤，但长时间之后这些外力往往会引起适应性改变。不仅是训练和比赛中常规踢的动作，在日常的行走和跑步中也会引起这些变化（第13章和第17章）。它们证实了整个骨盆——下肢运动轴的适应性变化。根据个人先天因素的不同，这些变化将显著影响足球运动员受累的生物力学结构。

腰骶及髋部的适应

如上所述，在支撑腿和摆动腿一侧发生肌肉的适应性改变，这种长期的变化会贯穿整个腰骶——髋部区。我们自己的步态分析（动态评估和触诊发现）及手法治疗评估重点强调以下几个方面：摆动腿一侧强大的股四头肌和髋屈肌（尤其是髂腰肌）占优势，会导致该侧的骨盆后倾。为了长期发展稳定身体重心的能力，反过来，导致对侧支撑腿的骨盆前倾。此外，随着这些变化，摆动腿的骶髂关节活动度也将会降低。这种不对称的运动范围，再加上髋部的扭矩，明显延长了支撑腿的轴线，导致功能性骨盆倾斜。而且新的压力模式传递至腰椎，就使摆动腿一侧产生骨盆后倾的结果。由于髂腰韧带紧张度增加，在对足球运动员进行体格检查时经常发现其腰椎向右后方旋转。

表 20.1

肌筋膜内开链(inflare chain)和外开链(outflare chain)(改编自 Meert,2003)

肌筋膜内开链 扭转+屈曲(例如,左侧链)	肌筋膜外开链 扭转+伸展(例如,左侧链)
左侧头外直肌	左侧头斜肌
左侧斜角肌	左侧头最长肌
左侧胸锁乳突肌	左侧斜方肌(下部)
左侧胸大肌和胸小肌	左侧肩胛提肌
左侧肋间肌	左肩外旋肌群
左侧腹外斜肌	左侧上后锯肌
右侧腹内斜肌	左侧下后锯肌
膈肌(横向分离结构)	膈肌(横向分离结构)
右侧髂腰肌	左侧胸腰筋膜、腰方肌
右侧闭孔肌	右侧腰大肌
右侧内收肌群	右侧臀肌群;右侧阔筋膜张肌
右侧股中间肌	右侧股外侧肌
右侧腓侧肌群	右侧缝匠肌
足底筋膜	右侧小腿中间肌群
	足底筋膜

对肌筋膜系统的影响

总结一下,预计足球运动员会发生一些变化及一侧特有的适应性改变,涉及下肢所有关节和韧带,由此影响骨骼肌以及与肌筋膜链相关的骨盆——下肢轴功能单位。不同

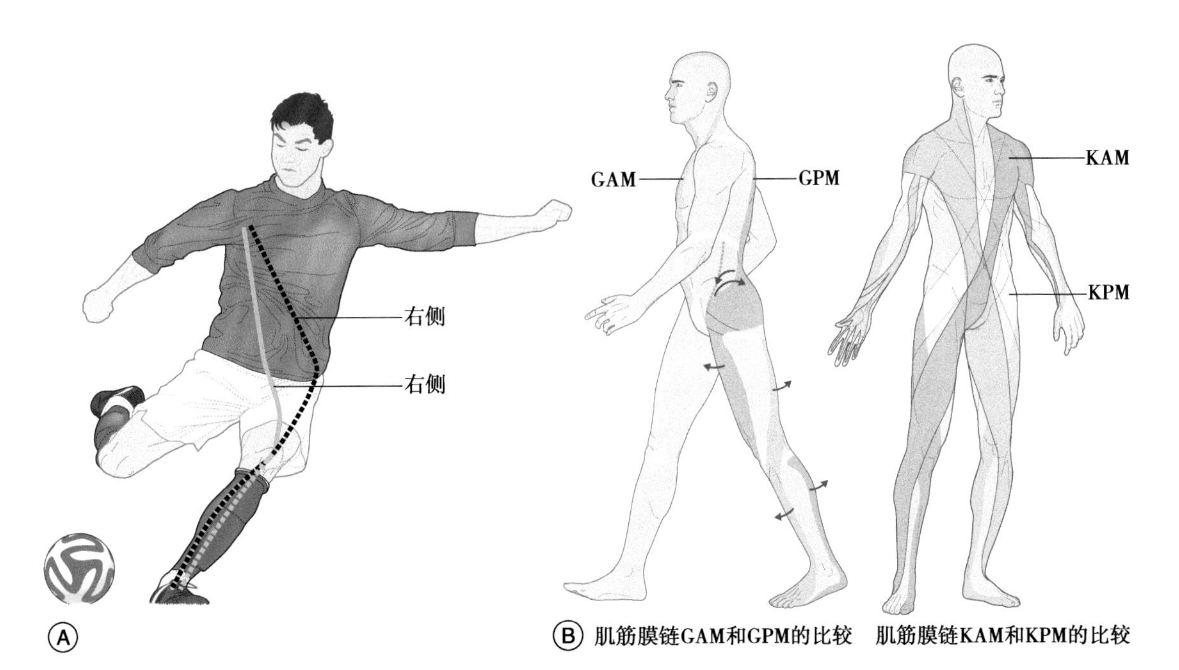

图 20.2　A & B

足球与肌筋膜链相关的典型运动

的运动员有着不同的水平，这取决于个人的周期训练、训练量、训练强度以及典型的运动模式。这些改变可能是某些问题的原因，因此，为了充分利用组织再生过程，在准备训练和(或)比赛时间以及在恢复阶段(冷却)都必须重新思考一些重点问题。此外，在采用经典的和目前流行的方法(更关注关节、韧带和骨骼肌肉系统)的同时，还应该仔细考虑肌筋膜及相关训练，这就能将理论变成实践。在这个背景下，在比赛和训练中对压力的适应，一侧结缔组织属性就会呈现出来。经常发现摆动腿的结缔组织的两种特性降低。由于硬度降低，前方直的肌筋膜链和前方交叉肌筋膜链松弛，反而缺乏弹性。肌筋膜网络的三维结构因而朝着坚固而又有弹性方向发展(第 10 章)。

大腿的一侧(外侧)筋膜也显然变得更加坚固。在支撑脚的位置可发现直的后肌筋膜链和交叉的后肌筋膜链(图 20.2 A & B)。

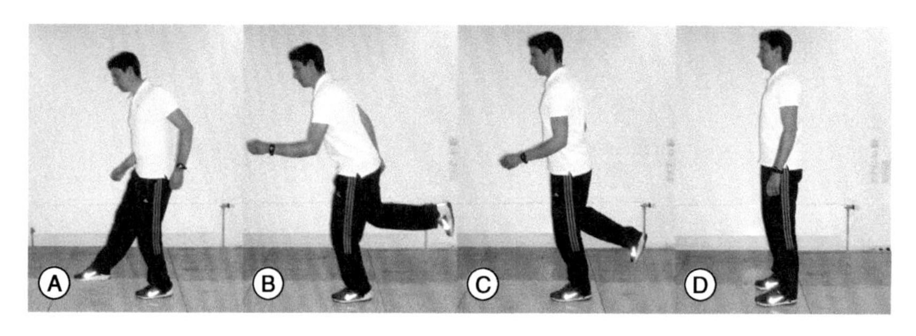

图 20.3 A ~ D
足球特有的复合稳定练习，包括对侧背部的旋转和支撑腿/踢球腿的功能转换

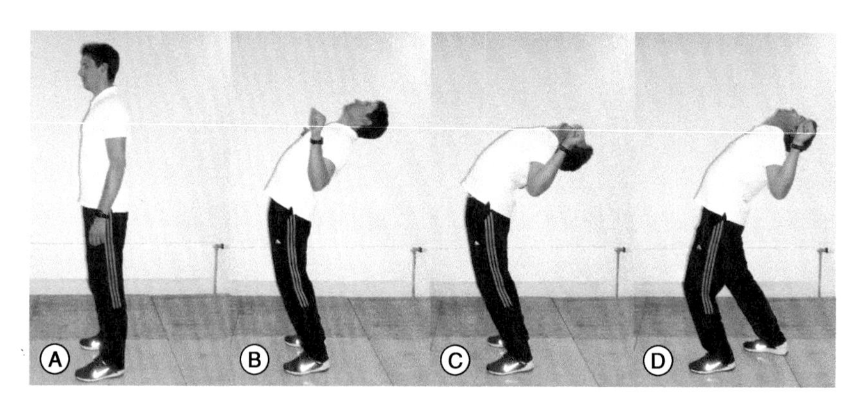

图 20.4 A ~ D
拉伸前侧的筋膜线

中长期建立最佳筋膜结构和网络

在前面提到的解剖学、生物力学和生理学原理的基础上，从业者通常有许多可以在中长期促进生成并优化这些胶原结构的运动锻炼方式(形成功能性的弹性应力网格)。从广义上来说，在协同肌与拮抗肌交汇的运动转折点处，收缩单元几乎需要相等的张力。这就确保了通过筋膜(弹性)结构产生定向性的细微运动，也确保了发展性、定向性的刺激。在运动转折点的邻近处，有预期的反向运动，可能需要接合大量的旋转结构(筋膜网络的 3D 排列)(第 14 章)。根据前面提到

的足球运动特有的骨骼系统适应性改变，应把筋膜网络日常优化与构建的重心放到优化个别足球运动员对侧的常规性动作上，并且强度比标准略微重一些。

除了这种常见的动态拉伸之外，也需要考虑潜在的非常有用的缓慢动态拉伸运动。鉴于体育锻炼中的经典静态拉伸运动通常是针对特定肌肉的，为了向这些弹性收缩结构传递拉伸或伸长刺激，越来越多学者主张传输超过个体肌肉（例如超过受影响的关节）所能耐受但不超过肌筋膜链所能耐受的以链为导向的张力。通过筋膜网络传递超过个体解剖所定义的、肌肉所能承受的张力状态可使复杂肌肉链获益。这些拉伸运动的另外一个重要目的是从解剖倾向压缩神经元/神经脑脊膜，进而破坏两者对神经肌肉功能的不利和限制（Bracht & Liebscher-Bracht，2010）。足球运动的特殊性造就了这一位于腰椎骨盆——臀部区域的复杂和局部狭窄的结构：位于这些区域的潜在压缩/滞留现象是足球运动员可能会面临许多问题的根本诱因或原发性损害（例如：足球运动员的腹股沟）。我们推荐的运动把筋膜训练方法考虑在内，进而可以对优化筋膜网络的发展和形成有所贡献。

训练和比赛准备时考虑肌筋膜系统

中长期的个体化措施

为了满足足球运动中的复杂物理需求，我们需要一种个性化的治疗策略来维持骨骼系统的功能和效率。看了足球专项需求表，我们发现骨盆腿轴的高旋转部件的经典运动模式会引起关节、韧带、肌筋膜和神经脑脊膜这些结构的非生理性过度负荷。它们的黏性下降进而导致参与运动的关节无法复原到休息状态。随后这种自适应的姿势（补偿策略）会慢慢被固定下来。组织液的混乱流动也会导致机械干扰的产生，使肌筋膜与神经脑脊膜结构之间的平滑生理滑动能力受累。可能出现的结果包括组织缺氧（营养缺乏）以及不同组织的痛性粘连。根据我们的经验，这类变化通常发生于人体的不同隔膜（呼吸膈、骨盆底泌尿生殖隔、腘筋膜构成的膝盖隔、跖腱膜形成的足部隔膜）。为了保持整个骨骼系统的功能和效率，而对这些结构进行日常评估和长期治疗是专业足球队医疗团队的部分工作。

训练和比赛前的准备

被动模式：弹力带和肌内效贴治疗

准备训练和比赛时，弹力带和肌内效贴可用于固定关节。功能性绷带取代并补充了韧带和骨关节的稳定因素，并且可对皮肤和皮下感受器产生拉伸和放松效果，因而有选择地促进或抑制肌肉紧张/活动（通过增加肌肉关节稳定因子达到提升关节神经生理的肌张力和肌筋膜稳定性的效果）。更多关于这些技术的信息详见 Eder/Mommsen（2007）和 Mommsen/Eder/Brandenburg（2007）。

主动模式

本节所提到的所有准备形式/活动的目的均可归为以下定义：为优化心理和身体准备来满足随后的足球专项心理和身体需求，进而达到目前所能企及的最佳表现水平。与 Schlumberger 等人最初提出的思想一致的是，这些主动模式通常包括以下几个关键点：

- 利用不同强度的慢跑促进生理新陈代谢进而维持身体核心体温，增加新陈代谢活动并优化神经肌肉控制过程。
- 通过动态拉伸以及考虑肌筋膜结构来实现足球专项运动所需要的骨骼系统针对性训练。（第14章）
- 为伴随逐步增加复杂性和强度的足球专项经典运动模式做准备工作。“铲”这类

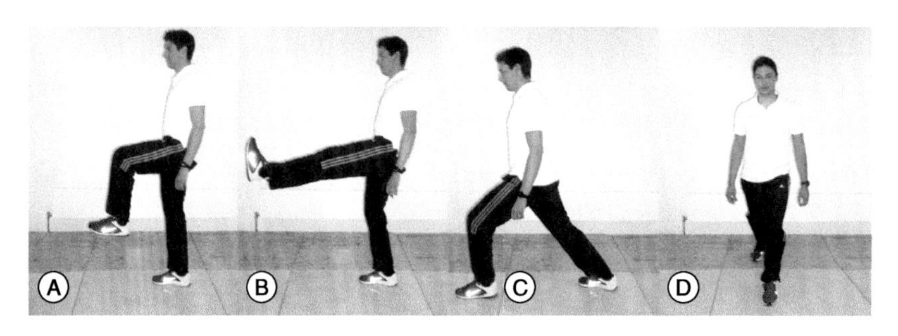

图 20.5
阐明动态牵伸的例子:跨栏走

带有方向性的足球特有动作尤其需要整合到这一过程中,在加减速阶段,期初可以不带球训练,随后可逐步带球训练并做特定情形的运动序列训练(角球、任意球等)。

基于肌肉骨骼系统的结构特征,目前广泛采用的训练前静态拉伸训练应当被丢弃(第9章)。类似的,有一些运动形式也不太适合(甚至根本不适合)作为训练/竞技性比赛的赛前准备活动,例如包括预备性对抗运动和快速反弹运动在内的,以筋膜的塑形和发展为目标的"动态拉伸"运动。反之,适合的方法应该是不仅为肌张力(肌肉收缩性)和神经肌肉(本体感受)运动做准备的"动态拉伸",而且为接下来的比赛压力和负荷而对肌筋膜结构进行热身。

根据我们的经验,初始时是单向特征,随后建立起一个多向三维特征(线性、横向和旋转)的增强性训练形式(第22章),已经被证明对激活特定关节囊状受体、继而使其完成特定结构的准备活动有效,并可转化为足球专项带球或不带球的典型运动模式(第10章)。

在紧张训练/比赛后的恢复阶段考虑肌筋膜系统

在经受过训练和竞技性比赛的压力后,目前普遍认可的能及时进行体能康复的方法有以下几个目的:

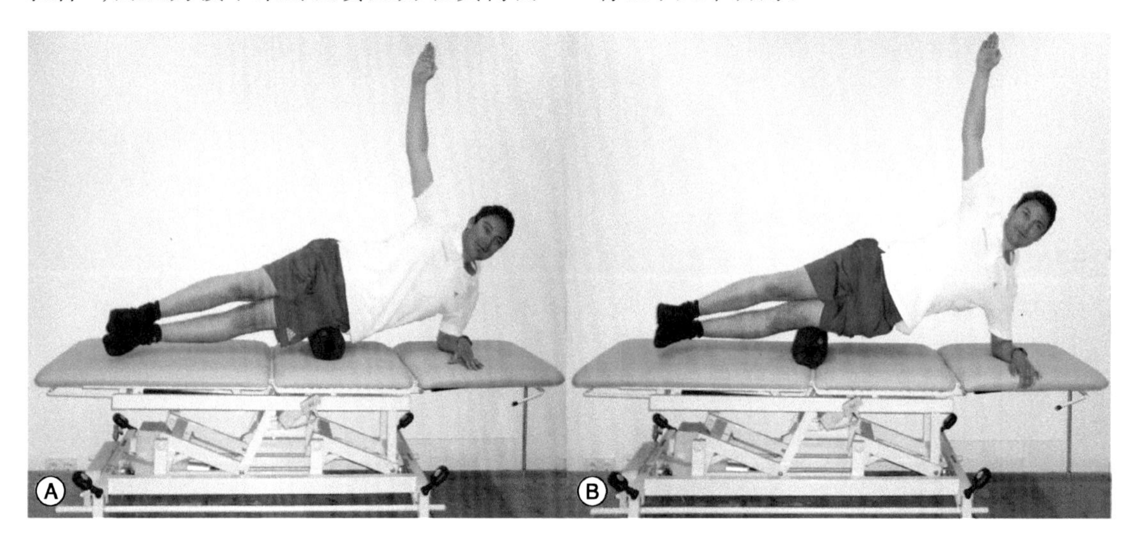

图 20.6 A & B
摆动腿的大腿外侧肌筋膜自我放松技术

- 补充运动损耗的水分和能量(例如:补充肌糖原)。
- 通过一些可促进循环的轻度有氧运动来优化生理代谢状态(生物化学再生过程中的补充与代谢),这些运动并不是足球专有的,例如骑自行车或水中慢跑(具有减轻关节处内部压力的特点)。
- 如果可能的话通过物理疗法对下肢和脊柱的关节及韧带的状态进行检测。

这些活动应当与一些特别提到的筋膜网络互补。为了释放在比赛过程中形成的筋膜粘连以及膨胀,肌筋膜自动释放技术应被整合到恢复策略中,进而促进动态胶原基质的水合作用(第 15 章)。泡沫轴十分适合这个项目。泡沫轴的局部表面接触可允许运动员的身体重力进行缓慢的滚动,并沿着受影响的筋膜路径持续滚动。这里也一样,在足球运动这一特定的场合中,对最常见的受影响筋膜进行优先恢复是十分重要的。根据我们的经验,重点是踢球腿的外侧结构。

结论

最新的科学研究在筋膜网络的功能和重要性的问题上使我们有了全新的认识与理解。除了经典的训练目的,例如肌肉骨骼功能、心肺功能、神经肌肉协调与控制,这种认识上的巨变还强调了改变训练目标以及通过采用合适的训练形式使得目标得以完成的重要性。根据筋膜训练理念,这需要能够发展并优化筋膜网络以及将筋膜内容整合到训练、竞技比赛准备和恢复活动中,进而确保现代关于筋膜研究的成果能结合到足球训练过程中。

参考文献

Bracht, P. & Liebscher-Bracht, R. (2010) *SchmerzFrei Das SchmerzCode-SelbsthilfeProgramm, Vol. 1: unterer Rücken.* Bad Homburg v.d.H.: LNB Verlag.

Brüggemann, H. & Hentsch, H. (1981) *Röntgenologische Veränderungen bei Fußballspielern.* Orthopädische Praxis. 4: 335–338.

Eder, K. & Hoffmann, H. (2006) *Verletzungen im Fußball – vermeiden – behandeln – therapieren.* Munich: Elsevier Verlag.

Eder, K. & Mommsen, H. (2007) *Richtig Tapen – Funktionelle Verbände am Bewegungsapparat optimal anlegen.* Balingen: Spitta Verlag GmbH & Co. KG.

Ekstrand, J., Gillquist, J., Liljedahl, S.O. (1983) Prevention of soccer injuries. Supervision by doctor and physiotherapist. *Am J Sports Med.* 11(3): 116–120.

Hess, H. (1985) Fussball. In: Pförringer, *W. Sport – Trauma und Belastung.* Erlangen: perimed Fachbuch-Verlagsgesellschaft mbH

Hoffmann, H. (1984) *Biomechanik von Fußballspannstößen.* Frankfurt/Main: unpublished dissertation, University of Frankfurt/M.

Knebel, K.P., Herbeck, B. & Hamsen, G. (1988) *Fußball-Funktionsgymnastik. Dehnen, Kräftigen, Entspannen.* Reinbeck: Rowohlt Verlag.

Lees, A. & Nolan, I., (1998) The biomechanics of soccer: a review. *Journal of Sports Science.* 16(3): 211–234.

Meert, G.F. (2003) *Das Becken aus osteopathischer Sicht.* Munich/Jena: Urban & Fischer Verlag.

Mommsen, H., Eder, K., Brandenburg, U. 2007. *Leukotape K – Schmerztherapie und Lymphtherapie nach japanischer Tradition.* Balingen: Spitta Verlag GmbH & Co. KG.

Mueller-Wohlfahrt, H.-W., Ueblacker, P., Haensel, L. & Garrett, W. E. Jnr. (2013) *Muscle Injuries in Sports.* Stuttgart/New York: Georg Th-ieme Verlag.

Myers, T.W. (2001) *Anatomy Trains: Myofascial Meridians for Manual and Movement Therapists.* Edinburgh/London: Churchill Livingstone.

Wirhed, R. (1984) *Sport-Anatomie und Bewegungslehre.* Stuttgart-New York: Schattauer Verlag.

第 21 章

运动教练

Stephen Mutch

广泛连接的筋膜网络

套用和扩展 Benjamin Franklin 的一句名言,生活中有三个确定性:死亡,税收和胶原蛋白转换。

我们的身体总是处在不断的变化之中。24 小时里,我们的结缔组织一直在改变,以应对和适应发生在上面的任意事件或要求。筋膜网络通过张力应变或生物张力体系的主导作用来塑形,而不是通过压缩力(Schleip & Muller,2012)(第 1 章)。在这个网络区域内致密的结缔组织连续地封闭了身体的每一块肌肉和器官。

人类真的是适应能力超强的机会主义者,具备弹性十足的“筋膜套装”,面对时刻变化的生理和生物力学要求,展示出惊人的变化、适应、反应和应答能力。内部和外部环境的恒定采样点总在不断进化,我们每个人都是一个完美的反应个体。

肌肉内部的筋膜确保了肌肉功能的完整性,在肌肉疲劳、生长、创伤、修复的时候这些连续的筋膜网起到支撑的作用(Purslow,2010)。Matt Wallden(2010)这样形容包裹肌肉组织的三个重要组件:有点像支柱,在骨骼之间架起了一座桥梁,并且在不断地修复;是一个不断发展的系统,因此肌肉可以维持正常的功能运作,哪怕其一直在修复受损的组织以及必要的持续增长;肌肉的外在支持是通过所述的肌内膜、肌束膜和肌外膜提供力传递的补充(第 1 章)。所有的力量产生于肌肉,而力量的 30% ~40% 是通过结缔组织而不是沿着肌腱传输的(Huijing 等,2003,2007,2011)。

健康和弹性:我们不断变化的筋膜套装!

力学疗法

对于那些从事人体动作技能演艺的人,无论是舞蹈,体育或其他的运动形式,康复和训练的详细检查需求都很大,这已经成为我们关注的焦点。例如瑜伽,普拉提或武术就是其中三个著名的运动形式。这里也包括那些可能在自己家中、街道或健身房做基本锻炼或活动的人。

每一种活动,社交、娱乐或专业,都包括一定程度的技能,这取决于很多变量,但筋膜组织的持续适应性应被考虑在内,它对运动效率和舒适度的提高有重大作用,即使是对那些声称自己处在相对未受伤状态的个体也适用。好消息是有一些良好的生物力学和神经生理学为基础的方法(包括筋膜训练),能够提高筋膜的弹性、健康、稳健性(第 11 章)。

结缔组织中,那些相对简单的肌成纤维细胞的任务,是确保筋膜更好地满足对其长度、强度和剪切力不断变化的要求,它能不断调整基质重塑。一个最新的动态预测显示 6 个月内胶原纤维会更新 30%,两年内会更新

75%(Schleip & Müller,2012)。人体不断进行着某种形式的组织架构重塑。有针对性的训练或活动将会带来更大的好处:例如因为肌腱有适应性,所以在训练过程中施加到肌腱上的应力强度应该大于人类日常活动给肌腱带来的应力。(Arampatzis 等,2010)(第 5 章)。

然而,为了让下肢执行机械作业,人体已经很擅长利用各种方法来使用肌筋膜骨骼系统。动物世界提供了惊人的例子,证明了利用腿或后肢的肌腱和筋膜储存能量的好处。袋鼠和羚羊可以跳得更高和更远是由于释放了存储在后腿肌腱和筋膜中的能量(第 10 章)。人类的筋膜有类似的存储能力(Sawicki 等,2009)。人类可以使用存储的能量运动(第 17 章)。弹性筋膜的延长和缩短的震荡行为产生了运动,而腿部肌肉即使在收缩时也能基本保持其固定的长度(Fukunaga 等,2002)(Kawakami,2012)。

步行也提供了一个如何达到最佳弹性存储和释放的例子,例如跟腱。另外,在力量产生的过程中,为了提高关节效率,在髋关节和踝关节之间有一个交换(Sawicki 等,2009)。确保脚踝有足够的“弹性”是一种代谢优势,因为缺乏适当的肌筋膜弹性反过来会增加对髋关节的需求和依赖。这种能量交换障碍是使某些人群完成日常步行都是巨大挑战的原因之一,如老年人、截肢患者、神经受累或运动受伤人员。

这个老化过程与再生筋膜“套装”有关,而筋膜的纤维也随机偶然地向多方向发展。进而在筋膜内形成额外的交叉连接,组织的弹性和黏着性随之减少并影响组织间的滑动性(第 19 章)。组织的弹性缺失势必会反映在步态和全身动作中。

机械疗法,是为了展示如何通过机械应力来刺激修复、促进组织愈合和重建而造的词汇(Khan & Scott,2009)。机械疗法是一个生理治疗过程,其利用的是细胞对机械刺激的感受以及反馈(第 2 章)。与其说是在无损伤状态下独立保持细胞的自平衡功能以维护细胞结构,不如说是机械疗法在治疗机体损伤过程中提供了一项生理细胞功能的临床运动处方。任何形式运动治疗的作用都是将机械负荷加载到组织,从而向其提供物理和细胞层面的益处。注意施加的负荷应当在其所能承受的范围之内(Zanou & Gailly,2013)(第 5 章)。人体组织对机械刺激的反应也各不相同,下面将具体讲解。需要对肌腱和肌肉损伤在早期阶段的治疗和炎症反应予以足够的重视,但是两者也同时需要进行载荷控制进而完成细胞增殖、间质重构、肌小管对齐以及更加复杂的康复(Khan & Scott,2009)(第 19 章)。

至于肌肉组织,负荷诱导的反应是已经建立的,过载尤其会刺激生长因子(mechano-growth factor,MGF)分泌增多,并伴随细胞增殖和胶原重建,MGF 是胰岛素生长因子(IGF-I)的一个变种。这一过程是由于其他生长因子和细胞因子而出现的,并且被受控制的过载训练所调控,导致再生肌小管的增大与对齐(Zanou & Gailly,2013)。

肌腱在人体移动时可以承受相当大的负荷,相当于人体重的八倍(Magnusson,Langberg & Kjaer,2010)(第 5 章)。肌腱的其中一项特征是向骨骼传递拉力,以此来产生运动。肌腱的机械负载会导致胰岛素生长因子的升高以及胶原合成重建的增加(Zanou & Gailly,2013)。纤维母细胞可以穿过三维胶原蛋白基质,因此负荷牵引力不仅会对局部组织产生影响,也会对其他部位组织产生影响,而这主要依赖于周围组织的移动性(Grinnell,2008)。受伤后,虽然不同解剖部位的表现不一致,但肌腱通常会对其承担的负荷做出很好的反应,早期的过量运动会对整体康复产生不利影响(Killian 等,2012)。

施加在组织上的力传导,对作为主要机械感受器的关节软骨和骨细胞会带来什么潜在益处？这个问题仍需进一步研究（Khan & Scott，2010）。

伤疤：康复过程值得付出的代价？

无疤痕全组织修复应当是人类创伤修复过程中最理想的结果，但不幸的是修复后的组织不可能保持与原组织完全一致的结构、美学和功能。伤疤是组织正常修复过程中自然不可避免的产物（Bayat 等，2003）。

不管是处于健康还是疾病状态，皮肤都是人体具有最佳适应能力的组织。从本质上来讲，皮肤是一种高度分化的机械反应交界面，具有适应拉伸的能力，这是因为皮肤拥有能够刺激胶原合成、以此来确保自我平衡得以修复的相互关联网络的能力（Zolner 等，2012）。

不管怎么样，发生组织创伤时，伤口愈合都源于细胞因子和炎症反应的相互作用，以此来防止感染以及潜在的伤口破裂。正是由于这种伤口愈合机制，伤疤被称为“伤后康复付出的代价”（Bayat，2003）。

Vranova 等（2009）观察皮肤发生变化时是人体其他系统的功能会产生什么样的变化，例如呼吸系统、淋巴系统和神经肌肉系统。他们研究了皮肤伤疤机械性能的潜在变化，并猜测通过有针对性的治疗方法进行治疗，皮肤的性能会得到显著提升。

这一消息对于运动员以及其他受伤疤困扰的人群而言无疑是令人兴奋的消息，无论他们的伤疤是因为手术还是事故所造成的。虽然人体不同位置的皮肤厚度有 0.5～5mm 的变化，但是由于局部组织的形态学特点，创伤后皮肤弹性都会发生变化。例如手术后临近皮肤的拉伸能促进伤口闭合，但还是能发现伤口处存在着胶原束。在术后的样本中胶原蛋白和弹性蛋白都比非手术组织呈现得更加规整（Verhaegen 等，2012）。

与软骨不一样，皮肤可以高质量再生，这一生物力学过程的关键在于因动态细胞骨架重塑而产生的筋膜活动（Langevin 等，2011）。此外还需考虑的是伤疤组织在优化运动范围时对皮肤迁移层平滑的作用（第 19 章）。浅筋膜层对结构（例如血管和淋巴管）的支持以及开放有极其重要的作用，并保证了皮肤的完整性（Stecco & Day，2010）。

皮肤的伤疤分类极其广泛，从萎缩的（凹陷瘢痕）、肥厚的（隆起瘢痕）、瘢痕疙瘩到瘢痕挛缩。具体情况会受到患者伤口的机械生理结构或者手术干预以及药物的影响（Ogawa，2011）。隆起的瘢痕疙瘩通常会超出原始伤口的范围，侵入以前正常的皮肤，并且会继续发展。通常只有瘢痕伤疤会持续一年（Bayat 等，2003）。这些伤疤常见于承受高强度压力的以及移动性的区域（Ogawa 等，2012）。

组织粘弹性形成了机械感受器的动态反应，而过度使用、创伤或者手术会改变筋膜胶原蛋白相互滑动的能力。这在本质上会影响本体感觉，除了会影响筋膜的力线分布之外，也会影响周围的骨骼结构。滑动是由透明质酸辅助完成的，透明质酸是一种阴离子非酸多糖润滑剂。Stecco 等人在 2011 年在对尸体检查以及志愿者超声检查的研究中将合成并释放透明质酸的细胞成为“筋膜细胞”。这种复杂的分子以胶体形式存在于基质里，但是受热时它们可以从胶体溶解为液体，例如在做特定的治疗或者运动时。疏松结缔组织的密度增加以及堆积的胶样透明质酸会影响两个相邻纤维层的相互滑动，并改变深层筋膜和局部肌肉的性能。这也是肌筋膜疼痛的潜在原因（Stecco 等，2011）。

筋膜放松被证明对于减少粘弹性、伤疤的敏感性以及提升运动范围有作用（第 19 章）。因此机械疗法或者筋膜健身（第 11 章）可能对皮肤粘弹性有深远影响，它们也可以通过影响辅助运动系统来对全身运动模式、触发点和神经肌肉稳定性产生影响

(Vranova 等,2009)。手动治疗是非入侵且十分高效的治疗方法,甚至对远离疼痛的筋膜区域都有效果,有改变细胞外基质并修复顺滑的作用(Stecco & Day,2010)。这些效果可能体现在皮下或者表浅筋膜层的筋膜折中区域(areas of fascial compromise),也可能表现为皮肤上视觉可见的伤疤。

机械疗法通过减少伤疤和伤口附近的皮肤压力不仅能够治疗瘢痕疙瘩和肥厚性瘢痕,而且根据力传导研究,也能用合适的临床手段来预防它们(Ogawa 等,2012)。

改变康复的治疗、训练和思考方法

筋膜训练和健身

运动对于健康以及疾病康复的作用是显而易见的。但是需要十分小心的是施加的负载必须在太低(导致分解代谢)和太高(导致微损伤)之间达到平衡(Killian 等,2012)(第 5 章)。

根据外力施加的不同方式,人体细胞和组织会有不同的反应(Standley & Meltzer,2008)。运动与促炎细胞因子的产生之间有十分复杂的联系。重复性或高强度周期拉伸会引起促炎细胞因子的生成(Eagan 等,2007)。短暂静态拉伸或者低强度机械输入可以表现出抗炎作用并且被证明可以减少 IL-3 和 IL-6 细胞因子(Meltzer & Standley,2007)(Branski 等,2007)。创伤后重复高强度的机械输入通常会增加 TGFβ1,而静止性应力会减小可溶性 TGFβ1 和 Ⅰ 类原骨胶原的产生(Bouffard 等,2008)。短暂拉力也会减少 TGFβ1 调节的纤维增生(Benjamin,2009)。

这表明拉伸和动态运动在创伤后对组织炎症有直接作用,也直接影响了纤维化或瘢痕的风险。因此由组织拉伸反应所带来的细胞改变提示了治疗损伤的潜在方法。一项活体动物模型研究了腰部的外周结缔组织的反应(Corey 等,2012)。他们发现有许多潜在的相互关联的局部和系统机械治疗可以减少可见的组织炎症反应。该作者认为由于研究中的拉力是在清醒的动物身上做的,除了局部和外周机制,内部中介作用也可能是因为拉力而产生的,包括下丘-垂体-肾上腺轴的刺激以及系统分泌的皮质醇分泌物。组织拉伸过程中的压力也可能激活了下行疼痛抑制通路,并通过减少进入组织的神经肽类分泌物(P 物质,CGRP)抑制了神经性炎症。

筋膜健身应当鼓励对筋膜纤维母细胞进行刺激,使其产生纤维构建,这对提高潜在的弹性储备是有益的(第 10 章)。筋膜组织多方向范围的运动有益于增强弹性活动(Fukashiro 等,2006)。这些筋膜健身运动对也会导致筋膜变化的现有的传统锻炼是个补充,例如经典的负重训练或缓慢柔软的瑜伽体式(Schleip & Muller,2012)(第 11 章)。

积极的治疗性拉伸干预,例如理疗和瑜伽,可能会涉及缓慢、温和但非常规的身体运动,并且除了对局部组织水合作用产生影响,还可能会对中枢和外周起作用(Bouffard 等,2008)。这也是一个鉴定标准,因为筋膜的三分之二是水(Schleip 等,2005)(第 3 章)。

负载、拉伸或压缩会不可避免地挤压海绵状结缔组织内的水分。(请注意那些用泡沫轴进行自我放松的)。这些水分可通过周围组织和局部血管网络的液体进行补充。在健康状态下,筋膜细胞外的水分是结合水而不是堆积水。堆积水在水肿、炎症和自由基等环境中的百分比很高(Schleip & Muller,2012)。随着筋膜再次被挤压,结合水流进来,局部可能发生再水和现象,增强了基质的健康。

腰背筋膜中,已改变的水和组织在紧张坚硬的张力组织辅助下,除了激活肌成纤维细胞和纤维母细胞的收缩性外,甚至还可能对腰-骨盆的稳定性提供帮助(Barker 等,

2004)。这种多因素的结合,可能是某些拉伸对腰背周围结缔组织的抗炎症反应有直接效果的原因(Corey 等,2012),并且也增强了肌筋膜对组织弹性的控制。

运动中的功能举例

筋膜组织的适当运动有益健康,有人建议遵循几条基于生物力学和神经学上的训练原则(Schleip & Muller,2012)(第 11 章)。幸运的是许多当代和古代运动方式蕴含着这些基本的原理。此处列举一些(但不全面):瑜伽(第 12 章)、增强式训练(第 22 章)、韵律操、舞蹈(第 15 章)、气功和武术(第 16 章)等,在某种程度上都包含了这些训练原则。该原则并没有表现为意识形态,反倒像专门为优化更新筋膜网而提出的框架。这些原则可以应用在训练或者体育活动之前的热身运动中。此外,将神经肌肉训练课程融入热身运动可以改善关节位置感、增强关节稳定性并且提高了关节的保护性反射(Herman 等,2012)。

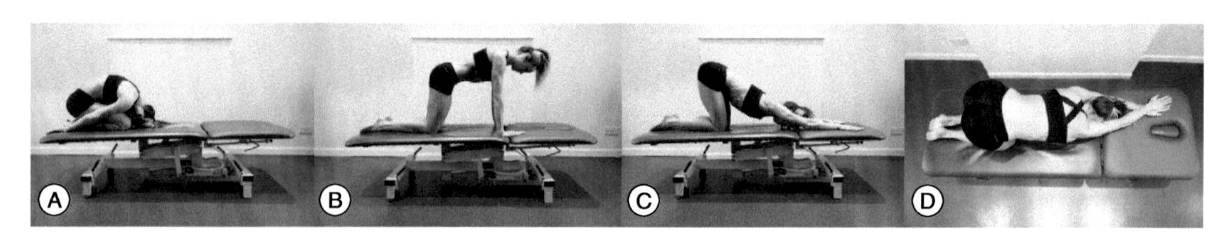

后线的"双祈祷"式

经证实对运动的热身或任何延长的姿势有益。此姿势既不是保持不动也不是保持拉伸

图 21.1 A & B

第一个姿势下,向下卷曲头部,手臂置于两旁。骨盆低于脚。头卷曲时后线延长。经过短暂的过度动作,使髋成 90 度。肩、肘、腕、手成一条直线。

图 21.1 C & D

髋关节保持 90 度,手臂置于身体两侧,头部接触地面,把胸部沉向地面,这样就拉伸了胸廓。沿着后线和头部和尾部形成一个整体的筋膜运动(图 21.1C)

从这个姿势开始,再侧屈使胸椎运动,特意使胸椎和骨盆之间的体侧线移动(图 21.1D)。指令为使一只手越过另一只手。最后,在此姿势上是一个胸廓旋转动作。指令是是一只手在另一只手臂下方,头跟随下方手的旋转而旋转。最后的两个附加动作对要求胸廓旋转和伸展的运动非常有用,例如网球,乒乓球、曲棍球;篮球、排球。

正如 Tom Myers 在 2001 年所述,多平面运动的例子就是利用筋膜线的框架进行运动的,如第六章提到的背线、外侧线、内侧线和螺旋线。这些在球类运动、游泳和田径的热身运动中是有益的。此外,骑自行车、射击和射箭等运动,因其仅涉及有限的动态运动或者长期固定位置的运动,故在训练和比赛之前或之后进行这些筋膜健身锻炼很有益处。

预备性对抗运动(Preparatory counter movement),是在相反的方向进行轻微的预拉伸,短暂地增加了筋膜的弹性张力。在流畅的动作中,身体回到初始位置时将存储在对侧筋膜网中的动能通过被动反冲作用动态地释放出来。

传奇的日本武士-忍者鼓励流畅和柔和的运动。运动员被鼓励以一种流动的方式进行移动、走路(第 17 章)甚至跑步,每一个优雅的转向之前会出现一个逐渐减速的运动,紧随其后的是一个轻松的、没有任何抖动的逐渐加速。在运动过程中要"尽量无声",这样会塑造出弹性更佳的筋膜。

流动的动态拉伸动作也值得推荐。这些适用于那些多方向运动的长肌筋膜链,通过角度的细微变化,使得最大范围的筋膜网络得到锻炼。在这些动态拉伸的最后，可以将轻柔的小弹跳和微运动整合在一起探索结缔组织的外层。

我们提倡浅筋膜内的剪切、滑行和拉伸运动的精细感知度：一种筋膜本体感受的精细化，促使身体和大脑采取多种策略来应对难以预测的运动。在读取和记录感觉传入信息方面，大脑和中枢神经系统是互相影响的，因此也就有助于运动和训练的交互式作用和整合。

最终，运动是由力量引导的定向能量，与日常活动和体育运动中肌筋膜的延长或传播方式相适应（Schleip & Müller，2012）。张力完整性表示的是动态姿势中的效率和均衡（Dellagrotte 等，2008）。

应用这些原则的时候应该确保筋膜网的健康与舒适，促进筋膜网不断调整和优化，最终发展成适合您运动所需的理想筋膜套装。

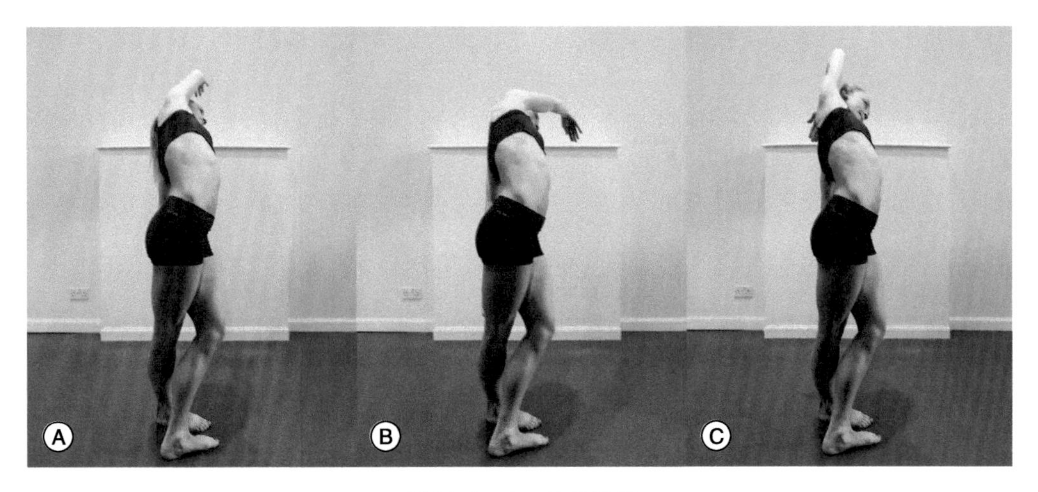

图 21.2 A～C 体侧线

此处展示了体侧线的筋膜健身。每个动作有两张图，一个如文中描述，通过预反动作，用力很轻。反向上的预张力，快速增加了筋膜的弹性张力。此处通过左腿的交叉，锁定了骨盆和右髋关节，当按指令做“伸长头部”“手臂贴耳朵”时，右体侧线就增加了移动范围（图 21.3A）。这点从侧面看得非常清楚（图 21.2A）。

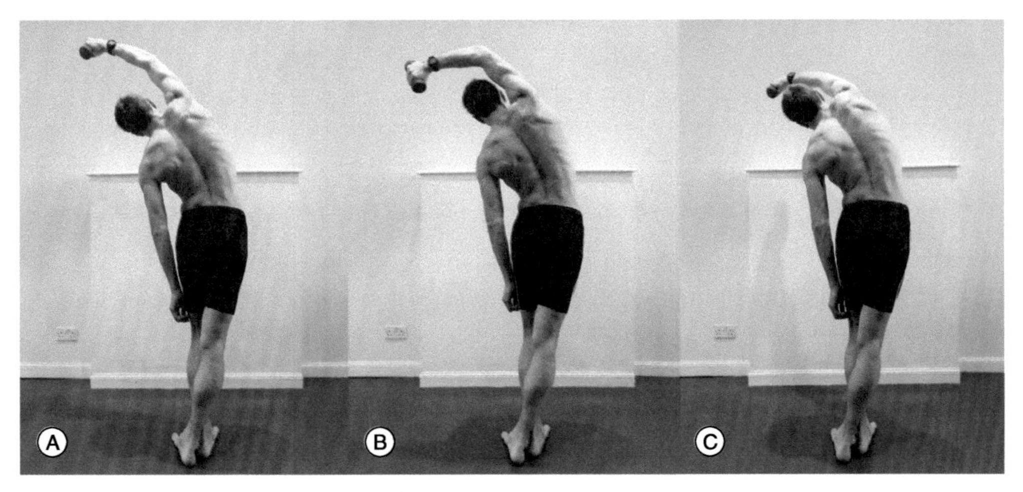

图 21.3 A～C

最后一个练习的口令是“向前移动”（图 21.2C），从后面看是 21.3C。

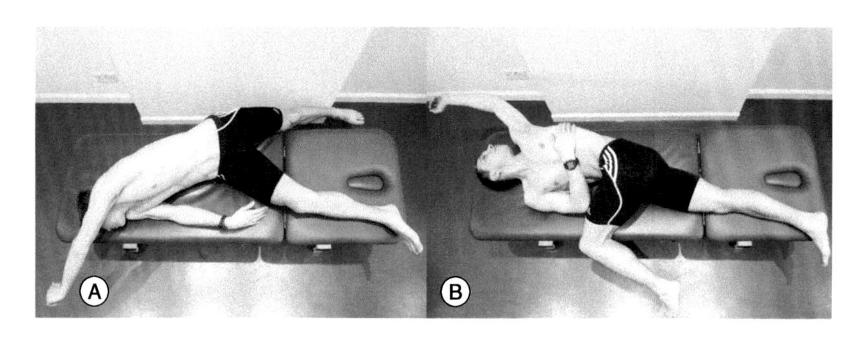

图 21.4 A & B 螺旋线

1. 图中，运动员通过髋关节的旋转和屈伸刺激了螺旋线，侧卧位尽可能地提高左髋的最高点，然后从头部的外侧移动对侧手臂，头部跟随手臂运动（图 21.4**B**）。

上方的腿（左腿）膝关节伸直向后运动（伸髋关节），同时左臂经过身体，因此旋转了躯干（图 21.4**A**）。

此练习可以在地面上、诊床上进行。网球、排球、乒乓球、篮球、田径和冰球运动员可以从胸部的旋转和伸展的锻炼中获益。

2. 此外还可以通过体育馆或家庭的瑜伽球做一些手法以激活螺旋链。

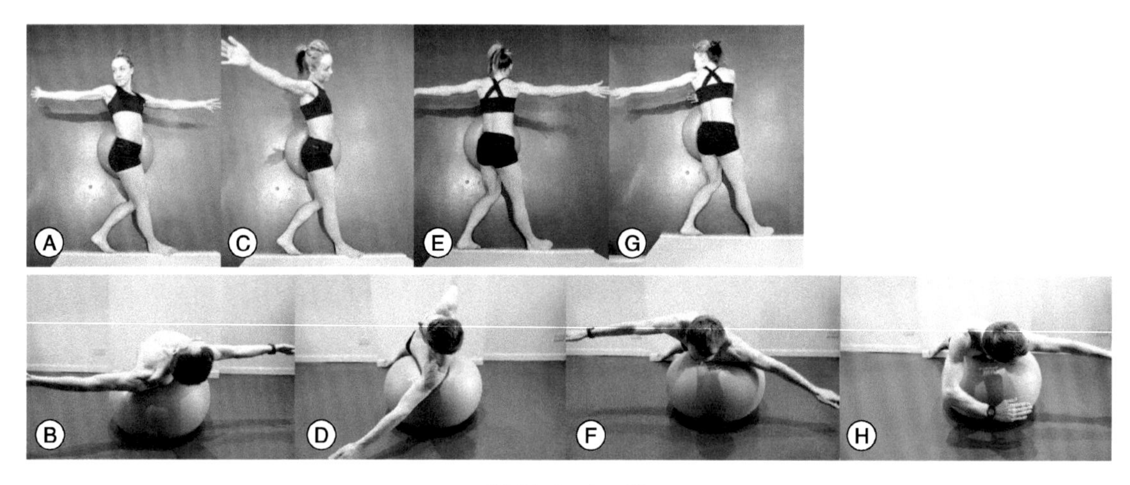

图 21.5 A ~ H

靠在墙上保持稳定，把上面的腿（右腿）交叉，然后向两侧张开双臂做一个交叉。头部跟随右臂移动，右臂绕着旋转的躯干移动。头和手绕着躯干移动超过 180 度，在右臂的起始位置结束。此时右臂在身体下方做了 270 度旋转。

参考文献

Arampatzis, A., Peper, A., Bierbaum, S. & Albrecht K. (2010) Plasticity of human Achilles tendon mechanical and morphological properties in response to cyclic strain. *J Biomech.* 43: 3073–3079

Barker, P.J., Briggs, C.A. & Bogeski, G. (2004) Tensile transmission across the lumbar fasciae in unembalmed cadavers: effects of tension to various muscular attachments. *Spine.* 29(2): 129–138.

Bayat, A., McGrouther, D.A. & Ferguson, M.W.J. (2003) Skin scarring. *BMJ.* 326: 88–92.

Benjamin, M. (2009). The fascia of the limbs and back – a review. *J. Anat.* 214: 1–18.

Bouffard, N., Cutroneo, K., Badger, G., White, S., Buttolph, T., Ehrlich, H.P., Stevens-Tuttle, D. & Langevin, H.M. (2008). Tissue stretch decreases soluble TGF-beta1 and type-1 procollagen in mouse subcutaneous connective tissue: Evidence from ex vivo and in vivo models. *Journal of Cellular Physiology.* 214: 389–395.

Branski, R.C., Perera, P., Verdolini, K., Rosen, C.A., Hebda, P.A. & Agerwal, S. (2007) Dynamic Biomechanical Strain Inhibits IL-1[beta]-induced Inflammation in Vocal Fold Fibroblasts. *Journal of Voice.* 21: 651–660.

Corey, S.M., Vizzard, M.A., Bouffard, N.A., Badger, G.J. & Langevin, H.M. (2012) Stretching of the Back Improves Gait, Mechanical Sensitivity and Connective Tissue Inflammation in a Rodent Model. PLoS ONE. 7(1): 1–8.

DellaGrotte, J., Ridi, R., Landi, M. & Stephens, J. (2008) Postural improvement using core integration to lengthen myofascia. *J Bodyw Mov Ther.* 12: 231–245.

Eagan, T.S., Meltzer, K.R. & Standley, P.R. (2007) Importance of Strain Direction in Regulating Human Fibroblast Proliferation and Cytokine Secretion: A Useful in Vitro Model for Soft Tissue Injury and Manual Medicine Treatments. *Journal of Manipulative and Physiological Therapeutics*. 30: 584–592.

Fredericson, M., White, J.J., MacMahon, J.M. & Andriacchi, T.P. (2002) Quantitative analysis of the relative effectiveness of 3 iliotibial band stretches. *Arch Phys Med Rehabil.* 83: 589–92.

Fukunaga, T., Kawakami, Y., Kubo, K. & Kanehisa, H. (2002) Muscle and Tendon Interaction During Human Movements. *Exercise and Sport Sciences Reviews*. 30(3): 106–110.

Fukashiro, S., Hay, D.C. & Nagano, A. (2006) Biomechanical behavior of muscle-tendon complex during dynamic human movements. *J. Appl.Biomech.* 22(2): 131–147

Grinnell, F. (2008) Fibroblast mechanics in three dimensional collagen matrices. *J Bodyw Mov Ther.* 12(3): 191–193.

Herman, K., Barton, C., Malliaras, P. & Morrissey, D. (2012) The effectiveness of neuromuscular warm-up strategies, that require no additional equipment, for preventing lower limb injuries during sports participation: a systematic review. *BMC Medicine*. 10(75): 1–12.

Huijing, P.A. (2007) Epimuscular myofascial force transmission between antagonistic and synergistic muscles can explain movement limitation in spastic paresis. *J Electromyogr Kinesiol.* 17(6): 708–724.

Huijing, P.A., Yaman, A., Ozturk, C. & Yucesoy, C.A. (2011) Effects of knee angle on global and local strains within human triceps surae muscle: MRI analysis indicating in vivo myofascial force transmission between synergistic muscles. *Surg Radiol Anat.* 33(10): 869.

Huijing, P.A. & Baan, G.C. (2003) Myofascial force transmission: muscle relative position and length determine agonist and synergist muscle force. *J Appl Physiol.* 94: 1092–1107.

Kawakami, Y. (2012) Morphological and functional characteristics of the muscle-tendon unit. *J Phys Fit Sports Med.* 1(2): 287–296.

Khan, K.M. & Scott, A. (2009) Mechanotherapy: how physical therapists' prescription of exercise promotes tissue repair. *Br J Sports Med.* 43: 247–252.

Killian, M.L., Cavinatto, L., Galatz, L.M. & Thomopoulos, S. (2012) The role of mechanobiology in tendon healing. *J Shoulder Elbow Surg.* 21(2): 228–37.

Langevin, H.M., Bouffard, N.A., Badger, G.J., Iatridis, J.C. & Howe, A.K. (2011) Dynamic fibroblast cytoskeletal response to subcutaneous tissue stretch ex vivo and in vivo. *Am J Physiol Cell Physiol.* 288: C747–C756.

Magnusson, S.P., Langberg, H. & Kjaer, M. (2010) The pathogenesis of tendinopathy: balancing the response to loading. *Nat. Rev. Rheumatol.* 6: 262–268 .

Meltzer, K.R. & Standley, P.R. (2007) Modeled Repetitive Motion Strain and Indirect Osteopathic Manipulative Techniques in Regulation of Human Fibroblast Proliferation and Interleukin Secretion. *J Am Osteopath Assoc.* 107: 527–536.

Myers, T. (2001) The Anatomy Trains. Churchill Livingstone.

Ogawa, R. (2011) Mechanobiology of scarring. Wound Repair Regen, 19 Suppl 1: 2–9.

Ogawa, R., Okai, K., Tokumura, F., Mori, K., Ohmori, Y., Huang, C., Hyakusoku, H. & Akaishi, S. (2012) The relationship between skin stretching/contraction and pathologic scarring: the important role of mechanical forces in keloid generation. *Wound Repair Regen*. 20(2): 149–157.

Purslow, P. (2010) Muscle fascia and force transmission. *J Bodyw Mov Ther.* 14: 411–417.

Sawicki, G.S., Lewis, C.L. & Ferris, D.P. (2009) It pays to have a spring in your step. *Exerc Sport Sci Rev.* July; 37(3): 130.

Schleip, R., Klingler, W. & Lehmann-Horn, F. (2005) Active fascial contractility: Fascia may be able to contract in a smooth muscle-like manner and thereby influence musculoskeletal dynamics. *Med Hypotheses* 65: 273–277.

Schleip, R. & Müller, D.G. (2012) Training principles for fascial connective tissues: Scientific foundation and suggested practical applications. *J Bodyw Mov Ther.* 1–13.

Standley, P.R. & Meltzer, K. (2008) In vitro modeling of repetitive motion strain and manual medicine treatments: potential roles for pro- and anti-inflammatory cytokines. *J Bodyw Mov Ther.* 12: 201–203.

Stecco, C. & Day, J.A. (2010) The Fascial Manipulation Technique and Its Biomechanical Model: A Guide to the Human Fascial System. *Int J Ther Massage Bodyw.* 3(1): 38–40.

Stecco, C., Stern, R., Porzionato, A., Maccho, V., Masiero, S., Stecco, A. & De Caro, R. (2011) Hyaluronan within fascia in the etiology of myofascial pain. *Surg Radiol Anat.* 33(10): 891–896.

Verhaegen, P.D., Schoeten, H.J., Tigchelaar-Gutter, W., van Marle, J., van Noorden, C.J., Middelkoop, E. & van Zuijlen, P.P. (2012) Adaptation of the dermal collagen structure of human skin and scar tissue in response to stretch: an experimental study. *Wound Repair Regen.* 20 (5): 658–666

Vranova, H., Zeman, J., Cech, Z. & Otahal, S. (2009) Identification of viscoelastic parameters of skin with a scar in vivo, influence of soft tissue technique on changes of skin parameters. *J Bodyw Mov Ther.* 13: 344–349.

Wallden, M. (2010) Chains, trains and contractile fields. *J Bodyw Move Ther.* 14: 403–410.

Zanou, N. & Gailly, G. (2013) Skeletal muscle hypertrophy and regeneration: interplay between the myogenic regulatory factors (MRFs) and insulin-like growth factors (IGFs) pathways. *Cell Mol Life Sci.* Apr in Press

Zollner, A.M., Tepole, A.B. & Kuhl, E. (2012) On the biomechanics and mechanobiology on growing skin. *J Theor Biol.* 297: 166–175.

延伸阅读

Benjamin, M., Kaiser, E. & Milz, S. (2008) Structure-function relationships in tendons: a review. *J. Anat.* 212: 211–228.

Bogduk, N. & MacIntosh, J.E. (1984) The applied anatomy of the thoracolumbar fascia. *Spine* 9: 164–170.

Brown, S.H. & McGill, S.M. (2009) Transmission of muscularly generated force and stiffness between layers of the rat abdominal wall. *Spine* 15; 34(2): 70–5.

Carvalhais, V.O.D., Ocarino, J.D., Araujo, V.L., Souza, T.R., Silva, P.L.P. & Fonseca, S.T. (2013) Myofascial force transmission between the latissimus dorsi and gluteus maximus muscles: An in vivo experiment. *J Biomech.* 46: 1003–1007.

Chaitow, L. (2013) Understanding mechanotransduction and biotensegrity from an adaptation perspective. *J Bodyw Mov Ther.* 17: 141–142.

Chaudhry, H., Schleip, R., Ji, Z., Bukiet, B., Maney, M. & Findley, T. (2008) Three-dimensional mathematical model for deformation of human fasciae in manual therapy. *J Am Osteopath Assoc.* 108(8): 379–390.

Cusi, M.F. (2010) Paradigm for assessment and treatment of SIJ mechanical dysfunction. *J Bodyw Mov Ther.* 14: 152–161.

Hashemirad, F., Talebian, S., Olyaei, G. & Hatef, B. (2010) Compensatory behaviour of the postural control system to flexion-relaxation phenomena. *J Bodyw Mov Ther.* 14(2): 418–423.

Hides, J., Stanton, W., Mendis, M.D. & Sexton, M. (2011) The relationship of transversus abdominis and lumbar multifidus clinical muscle tests in patients with chronic low back pain. *Manual Ther.* 16: 573–577.

Hinz, B., Celetta, G., Tomasek, J.J., Gabbiani, G. & Chaponnier, C. (2001a) Smooth muscle actin expression upregulates fibroblast contractile activity. *Mol Biol Cell.* 12: 2730–2734.

Hinz, B. & Gabbiani, G. (2003) Mechanisms of force generation and transmission by myofibroblasts. *Curr Opin Biotechnol.* 14: 538–546.

Hinz, B. (2007) Biological Perspectives. The Myofibroblast. One Function, Multiple Origins. *Am J Pathol.* 170(6): 1807–1819.

Hinz, B. (2010) The myofibroblast: paradigm for a mechanically active cell. *J Biomech.* 43: 146–155.

Hinz, B., Phan, S.H., Thannickal, V.J., Prunotto, M., Desmoulière, A., Varga, J., De Wever, O., Mareel, M. & Gabbiani, G. (2012) Recent Developments in Myofibroblast Biology: Paradigms for Connective Tissue Remodeling. *Am J Pathol.* 180(4): 1340–1355.

Hodges, P.W. & Mosley, G.L., (2003) Pain and motor control of the lumbopelvic region: effect and possible mechanisms. *J Electromyogr Kinesiol.* 13(4): 361–370.

Hodges, P.W. & Richardson, C.A. (1996) Inefficient muscular stabilization of the lumbar spine associated with low back pain. A motor control evaluation of transversus abdominis. *Spine* 21: 2640–2650.

Hodges, P.W. & Richardson, C.A. (1997) Contraction of the abdominal muscles associated with movement of the lower limb. *Phys Ther.* 77: 132–142.

Hodges, P.W., Richardson, C.A. & Jull, G. (1996) Evaluation of the relationship between laboratory and clinical tests of transversus abdominis function. *Physiother Res Int.* 1: 30–40.

Hodges, P.W., Holm, A.K., Holm, S., Ekstrom, L., Cresswell, A., Hansson, T. & Thorstensson, A. (2003) Intervertebral stiffness of the spine is increased by evoked contraction of transversus abdominis and the diaphragm: in vivo porcine studies. *Spine* 28: 2594–2601.

Hoffman, J. & Gabel, P. (2013) Expanding Panjabi's stability model to express movement: A theoretical model. *Med Hypotheses* Apr: 1–5.

Huijing, P.A. (2007) Epimuscular myofascial force transmission between antagonistic and synergistic muscles can explain movement limitation in spastic paresis. *J Electromyogr Kinesiol.* 17: 708–724.

Ianuzzi, A., Pickar, J.G. & Khalsa, P.S. (2011) Relationships between joint motion and facet joint capsule strain during cat and human lumbar spinal motions. *J Manip Physiol Ther.* 34: 420–431.

Kjaer, M., Langberg, H., Heinemeier, K., Bayer, M.L., Hansen, M., Holm, L., Doessing, S., Konsgaard, M., Krogsgaard, M.R. & Magnusson, S.P. (2009) From mechanical loading to collagen synthesis, structural changes and function in human tendon. Scand. *J. Med. Sci. Sports.* 19(4): 500–510.

Maas, H. & Sandercock, T.G. (2010) Force Transmission between Synergistic Skeletal Muscles through Connective Tissue Linkages. *J Biomed Biotech.* 1–9.

Masi, A.T., Nair, K., Evans, T. & Ghandour, Y. (2010) Clinical, Biomechanical, and Physiological Translational Interpretations of Human Resting Myofascial Tone or Tension. International *J Therap Massage Bodyw.* 3(4): 16–28.

Miyagi, M., Ishikawa, T., Kamoda, H., Orita, S., Kuniyoshi, K., Ochiai, N., Kishida, S., Nakamura, J., Eguchi, Y., Arai, G., Suzuki, M., Aoki, Y., Toyone, T., Takahashi, K., Inoue, G. & Ohtori, S. (2011) Assessment of Gait in a Rat Model of myofascial inflammation using the CatWalk System. *Spine* 36: 1760–1764.

Moseley, G.L., Zalucki, N.M. & Wiech, K. (2008) Tactile discrimination, but not tactile stimulation alone, reduces chronic limb pain. *Pain* 137: 600–608.

Schleip, R., Duerselen L., Vleeming A., Naylor, I.L., Lehmann–Horn, F., Zorn, A., Jaeger H. & Klingler, W. (2012) Strain hardening of fascia: static stretching of dense fibrous connective tissues can induce a temporary stiffness increase accompanied by enhanced matrix hydration. *J Bodyw Mov Ther.* 16: 94.

Schleip, R., Klingler, W. & Lehmann-Horn, F. (2005) Active fascial contractility: Fascia may be able to contract in a smooth muscle-like manner and thereby influence musculoskeletal dynamics. *Med Hypotheses.* 65: 273–277.

Schleip, R. & Klingler, W. (2007) Fascial strain hardening correlates with matrix hydration changes. In: Findley, T.W., Schleip, R. (Eds.), Fascia research – basic science and implications to conventional and complementary health care. Munich: Elsevier GmbH. 51.

Schuenke, M.D., Vleeming, A., Van Hoof, T. & Willard, F.H. (2012) A description of the lumbar interfascial triangle and its relation with the lateral raphe: anatomical constituents of load transfer through the lateral margin of the thoracolumbar fascia. *J Anat.* 221(6): 568–576.

Spector, M. (2002) Musculoskeletal connective tissue cells with muscle: expression of muscle actin in and contraction of fibroblasts, chondrocytes, and osteoblasts. *Wound Repair Regen.* 9(1): 11–8.

Stafford, R.E., Ashton-Miller, J.A., Sapsford, R. & Hodges, P.W. (2012) Activation of the striated urethral sphincter to maintain continence during dynamic tasks in healthy men. *Neurourol Urodyn.* 31(1): 36–3.

Standley, P.R. & Meltzer, K. (2008) In vitro modeling of repetitive motion strain and manual medicine treatments: potential roles for pro- and anti-inflammatory cytokines. *J Bodyw Mov Ther.* 12: 201–203.

Stecco, C., Porzionato, A., Lancerotto, L., Stecco, A., Macchi, V., Day, J.A. & De Caro, R. (2008) Histological study of the deep fasciae of the limbs. *J Bodyw Mov Ther.* 12: 225–230.

Taimela, S., Kankaanpaa, M. & Luoto. S. (1999) The effect of lumbar fatigue on the ability to sense a change in lumbar position. A controlled study. *Spine* 24: 1322–1327.

Tesarz, J., Hoheisel, U., Wiedenhofer, B. & Mense, S. (2011) Sensory innervation of the thoracolumbar fascia in rats and humans. *Neuroscience.* 194: 302–308.

Van der Waal, J. (2009) The Architecture of the Connective Tissue in the Musculoskeletal System—An Often Overlooked Functional Parameter as to Proprioception in the Locomotor Apparatus. *Int J Therap Massage Bodyw.* 2(4): 9–23.

van Wingerden, J.P., Vleeming, A., Buyruk, H.M. & Raissadat, K. (2004) Stabilization of the sacroiliac joint in vivo: verification of muscular contribution to force closure of the pelvis. *Eur Spine J.* 13: 199–205.

Vleeming, A., Schuenke, M.D., Masi, A.T., Carreiro, J.E., Danneels, L. & Willard, F.H. (2012) The sacroiliac joint: an overview of its anatomy, function and potential clinical implications. *J Anat.* 221(6): 537–67.

Vleeming, A., Snijders, C., Stoeckart, R. & Mens, J. (1997) The role of the sacroiliac joins in coupling between spine, pelvis, legs and arms. In: Vleeming et al. (Eds.), *Movement, Stability & Low Back Pain.* Churchill Livingstone. 53–71.

Willard, F.H., Vleeming, A., Schuenke, M.D., Danneels, L. & Schleip, R. (2012) The thoracolumbar fascia: anatomy, function and clinical considerations. *J Anat.* 221(6): 507–536.

Wipff, P-J. & Hinz, B. (2009) Myofibroblasts work best under stress. *J Bodyw Mov Ther.* 13(2): 121–127. RTIC.

Yucesoy, C.A. (2010) Epimuscular myofascial force transmission implies novel principles for muscular mechanics. *Exerc Sport Sci Rev.* 38(3): 128–134.

Yucesoy, C.A., Koopman, B.H.F.J.M., Baan, G.C., Grootenboer, H.J. & Huijing, P.A. (2003a) Extramuscular Myofascial Force Transmission: Experiments and Finite Element Modeling, *Arch Physiol Biochem.* Vol. 111, No. 4: 377–388.

Yucesoy, C.A., Koopman, B.H.F.J.M., Baan, G.C., Grootenboer, H.J. & Huijing, P.A. (2003b) Effects of inter- and extramuscular myofascial force transmission on adjacent synergistic muscles: assessment by experiments and finite-element modeling. *J Biomech.* 36(12): 1797–1811.

第22章

超等长训练:针对竞技运动员和现代忍者武士训练的基本原则

Robert Heiduk

引言

在竞技体育训练中,增强爆发力是最重要的训练目标之一。爆发力的定义是将动作速度和力量结合起来的能力。有多种方法能够提高爆发力,超等长训练就是其中之一。对于超等长训练来说有不同的术语,这些术语是可相互替代使用的,因此有必要为其下一个明确的定义。本章的主要目的是解释一些基本的有关超等长训练的生物力学和神经生理学知识,尤其是筋膜、结缔组织在其中承担的重要作用。此外,本章也会提供一些针对竞技运动员和业余运动员设计的应用指南和训练项目。

超等长训练的起源和术语

Plyometric 一词的含义由两个希腊语词汇组成:plio 意思为"更多",metric 的意思为"去测量"。可测量的增长可能是解释 plyometric 的最精准表达(Chu,1998)。通常把超等长训练理解为各种跳跃类练习。最早使用超等长训练一词是在前苏联于 1966 年出版的刊物上(Zanon,1989)。在 20 世纪 60 年代早期,前苏联田径教练 Yuki Verkhoshansky 尝试使用强度很大的双腿跳跃和单腿跳跃来提高其手下高水平运动员的爆发力。他发现这种双脚落地和起跳的跳深训练有助于提高跳跃的表现。他将发现的这一最新训练法命名为"冲击训练法(Shock Method)"。这一名称提到机械冲击刺激将会强迫肌肉产生尽可能大的张力(Verkhoshansky & Siff,2009)。Verkhoshansky 这一套新奇的跳跃训练方法很快在全球的竞技体育领域内变得非常流行。德国的流行始于 Peter Tschiene,南非始于 Mel Siff,而意大利则始于 CarmelloBosco(Verkhoshansky & Siff,2009)。东欧国家上世纪 70 年代在田径项目、举重项目和体操项目中的领先优势可能部分要归因于"冲击训练法"的使用(Chu,1998)。在美国,这样的训练法就被说成 Plyometric。该词由 Verkhoshansky 的同事、田径教练 Fred Wilt 于 1975 年创造(Chu,1998)。

全球健身领域对于超等长训练(plyometrics)这一词汇使用增多导致大家将超等长训练误解为传统跳跃练习。日常生活中许多类型的活动和竞技运动都包含了超等长运动模式,比如投掷、跳跃、单脚跳和连续跳跃。不过,这些不同形式的超等长训练强度并不相同。真正的超等长训练以快速的离心负荷为特点,这导致肌张力的增高,引发强力的牵张反射和储存在筋膜结缔组织中弹性势能的爆发性释放(第 10 章)。在运动科学中,反应能力(Verkhoshansky & Siff,2009)、反应力量(Schnabel 等,2011)或者拉长缩短循环(stretch shortening cycle,SSC)(Komi,2000)等术语均是更加精准的定义。

反应力量的定义是在最短时间内将肌肉的离心收缩和向心收缩连接起来的能力。(Schnabel 等,2011)。因而超等长训练的主要目标是压缩肌肉在离心收缩和向心收缩之间所需要的时间。而这个定义只从肌肉活动所熟悉的形式来看，而忽略了筋膜结缔组织在反应能力中展现出的作用，下面给出的定义可能更加完整。

反应力量是在拉长缩短循环（SSC）中展现出高爆发力输出的一种运动特性。运动科学领域将反应力量或 SSC 作为一个独立的运动特性进行分类。然而，它主要依赖于最大力量、肌肉的神经分布类型和筋膜结缔组织的弹性回缩特性（Schmidtbleicher&Gollhofer，1985）（第 10 章）。

在不同类型的超等长运动模式中有多样的时间参数。Güllich& Schmidtbleicher（2000）将反应性动作归类为短 SSC（小于 200ms）和长 SSC（大于 200ms）。短 SSC 的例子如短跑冲刺时触地时间为 100～110ms，跳远的触地时间为 120ms，跳高的触地时间为 170～180ms（Bührle，1989）。长 SSC 的例子如排球起跳扣球，触地时间在 300～360ms 之间。

生理学中的关键概念和研究发现

先前没有离心动作阶段，仅与纯粹向心收缩速度相比，SSC 能够表现出更大力量（Komi，2000）。目前有两个科学模型可以解释这一现象。一个是神经生理学模型，一个是力学模型。在神经生理学模型中，离心阶段肌梭快速的预拉长将会诱发牵张反射。由于激活了更多的运动单元，因此会出现一个更有力的肌肉收缩（Komi，1992）。离心负荷阶段越快，向心收缩更有力（Böhm 等，2006），膝跳反射是典型的牵张反射。

Rassier& Herzog（2005）认为力量增长的幅度可能源于三个不同的因素：被拉长的程度、被拉长的速率和拉长持续的时间。Bubeck（2002）的研究进一步说明，不同的负荷形式可能会导致神经肌肉的激活模式发生变化。这可能预示着发生在 SSC 中的适应具有很高的情境依赖。一些研究证据显示，牵张反射并不是在所有肌肉中都能引出的（Nardone 等，1990）。与多关节肌相比，单关节肌仅跨过一个关节，可通过牵张反射获得更多益处（Nicol&Komi，1998）。

力学模型提出解释，SSC 模式的动作充分运用了储存于筋膜结缔组织中的弹性能量，因而具有较高的动作效率（第 10 章）。向心收缩阶段“弹簧状”的力量释放显示能够产生较高的力量输出（Komi，2000）。图 22.1 显示 SSC 中的一个关键因素是在离心和向心收缩阶段的时间间隔，这一段时间间隔被称为“缓冲期”（Chu，1998）。如果缓冲期持续时间过长，能量可能会被以热能的方式释放（Radcliffe &Farentinos，1999）。

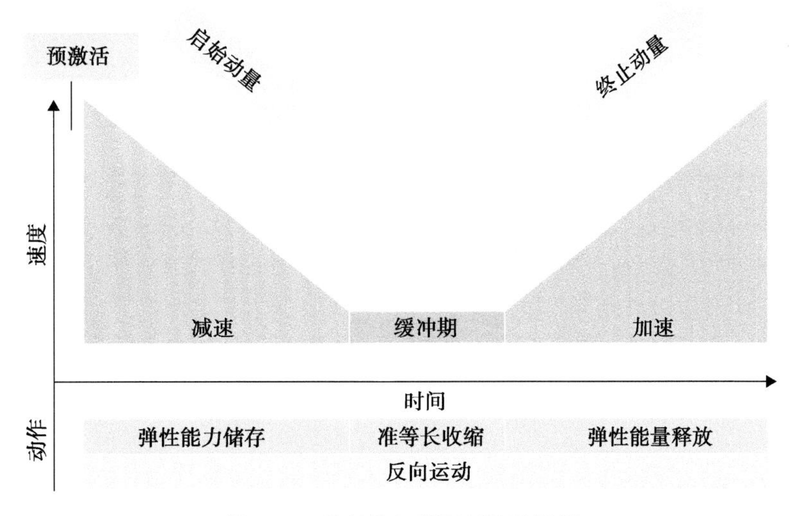

图 22.1　拉长缩短循环（SSC）图解

Schmidtbleicher 和 Gollhofer（1985）发现，高水平运动员的缓冲期接近100ms，显著短于未接受过训练的受试者。其他研究也显示，理想的缓冲期应该在15～25ms（Bosco等，1981）。Chu（1998）将肌肉在缓冲期的收缩特征总结为"准等长收缩"，肌肉长度在该阶段不会发生改变。那么，爆发性动作又是如何产生的呢？

与肌肉的神经生理学观点相比，力学模型认为离心收缩阶段快速预拉长时，在筋膜组织中储存了机械能。一些研究显示，与之前的观点相比，筋膜的弹性回缩在其中充当了更重要的角色（第10章）。Kawakami等人（2002）确认，在反向动作的离心阶段中，跖屈肌群在一个似等长的状态下工作，这意味着在该阶段肌纤维几乎没有可观察到长度变化（第1章）。较高的爆发力输出来源于肌筋膜组织的弹性回缩特性。

在超等长动作模式如连续跳跃等动作中，Dean &Kuo（2011）观察到筋膜弹性减少了收缩肌需要做的功，这将导致整体能耗下降。跑步选手进行超等长训练能够有效增加能量利用效率、提高心肺功能（Spurrs等，2003）。

Ishikawa等人（2005）研究从不同下落高度进行跳深训练对筋膜组织的特定影响，过度的高离心负荷似乎限制了弹射机制的有效性（第10章）。除此之外，结缔组织的交互作用在不同的肌肉中可能会有所不同。Zatsiorsky&Kraemer（2008）指出，弹性势能的储存仅仅发生在较柔韧的组织中。由于有更高的肌张力，顶级运动员的肌肉硬度会超过筋膜组织的硬度，这会导致筋膜组织的弹性回缩增加。因为肌肉硬度与其激活成比例，所以高激活模式或许是筋膜组织能量储存主要模式的原因。不过，该领域的研究目前依然未能达成一致意见。

Fouré等人（2012）对比了14周超等长训练对肌筋膜复合体的组织力学特性和肌肉激活模式的影响。训练结束以后，所有受试者均表现出跳跃能力的提高。让他们吃惊的是，那些更有训练经验的受试者表现出肌肉激活下降、能量储存效率更高以及筋膜组织的回缩力增加。与此相同的是，对比12周力量训练和超等长训练的结果后发现，在跳跃时EMG的激活并没有出现显著差异（Kubo等，2007）。研究者认为，超等长训练获得的跳跃表现提升更多是依赖于肌筋膜复合体的适应性变化，而不是依赖于神经肌肉的改变。

Robert 和 Konow（2013）发现，肌腱能够减缓肌肉造成的能量消散。这一机制能够减小损伤风险。Kuminasa等人（2013）的研究显示，与日本的长跑选手相比，肯尼亚的长跑选手有更加优化的肌肉—肌腱总体结构。这一结构上的力学优势或许能够解释为何肯尼亚长跑选手有如此高的跑步效率。

结缔组织的弹簧状特性会因不同个体的性别、损伤状态和运动背景的不同而有所不同。这可以作为超等长训练效果不同的一种解释。筋膜组织在进行超等长训练时会有动作和年龄的特定性差异（Hoffrén，2007）（Arampatzis，2007），肌肉激活模式同样也是如此。

总之，对运动中的研究结果进行解释需谨慎，不同运动水平个体之间的评分具有较大的可变性（Karavirta，2011）。因而，一个训练计划能够取得的最好结果主要依赖于计划的个性化。

超等长训练中的考量

超等长训练的正确运用需要预先做出考量。在开始时，首先应该设定一个特定目标。就像其他类型的运动一样，训练效果很大程度上依赖于特定的动作训练。针对高尔夫运动员或用于康复的超等长训练不同于短跑选手、跳远跳高选手、体操选手、举重选手。并且还需考虑运动员现有能力水平。一个新手与一个中等程度训练者或一个顶尖运动员相比需要不同的训练刺激。年龄、体重、技术、损伤史对于决定训练计划也有着极其重要的作用(Holcomb,1998)。刚开始进行超等长训练时,在可靠的指导和监督下形成正确的动作技术是最重要的。目的在于提高动作效率并且避免损伤。

在超等长训练中,损伤预防是一个关键要素。高冲击力会带来关节严重损伤的风险。教练员应该认识到超等长训练会在无骨骼肌能力下降的基础上导致肌肉损伤和筋膜组织的胶原分解(Tofas 等,2008)。因此,风险可能来自于不当训练或过度训练,而不是超等长训练本身(Verkhoshanky&Siff,2009)。对于损伤预防来讲,正确的技术和逐步的进阶是最重要的因素。此外,教练员也必须确保在训练前实施恰当的热身,同时使用一个适当的地面降落(Borkowski,1990)。Wathen(1994)强调在进行超等长训练时降落地面有重要作用。Allerheiligen& Rogers(1996)建议使用有弹性的地板或橡胶垫,不要在混凝土地面或沥青面上进行训练。但是过软的地面又会降低超等长训练的效果,因为针对机体的机械刺激会降低。

研究显示,针对与较大跳跃和侧切等动作密切相关的竞技运动员需谨慎设计整个赛季的超等长训练计划,会降低其膝关节损伤发生率(Hewett,1999)。除了提高运动员动作技术外,肌肉肌腱硬度的增加也是损伤预防的可能性因素(Spurrs 等,2003)。

跳深不仅是超等长训练最常见的形式,而且是对身体结构冲击较大的运动形式(Allerheiligen& Rogers,1996)。因此,此类型的训练仅仅能够应用于运动员群体中的小部分。一般来说,体重超过 98kg 的人,不应该使用超过 45cm 的跳箱来进行跳深训练(Chu,1992)。

体能训练师不应该将超等长训练设计为独立的训练计划。每一名运动员都需要在拥有合适力量基础的前提下,再开始超等长训练。如果力量水平不达标,可能会导致动作稳定性下降以及关节过度吸收冲击力,这将会导致损伤风险的增加。对于一些高强度的训练手段,如跳深,文献研究建议当杠铃深蹲 1RM 为自身体重的 1.5 ~2.5 倍时才适合开展超等长训练(Allerheiligen& Rogers,1996)(Chu,1992)(Gambetta,1992)。

这些建议可能并不适合女性运动员,现在尚无关于此问题的针对性研究。基于日常的训练经验来看,女性运动员 1RM 杠铃深蹲达到体重的 1 ~1.5 倍似乎较为合适。目前缺乏关于开展上肢的超等长训练以及将这一训练手段运用于业余运动员的研究证据。对于业余运动员的训练,原则一致但是强度应该较低。一名健康男性应该能够负重深蹲 0.8 ~1 倍体重并完成 8 次重复、10 次引体向上和 20 次俯卧撑。一个健康女性应该能够负重深蹲 0.6 ~0.8 倍体重并完成 8 次重复、6 个引体向上和 12 个俯卧撑。

此外,还需要充分进行针对性的柔韧性练习以保证超等长训练的安全性(Chu,1992)。Davies & Matheson(2001)报告了超等长训练的禁忌证:疼痛、炎症、韧带和关节囊损伤、肌肉和肌腱拉伤、关节不稳、术后筋膜组织受限及力量基础的缺失。

针对竞技运动员的训练方案

首要的是对于竞技运动员来说并没有一个方案是适合所有人的。因此,基于这一点给出一个训练模型似乎没有意义,因为竞技体育领域对训练的需求是高度个性化的。然而,还是有一些基本原则需要掌握。两个指南可以用于个性化训练方案设计的参考。

第一个指南是使用训练原则,它描述的是一种训练操作指南,例如为了确保正确训练进阶的教育理念。在该训练方法中使用的训练原则有:

1. 由动作简单到复杂;
2. 负荷由轻到重;
3. 技术第一,质重于量;
4. 适度恢复,避免疲劳。

这些原则提示系统地增加负荷及动作的复杂性,强调动作质量胜于数量。教练员应该确保动作的正确性,同时避免疲劳。在SSC中,疲劳将使训练无法达到应有的效果,疲劳会导致牵张反射下降及弹性势能丢失(Komi,2000)。这会引起肌肉和关节的硬度下降,可能引发损伤。因此,通常不建议将超等长训练整合入能量系统的训练中。避免疲劳的关键是在每组之间保持特定的训练间歇比。对于康复来说,Chu &Cordier(2000)建议训练间歇比为1∶5～1∶10。当训练花费10秒时,休息时间应该在50～100秒。真正的冲击训练如跳深,可能需要更长的休息时间,根据训练强度建议休息3～10分钟(Bubeck,2002)(Sialis,2004)。

第二个指南用于决定特定的负荷。在超等长训练中,决定强度的因素有跳跃高度、额外负重量或动作形式(如单腿或双腿训练)。训练量和频率描述的是数量上的变化,例如在一次训练课中做功的量、总起跳次数、总组数和重复次数、训练间歇比以及每周训练次数。根据文献研究,有效的恢复时间是48～72小时(第一章)。这意味着训练频率大概为一周两次(Chu &Cordier,2000)。教练员需要记住,单一的训练并不会产生良好结果。训练刺激与有效的恢复相结合才能获得预期结果。

超等长训练的分类(图22.2)有助于设计合理兼顾的训练方案,也可用于做长期训练的周期规划,即我们熟知的周期性训练法。现列出针对竞技运动员的训练示例如下:

1. 灵活性训练和损伤预防;
2. 核心激活;
3. 亚极限超等长训练;
4. 技术训练;
5. 极限超等长训练(极少应用);

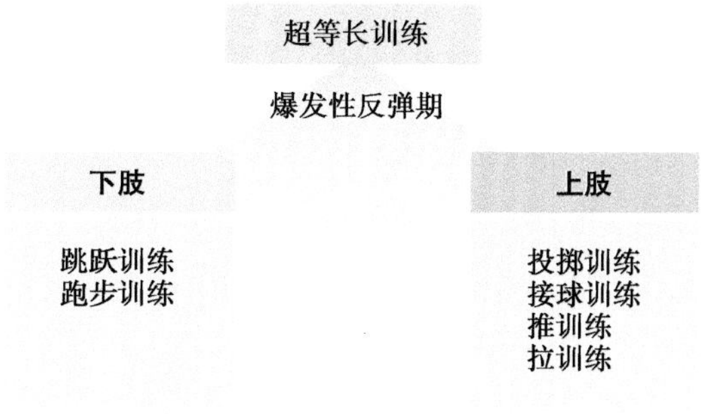

超等长训练

爆发性反弹期

下肢	上肢
跳跃训练 跑步训练	投掷训练 接球训练 推训练 拉训练

图22.2　超等长训练的分类

6. 力量训练;
7. 能量系统发展。

业余运动员的超等长训练

在休闲健身、健康促进训练中并不需要应用“更快、更高、更强”的训练方法。业余运动员希望增加他们的整体健康水平,因而在训练中应该可以忽视竞技的元素,着重于运动的典雅、愉悦和美学欣赏。在这种情况下,情感在动作中的表达成为了一个重要因素,创造力也起到了至关重要的作用。在动作中,创造力赋予训练更多的变化,这是自我表达的一种形式。

在操场上可以找到一个完美的例子。如果你观察孩子玩耍,你会发现冲刺、跳跃(图22.3)、落地(图22.4)、单脚跳、摇摆(图22.6～22.8)和包含SSC所有元素的减速动作。因此,这些类型的动作均可认为是一种亚极限的超等长训练。孩子们通常在游戏中就已经进行了体能的储备。这是一个有关于创造力是自然动作中一个不可分割部分的完美案例。

此外,“游戏”对于筋膜组织的更新亦是非常理想的。通常来说包含了一些力量、柔韧、速度和耐力元素(第11章)。西方的“健康单作”(fitness monoculture)理念,将身体分成各个独立的系统。与这一理念相比,需要以一种更加整体的方式看待运动。因此,如前所述,这强烈依赖于对运动的情感。

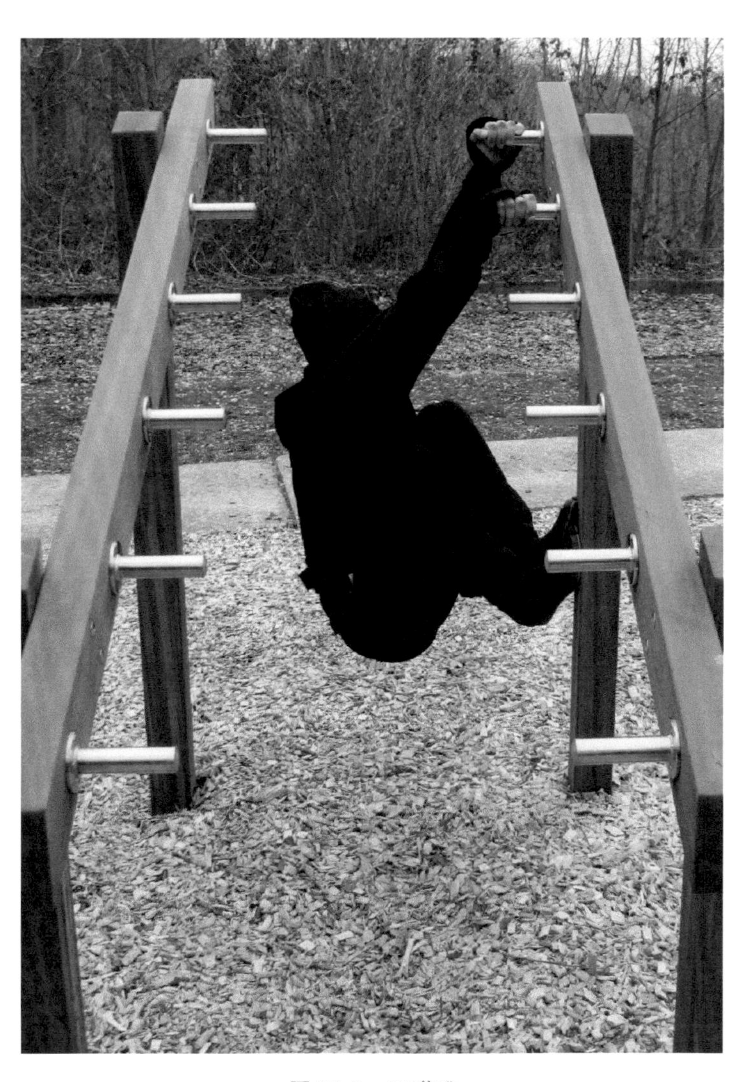

图 22.3　下蹲跳
这是一种基础训练，可促进忍者的综合柔韧性和动作准备。使用一个深蹲姿势并同时悬挂在扶手上。与此同时保持上身的张力，在该位置起跳。你应该重复改变身体的角度，以针对不同的筋膜组织。

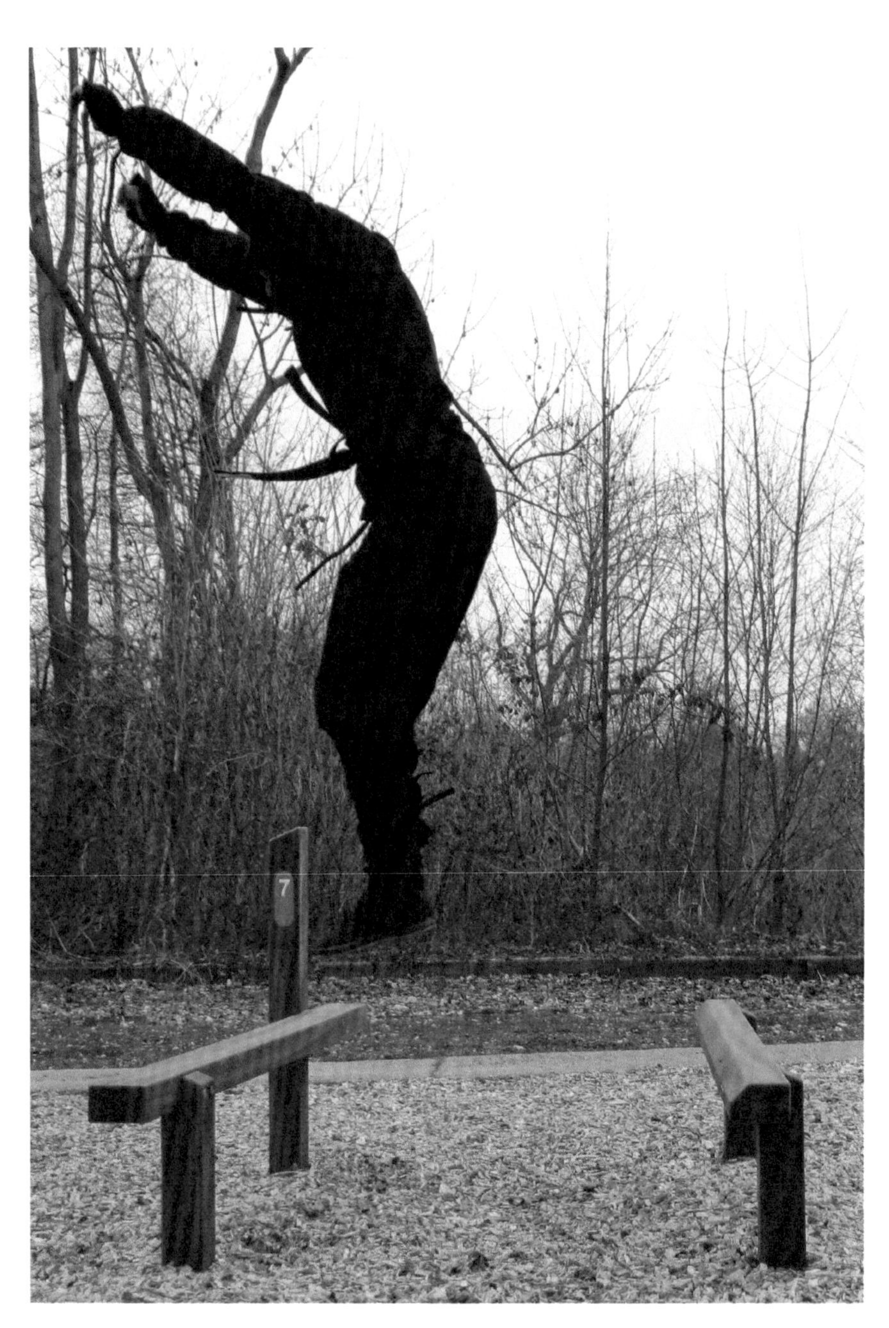

图 22.4 精准跳

跑酷忍者应该能够在他期望的任何地点准确地跳起及轻巧地下落。首先由较大物体、较小跳跃距离开始练习。随着技能的增加,可以缩小落地面积并增加跳跃距离。记住,任何时候都要轻!

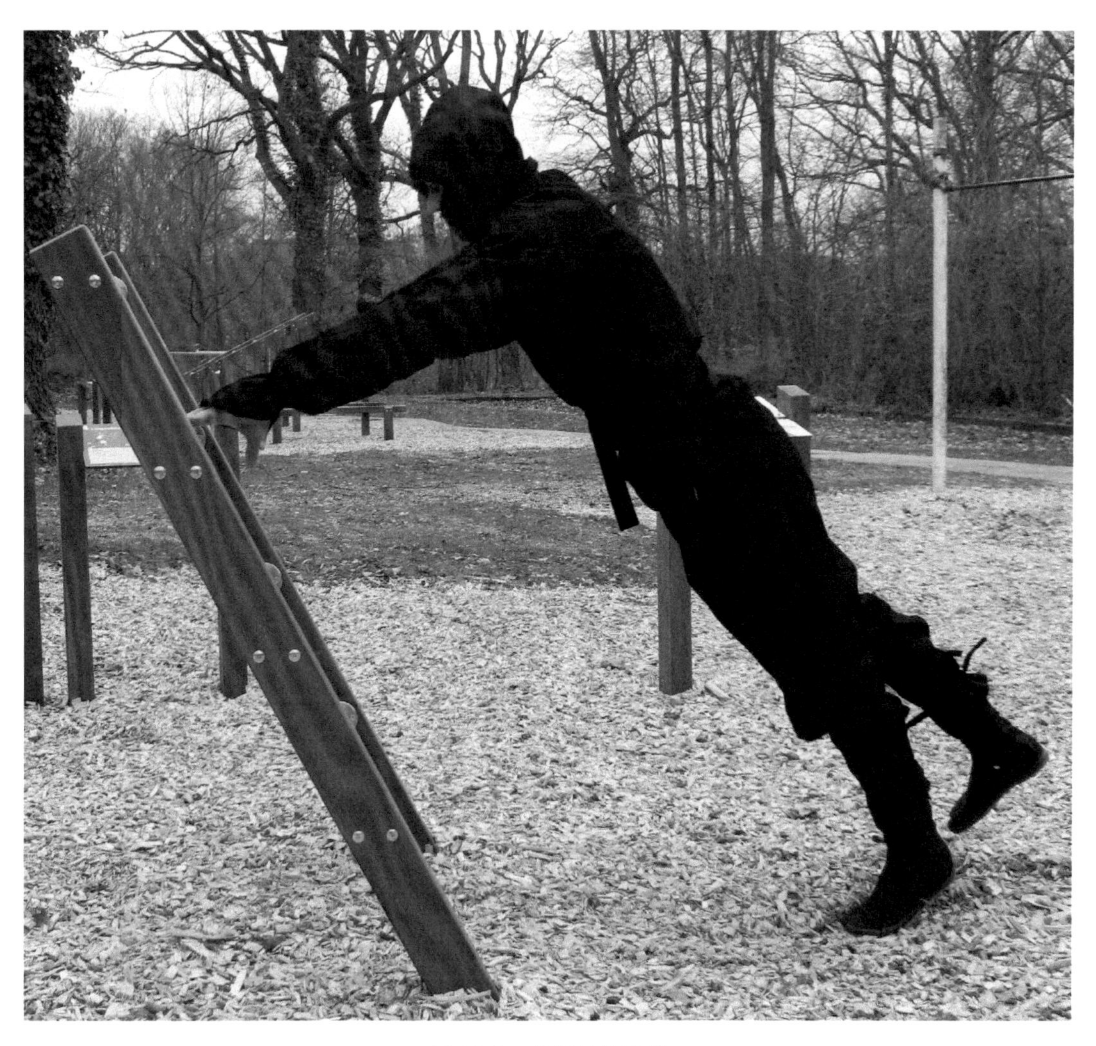

图 22.5　超等长俯卧撑

这是一个较为费力的挑战。目标为落下成俯卧撑姿势并尽可能快地转换动作。你应该先从相对低的下落位置开始。对于初学者来说,最好以墙面作为支撑面。考虑到安全性问题,应在离墙一步距离的位置开始训练。

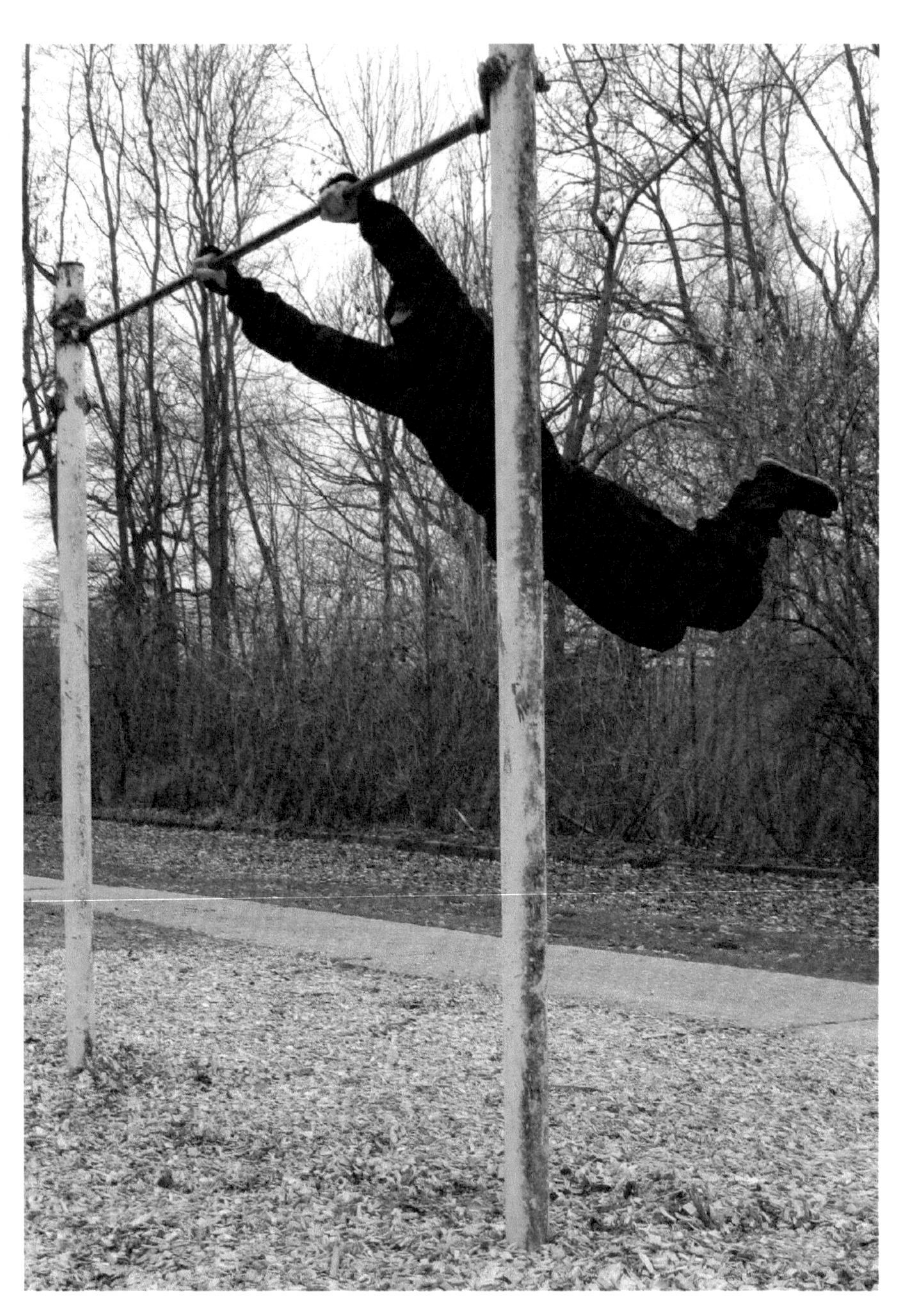

图 22.6 单杠摇摆
筋膜组织的超等长拉伸最好的效果出现在肌肉最大张力的状态下。在单杠摇摆动作中,动量提供了针对筋膜复合体的额外刺激。对于忍者来说,这是进阶到其他单杠训练前的基本练习。

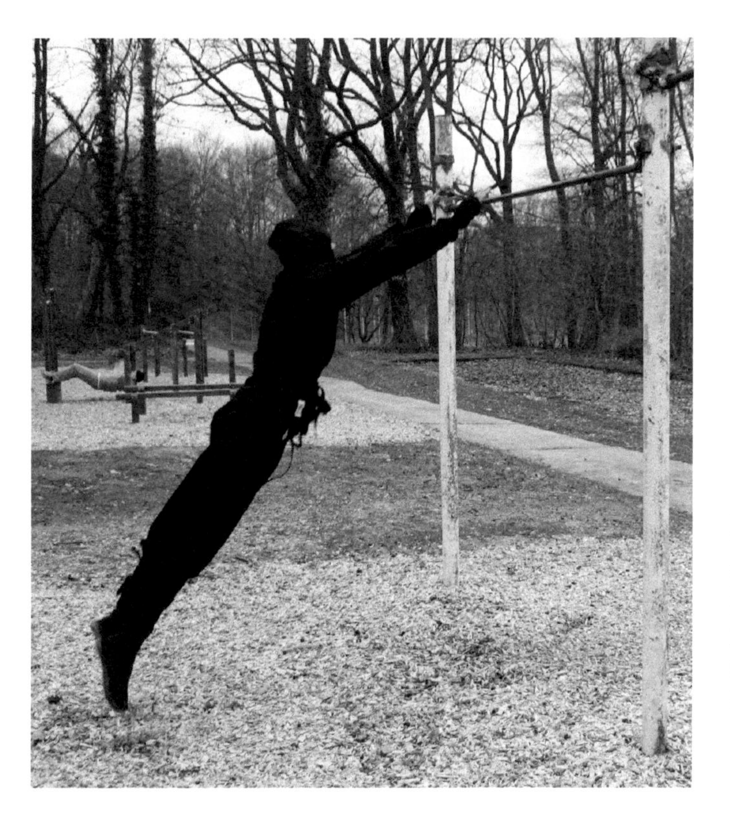

图22.7 单杠跳跃
单杠跳跃对于越过障碍来说非常重要。它允许忍者使用跳跃的动量创造一个快速的离心负荷。这种类似于"猴子"的运动方式需要有勇气地跳起并完全舒展身体,以便安全地抓住单杠。

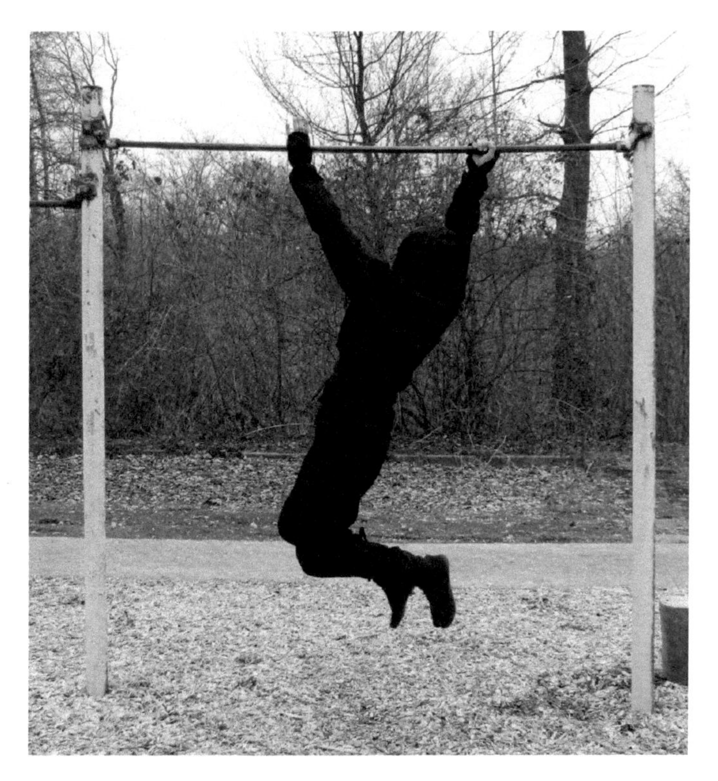

图22.8 单杠偏移
要很好地掌控这个技术需要良好的上肢力量。有一个忍者使用了筋膜弹性的秘密技巧:如果你弯曲上肢,你仅仅使用了力量。你应该考虑将其作为一个单手摇摆动作。按照这一动作技巧操作,将为你节省很多肌肉能量,并且动作看上去也会更加顺滑及优雅。

特定主题训练:跑酷忍者

一个完整全面的方案可以通过特定主题训练来完成。如果一个人通过忍者电影受到启发,第一步就是想象忍者的主要特征:黑衣服、动作流畅安静、行动秘密、充满技巧、超强的力量和惊人的灵敏性。这些技能将使得忍者能够克服任何障碍。在发展的过程中,跑酷被当作现代忍者运动技术的分支。如果我们将跑酷定义为高效的动作艺术,那么所有的忍者技术都可以运用其中。"超等长忍者"训练的基本内容展示在图 22.3 ~ 图 22.8 中。

所有案例都显示在日常健身训练中不需要严格考虑计划的可变因素。找到你自己的方法,去掌握针对不同任务的特定技术,兴趣和好奇心永远是学习新技术的关键因素。

综上所述,业余运动员的超等长训练通常应该考虑以下内容:

- 停止计算重复次数;
- 打破你的旧有模式;
- 自我激励;
- 尝试新事物;
- 四处玩玩;
- 动作轻盈;
- 听从你的身体;
- 追求动作流畅。

参考文献

Allerheiligen, B. & Rogers, R. (1996) Plyometrics program design. National Strength and Conditioning Association (Eds.), *Plyometric and Medicine Ball Training*. 3–8. Colorado Springs: National Strength and Conditioning Association.

Arampatzis, A., Karamanidis, K., Morey-Klapsing, G., De Monte, G. & Stafilidis, S. (2007) Mechanical properties of the triceps surae tendon and aponeurosis in relation to intensity of sport activity. *J Biomech*. 40: 1946–1952.

Borkowski, J. (1990) Prevention of Pre-Season Muscle Soreness: Plyometric Exercise. *Abstracted in Athletic Training*. 25(2): 122.

Bosco C., Komi, P.V. & Ito, A. (1981) Pre-stretch potentiation of human skeletal muscle during ballistic movement. *Acta Physiologica Scandinavica*. 111: 135–140.

Bubeck, D. (2002) *Belastungsvariation und funktionelle Anpassungen im Dehnungs-Verkürzungs-Zyklus. PhD Thesis*. Fakultät für Geschichts-, Sozial- und Wirtschaftswissenschaften der Universität Stuttgart.

Böhm, H., Cole, G., Brüggemann, G. & Cole, H. (2006) Contribution of muscle series elasticity to maximum performance in drop jumping. *J Appl Biomech*. 22: 3–13.

Bührle, M. (1989) Maximalkraft-Schnellkraft-Reaktivkraft. In: *Sportwissenschaft*. 3: 311–325.

Chu, D.A. (1992) *Jumping into Plyometrics*. Champaign: Human Kinetics.

Chu, D.A. (1998) *Jumping into Plyometrics* (2nd ed.) Champaign, IL: Human Kinetics.

Chu, D. & Cordier, D. (2000) *Plyometrics in Rehabilitation*. In: Ellenbecker T.S. (Ed). Knee Ligament Rehabilitation. New York: Chuchill Livingstone. 321–344.

Davies, G.J. & Matheson, J.W. (2001) Shoulder plyometrics. *Sports Medicine and Arthroscopy Review* 9: 1–18.

Dean, J.C. & Kuo, A.D. (2011). Energetic costs of producing muscle work and force in a cyclical human bouncing task. *J Appl Physiol* 110(4): 73–880.

Fouré, A., Nordez, A., Guette, M. & Cornu, C. (2012) Effects of plyometric training on passive stiffness of gastrocnemii muscles and Achilles tendon. *Euro J Appl Physiol* 112(8): 2849–2857.

Gambetta, V. (1992) New plyometric training techniques: designing a more effective plyometric training program. *Coaching Volleyball*. April/May, 26–28.

Güllich, A. & Schmidtbleicher, D. (2000) *Struktur der Kraftfähigkeiten und ihrer Trainingsmethoden*. In: Siewers, M. (Ed.), Muskelkrafttraining. Band 1: Ausgewählte Themen – Alter, Dehnung, Ernährung, Methodik. Kiel: Siewers Eigenverlag. 17–71.

Hewett, T.E., Lindenfeld, T.N., Riccobene, J.V. & Noyes, F.R. (1999) The effect of neuromuscular training on the incidence of knee injury in female athletes. American *J Sports Med* 27: 699–705.

Hoffrén, M., Ishikawa, M. & Komi, P.V. (2007) Age-related neuromuscular function during drop jumps. *J Appl Physiol* 103(4): 276–283.

Holcomb, W.R., Kleiner, D.M., & Chu, D.A. (1998) Plyometrics: Considerations for safe and effective training. *Strength Cond J* 20: 36–39.

Ishikawa, M., Niemalä, E. & Komi, P.V. (2005) Interaction between fascicle and tendinous tissues in short-contact stretch-shortening cycle exercise with varying eccentric intensities. *J Appl Physiol*. 99(1): 217–223.

Karavirta, L. (2011) *Cardiorespiratory, neuromuscular and cardiac autonomic adaptations to combined endurance and strength training in ageing men and women*. Dissertation University of Jyväskylä, Finland.

Kawakami, Y., Muraoka, T., Ito, S., Kanehisa, H. & Fukunaga T. (2002) In vivo muscle fibre behaviour during counter-movement exercise in humans reveals a significant role for tendon elasticity. *J Physiol*. 540: 635–646

Komi, P.V. (1992) In *Strength and Power in Sport*. Stretch shortening cycle. Ed. Komi, P. V. Oxford: Blackwell Scientific. 169–179.

Komi P.V. (2000) Stretch-shortening cycle: a powerful model to study normal and fatigued muscle. *J Biomech*. 33: 1197–1206.

Kubo, K., Morimoto, M., Komuro, T., Yata, H., Tsunoda, N., Kanehisa, H. & Fukunaga, T. (2007) Effects of plyometric and weight training on muscle-tendon complex and jump performance. 39(10): 1801–1810.

Kunimasa, Y., Sano, K., Oda, T., Nicol, C., Komi P.V., Locatelli E., Ito, A. & Ishikawa, M. (2013) Specific muscle–tendon architecture in elite Kenyan distance runners. Scan. *J of Med & Sci in Sp.*

Nardone, A., Corra, T. & Schieppati, M. (1990) Different activations of the soleus and gastrocnemii muscles in response to various types of stance perturbation in man. *Exp Brain Res* 80: 323–332.

Nicol, C. & Komi, P.V. (1998) Significance of passively induced stretch reflexes on Achilles tendon force enhancement. *Muscle Nerve* 21: 1546–1548.

Radcliffe, J.C. & Farentinos, B.C. (1999) *High-Powered Plyometrics.* Champaign: Human Kinetics.

Rassier, D. & Herzog, W. (2005) Force enhancement and relaxation rates after stretch of activated muscle fibres. *Proceedings of the Royal Society B: Biological Sciences.* 272: 475–480.

Robert, T.J., Konow. N. (2013). How tendons buffer energy dissipation by muscle. *Exerc Sport Sci.* Rev., Vol. 41, No. 4, 186–193.

Schmidtbleicher, D. & Gollhofer, A. (1985) Einflussgrößen des reaktiven Bewegungsverhaltens und deren Bedeutung für die Trainingspraxis. In: Bührle, M. (Ed.), Grundlagen des Maximal- und Schnellkrafttrainings. Schorndorf: Hoffmann. 271–281.

Schnabel, G., Harre, D. & Krug, J. (Ed.) (2011) Trainingslehre - Trainingswissenschaft: Leistung-Training-Wettkampf. 2nd Ed. Aachen: Meyer & Meyer.

Sialis, J. (2004) *Innervationscharakteristik und Trainingsadaptibilitaet im Dehnungs-Verkuerzungs-Zyklus.* Stuttgart: University Stuttgart.

Spurrs, R.W., Murphy, A.J. & Watsford, M.L. (2003) The effect of plyometric training on distance running performance. *Euro J Appl Physiol* 89: 1–7.

Tofas, T., Jamurtas, A.Z., Fatouros, I., Nikolaidis, M.G., Koutedakis Y., Sinouris, E.A., Papageorgakopoulou N. & Theocharis, D.A. (2008) Plyometric Exercise Increases Serum Indices of Muscle Damage and Collagen Breakdown. *J Strength Cond Res* 22(2): 490–496.

Turner, A.M., Owings, M. & Schwane, J.A. (2003) Improvement in running economy after 6 weeks of plyometric training. *J Strength Cond Res* 17: 60–67.

Verkhoshansky, Y. & Siff, M.C. (2009) *Supertraining.* Sixth edition expanded version. Rome: Verkhoshansky SSTM.

Wathen, D. (1994) Literature review: explosive plyometric exercises. In: *National Strength and Conditioning Association* (Eds.), *Position Paper and Literature Review*: Explosive Exercises and Training and Explosive Plyometric Exercises. 13–16. Colorado Springs: National Strength and Conditioning Association.

Zanon, S. (1989) Plyometrics: Past and Present. *New Studies in Athletics* 4(1): 7–17.

Zatsiorky, V.M. & Kraemer, W.J. (2008) *Krafttraining – Praxis und Wissenschaft.* Third Edition. Aachen: Meyer & Meyer.

延伸阅读

Baechle, T.R. & Earle, R. (2008) *Essentials of Strength Training and Conditioning.* Third Edition. Champaign, IL: Human Kinetics.

Berthoz, A. (2000) *The Brain's Sense of Movement.* Cambridge: Harvard University Press.

Butler, D. & Moseley, L. (2003) *Explain Pain.* Adelaide: Noigroup Publications.

Coyle, D. (2010) *The Talent Code: Greatness Isn't Born. It's Grown.* London: Arrow.

Gambetta, V. (2007) *Athletic Development: The Art and Science of Functional Sports Conditioning.* Champaign: Human Kinetics.

Kurz, T. & Zagorski, M. (2001) *Science of Sports Training: How to Plan and Control Training for Peak Performance.* Second Edition. Vermont: Stadion Publishing.

McCredie, S. (2007) Balance: In Search of the Lost Sense. New York: Little, Brown and Company.

Yessis, M. (2008) *Russian Sports Restoration and Massage.* Michigan: Ultimate Athlete Concepts.

第 23 章

壶铃和棒铃

Donna Eddy

本章将从筋膜的视角探讨壶铃的重量摇摆训练，充分讨论壶铃训练或摇摆动作(Scarito,2008)(图 23.1 ~ 23.10)。随着理念和各种可能性的展现，撰写本章变得更加有趣，其真正原因是我的壶铃训练理论与其他学派理论相悖(Jones, 2010)(Scarito, 2008)(Iardella,2014)(Cotter,2011)。

本章还包含了有关棒铃的简短讨论(图 23.11 ~ 23.13)，正如壶铃应用的发展一样，棒铃目前已经进入主流健身领域，将会很快出现在健身房、家庭和其他训练场所中。话虽如此，2001 年前后壶铃才开始使用，现在还被健身领域看作新生事物，并且不为家庭使用者所了解(Armstrong,2013)。

壶铃筋膜训练的原则强调整体运动模式，摇摆壶铃可以提供整体运动。通过加载负荷有可能影响结缔组织网(Chaudhry 等，2008,cited in Chaitow,2011)。身体伸展时受张力的影响，有助于保持摆动重物时的悬垂摆动动作，这样，结缔组织就能感知力的产生。(图 23.2, 23.5, 23.7, 23.9, 23.13)(Schultz &Feitis,1996)。

一个复杂的动作不可能是身体的某一部分或某一块肌肉独立完成的，而这恰好是健身健美的基本内容。动量的理念被引入到动作中，用超出人体重力中心的壶铃提供负荷，利用身体的稳定性对训练工具进行加速减速等，动员整个身体控制这个动量(Fable, 2010)。摇摆重物意味着整个身体均要参与到动作中来，并且有多种动作选择，重量作用于身体的角度也不同，这与推和(或)拉等形式训练的直线作用不同。

多轨迹力线增加了身体参与的复杂性。这样的有益效应已经被 Schultz 和 Feitis(1996)清晰地概括如下:“动作需求的增加促进了结缔组织成熟度的提高。因此参与活动的某一部分将变得更加灵活且充满技巧。反过来，当我们变得更有技巧时，也将会拓宽动作范围。”

训练的顺序见本章结尾部分(图 23.1 ~ 23.13)，从闭链的结构型摆动进阶到开链的平滑和节段参与式摆动，这样的运动方式使身体所有结构承受全身性的螺旋形负荷。Myers & Schleip(2011)将类似的内容称为“尽可能使用最长的肌筋膜链”(第 6 章)。当进行摆动动作时，肌筋膜链将从经验上鉴别旋转惯性。

单手摆动时(图 23.6 ~ 23.10)使用筋膜专用技术增加旋转和脊柱屈曲，其重点是对侧激活，使筋膜得以整合(Cotter,2010)(Sonnon,2009)。使用一只手摆动壶铃或棒铃时，在传统的摆动训练中增加旋转模式，能感知身体的整合，尤其是“螺旋线”的整合(Myers,2001)(第 6 章)。实际摆动时，你的身体被牵拉关节的重力拉伸，在整个动作过程中负荷力不断变化，这就能体验到负荷耐受性(Schultz & Feitis, 1996)。用这样的方法，整个身体能够稳定地对抗拉力。摇摆壶铃的美妙之处在于你不必准备各种重量的壶铃，只需简单地改变摇摆的速度及转换力的方向即可(Maxwell,2013)。

熟悉 Thomas Myers 观点的人认为，摆动重物训练时，让身体以流畅的弧线和矢量角度进行运动，是珍贵而又独特的。矢量角打开了一个多样的、富于变化的动作和训练的世界，这不是简单地执行推、拉、压等训练方式。这种训练的重点并不是增加肌肉围度。使用壶铃进行摆动训练，是整合全身动作而产生流畅而优雅的连续性运动（Maxwell & Newell，2011）。

在传统训练周期中，当我们论述反向动作的预备阶段时会涉及离心负荷（Myers &Schleip，2011）（第 11 章）。仔细考虑由摆动弧线提供的负荷和非负荷状态，意味着在运动的某一个特定点上将会处于去重力状态。这就会产生一个独特的全范围反向动作，在下肢全屈全伸的摆动中能够感受和观察到这一动作（图 23. 1，23. 8，23. 10 和 23. 12）。

由于张力与激活有内在联系，故在此描述反向动作。当人体另一区域的肌肉收缩时，一个区域是离心负荷准备进行反向收缩，其他所有部位都被激活，为顺畅动作提供足够的稳定性。学习这些内容是壶铃训练的技巧之一，此时，张力之下就用到了忍者原则（Myers &Schleip，2011）（第 11 章）。如果一个人叮叮咚咚地做动作，就不可能像忍者一样连续、流畅、轻柔。优美的重量摆动需要不停顿、连续而流畅的动作，这些可以通过筋膜训练达到。

对于那些想教授摆动训练的训练师来说，一定要观察顾客髋关节的活动范围。在下摆过程中髋关节的屈曲需要骨盆的前倾，与直腿硬拉类似。腘绳肌的长度也是确保脊柱不过度屈曲的因素。为了从下摆的末端回到直立位置，顾客需要将力集中在足跟处，并激活臀肌使髋关节伸展。一旦身体重新站直，壶铃离开大腿，顾客就需要激活股四头肌以稳定整个下肢。由下肢整体激活带来的稳定性是由全身参与的，而不是将负荷加载在脊柱上，或靠单纯伸展脊柱达到摇摆的最高姿位（Cotter，2011）。

为了简化很多筋膜训练的新术语，我们把“如何打造健康的筋膜身体”和“筋膜健身工作坊”笔记（Myers &Schleip，2011）（第 11 章）中有关摆动重量训练（壶铃和棒铃）的内容换成实践中的术语，如下。

1. **募集长肌筋膜链**：整个背链参与摇摆，如使用单手来做摇摆动作时螺旋链的感觉更明显。
2. **运用多向变化的拉伸负荷**：在运动末端和（或）转移点感受。
3. **运用弹性回弹**：参照转换壶铃方向使动作优雅（第十章）。
4. **使用预备反向运动**：摆动训练使你在全部伸髋关节和部分屈肩关节之前，能够全部屈髋关节和伸肩关节。如果愿意，你也可以体会完全的屈曲。
5. **充分调动本体感觉**：负重摆动伴随着垂摆的惯性，因而在动作过程中需要注意力的充分集中并警觉，不能盲目地让肌肉负重。
6. **注重筋膜的水合作用**：在训练时由于壶铃和棒铃重心不断变化，会造成牵引效应。关节囊的液体会保持润滑。而且在训练间歇或休息时还有影响。
7. **渐进地培养耐力**：本章完全基于如何在可能和可变的条件下发展动作。强调可能范围内的缓慢动作，安全和有效是很关键的。
8. **关注保健**：摇摆的美妙之处是它模仿日常生活中的功能运动，其下蹲和运动来自坐和站，适当做这些动作，每个人都会受益。
9. **关注过程**：如果你掌握了以上要点，这项运动便无需多说。在加更多的技巧之前，只需要温柔地坚持。
10. **耕作你的筋膜花园**：从类似“摇摆”的功能性动作开始，你就向拥有“功能性身体”迈进了一大步。做功能性运动使你更加接近自然，对损伤预防和康复都至关重要。

棒铃

棒铃甚至比壶铃拥有更多的动作变化。你可以把壶铃看作哑铃和杠铃的发展，棒铃是壶铃的发展。2001 年在美国开始培训教练，壶铃最近才走进主流健身中(Armstrong，2013 年)。但是棒铃摆动仍然是使用相对不够的锻炼方式。因此，要在健身产业设定发展这些工具的时间表，也需要考虑功能性运动的发展趋势(Forencich，2003)。可能体会到棒铃摆动更多地注重功能性运动：你能够在双腿外侧摆动，这对于壶铃运动是不可能的因其球状肚子所限。而且，棒铃可以做过顶的摆动，从而实现更大的活动范围，这也是用壶铃不可能办到的(Maxwell，2013)。

棒铃也可以“绕”身体运动，做其他训练工具不能提供的旋转和角度运动(Maxwell，2013)。“绕行”不是摇摆内容，这里不再介绍和讨论。然而，“绕行”是一种运动选项，用这种运动方法调动并整合身体的各个部位，这是传统训练工具和技术无法做到的。

如壶铃一样，当我们用棒铃训练时，训练负荷及其作用能调动整个身体。摇摆的目的是顺畅地改变位置(Sonnon，2006)。为了平滑地移动改变位置，不论是棒铃还是壶铃摆动，都要求完整统一的稳定性，它是通过移动身体质量中心提供的钟摆效应实现的。由于筋膜的动态回缩作用而被拉紧，在整个训练中都需要注意考查。要想拥有平滑、流畅的动作，就要专注于动作时间的选择和动作的节奏(Steer，2009 年)(第 10 章)。

使用壶铃和棒铃有许多健康促进作用，例如伸髋关节、激活臀肌、放松肩部、刺激心血管等(Heins，2014 年)。通常情况下，训练后将会有轻度疼痛。而且，由于负重摆动的综合性，会有过度使用型的轻微损伤(Maxwell，2013 年)。正如各种摇摆选项中所述(图 23.1 ~ 23.13)，整个后链被激活。或者也可以说，后链的活化是摇摆运动成功完成的重点。

这种综合调用的美妙之处在于它模拟一个基本的日常动作、下蹲以及坐和站的活动。如果正确完成摆动，可以将其看作提升健康、纠正和促进运动的锻炼。现在长时间的坐位需要代偿，通过弹性退缩(第 10 章)作用，活化臀部肌肉、显著活化结缔组织，提供恢复健康的补偿(Schultz &Feitis，1996)。由于身体素质存在差异，如果做适当修改，那么任何人都可以使用摇摆训练，并从中受益。

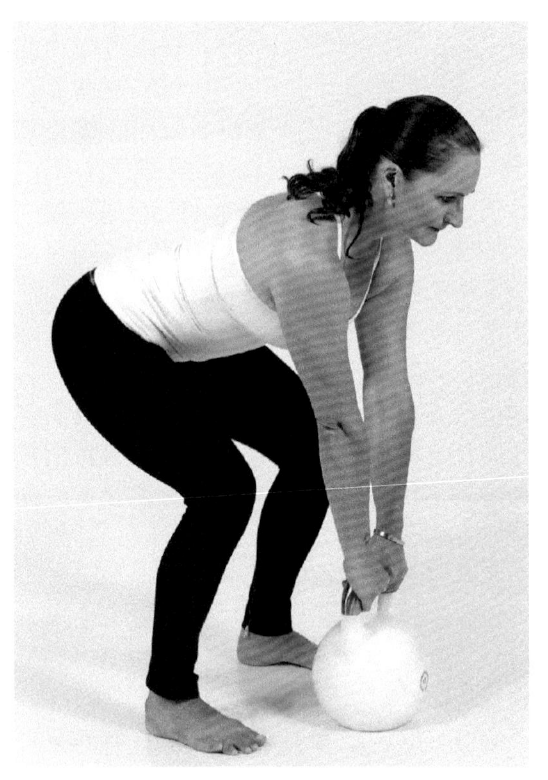

图 23.1 双手直摆动—开始姿势

在壶铃环绕中，这是一个标准的摆动。把壶铃放在两脚之间，并用两手一起握住壶铃手柄。使用一个刻意的臀部动作而不是“蹲”的动作带动摆动。通过这个传统的摆动动作来使脊柱伸直、手臂伸长挺直。

动作要领

- 开始动作，壶铃稍稍离开脚趾，双足平行下蹲，双手握住壶铃手柄。
- 注意直背部的排列和手臂伸直。
- 保持腹部用力绷直并下蹲得深一点来使壶铃上提。

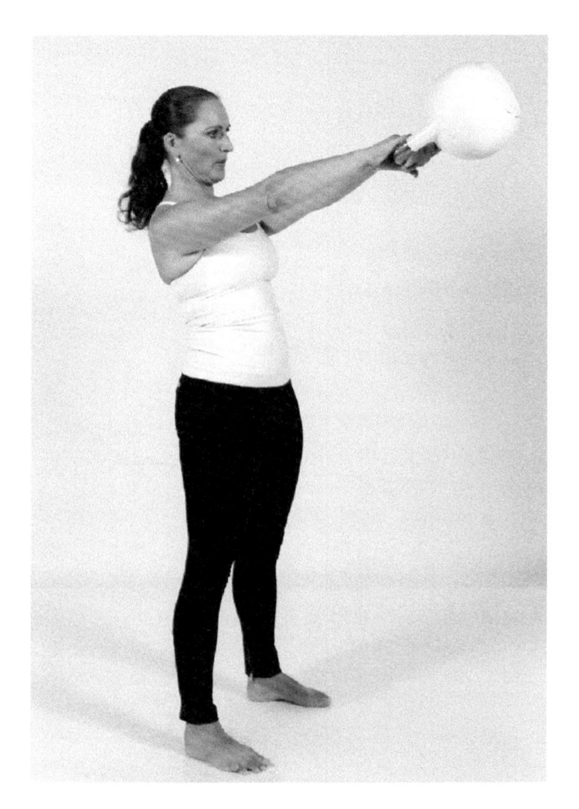

图 23.2　双手直摆动—中/上过渡位置

动作要领

- 随着壶铃从两腿之间过来,脚用力压地面,推动重量的上升,臀肌收紧打开髋关节。
- 手臂保持挺直,当重量上升到肩膀的高度肩胛骨下压。

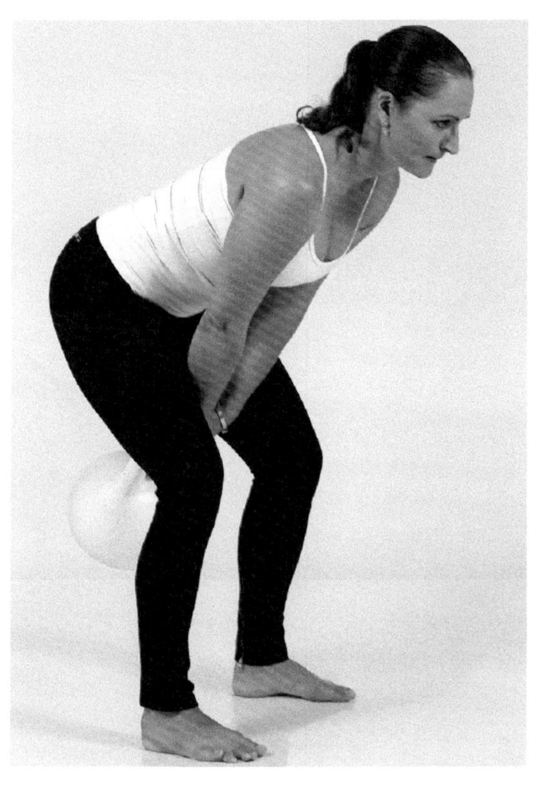

图 23.3　双手直摆动—恢复位

动作要领

- 壶铃的重量从最高处回来,在两腿之间摆动。
- 重点是屈曲髋关节,而不是极度屈膝关节。
- 壶铃在恢复位远离地面,手也远离腹股沟处。
- 感觉重量牵拉着自己的手臂,保持手臂伸直和脊柱的挺直。
- 从最底部位置,按这个顺序再来一次,让脚掌压住地面,开始上摆。

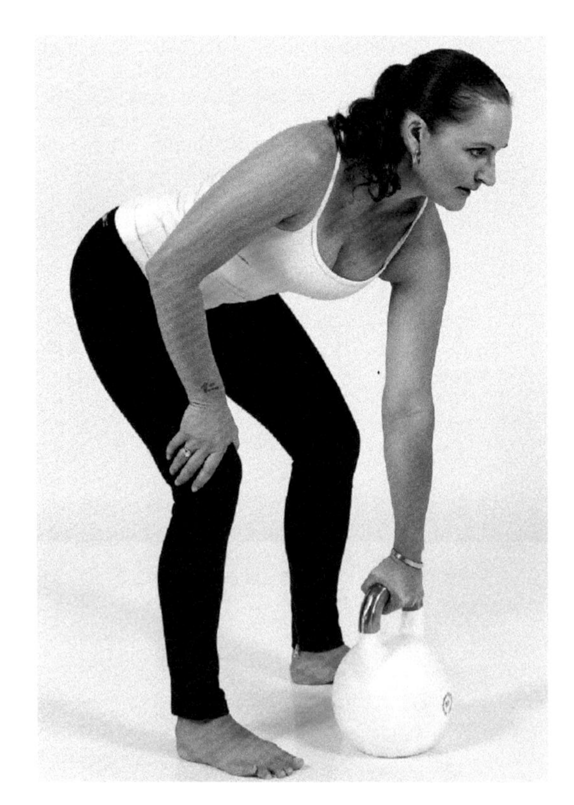

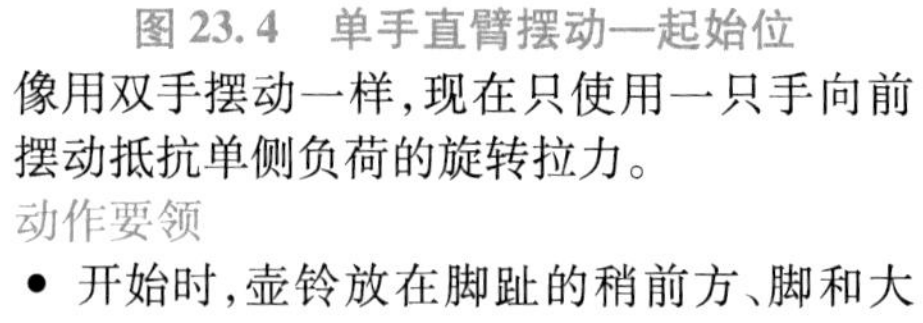

图 23.4 单手直臂摆动—起始位

像用双手摆动一样，现在只使用一只手向前摆动抵抗单侧负荷的旋转拉力。

动作要领

- 开始时，壶铃放在脚趾的稍前方、脚和大腿之间的正面前，深蹲，用一只手抓住壶铃手柄，像用两只手做动作一样。
- 注意保持背部伸直和手臂伸直。
- 保持腹部用力绷直并蹲得深一点来使壶铃上提。

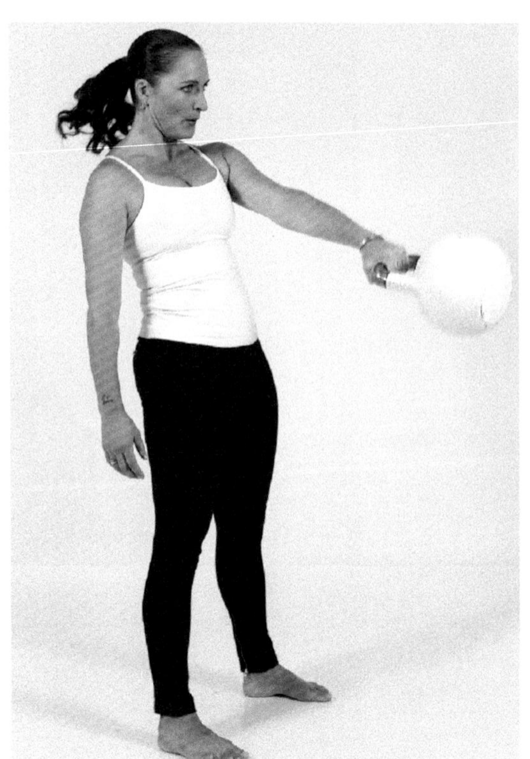

图 23.5 单手直臂摆动—中/上过渡位置

动作要领

- 随着壶铃从两腿之间过来，脚用力压地面，推动重量的上升，臀肌收紧打开髋关节。
- 手臂保持挺直，当重量上升到肩膀的高度时肩胛骨下压。

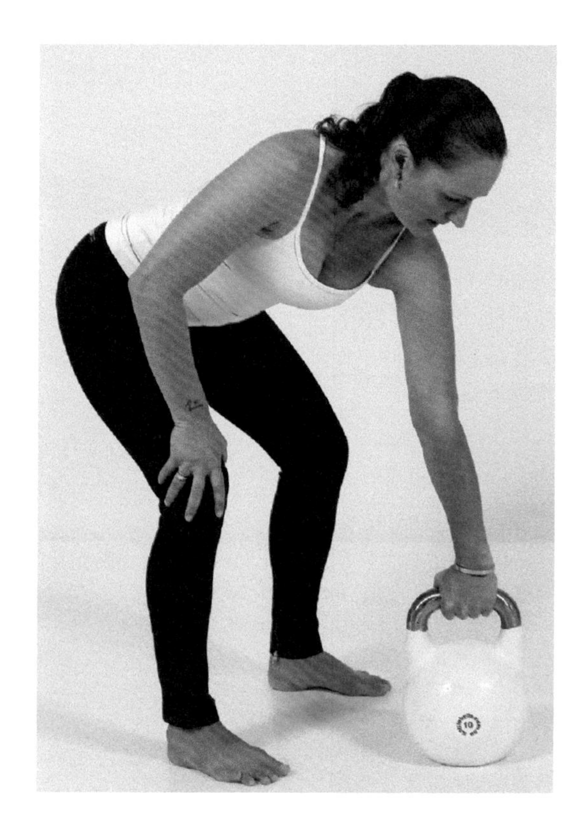

图 23.6 壶铃单手轻松地旋转摆动—起始位置

不像严格的壶铃摆动，这一改进的摆动允许重量和拉力线（变成旋转力线）自然发生。你所抓握的手柄位置使你产生旋转的力。

动作要领

- 开始时，壶铃放在脚趾的稍前方、脚和大腿之间的平面前，深蹲，用一只手抓住壶铃手柄。
- 注意伸直背部，手臂处于放松，壶铃把手与中间平面呈45度左右旋转。
- 保持腹部用力绷直并下蹲得深一点来使壶铃上提。

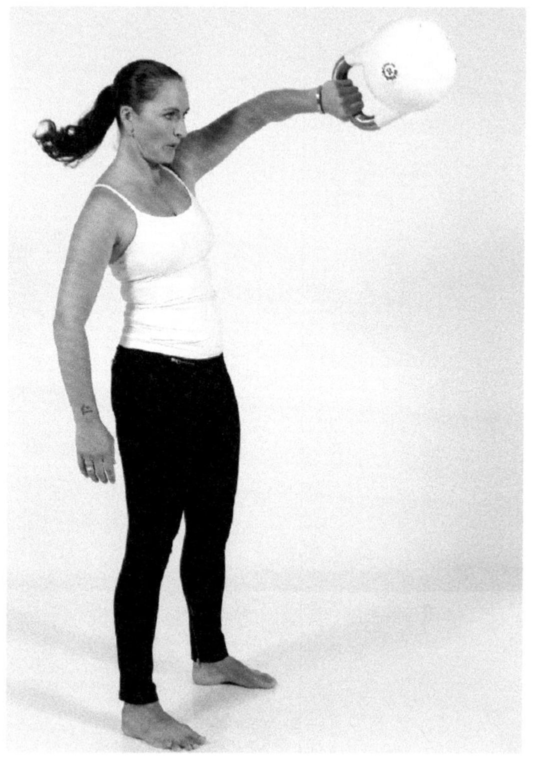

图 23.7 单手壶铃柔和旋转摆动—中/上过渡位置

动作要领

- 随着壶铃从两腿之间过来，脚用力压地面，推动重量的上升，臀肌收紧打开髋关节。
- 手臂稍微弯曲使壶铃上升时靠近身体，而不是像原来的模式那样远离身体。像标准的摆动一样，在壶铃达到肩高将肩胛骨下压。

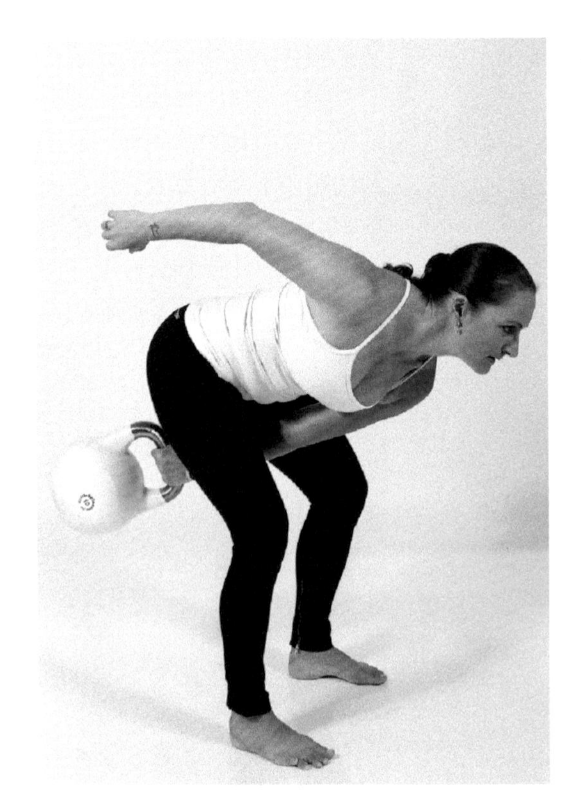

图 23.8 单手壶铃柔和旋转摆动—恢复位置

不像严格的壶铃摆动，轻松旋转摆动中允许重量和力线（变成旋转）自然发生。握住手柄的位置导致旋转力的产生。

动作要领

- 壶铃的重量从最高处回来，在两腿之间摆动。
- 重点是屈曲髋关节，而不是极度屈膝关节。
- 壶铃在恢复位远离地面，手也远离腹股沟处。
- 感觉到壶铃拉动手臂，保持手臂和脊柱伸直。手臂和手保持小幅旋转，当壶铃回到双腿之间，可以用大拇指进行引导。
- 从最底部位置，按这个顺序再来一次，让脚掌压住地面，开始上摆。

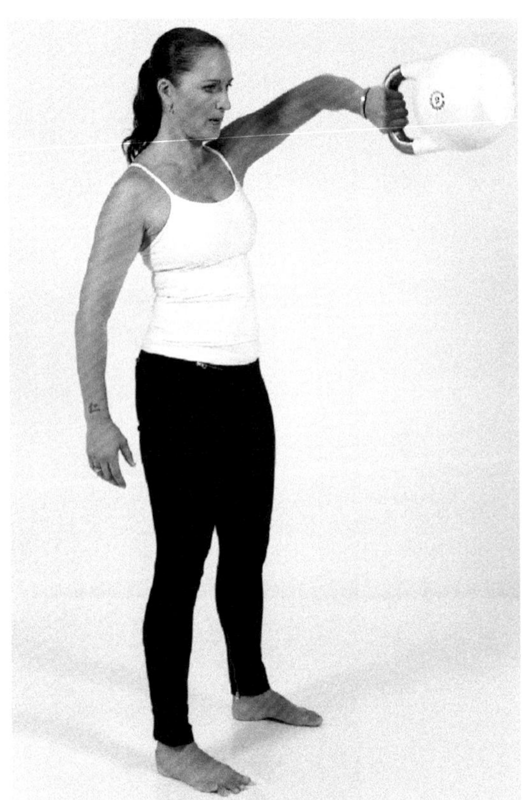

图 23.9 单手柔和螺旋摆动—中/顶的过渡位置

动作要领

- 该动作起始位置与图 23.6 相同，参照图 23.6 中的动作要领。
- 随着壶铃从两腿之间过来，脚用力压地面，推动重量的上升，臀肌收紧打开髋关节。
- 手臂弯曲，当壶铃靠近身体时使它停下，当壶铃继续向前运动时注意抬起肘关节。像标准的摆动一样，当壶铃达到肩高时肩胛骨下压。

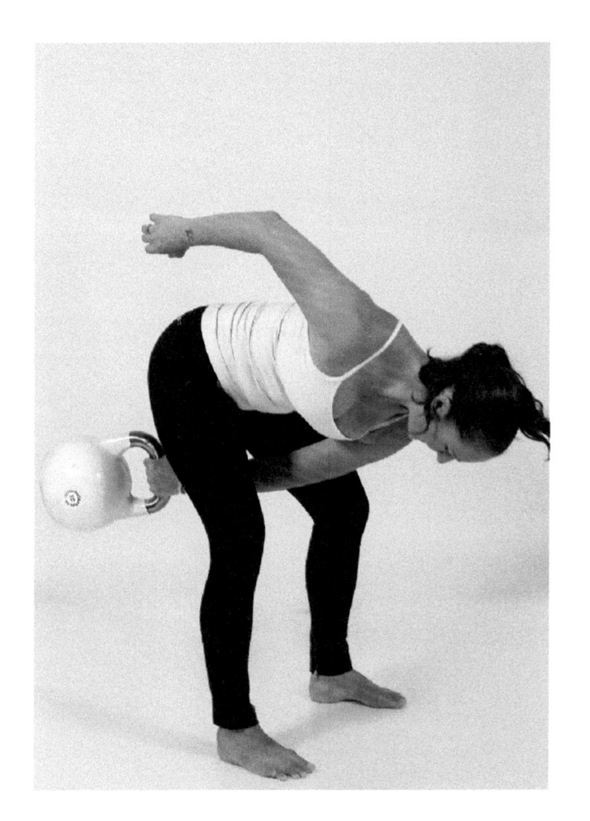

图 23.10　单手柔和螺旋摆动—恢复位置

动作要领

- 壶铃的重量从最高处回来，在两腿之间摆动。
- 重点是屈髋关节，而不是极度屈膝关节。
- 壶铃远离背部，手高于腹股沟处
- 感觉到壶铃拉动手臂，手臂可以微屈。手臂和手保持小幅旋转，当壶铃回到双腿之间，可以用大拇指进行引导。在该训练中，让手臂保持弯曲，也促进脊柱的柔软性，因此在重量达到回/转换位置时可以使脊椎容易弯曲。
- 从最底部位置，按这个顺序再来一次，让脚掌压住地面，开始上摆。

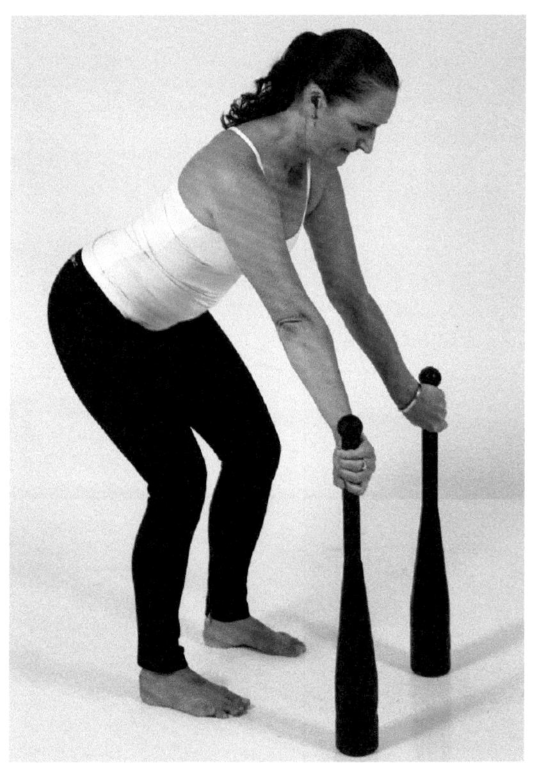

图 23.11　双手棒铃摆动—起始位置

这是标准的棒铃摆动。棒铃在双腿外面摆动，同时每只手拿一个棒铃。用臀部动作，而不是“蹲”动作来驱动摆动。拉长，在整个运动过程挺直背部和手臂。

动作要领

- 棒铃直立，离脚趾一尺远，并且与肩同宽分开放置
- 双手握住棒铃时，大拇指向下，所以前臂应该旋内。要开始这个动作，首先站立位保持直腿伸直，让棒铃的重量分开通过大腿外侧。
- 感觉棒铃牵拉着手臂，让手臂和脊柱都保持拉直。
- 按照顺序从最低位置开始摆动，双脚压紧地面然后向上摆动。

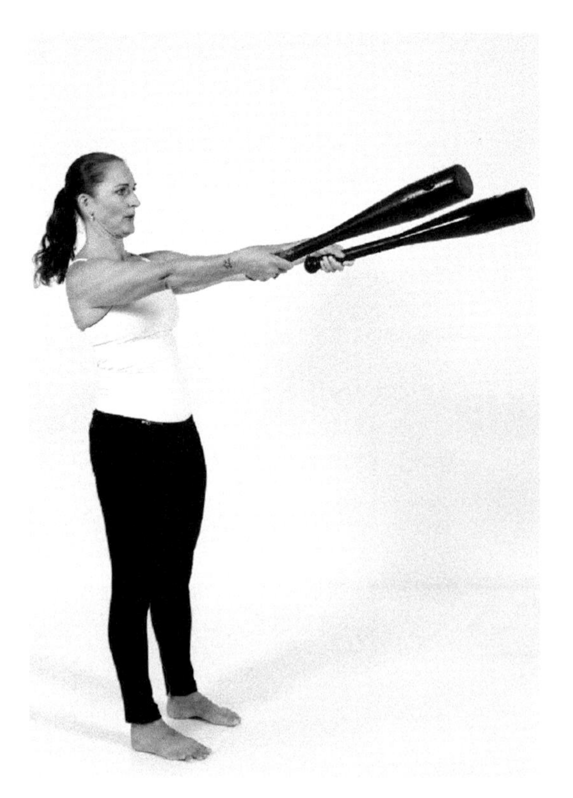

图 23.12 双手棒铃摆动—中/上过渡位置

动作要领

- 随着棒铃从身体背后向前,用脚用力压地面驱动身体的重量,臀肌收紧打开髋关节。
- 手臂保持笔直,当棒铃达到肩的高度时肩胛骨下压。与壶铃不同,手腕有轻微的移位来突出棒铃操纵杆的长度。
- 当棒铃达到其失重点,在转换回落之前,拇指向下按向外侧屈曲手腕,优化手臂长度和整个摆动。
- 保持手臂和膝直立挺拔,直到棒铃到达身体两侧。只有当棒铃过膝,你才可以屈髋关节让棒铃进入后面的位置。

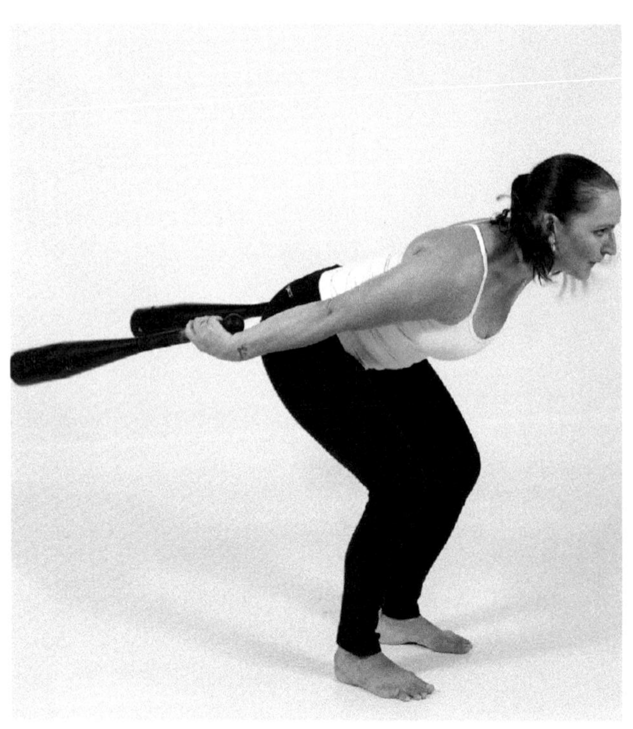

图 23.13 双手棒铃摆动—恢复位

动作要领

- 棒铃已经从顶部位置回落,在腿的两边摆动。身体和腿保持直立直到棒铃到达身体的两侧。
- 重点是屈髋关节,而不是极度屈膝关节。
- 在恢复位,当胸部靠向大腿、手臂伸直时,棒铃与头部及躯干构成一条线,这条线从头顶经尾骨至棒铃的尖端。
- 感觉棒铃牵拉着手臂,手臂和脊柱都保持拉直。
- 从最低位置,按照这个摆动阶段的顺序开始,双脚压紧地面以向上摆动。

在健身行业有一个误解，认为壶铃只能用于"骨干级"的教练或仅用于奥运选手的提高。实际上，壶铃是推行综合运动很好的工具。任何乐意尝试新事物的人都可以进行壶铃训练（Ranes，2009）。男人和女人都能够从学习如何摆动壶铃中受益。

用法和安全方面的考虑

摆动（图 23.1～23.5）演示了结构最固定的运动型式。"结构上的固定"是指保持结构尽可能接近解剖学直立状态时严格的姿势和状态（Eddy，2013 年）。其缺陷在于，进行摆动时必须使身体保持很直的对线，在负重下降时屈曲脊柱。壶铃练习时要始终确保身体结构正常排列，身体某一部分应该只会疲劳，而不会出现故障（Beecroft，2010）。

更高级形式的摆动（图 23.6～23.10）需要比前面提到的"结构性固定"形式有更大的本体感觉连接。对于新的壶铃摆动，这些"柔软"的变化可能看起来比较容易，或者看起来好像没有控制躯干。这些软姿态形式被认为是更高级的。由于多向操作动作和弹性回缩的使用，需要有更多的技术（Schultz &Feitis，1996 年）（第 10 章）。软形式的细微变化（图 23.6～23.10）与神经和空间复杂度是相似的，因此，决定练习或玩弄哪一式，取决于个人的"感受"。问问自己，"当我用它运动时，我的身体是一种怎样的运动感觉?"这将帮助你做出决定，否则你可能希望在两个软形式之间切换。

这引导我们考虑壶铃的重量。重量应该如何执行摆动？对于任何运动或运动练习，宁可谨慎点，在开始阶段采用轻负荷。在壶铃训练中，8～10kg 属于轻负荷，根据个人的运动经验、力量和协调水平，可能会高于或低于这个负荷量（Herschberg，2011）。

如果只是跟着 DVD 或者网上视频进行训练，你不会精通壶铃训练。最好是参加课程班、在工作室学习或者是寻找训练师做指导（Fable，2010）。通过直接的观摩训练，得到专业的指导和错误的纠正，就可以保证你在最短的时间内学会，并保证你的身体安全性。摆动的时候需要一定的重量，即让你感受到壶铃摆动时的拉力。如果壶铃太轻了，那么你将一直控制着壶铃而感受不到壶铃转动时的拉力。

保护好你的手腕、手、脊柱和肩关节，这些部位是容易出现问题和损伤的主要部位。绷紧肩部而不是强行用肱二头肌抬起壶铃，是个简单易懂的事。这样用力时关节对齐，可以安全地摆动（Beecroft，2010）。抓壶铃手柄抓得太紧可能会导致皮肤损伤。壶铃重量在手外侧，摆动壶铃时手柄滑动，或者随着摆动或动作弧形，在抓握的内侧滑动（Stehle，2013）。

除了图 23.1～23.10 的四个版本，摇摆的改进归因于身体条件的限制，如结构异常、妊娠和损伤后康复。这需要有资质的老师和教练给出修改建议。

摇摆训练的禁忌证包括常见的各种妨碍身体活动的损伤和疾病，主要包括但是不仅限于怀孕、高血压、损伤后疼痛、协调或平衡问题，以及小于建议训练年龄的年轻人（Mayo，2012）。如果你刚好属于这些情况之一，开始新的训练之前最好找医生咨询。

参考文献

Armstrong, D. (2013) DragonDoor Support. support@dragondoor.com [email received 9 May 2013]
Beecroft, M. (2011) Level One and Two Russian Kettlebell Workshops and RKC Preparation Course, Sydney AUS.
Beecroft, M. (2010) Level 1 Kettlebell Workshop and HKC Preparation Course. November, Sydney.
Chaitow, l. (2011) The role of fascia in Manipulative Treatment of Soft Tissues. http://chaitowschat-leon.blogspot.com.au/2011/11/role-of-fascia-in-manipulative.html [Accessed: 13 December 2012]
Cotter, S. (2010) Practical Session: Kettlebells. Elixr Health Club, Sydney AUS.

Cotter, S. (2011) IKFF Kettlebell Lesson 2 with Steve Cotter–Depth of Squat in Swing. http://www.youtube.com/watch?v=rt3Vq3g0Usc [Accessed: 19 May 2013]
Cotter, S. (2011) *Kettlebell Basics*. Underground Wellness USA.http://www.youtube.com/watch?v=TAYZ9gKZaI0 [Accessed: 9 Feb 2013]
Eddy, D. (2013) Kettlebells for Fascia Fitness. http://www.youtube.com/watch?v=CMZUXhis4Gw [Accessed: 23 May 1013]
Fable, S. (2010) The Kettlebell comeback. Idea fitness Journal. http://www.ideafit.com/fitness-library/kettlebell-comeback [Accessed: 29 March 2013]
Forencich, F. (2003) *Play as if your life depends on it. Functional Exercise and living for Homo sapiens*. USA: Go Animal.
Herschberg, J. (2011) What weight kettlebell should I get? http://www.livestrong.com/article/231757-what-weight-kettlebell-should-i-get/ [Accessed: 8 May 2013]
Heins, S. (2014) Clubs vs. kettlebells. Live chat with Shane Heins. http://daretoevolve.tv/forum/webinar-live-chats-hang-outs/live-chat-clubs-vs-kettlebells/ Accessed: 24 Sept 2014]
Iardella, S. (2014) Debating the kettlebell swing: the Russian vs the American swing. http://Irdellatraining.com/debating-the-kettlebell-swing-the-russian-vs-the-american-swing [Accessed: 24 Sept 2014]
Jones, B. (2010) Clarifying Hardstyle. Pittsburg PA [Accessed: 25 January 2013] http://www.dragondoor.com/articles/clarifying-hardstyle/
Mayo, S. (2012) Strength training: Ok for kids? http://www.mayoclinic.com/health/strength-training/HQ01010 [Accessed: 3 April 2013]
Maxwell, S. & Newell, K. (2011) Interview with the greats. http://www.newellstrength.com/interviews/ [accessed13 December 2012]
Maxwell, S. (2013) Practical Session: Kettlebells and Clubbells. January & March Sydney.
Myers, T. (2001) *Anatomy Trains. Myofascial Meridians for Manual and Movement Therapists*. Churchill Livingstone.
Myers, T. (2009) 2nd ed. *Anatomy Trains. Myofascial Meridians for Manual and Movement Therapists*. Churchill Livingstone.
Myers, T. & Schleip, R. (2011) Fascial Fitness. New Inspirations from Connective Tissue Research. Workshop notes: slide 'How to Build a better Fascial Body'.
Ranes, C. (2009) Kettlebell Swing – Before and After – 8 weeks.https://www.youtube.com/watch?v=hvERPjkDeeE [Accessed: 22 May 2013]
Scarito, P. (2008) Kettlebell Basics. The two arm Kettlebell swing. http://www.youtube.com/watch?v=6u_nqS-nM2S8 [Accessed: 11th February 2013]
Schultz, R. & Feitis, R. (1996) *The Endless Web. Fascial Anatomy and Physical Reality*. California, U.S.A: North Atlantic books. 23.
Sonnon, S. (2006). The Bigbook of Clubbell Training. 2nd Ed. RMAX.tv Productions. Atlanta USA.
Sonnon, S. (2008). Kettlebell Foundation Series. RMAX.tv Productions. Atlanta USA.
Sonnon, S. (2009) Practical Session: Kettlebells. Bellingham Sports Club, Bellingham USA.
Steer, A. (2009) Clubbells 101. Choosing and Using your Clubbells. e-book. www.clubbellcoach.com [Accessed: 10 January 2011]
Stehle, M. (2013) 10 dangerous kettlebell mistakes. https://www.onnit.com/blog/10-dangerous-kettlebell-mistakes/ [Accessed: 17 May 2013]
Tooling, (2012) Tooling U-SME. USA http://www.toolingu.com/definition-570110-120333-rotational-inertia.html [Accessed: 3 April 2013]

延伸阅读

Cobbett, G & Jenkin, A. (1905) *Indian Clubs*. G. Bell & Sons. http://archive.org/details/indianclubs00jenkgoog
Forencich, F. (2003) *Play as if your life depends on it. Functional Exercise and living for Homo sapiens*. USA: Go Animal.
Kehoe, D. (1866) *The Indian Club exercise*. New York: Peck & Snyder http://openlibrary.org/books/OL17998405M/The_Indian_club_exercise
Schultz, R.L. & Felitis, R. (1996) *The Endless Web. Fascia Anatomy and Physical Reality*. USA: North Atlantic Books.
Steer, A . (2009) Clubbells 101. Choosing and Using your Clubbells. e-book. www.clubbellcoach.com

第 24 章

评估技术:从超声波和肌肉测量到生物电阻抗和运动传感器

Christopher Gordon, Piroska Frenzel and Robert Schleip

引言

尽管许多治疗师、教练和运动教师信赖自己的主观触摸和对筋膜组织力学的视觉感受,但是快速发展的技术提供了有用的诊断和评估工具。这些工具可以检查筋膜组织的各种物理和生理特性。本章将讨论四种不同的技术。对筋膜研究人员来说,这些技术似乎是最有用且最有前途的:

- 超声诊断(评估组织厚度、剪切运动和僵硬度)
- 生物阻抗(流体量的改变)
- 肌肉测量(测量组织的刚度和弹性)
- 运动传感器(运动质量)

超声诊断

直到最近,除了临床医生之外,体育和运动疗法领域内的医生和教练很少使用超声仪器进行评估。然而,新的技术进步已经使便携式超声设备成为这一领域越来越有用的诊断工具。从业者们通过肌肉的激活训练来提高节段稳定性,在日常工作中他们已经成功地通过超声来评估与核心稳定性相关的肌肉是否激活,例如腹横肌或者多裂肌的激活程度(Hodges 等,2003)。同样,可以在做特定动作时通过观察膀胱的位置变化来评估盆底肌激活程度(Lee,2001)。

Langevin 等人对筋膜性质的临床评估进行了研究(2011)。现在通过超声波测量表明,与无痛对照者相比,有慢性腰痛的患者腰部各层筋膜之间往往显著缺少“剪切应力”(彼此之间相应的滑动能力)。从那时起,一些从业者开始应用超声图像来评估相邻筋膜层粘连可能的治疗效果。

超声波也可有效地用于测量筋膜组织的厚度。Stecco 等人(2014)令人印象深刻的临床研究表明,慢性颈痛患者的胸锁乳突肌筋膜厚度与疼痛和能力缺失的程度相关,也与肌筋膜手法治疗后的改善程度相关。此外,在这个研究中发现,1.5mm 的筋膜厚度是诊断筋膜源性颈部疼痛的可靠切入点(如图 24.1)

这个领域的最新进展是超声弹性成像。各组织可以引起机械振动,可以通过检测机械振动的谐振频率来间接评估组织僵硬程度。筋膜组织软化诱发的谐振频率慢。这种非损伤性技术已经投入使用,用来检测肝纤维化、乳腺癌、前列腺癌及足底纤维化(Sconfienza 等,2013)。目前,我们正在乌尔姆(Ulm)大学的相关部门参与一个大样本研究,即对不同年龄性别组无痛患者,检测其体内的一些重要筋膜来确定筋膜僵硬度的“正常”变化。一旦完成该研究,评估特定筋膜组织的硬度或柔软度是否在正常值范围内会变得更容易。然而,在同一个人身上(例如锻炼或介入治疗前后,或者不同侧之间)比较性地测量超声弹性成像已经作为筋膜方面的临床医生有用的诊断性工具(Martínez Rodríguez & Galán del Río,2013)(第 19 章)。

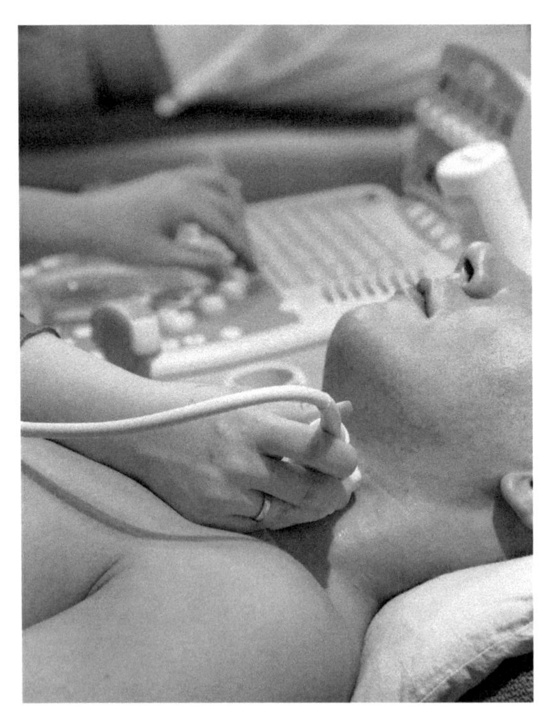

图 24.1 超声诊断可视化的使用和评估筋膜性能
使用便携式超声可以测量浅层筋膜的厚度。例如,厚度为 1.5mm 的胸锁乳突肌筋膜是诊断肌筋膜源性颈部疼痛有用的切分点(Stecco 等,2014)。

不幸的是,新设备的价格依旧比较高。2013 年 6 月,诊断性弹性成像在 4000 到 10 000 美元之间,超声弹性成像的价格还要比其高出数倍。然而,相应的技术行业开始将物理治疗师和其他人确定为新客户群体。这就需要开发更经济的型号,还要有更高质量的图像,以便在更小规模的治疗场所中应用。

通过 Indentometry 评估组织的性能

引言

引言我们与乌尔姆(Ulm)大学的筋膜研究小组及德国蒂宾根(Tübingen)大学合作,在综合治疗中心进行临床研究(Gordon 等,2011)。我们惊讶地看到,从病人那里收集的数据对质量管理和工作标准的评估何等有用。它们有助于帮我们确定哪些技术值得提高,哪些技术需要进一步的临床研究或思考,哪些方法甚至需要摒弃。因此我们知道,客观评估可以是一个精彩的、可控的过程。

评估工具包

痛觉计:疼痛压力阈值

临床医生和(或)训练师使用压痛计(Park 等,2011)既可以测定组织的敏感性,还可以评估客户的疼痛阈值。考虑到主观和(或)客观的测量参数,临床医生和(或)治疗师对检测的肌肉增加了痛觉计按压的次数,例如按压扳机点((Myburgh 等,2008)来询问顾客疼痛不适的情况。通过这种方法,顾客可以感觉疼痛的程度,由 0 分 ~ 10 分进行评分,0 分是不痛,10 分是痛得不可忍受。在治疗前后,临床医生和(或)训练师在有问题的区域重复按压若干个点并记录结果。压痛压力测量单位为磅(lbs),组织穿透测量单位是毫米(mm)。

MytonPro 肌肉测试仪器

MytonPro 是一种新型肌肉测试仪器(Aird,Samuel & Stokes 2012),它能定量地得到组织生物力学特性反馈,例如组织的硬度和弹性定量反馈。肌肉测试时仪器与皮肤密切接触,施加一个机械力,可以深达 1.5 ~ 2cm。以加速度图的形式记录肌肉的反应,随后计算张力弹性和硬度。

肌张力测量计

替代 MyotonPro 客观测量设备的肌张力测量计,它可以量化肌张力、测量和分析肌张力和肌肉硬度。产品说明书提到也可以对痉挛性麻痹病症的严重程度进行定量检测。可以方便快捷地测量肌张力,其结果有效、可靠并可量化。临床试验显示,肌张力的测量能区分损伤和未损伤的肌肉(损伤后),并量化肌肉失衡。

持续评估的益处

监测治疗效果有许多好处,最明显的优势是能够跟踪客户的进步。训练员与客户沟通有了更好的工具,从而展示训练进步的客观证据。这意味着训练效果更少依赖患者的主观陈述或陈述不清,更多地通过客观评估工具来测试数组参数。客观评估可以监测治疗效果和质量。临床医生可以通过自我评估改进治疗技术,从而使治疗技术和健康领域更好的发展。循证研究同样有助于实证治疗的实践。

展望

以证据为基础评估的整体方法非常有发展前景,可以帮助教练和(或)教练追踪其工作的有效性。高质量治疗可以通过主观和客观评估获得许多积极结果。

另一个有意思的应用领域就是在体育运动中。通过运动前后的测量就可以确定人体组织的相关变化。运动员和(或)整个团队定期做预防性评估,定期评估可以发现即将发生的任何“损伤”,所以应当做预防性检测。

表 24.1　设备比较表

设备	优点	缺点
MyotonPro	• 快速、无损伤、客观并可靠地测量 • 透过 1.5~2cm 脂肪组织检测肌肉收缩	• 迄今为止,仅可用于科学研究 • 只能应用于浅筋膜组织上,深度为 1.5~2cm • 4000 欧元的成本相对较高
肌张力计 Myotonometer	• 测量肌力和肌张力	• 在市场上很难买到 • 几乎没有可靠性研究结论
深度痛觉计	• 测量迅速、简单、可靠,可以深达组织 5~6cm • 主观和客观反馈 • 以磅和毫米作为单位 • 花费低	• 需要与客户良好沟通和对话来快速高效地获得数据

结论

以证据为基础的评估有助于使日常工作的结果更加明确、更加客观。我们希望通过本章内容,用我们的激情与灵感引起读者的共鸣。

生物电阻抗

介绍

组织水合经常用来为多种身体手法的益处做解释。Schleip 等 2012 年对筋膜中水合的作用进行过研究(第 1 章与第 3 章)。他们的研究结果显示组织僵硬的可能至少有一部分是由基质暂时性水合改变造成的。运动中生物电阻抗分析(bioelectrical impedance analysis,BIA)用来确定身体成分。研究已经表明竞技表现是由无脂体重与脂肪的分布和总量影响和决定的(Pichard 等,1997)。生物电阻抗分析也用来检测治疗前后的水合变化(Frenzel 等,2013),帮助确定哪些因素可能导致液体分布变化,比如姿势(Kim 等,

1997）。沿着胶原带的电阻较低（Ahn 等，2010）。沿着这些胶原带可能有中医（Traditional Chinese Medicine，TCM）的经络分布。因此，通过测量工具检测体内液体分布是非常有趣的。

生物电阻抗分析（BIA）被描述为一种简单、无创、相对便宜、便于携带、快速、不受操作者影响、测试者间重复性非常好的评估水和状态变化的方法。BIA 还能可靠地估计身体部分、全部水分（total body water，TBW）以及无脂体重（fat free mass，FFM），在标准状态下，健康人与患者都有稳定的水与电解质平衡（O'Brien 等，2002）（Kyle 等，2004a）（Kyle 等，2004b）。

如何测量阻抗？

体内生理液体包含离子。因此，交流电可流经身体。如果体液黏滞，电流会受阻，根据电流模型把这一性质称为阻抗。此外，电流通过细胞膜形成电容（电容是在电场内存储电能的要素）（Foster &Lukaski，1996）。测得的（生物）电阻抗（Z）是体内所有液体（TBW）欧姆电阻之和，叫作电阻（R），与由体内细胞决定的电容电阻叫做电抗（Xc）之和（De Lorenzo &Andreoli，2003）（Kyle 等，2004a）。公式为 $Z=(R^2+Xc^2)^{1/2}$（Oldham，1996）。

与体内的肌肉与血液相比，骨头与脂肪的导电性差。因此，骨头与脂肪越多，身体导电性越差。使用的交流电电流很小，受试者感觉不到（Foster & Lukaski，1996）（Schüler，1998）。此外，使用的电流频率太高以至于刺激不到肌肉或者心脏（Anderson，1988）。

把测量到的阻抗（Z）分成电阻（R）与电抗（Xc）是很有趣的。电阻抗计还能够测量相位角（PhA），从而将 Z 分为 R 与 Xc。PhA 还能进一步显示细胞内水分（intracellular water，ICW）与细胞外水分（extra cellular water，ECW）的分布。PhA 还是细胞健康的指标：高 PhA 反映细胞功能强大，而 PhA 低与病态与营养风险增加有关（Kyle 等，2004a；2012）。

身体成分

将身体作为一整个系统进行测量，比如说测体重，意味着身体的偏移或者不平衡是无法检测到的。换句话说两个体重相同的人，可能一个肌肉很多，一个脂肪很多。对身体不同部分（见图 24.2）单独分析能够发现不同部位之间的不平衡。比如对于无脂体重（fat freemass，FFW）与全身水分（total body water，TBW）可以检测出脱水，老年人或运动员经常在大量训练后出现这种情况（Jaffrin& Morel，2008）。

全身阻抗测量通常在仰卧位进行，4 个表面电极置于身体一侧。两个电流源电极分别置于手足背面，两个检测电极置于踝、腕关节背面（Foster &Lukaski，1996）（Kyle 等，2004a）。电流电极与检测电极之间距离最少 3cm（图 24.3），在这个空间内电场产生非齐性，导致受测阶段内电流的不平均分布。换句话说，距离越大，受测节段电流齐性越大，节段的测试结果也越好（Schüler，1998）。

电测试与身体/组织特性

公式

人体可被看作几段圆柱体的组合，大多数情况下将四肢与躯干看作 5 个圆柱体（Chertow 等，1995）（Jaffrin& Morel，2008）。根据欧姆定律，受测圆柱体（节段）的体积在导电长度（近似于高度）与电阻（阻抗）已知的情况下，可通过公式 $V=L^2/R$（V＝体积；L＝长度；R＝电阻）进行计算（Segal 等，1991）（De Lorenzo &Andreoli，2003）。为了调整与真正

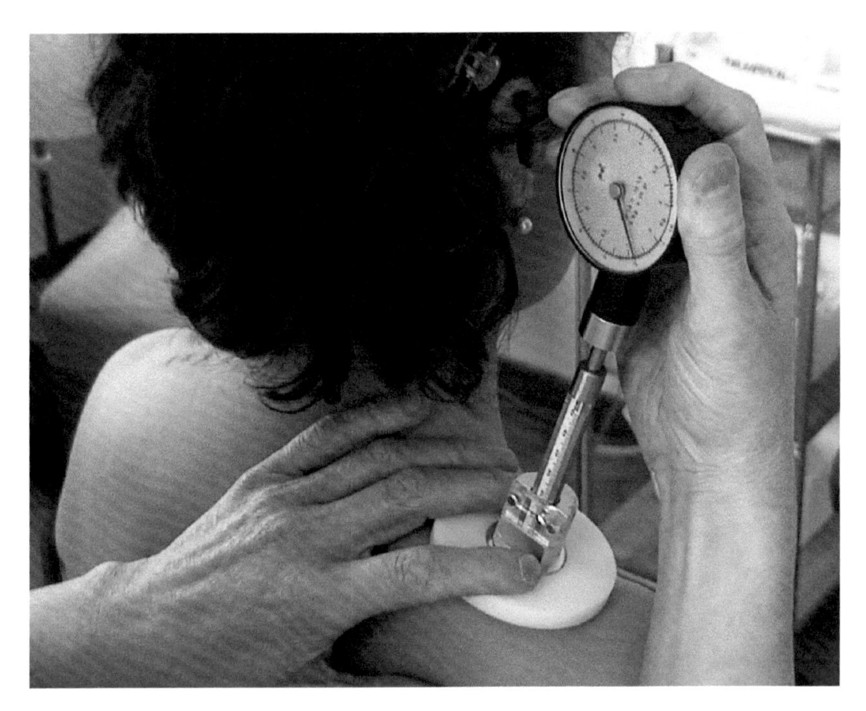

图24.2 通过痛觉测试计测试肌肉

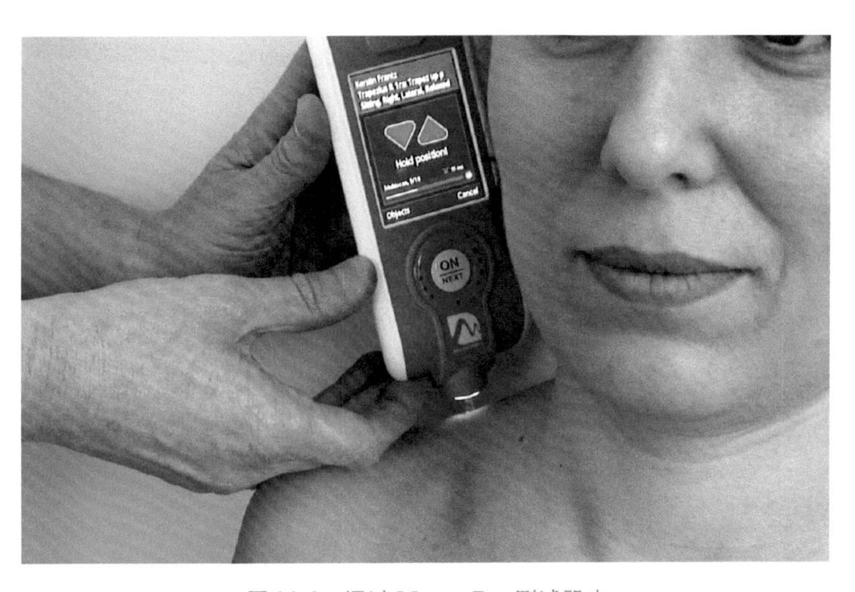

图24.3 通过 MyotonPro 测试肌肉

的身体分布的对照,需要通过一个合适的因子将导电组织的电阻率与节段的解剖学考虑在内。通过经验可知阻抗商(L^2/R)与瘦体重(lean body mass,LBM)之间的关系(Kyle等,2004a)。为了整合其他因素如年龄、性别、体重、高度或种族背景等来计算无脂体重(FFW)、总体水分(TBW)与体脂,计算公式要将测试与受测部位体积联系起来。这些公式通过对比阻抗测试与其他身体分析方法建立起来(Houtkooper 等,1996)(Gudivaka 等,

1999)。(详细公式清单见 Houtkooper 等,1996,和 Kyle 等,2004a)

频率与生物电阻抗方法

在活体组织中,电流的分散度取决于它的频率(Van Loan 等,1993)。由于细胞膜的电流特性,经过细胞的零频率或低频率电流只通过细胞外水分(ECW),无限频率或高频率电流还能够通过细胞膜与细胞内水分(ICW)(Kyle 等,2004a)(Jaffrin& Morel,2008)(Medrano 等,2010)。通过表面电极以及频率为 5~1000kHz 的电流达不到理想的频率范围,因此需要通过 Cole-Cole 图进行推算(Cole & Cole,1941)(Jaffrin& Morel,2008)。50kHz 的电流通过总体水分(TBW),但是在细胞内水分(ICW)和细胞外水分(ECW)中的分布因组织而异(Kyle 等,2004a)。

生物电阻抗方法中有多项测试。单频率生物电阻抗(Single frequency BIA,SF-BIA)在单一频率(通常为 50Hz)下测量 Z 值,通过经验回归模型对水合状态正常人体的无脂体重(FFW)与全身水分(TBW)进行估算,精确度合理(Gudivaka 等,1999)。多频率生物电阻抗(Multi-frequency BIA,MF-BIA)通过回归方程对 2 到 7 个频率下的测试结果估算阻抗,似乎对细胞外水分(ECW)或者细胞外水分/全身水分(ECW/TBW)较敏感,而这可能与水肿和/或营养不良有关(Kyle 等,2004a)(Baracos 等,2012)。

生物电光谱(Bioelectrical spectroscopy,BIS),如同 MF-BIA,也包含数学模型与混合公式(Kyle 等,2004a)。体成份光谱(Body compositionspectroscopy,BCS)工作原理与生物电光谱(BIS)类似,但是应用的是 BMI 校正参数(Moissl 等,2006)。生物电阻抗向量分析(Bioelectrical impedance vector analysis,BIVA)是单频生物电阻抗(SF-BIA)的图形模型,将 R-Xc 图与相同性别与种族健康人群 50%、75%、95% 的偏差椭圆进行对比(Piccoli 等,1996)(Piccoli 等,2000)(Kyle 等,2004a)。

电路

用电模型描述人体时另一个复杂的因素是生理组织需要与在电路中可以串联或者并联的电容(身体细胞)和电阻(TBW)做比较。两种连接中阻抗相同但是成分的值会有不同(Foster & Lukaski,1996)。通过对每个模型专门的频率和常数的变化,建立了 R 与 Xc 串联、并联或者两种连接方式都有的情况下的不同模型。所有这些模型都尝试将电信号与受测的身体环节含水量联系起来(Gudivaka 等,1999)。

生物电阻抗有什么难点?

将人体看作圆柱体组合的缺点就是在全身(手臂、躯干和腿之和)电阻抗中,与四肢相比,躯干对总值的贡献太低(不超过 8%)而且不成比例。这是因为四肢横截面积的轻微变化即可对 Z 值造成相对而言很大的影响。与身体总体的体积相比这些变化很小,因此躯干体积大的变化在几何上产生的总体影响不大(Organ 等,1994)。这个效应在水分分布平衡的人体上不明显。在这里,每个受测节段代表整体情况(De Lorenzo & Andreoli,2003)。但是这里显示总体阻抗不能很好地体现出瘦体重(LBM)或者身体细胞重量(BCM)的变化,以及腹腔中大量液体的变化(比如腹水)(Kyle 等,2004a)(图 24.4)。

通过测试节段性生物电阻抗(BIA)克服这一限制。De Lorenzo 与 Andreoli(2003)发现这一方法用于评估健康人群体成分相对较精确。此外,健康人群与患者体内液体的分布及其变化都可以通过这一方法进行测量。

生物电阻抗(BIA)的另外一个限制是不同组分的总体水量(TBW)、细胞内水分(ICW)、细胞外水分(ECW)、无脂体重(FFW)与总体细胞重量(BCM)是自我相互关联的(Schoeller,2000)。比如水合过度患者，由于细胞外水分（ECW）的扩张，相关的蛋白质营养不良可能会隐藏在无脂体重（FFW）中（Kyle 等，2004a）。为了克服这种相互关联，可以通过干预改变身体水分分布的前后进行测试，比如在组织局部受压前后进行测试（Kotler 等，1996）。如果干预比如说注射晶体液会改变身体水分的电阻率，那么这种方法就可能导致误差（Schoeller，2000）。

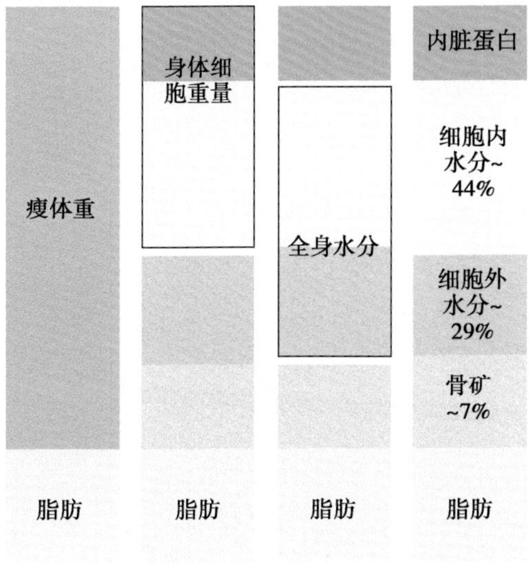

瘦体重
脂肪
身体细胞重量
脂肪
全身水分
脂肪
内脏蛋白
细胞内水分~44%
细胞外水分~29%
骨矿~7%
脂肪

图 24.4　大概组分分布（Kyle 等，2004a 之后）
脂肪＝身体脂肪＝体重－无脂体重（FFM）（Kyle 等，2004a）
瘦体重（LBM）＝无脂体重（FFM）＝体重中体脂之外的重量（Kyle 等，2004a）
细胞外水分（ECW）
身体细胞重量（BCM）＝包括所有非脂肪细胞以及脂肪细胞中的水分（因此很难估计大小）（Kyle 等，2004a）。是受代谢状态影响的富蛋白质组分（Barocos 等，2012）。
细胞内水分（ICW）
全身水分（TBW）＝ECW＋ICW，与无脂体重高度相关，健康个体中包含 73% 的水分（平均水合水平因年龄而异）（Kyle 等，2004a）

总结

只要根据年龄、性别、种族选择合适有效的公式，生物电阻抗（BIA）对于健康人群以及慢性疾病患者（Kyle 等，2004b）都有效。对于生物电阻抗（BIA）应用的更多详细信息见 Kyle 等人（2004b）。

可携带式运动传感器

健身产业中，佩戴便携式电子设备来评估运动表现的相关性能，比如心率变异性、卡路里输出、步数与距离、速度与加速度等，这已经成为一种时尚。这一科技领域已被视为将成为数码消费品领域增长最快的市场。对于筋膜导向运动领域，测量速度与加速度的

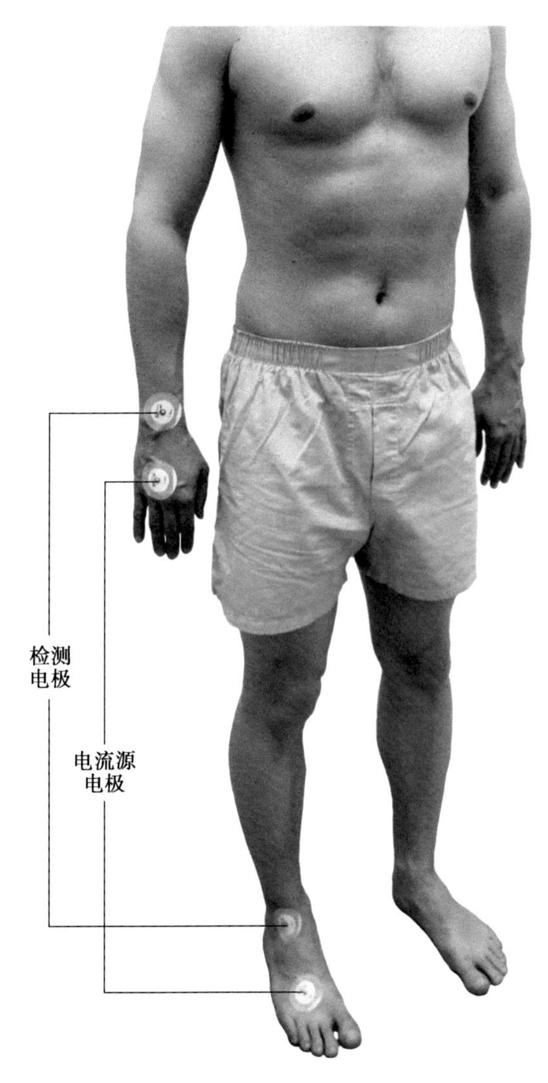

图 24.5　全身阻抗测量标准电极位置

方法也有很好的发展前景。

对于跟腱病与足底筋膜病，临床研究显示做小腿肌肉离心收缩训练有效（比如在台阶上用脚尖支撑，脚跟慢慢下降）。大部分临床人员假设这是离心收缩产生的疗效，但是最近 Kjaer 等人（2014）的研究显示只是缓慢的速度起效而不是离心或向心激活产生的疗效（第 5 章）。大多数人在该练习中，向心收缩快于离心收缩。但是当仔细督导并鼓励患者以离心收缩的缓慢速度做向心收缩时，患者表现出相同大小的改善。

无独有偶，同样证据显示非常慢的泡沫轴治疗（比如跑步膝，髂胫束变硬疼痛）在治疗后几小时内可能会刺激局部的纤维母细胞中 MMP-1 酶表达增多（Zheng 等，2012）。通过这样的超慢速治疗能够产生一种反纤维化的效果，对疤痕或者相似的组织挛缩有软化效果。小巧的数码运动传感器是否可以帮助客户，或者如何帮助客户按照推荐的速度进行自我治疗，很值得期待。

更有发展前景的还有小型加速度计的使用。总体上就是将小型设备装到一个小盒子里。这一工具测量 3 个运动平面中传感器的位移。这些距离可以通过测量方向上惯性的改变以及任何的加减速计算出来。

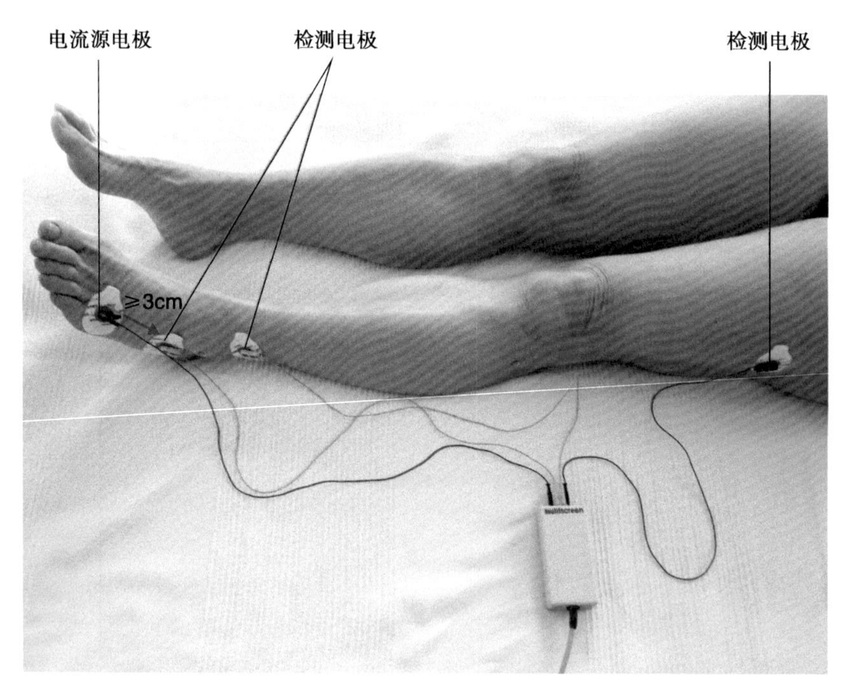

图 24.6 足部节段测量

近些年微电子的进步促进了无线惯性传感器的进步，现在这些传感器已经能够佩戴在身上并且足够小而不影响运动。这些传感器能够记录加减速运动中惯性的改变。近年来成本也大幅下降（终端用户产品价格为 20 到 250 美元，技术人员/科学家用产品价格为 2 到 600 美元）。今天，很多智能手机已经内置加速度计提供日常使用。

几个跑鞋公司已经开始将这样的传感器植入它们的鞋子。监测设备可以是腕带、腕表或者是拥有相关软件的智能手机。相似的设备也可以轻松地别在腰带上或者放在口袋里。通常开始简单几步校准步骤之后，相关软件程序就能够监测人在休息、上台阶或者走路时的活动水平了。

在增强式训练中，也能用类似设备测量加

速度的增加来评估训练效果(Ruben 等,2010)。通过相关软件中的合适算法,它们已经能够识别其持有者的运动信号:比如走路、上台阶等。(Godfrey 等,2008)(Strath 等,2012)

这些设备看起来在监测用户的运动程度上可能有用。可以知道采用对筋膜有益的正弦速度与急拉硬拽相比的改变能有多大(第 11 章,图 11.2)。这样小巧的运动传感器也能帮助在动态运动中避免拉伤。对于跑者而言,这样的传感器也许能够取代有技巧的人耳来对"忍者"质量给出反馈(第 11 章)。它们也可以为跑者提供何时插入短暂步行间歇的建议(比如当一开始有弹性的弹跳变成沉重的动作时)。

参考文献

Ahn, A.C., Park, M., Shaw, J.R., McManus, C.A., Kaptchuk, T.J. & Langevin, H.M. (2010) Electrical impedance of acupuncture meridians: the relevance of subcutaneous collagenous bands. *PLoS one* 5(7): e11907.

Aird, L., Samuel, D. & Stokes, M. (2012) Quadriceps muscle tone, elasticity and stiffness in older males: Reliability and symmetry using the MyotonPRO. *Arch Gerontol Geriatr.* 55(2): e31–e39.

Anderson, F.A., Jr. (1988) *Impedance Plethysmography in Encyclopedia of Medical Devices and Instrumentation.* John Wiley & Sons, 3: 1632–1643.

Baracos, V., Caserotti, P., Earthman, C.P., Fields, D., Gallagher, D., Hall, K.D., Heymsfield, S.B., Müller, M.J., Napolitano Rosen A., Pichard, C., Redman L.M., Shen, W., Shepherd, J.A. & Thomas, D. (2012) Advances in the science and application of body composition measurement. *J Parenter Enteral Nutr.* 36(1): 96–107.

Chertow, G.M., Lowrie, E.G., Wilmore, D.W., Gonzalez, J., Lew, N.L., Ling, J., Leboff, M.S., Gottlieb, M.N.,Huang, W. & Zebrowski, B. (1995) Nutritional assessment with bioelectrical impedance analysis in maintenance hemodialysis patients. *J Am Soc Nephrol.* 6(1): 75–81.

Cole, K.S. & Cole, R.H. (1941) Dispersion and absorption in dielectrics I. Alternating current characteristics. *J Chem Phys.* 9: 341–351.

De Lorenzo, A. & Andreoli, A. 2003. Segmental bioelectrical impedance analysis. *Curr Opin Clin Nutr Metab Care.* 6(5): 551–555.

Frenzel, P., Schleip, R. & Geyer, A. (2013) Effects of stretching and/or vibration on the plantar fascia. In: A. Vleeming, C. Fitzgerald, A. Kamkar, J. van Dieen, B. Stuge, M. van Tulder, L. Danneels, P. Hodges, J. Wang, R. Schleip, H. Albert, B. Sturesson eds. *Conference proceedings of the 8th Interdisciplinary World Congress on Low Back& Pelvic Pain.* Dubai 2013. 546–547.

Foster, K.R. & Lukaski, H.C. (1996) Whole-body impedance–what does it measure? *Am J Clin Nutr.* 64(3): 388S–396S.

Godfrey, A., Conway, R., Meagher, D. & OLaighin, G. (2008) Direct measurement of human movement by accelerometry. *Med Eng Phys.* 30(10): 1364–1386.

Gordon, C., Schleip, R., Gevirtz, R.N. & Andrasik, F. (2011) Eine neue integrative Kombinationstherapie. *PT-Zeitschrift für Physiotherapeuten* 63(10): 72–77.

Gudivaka, R., Schoeller, D.A., Kushner, R.F. & Bolt, M.J.G. (1999) Single-and multifrequency models for bioelectrical impedance analysis of body water compartments. *J Appl Physiol.* 87(3): 1087–1096.

Hodges, P.W., Pengel, L.H., Herbert, R.D. & Gandevia, S.C. (2003) Measurement of muscle contraction with ultrasound imaging. *Muscle Nerve* 27(6): 682–692.

Houtkooper, L.B., Lohman, T.G., Going, S.B. & Howell, W.H. (1996) Why bioelectrical impedance analysis should be used for estimating adiposity. *Am J Clin Nutr.* 64(3): 436S–448S.

Jaffrin, M.Y. & Morel, H. (2008) Body fluid volumes measurements by impedance: A review of bioimpedance spectroscopy (BIS) and bioimpedance analysis (BIA) methods. *Med Eng Phys.* 30(10): 1257–1269.

Kim, C.T., Findley, T.W. & Reisman, S.R. (1997) Bioelectrical impedance changes in regional extracellular fluid alterations. *Electromyogr Clin Neurophysiol.* 37(5): 297–304.

Kjaer, M. & Heinemeier, K.M. (2014). Eccentric exercise: Acute and chronic effects on healthy and diseased tendons. *J Appl Physiol.* Epub ahead of print; DOI: 10.1152/japplphysiol.01044.2013

Kotler, D.P., Burastero, S., Wang, J. & Pierson, R.N. (1996) Prediction of body cell mass, fat-free mass, and total body water with bioelectrical impedance analysis: effects of race, sex, and disease. *Am J Clin Nutr.* 64(3): 489S–497S.

Kyle, U.G., Bosaeus, I., De Lorenzo, A.D., Deurenberg, P., Elia, M., Gómez, J.M., Heitmann, B.L., Kent-Smith, L., Melchior, J.-C., Pirlich, M., Scharfetter, H., Schols, M.W.J. & Pichard, C. Composition of the ESPEN Working Group. (2004a) Bioelectrical impedance analysis-part I: review of principles and methods. *Clin Nutr.* 23(5): 1226–1243.

Kyle, U.G., Bosaeus, I., De Lorenzo, A.D., Deurenberg, P., Elia, M., Gómez, J.M., Heitmann, B.L., Kent-Smith, L., Melchior, J.-C., Pirlich, M., Scharfetter, H., Schols, M.W.J. & Pichard, C. (2004b) Bioelectrical impedance analysis-part II: utilization in clinical practice. *Clin Nutr.* 23(6): 1430–1453.

Kyle, U.G., Soundar, E.P., Genton, L. & Pichard, C. (2012) Can phase angle determined by bioelectrical impedance analysis assess nutritional risk? A comparison between healthy and hospitalized subjects. *Clin Nutr.* 31(6): 875–881.

Langevin, H.M., Fox, J.R., Koptiuch, C., Badger, G.J., Greenan-Naumann, A.C., Bouffard, N.A., Konofagou, E.E., Lee, W.N., Triano, J.J. & Henry, S.M. (2011) Reduced thoracolumbar fascia shear strain in human chronic low back pain. *BMC Musculoskelet Disord.* 12: 203.

Lee, D. (2011) *The Pelvic Girdle: An integration of clinical expertise and research.* 4th ed. Edinburgh, Elsevier.

Martínez Rodríguez, R. & Galán del Río, F. (2013) Mechanistic basis of manual therapy in myofascial injuries. Sonoelastographic evolution control. *J Bodyw Mov Ther.* 17(2): 221–234.

Medrano, G., Eitner, F., Walter, M. & Leonhardt, S. (2010) Model-based correction of the influence of body position

on continuous segmental and hand-to-foot bioimpedance measurements. *Med Biol Eng Comput.* 48(6): 531–541.
Moissl, U.M., Wabel, P., Chamney, P.W., Bosaeus, I., Levin, N.W., Bosy-Westphal, A., Korth, O., Müller M.J., Ellegård, L., Malmros, V., Kaitwatcharachai, C., Kuhlman, M.K., Zhu, F. & Fuller, N.J. (2006) Body fluid volume determination via body composition spectroscopy in health and disease. *Physiol meas.* 27(9): 921–933.
Myburgh, C., Larsen, A.H. & Hartvigsen, J. (2008) A systematic, critical review of manual palpation for identifying myofascial trigger points: evidence and clinical significance. *Arch Phys Med Rehabil.* 89(6): 1169–1176.
O'Brien, C., Young, A.J. & Sawka, M.N. (2002) Bioelectrical impedance to estimate changes in hydration status. International journal of sports medicine. 23(5): 361–366.
Oldham, N.M. (1996) Overview of bioelectrical impedance analyzers. *Am J Clin Nutr.* 64(3): 405S–412S.
Organ, L.W., Bradham, G.B., Gore, D.T. & Lozier, S.L. (1994) Segmental bioelectrical impedance analysis. *J Appl Physiol.* 77(1): 98–112.
Park, G., Kim, C.W., Park, S.B., Kim, M.J. & Jang, S.H. (2011) Reliability and usefulness of the pressure pain threshold measurement in patients with myofascial pain. *Ann Rehabil Med.* 35(3): 412–417.
Piccoli, A., Piazza, P., Noventa, D., Pillon, L. & Zaccaria, M. (1996) A new method for monitoring hydration at high altitude by bioimpedance analysis. *Med Sci Sports Exerc.* 28(12): 1517–1522.
Piccoli, A., Pittoni, G., Facco, E., Favaro, E. & Pillon, L. (2000) Relationship between central venous pressure and bioimpedance vector analysis in critically ill patients. *Crit Care Med.* 28(1): 132–137.
Pichard, C., Kyle, U.G., Gremion, G., Gerbase, M. & Slosman, D.O. (1997) Body composition by x-ray absorptiometry and bioelectrical impedance in female runners. *Med Sci Sports Exerc.* 29(11): 1527–1534.
Ruben, R.M., Molinari, M.A., Bibbee, C.A., et al. (2010) The acute effects of an ascending squat protocol on performance during horizontal plyometric jumps. *J Strength Cond Res.* 24(2): 358–369.
Sconfienza, L.M., Silvestri, E., Orlandi, D., Fabbro, E., Ferrero, G., Martini, C., Sardanelli, F. & Cimmino, M.A. (2013) Real-time sonoelastography of the plantar fascia: comparison between patients with plantar fasciitis and healthy control subjects. *Radiology.* 267(1): 195–200.
Schleip, R., Duerselen, L., Vleeming, A., Naylor, I.L., Lehmann-Horn, F., Zorn, A., Jaeger, H. & Klingler, W. (2012) Strain hardening of fascia: static stretching of dense fibrous connective tissues can induce a temporary stiffness increase accompanied by enhanced matrix hydration. *J Bodyw Mov Ther.* 16(1): 94–100.
Schoeller, D.A. (2000) Bioelectrical Impedance Analysis What Does It Measure? *Ann N Y Acad Sci.* 904(1): 159–162.
Schüler, R. (1998) *Apparative Gefäßdiagnostik.* Ilmenau: ISLE Verlag. 17–23.
Segal, K.R., Burastero, S., Chun, A., Coronel, P., Pierson, R.N. & Wang, J. (1991) Estimation of extracellular and total body water by multiple-frequency bioelectrical-impedance measurement. *Am J Clin Nutr.* 54(1): 26–29.
Stecco, A., Meneghini, A., Stern, R., Stecco, C. & Imamura, M. (2014) Ultrasonography in myofascial neck pain: randomized clinical trial for diagnosis and follow-up. *Surg Radiol Anat.* 36(3): 243–253.
Strath, S.J., Pfeiffer, K.A. & Whitt-Glover, M.C. (2012) Accelerometer use with children, older adults, and adults with functional limitations. *Med Sci Sports Exerc.* 44 (1Suppl1). S77–S85.
Van Loan, M.D., Withers P., Matthie, J. & Mayclin, P.L. (1993) Use of bioimpedance spectroscopy to determine extracellular fluid, intracellular fluid, total body water, and fat-free mass. *Basic Life Sci.* 60: 67–70.
Zheng, L., Huang, Y., Song, W., Gong, X., Liu, M., Jia, X., Zhou, G., Chen, L., Li, A. & Fan, Y. (2012) Fluid shear stress regulates metalloproteinase-1 and 2 in human periodontal ligament cells: Involvement of extracellular signal-regulated kinase (ERK) and P38 signaling pathways. *J Biomech.* 45: 2368–2375.

延伸阅读

Deurenberg, P. (1996) Limitations of the bioelectrical impedance method for the assessment of body fat in severe obesity. *Am J Clin Nutr.* 64(3): 449S–452S.
Genton, L., Hans, D., Kyle, U.G. & Pichard, C. (2002) Dual-energy X-ray absorptiometry and body composition: differences between devices and com-parison with reference methods. *Nutrition.* 18(1): 66–70.
Medrano, G., Eitner, F., Walter, M. & Leonhardt, S. (2010) Model-based correction of the influence of body position on continuous segmental and hand-to-foot bioimpedance measurements. *Med Biol Eng Comput.* 48(6): 531–541.
Pirlich, M., Schütz, T., Ockenga, J., Biering, H., Gerl, H., Schmidt, B., Ertl, S., Plauth, M. & Lochs, H. (2003) Improved assessment of body cell mass by segmental bioimpedance analysis in malnourished subjects and acromegaly. *Clin Nutr.* 22(2): 167–174.
Scharfetter, H., Monif, M., László, Z., Lambauer, T., Hutten, H. & Hinghofer-Szalkay, H. (1997) Effect of postural changes on the reliability of volume estimations from bioimpedance spectroscopy data. *Kidney Int.* 51(4): 1078–1087.
Segal, K. R. (1996) Use of bioelectrical impedance analysis measurements as an evaluation for participating in sports. *Am J Clin Nutr.* 64(3): 469S–471S.

第 25 章

筋膜相关功能紊乱的触诊与功能性评估方法

Leon Chaitow

介绍

筋膜提供身体的硬组织与软组织之间的结构与功能连续体。它是一个无所不在的有弹性又柔软的感觉组元，通过对身体的其他部分进行覆盖、支持、区分、连接、分离、划分、包裹形成形状与功能，同时能够滑动，并且在结构之间的力学传递上有重要作用（第 1 章）。至少，这是筋膜在健康和功能健全时的表现。实际情况下，由于年龄、外伤或者炎症，不同身体组织层间的筋膜可能会缩短，变得疼痛、受限、无法在传递力时保持无痛、流畅的滑动互动（Langevin 等，2009）。

适应

筋膜随着时间逐渐产生，由于创伤或炎症突然产生或与年龄相关不可避免的功能紊乱可被看做一种生理或生物力学适应或者代偿。神经—肌筋膜组织收缩可能导致不同程度的本应能够拉伸和相对滑动的筋膜层之间出现导致疼痛的连接或粘连，可能对运动功能产生损害（Grinnel，2009）（Fourie &Robb，2009）（第 2 章）。

整个过程可以被简洁的概括为：包括筋膜在内的柔顺的组织变得“致密”了。这包含了复杂的肌筋膜关系，改变了肌肉平衡、动作控制与本体感觉（Stecco&Stecco，2009）。这些缓慢的适应过程可能会变成习惯性的与内在的。比如一个人有慢性的姿势改变，头部向前、双肩前引、背部凸起、腰部反弓，这将会有软组织活动度的改变和纤维化等，同时顽固的、习惯性的姿势改变通常也很难纠正，除非通过运动和/或治疗干预改变慢性组织特性。Myers（2009）已将这个渐进的适应过程描述为慢性组织负荷导致“全身软组织保持模式”，姿势和功能的不平衡、不适都能清楚地看到和摸到。

这样的过程可被总结为下列情况导致的结果：

- 过度使用，比如重复性动作；
- 不当使用，比如姿势或者功效学不当；
- 缺乏使用，比如缺少运动；
- 错误使用，比如创伤；
- 或者以上情况的叠加。

不管是单一情况还是多种情况，最终结果都是结构与功能性的改变，影响正常活动，导致不适或疼痛，并造成进一步改变，个体对受限进行代偿或者改变使用方式。

评估目标

当对可能的干预不管是相关的治疗还是运动进行评价时，重要的是确定是什么组织、结构、形式和机制受累？

比如，是否有证据证明软组织的变化，高张力或纤维化？是否有关节或神经受累？组织是否有炎症？换句话说：为什么发生了这些？哪些原因或维持的特点是可以确定的？能够通过什么来修正、改善和纠正这种情况？

开始，为了促进康复，需要对受限区域进行识别和评估，从而促使它们向正常的方向进步。在安全应用手法和/或运动疗法或物理因子治疗之前，操作人员首先要面对的关键挑战是如何对病理生理变化进行最佳判断。幸运的是，有很多触诊和评估工具可以帮我们对功能紊乱进行识别和定位，这将会在本章中讲解。

收集证据

做出临床决策需要基于对病史和主客观信息的综合，通过评估、观察、触诊和检查。找到的这些信息要同证据、科研、经验等的指引联系起来，给出不同的治疗选择。触诊和评估的目标因此就是收集功能正常与异常的证据，从而做出临床决策而不是猜测。什么太紧？什么太松？哪些功能受损？哪条动力和结构链受累？原因是什么？做什么能够纠正或改善这种情况？

有很多功能性的评估方法和方案、触诊方法能够帮助寻找信息和答案。有些已经被证实具有可靠性，有些没有清晰的证据支持，但仍被广泛使用。

这引出了一个关键的建议：不应单独通过一个从观察、功能性测试和评估、触诊得来的结果引导临床选择。依靠相互支持的综合证据确定康复和/或治疗选择要安全得多。

治疗观点

筋膜的滑动/滑行潜力降低、疼痛或者丢失时，正常功能的恢复需要注意相关导致或维持筋膜层功能紊乱的因素。本章重点强调对可能导致功能或者疼痛相关症状的筋膜改变的评价、触诊和评估。有很多策略通过使用这些确定促进正常功能的最佳方式，旨在改善、纠正或康复这样的功能紊乱，但是它们潜在的目的可被简洁总结如下：

- 减少适应负荷：比如纠正过度使用、使用不当或者其他导致问题的特点
- 增强功能：比如改善姿势、呼吸功能、营养、睡眠、动作模式以及组织的局部活动度与稳定性
- 强调症状缓解：可能是不良或者短期的选择，除非适应性的需求减少和/或功能改善

姿势评估

对姿势和运动模式的整体评估，为区域运动或功能范围内激活不足或者激活过度提供了线索。

信息收集

1. 对姿势和动作模式的总体评估能够对功能是否正常、哪些组织、结构和区域需要进一步调查进行概括（见治疗选择）。

2. 测试相对短缩和功能效率的特定关键肌肉，帮助对存在受限的区域进行更集中的评估。

3. 在识别区域内，通过不同的直接触诊可以对短缩肌肉、功能紊乱局部进行单独检查（见本章 ARTT）。

交叉综合征（见图 25.1）

不平衡的模式，比如上下交叉综合征模式，已经被解释为表现出伸肌张力过高，而腹部屈肌被过度抑制（Janda，1996）。

Greenman（1996）将这种观点解释为："肌肉不平衡包括了肌群（通常是相位肌）短缩与收紧，其他肌群的无力（通常是运动

肌),以及完整肌肉功能控制的丢失。下交叉综合征包括髂腰肌、股直肌、阔筋膜张肌、大腿短内收肌和竖脊肌群的张力过高与短缩,以及腹肌和臀肌的抑制。这使得骨盆前倾,造成屈髋和腰椎生理曲度增加。”此外,腰方肌短缩收紧,臀大肌、臀中肌无力也很常见。上交叉综合征包括颈伸肌、斜方肌上束、胸肌、胸段竖脊肌激活过度,深层颈屈肌与肩部下方稳定肌被抑制。

Key 等(2010)提到这种模式可能存在骨盆前倾与后移,胸廓与头部前移。在这种情况下,膈肌控制与盆底肌功能可能改变。

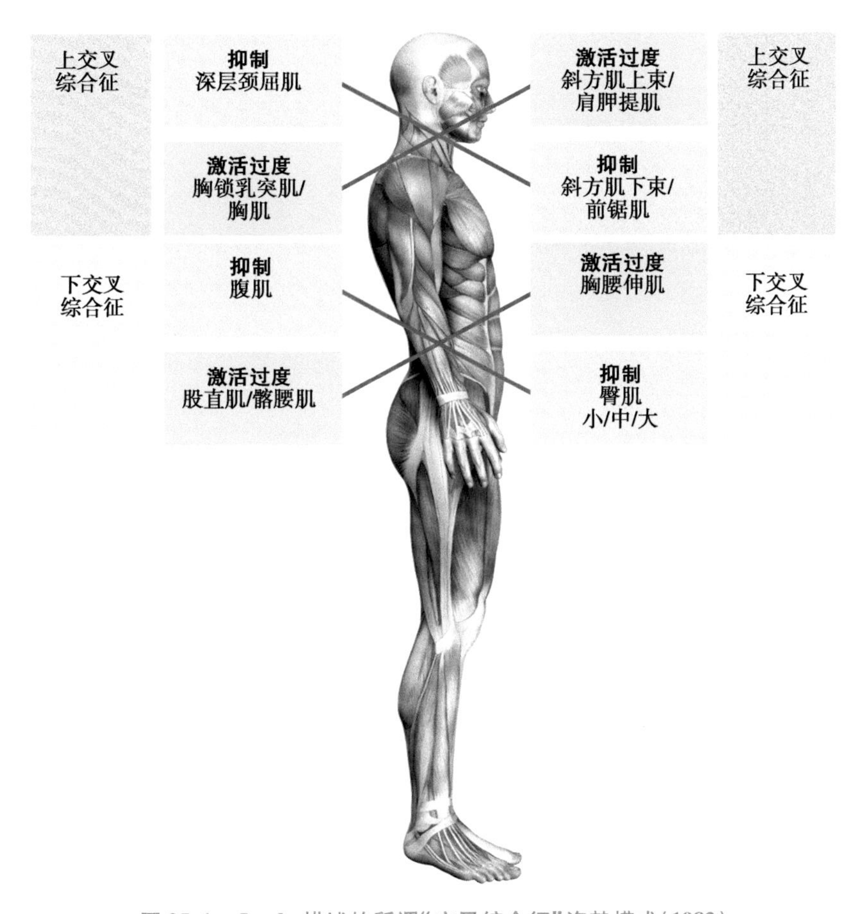

图 25.1　Janda 描述的所谓“交叉综合征”姿势模式(1983)

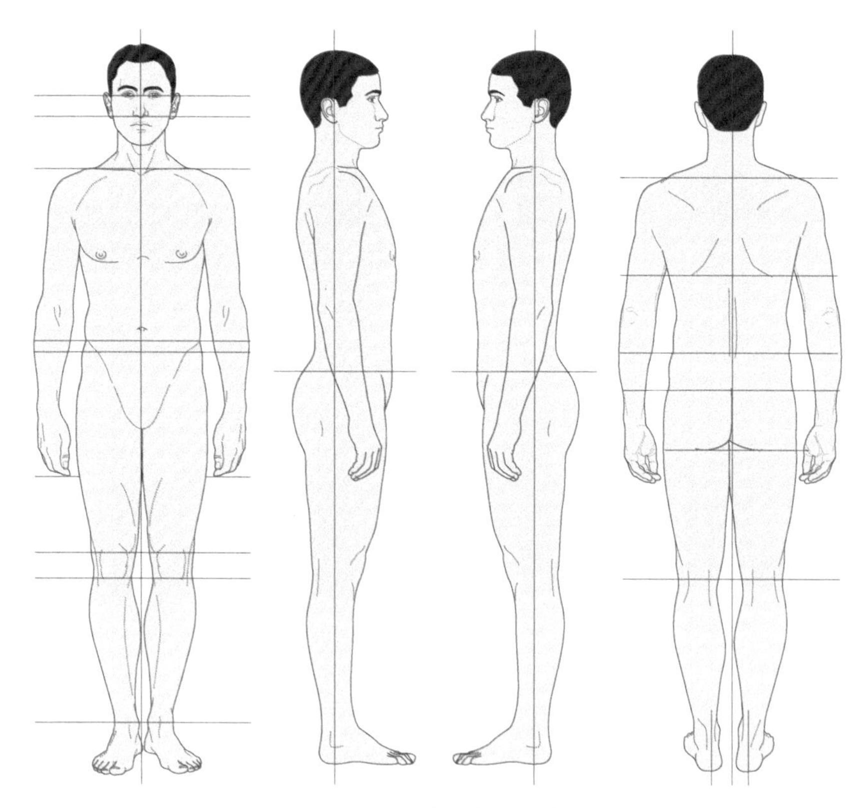

图 25.2 姿势评估记录表

整体姿势视觉评估(非诊断)

受评估者站姿

静态评估

1. 后面观

注意:肩与肩胛的对称与水平,任何翼状肩、头部位置、脊柱曲线、椎旁肌肉饱满度、骨盆位置、腰部与臀部的皮褶表现;膝、足、踝、跟腱、手臂的对称与位置;疤痕、淤痕等任何形态学不对称。

2. 侧面观

注意:膝关节的状态:放松还是伸膝锁住;脊柱曲线:放大还是相反;头部位置:前引或平衡;腹部下垂或疤痕、淤痕等任何形态学不对称。

3. 前面观

注意:肩部水平:胸骨中线是否有不对称、头部倾斜、锁骨偏差;骨盆不对称:髂嵴水平,膝盖对称性;疤痕或淤痕等任何形态学不对称

你观察到的不平衡是否有受限的模式,“交叉综合征”模式的结构、旋转、侧移或部分筋膜链受累? 如果是,通过触诊与功能评估进一步检查(见下文)。

主动评估

现在从前、后、侧方观察顾客走路。在慢速与快速情况下,评估步长、平衡/对称、重心转换、运动的异常模式。记录你的发现。观察正常运动的明显变化,尤其是顾客主诉疼痛或受限的,以及仔细观察客户在“长坐”(图 25.5)或前屈、后仰、上举和呼吸的动作模式。

问自己:

- 如何帮助改善/纠正其体姿?
- 哪里紧、松、旋转、偏离重心、不平衡、褶皱、拥挤和/或挤压,哪里的受限可能与这些有关?
- 这样的受限中可能有什么筋膜结构受累,如果松解,是否会使姿势拉长、打开?

软组织触诊之谜：问题不一定在"看上去是"的地方！

在交叉综合征的描述中对肌肉进行了单独的命名。但是最近发现单块肌肉的概念明显是错误的。单块肌肉与其他肌肉之间的筋膜连接意味着它们的动作不是孤立的。力在不同方向上传递，为肌肉提供额外的杠杆与功能，有时也会给远处的肌肉施加负荷。被命名的单块肌肉再也不能被认为是孤立的、单独作用的。Huijing（1999）指出主动肌与拮抗肌在结构和力学上通过连接它们的筋膜进行耦合，因此在主动肌产生力的同时能够在拮抗肌肌腱上测量出力。

Franklyn-Miller 及其同事（2009）发现腘绳肌的拉力在髂胫束上产生 240%、在同侧腰筋膜上产生 145% 的相对腘绳肌拉力的力。收缩或拉伸中负荷的传递因此能够影响肌肉之外的很多组织，很大程度是由于筋膜的连接。重要的是这指出了明显的肌肉受限，比如"腘绳肌紧"，可能不是腘绳肌而是其他方面的问题。在腘绳肌受限的情况中，可能存在阔筋膜张肌或者同侧胸腰段的筋膜功能紊乱，产生、促进、维持了腘绳肌症状。身体中存在的这种筋膜相互联系，随着身体结构之间通过筋膜相连以及其走向的知识积累，认识功能紊乱的源头会变得越来越可推测。

触诊、评估与负荷转移：胸腰筋膜

在这种负荷共享现象中需要使用触诊与评估策略。触诊之谜的大小，可以从图中包含了大量联系的一个结构中看出来，那就是胸腰筋膜。它将竖脊肌、背阔肌、腰方肌、腰大肌、腹横肌、膈肌和其他数不清的小肌肉联系起来（图 25.3 和 25.4）。

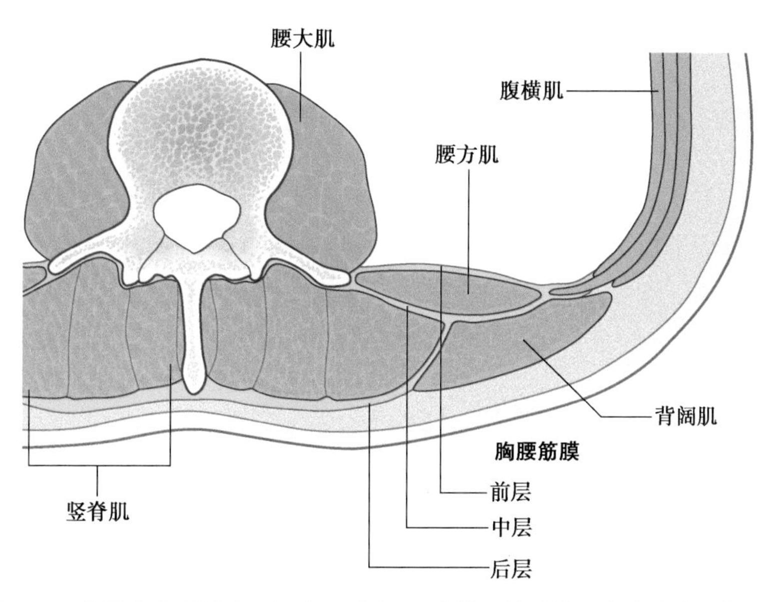

图 25.3　将腰方肌、腰大肌、竖脊肌、背阔肌、腹横肌等关键肌肉连接在一起的筋膜横截面（Gray's Anatomy）

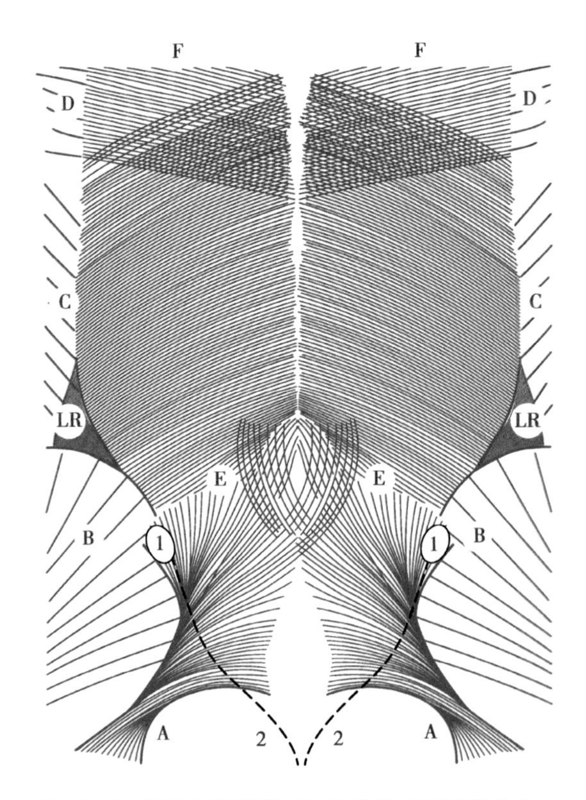

图 25.4 深层胸腰筋膜以及附着的不同纤维方向：
A 骶结节韧带连至腘绳肌
B 臀中肌筋膜
C 内斜肌筋膜
D 下后锯肌筋膜
E 竖脊肌
LR 侧缝为部分外斜肌与背阔肌提供附着点，并将附近的中轴与四肢肌肉上的张力分布到胸腰筋膜中（Willard 等，2012）。
如图 25.3，图中通过胸腰筋膜互相联系在一起的这些筋膜层同样覆盖竖脊肌。
1. 髂后上嵴
2. 骶骨
注意骶骨区域力学传递的各个方向。触诊疼痛可帮助我们找到可能影响特定肌肉的张力受限方向。注意上肢、躯干和下肢之间存在直接的筋膜联系。多重的、间接的、没有明显过度的筋膜连接使力的负荷得以传递，有深远的临床意义（Barker 等，2004）。

解开谜题

我们强调在对相对短缩的肌肉进行评估的同时，需要保持对多重筋膜连接将不同的肌肉连成一个张力结构的认识（第 6 章）。在我们寻找受限区域时需要做出区分。我们需要找出受限的局部，比如短缩的腘绳肌，以及受限的源头，可能是腘绳肌，也有可能是胸腰筋膜或其他部位。

测试特定的关键肌肉，寻找完整活动度的相对受限/下降，以及功能效率，能够更侧重对受限存在位置的评估。下面是识别可能导致功能紊乱产生的区域的策略：

1. 总体观察：比如正常姿势与运动，像站立与步行（见主动评估）。

2. 观察功能动作或姿势：比如步行（第 17 章）、长坐（图 25.5）、弯曲，以及 Janda

(1996)的髋外展与伸展测试。

3. 测试肌肉短缩的专门测试:(见图 25.1,姿势肌肉评估顺序)。

4. 直接手动触诊:见本章下面触诊练习的内容。

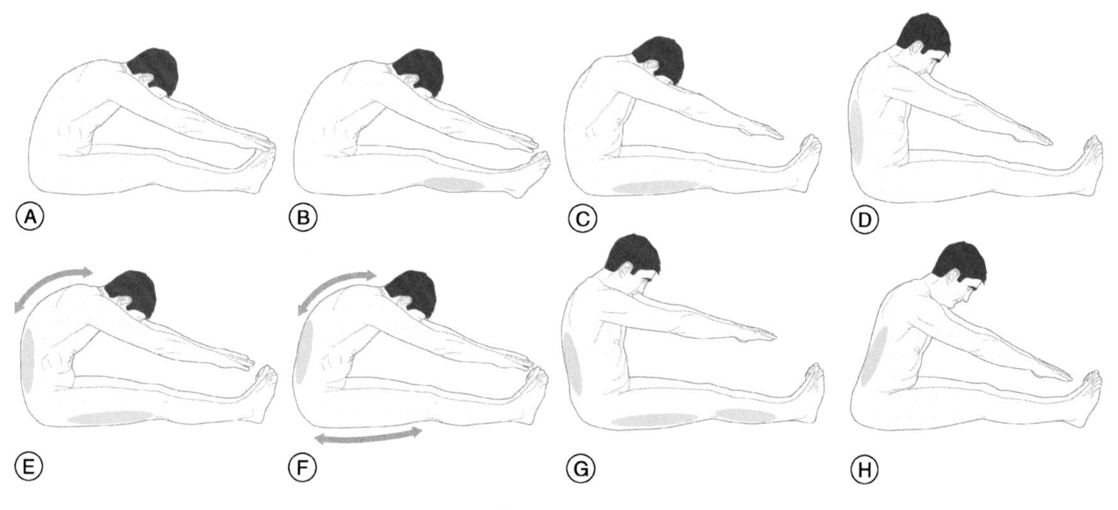

图 25.5　A-H

坐位体前屈:当柔韧性受限时,观察受限模式。评估是否存在竖脊肌或其他姿势相关肌群的短缩。

A 表示竖脊肌和大腿后侧肌群长度正常。

B 腓肠肌和比目鱼肌缩短;在体前屈姿势时不能保证踝关节背屈。

C 腘绳肌紧张,使骨盆后倾。

D 腰段竖脊肌紧张。

E 腘绳肌紧张;腰部肌肉轻度紧张,同时表现出背部肌肉被过度牵拉。

F 腰部肌肉轻度缩短,轻度拉伸背部肌肉和腘绳肌。

G 腰部肌肉、腘绳肌、腓肠肌、比目鱼肌紧张。

H 腰部肌肉非常紧张,甚至在屈曲时腰椎都在前凸位。

功能评估:髋外展测试,髋伸展测试

有大量的评估方法可以对过度使用、抑制、受限或者其他功能紊乱以及不适或疼痛进行检察。篇幅所限,以下只举两个例子。

肌肉活动受限和其他功能障碍,例如不适或者疼痛,可能是由于活动范围的限制,在这我列举两个例子证明。

髋关节外展测试

这种检查也可以通过触诊完成,然而触诊可能因为增加了被检查肌肉的感觉运动刺激而降低了结果的可靠性。最开始需要做的仅仅是观察,随后可加入直接的触诊(见图 25.6A)。

该测试的目的是检查腰椎骨盆区域的稳定性。患者侧卧,两腿上下搭住,位于下方的腿髋关节和膝关节自然弯曲,位于上方的腿应与躯干成一条直线。然后要求患者慢慢抬起上方的腿。正常动作表现为:下肢外展至 20 度时,不会出现该侧下肢髋关节的内旋、外旋或屈曲。同时不会出现身体同侧的骨盆侧倾(骨盆向头部方向的抬高)。为了使骨盆稳定,在动作开始时,腰部竖脊肌和/或腰方肌应该有一个中等程度的收缩。不过,这种收缩不应该导致任何显著的肌肉缩短,只是表现为肌肉张力的增加。

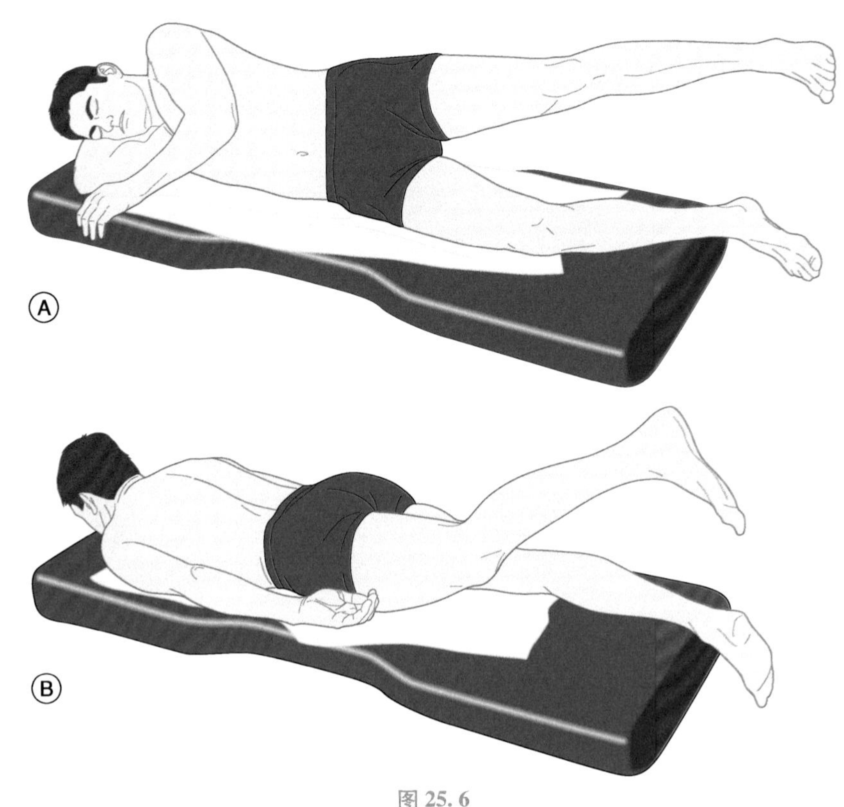

图 25.6

A. 髋关节外展测试;B. 髋关节伸展测试

如果能观察到以下任何情况,我们认为测试结果是阳性:

1. 患侧髋关节或腿部外旋,表明梨状肌过度激活或短缩。

2. 患侧骨盆外旋,表明梨状肌和其他髋关节外旋肌群存在过度激活或短缩。

3. 患侧髋关节屈曲,表明髋屈肌群可能过度激活和缩短,包括腰大肌和阔筋膜张肌。

4. 在下肢外展至 20 度之前,患侧骨盆向头部方向抬高,表明腰方肌可能存在过度激活或长度缩短。

5. 如果臀中肌和阔筋膜张肌正处于最佳收缩状态,并且腰方肌没有过度激活,能够发现动作整体以髋关节作为转动轴,而不是腰部。

6. 在进行外展运动的过程中,任何位置出现疼痛。例如在大腿内侧出现不适,可能意味着大腿内收肌缩短。

7. 以上情况的任何组合。

髋关节伸展测试

该测试的目的是评价一些肌肉在身体俯卧、髋关节伸展时的协调性(图 25.6B)。要求患者俯卧在垫子上,手臂放在身体两侧,脚要超出垫子末端。然后要求病人将一条腿朝天花板方向抬起。动作的起始应该表现为胸腰段竖脊肌的张力性收缩(收缩并不出现肌肉缩短),以在肢体伸展前稳定躯干,同时此动作应由同侧腘绳肌及臀大肌协调收缩完成,这是正常动作。

如果观察到以下任何情况,我们认为测试结果是阳性的:

1. 伸髋关节时膝关节屈曲,表示可能存在腘绳肌活动激活和缩短。

2. 同侧臀大肌的延迟或缺乏激活。臀大肌是该动作的主要原动肌,它受到抑制可能表明竖脊肌和/或同侧腘绳肌的过度激活。

3. 髋伸展启动错误,在伸展开始的前 10

度，动作的旋转的中心位置在腰部而不是髋关节，表明竖脊肌的过度激活而臀大肌受到抑制。

4. 对侧肩关节周围肌肉提前收缩，表明存在功能性的腰部不稳，躯干募集上部肌肉是为了代偿原动肌（臀大肌）受抑制情况。

观察姿势，同时观察运动模式以及坐位体前屈，进行髋关节外展和髋关节伸展测试，这为哪些肌群过度激活和哪些有潜在缩短或可能受到抑制等提供了线索。可以通过测试某块具体肌肉使这些信息得到确认，如表25.1。

表25.1 姿势肌肉评估顺序

此表列出了身体在过度使用、错用（例如，错误的姿势）或者滥用（如创伤）时容易缩短的主要肌肉（Janda，1996）。 字母 E L R 分别代表：E＝双侧共同缩短，L＝左侧缩短，R＝右侧缩短。 其他缩写字母与柔韧性缺乏相关：LL＝low lumbar，腰部，LDJ＝lumbodorsal junction，腰背连接，LT＝lower thoracic，下胸段，MT＝mid-thoracic，中胸段，UT＝upper thoracic，上胸段。在《触诊和评估技巧》（Palpation & Assessment Skills）一书中可以找到这些肌肉的评估细节（Chaitow，2010）。
名称：______________________ E代表的含义为“相等”，如果双侧都短缩，则双侧画圈 如果左或右短缩，则在对应的L或R上画圈 脊柱区域相关缩写表示腰部（LL low-lumbar）、腰背连接（LDJ lumbo dorsal junction）、下胸段（LT low-thoracic）、中胸段（MT mid-thoracic）、上胸段区域（UT upper thoracic areas）（脊柱变平或由于竖脊肌的缩短，减低了屈曲的能力）
1. 腓肠肌 E L R
2. 比目鱼肌 E L R
3. 腘绳肌内侧 E L R
4. 内收短肌 E L R
5. 股直肌 ELR
6. 腰大肌 E L R
7. 腘绳肌 a）上束纤维 E L R b）下束纤维 E L R
8. 阔筋膜张肌 E L R
9. 梨状肌 E L R
10. 腰方肌 E L R
11. 胸大肌 E L R
12. 背阔肌 E L R
13. 斜方肌上束 E L R
14. 斜角肌 E L R
15. 胸锁乳突肌 E L R
16. 肩胛提肌 E L R
17. 冈下肌 E L R
18. 肩胛下肌 E L R
19. 冈上肌 E L R
20. 上肢屈肌 E L R
21. 脊柱变平： a）坐位腿伸直 LL LDJ LT MT UT b）坐位腿屈曲 LL LDJ LT MT UT
22. 颈椎屈肌变短？ 是 否

确定了哪些肌肉引起局部或远端活动范围的减少，那么很可能这些肌肉就是病因。这些也许会很有帮助（见以上关于胸腰椎筋膜的讨论）。

局部功能障碍的 ARTT 触诊特征

筋膜或常规的骨骼肌肉功能障碍，例如疼痛和/或功能受限，通常与一些可预测的特性相关，我们可以使用首字母缩写 ARTT 来总结。

- A（Asymmetry）代表不对称，因为一侧的筋膜功能障碍通常比双侧更普遍。
- R（Range of motion）代表活动范围受限。在几乎所有筋膜或一般的肌肉骨骼功能障碍中，所涉及组织的活动性将会下降。
- T（Tenderness）代表触痛或敏感/疼痛，这是一种常见的但不普遍的表现。Fryer 等人（2004）已经证实，那些在深层触诊时表现出“非正常组织手感”的胸椎旁肌肉的点，通常也表现出比相邻的组织功能障碍特点更明显的疼痛。筋膜功能障碍经常伴随着在移动、收缩或拉伸时特定的刺痛、切割或“燃烧”感。
- T（Textural or Tissue Changes）代表结构或组织的变化。功能失调的组织通常伴随着张力亢进、纤维化、硬化、水肿或其他明显的、与正常组织不同的触诊改变。Fryer 等人（2005）研究了脊椎旁组织结构可能出现的不规则性，可能是由于脊椎旁肌横截面积变厚。超声诊断（第 24 章）表明这并不是原因。当功能异常时，筋膜“感觉”的变化，被描述为“致密化”：这个词巧妙地总结了通常情况下触诊的感觉。Fryer 等人（2007）检查了深层椎旁肌的肌电活动，出现“质感改变”的椎旁肌也比周围的肌肉更疼痛。该研究显示出在功能异常的肌肉中肌电活动的增加，即它们是张力亢进的。

当评估或触诊有功能障碍的组织时，ARTT 的全部四个要素并不会一起出现。然而，至少两个，最好是三个要素，一般是能够被发现的，这些特征证明筋膜功能出现了异常。

ARTT 练习

你站在前方，要求患者在站立位开始弯腰，从头部观察脊椎旁的肌肉组织。脊椎一侧的肌肉通常会比另一侧更厚，像土堆一样。然后再要求患者俯卧，观察这一现象发生的情况。

在这个例子中，我们假设它发生在左胸部下/左腰部上方。此时可以确定 ARTT 中“A”（不对称）已经存在。现在触诊病人这一区域的左右两边，评估两侧的张力区别。若某一侧越厚实，在这个例子中是左侧，将理所当然认为情况更严重，张力亢进。

检测 ARTT 中的“R”要素很容易，可以通过轻轻地尝试将脊椎旁组织延长，或轻轻地压迫它们，或者试着用拇指、手指或手掌，从侧面使其屈曲。在张力高长度缩短那一侧会有活动范围的缩小。

一旦你感觉到一侧与另一侧在质感上出现差别，即可触诊较深的肌肉组织，可能需要稍微有一定倾斜角度，而不是垂直向下。此时你可以感觉到组织结构上出现了明显的差异。通常可能感觉到更大的硬度，这可能取决于问题的慢性程度，在张力亢进一侧出现了纤维化。如果是这样，你将可以拥有 ARTT 中的第一个“T”（结构或组织）元素。

在组织上施加压力，张力亢进一侧将会出现疼痛（这产生了 ARTT 中的第二“T”）。

将 ARTT 用于筋膜评估与肌肉或关节评估相比效果不明显，因为许多筋膜可能位置很深并且不能直接被触摸到。然而，体表筋膜和松散的网状组织则很容易评估，如下所述。

练习:皮肤和筋膜触诊

理想情况下,应该在“正常”组织以及明显的或怀疑有功能障碍的区域进行练习。此外,也应在那些位于大肌肉覆盖之下的区域、小肌肉之间和其下为骨的区域进行触诊练习。触摸组织的种类越多,触诊对象年龄和身体状况差异越大,参与触诊练习越多,获得的触诊能力就会变得越好(Chaitow,2010)。

练习 1

皮肤抵抗

- 在开始练习之前摘掉手表和其他首饰。
- 完全没有压力或仅用一或两个手指的指腹,用最轻的力去触摸已经观察到的区域,在皮肤没有覆盖物的区域来回移动几次。
- 当你移动到比较湿润的区域和相对较为干燥的区域,你注意到明显的区别了吗?
- 皮肤纤维和水分增多时的变化是显而易见的。你感觉到“抵抗”的是什么了吗?你使用的是拉伸触诊法来确定皮肤增加的湿度,通常与张力亢进、组织功能障碍和筋膜滑动抵抗有关。
- 当你感觉舒适时,能够区分出拉伸的感觉,完全不要使用压力,仅用一到两个手指的指腹进行非常轻微的触诊,用最轻的力从多个不同的方向去抚摸你大腿前面的皮肤(这个练习的目的)。
- 然后在大腿外侧重复同样的做法通过髂胫束最密集的部分。
- 尝试灵敏地识别区域的牵拉。与手表带下面的区域相比,这种感觉都是不太明显的。当手指光滑移动,皮肤上有轻微的“粗糙”时就可以觉察出来。

练习 2

表层筋膜的滑动和滚动

- 将 2 ~3 个手指的指腹放置于大腿前侧的皮肤上,同时施加最小的压力(仅有几克重)并使之滑动(皮肤连同与其相互联结的浅筋膜),向膝盖方向移动直到感受到阻力。然后再回到你开始的地方,使皮肤向髋部滑动。
- 比较在两个方向上移动的轻松度。
- 在某一个方向或另一方向上有更强的抵抗力吗?
- 执行动作的区域是否有“抵抗”的感觉,或者没有这一感觉。
- 接着在大腿外侧重复同样的做法通过髂胫束。与在前侧表面运动时的轻松度相互比较,并与完全自由的活动区域和表现出阻力的区域相比较。
- 接着在另一条腿上执行相同的评估操作,以及在身体其他容易操作的部位进行,如小腿前和外侧区域,比较并记住在这些组织上进行上推、滑动和滚动时的不同感觉。
- 比较你的发现。在滑动皮肤/浅筋膜一些地方时与相对应的位置相比是否有更大的抵抗,这是否能够判定为筋膜抵抗?
- 是否在腿的表面或腿的其他位置有更强的抵抗力?与另一侧相比呢?
- 在那些小肌肉覆盖或者有密集筋膜层的区域(如髂胫束)执行同样的操作时,你注意到有什么差异了吗?

练习 3

测试皮肤弹性

- 现在用你的食指和中指轻轻捏起少许皮肤,此区域已经被你的拇指检测过皮肤的滑动能力,像练习 2 中那样。

- 提起皮肤并感受其弹性程度,在身体的不同部位有很大的不同。
- 你捏着的是皮肤和浅筋膜,以及二者之间的一些脂肪、蜂窝和疏松结缔组织,还有其下深层的致密结缔组织。这种"疏松"的组织包括各种细胞和物质,如复合氨基酸蛋白多糖等,它们为各层组织向其他组织层进行滑动提供了便利(第 3 章)。
- 当上述的能力减弱或失去时,就会出现功能障碍,活动限制和疼痛等几乎不可避免的后果。

在大腿的各部分重复轻轻的捏和提,在那些较厚肌肉、较小肌肉和较多筋膜的组织中反复练习。

- 现在看看你是否可以在拇指和其他手指之间"滚动"皮肤的和浅筋膜,在不同的区域、不同的方向进行测试。
- 你是否注意到,在观察到滑动能力下降的区域(练习 2),皮肤不容易上提、伸展和卷曲?
- 一般来说,潜在的张力亢进和组织缩短程度越大,在皮肤和浅筋膜上进行自由滑动时遇到的阻力越大。
- 在许多情况下,筋膜抵抗、滑动能力下降和弹性损失之间存在相关性。

注意通过这项练习展现出 ARTT 中设计的几项元素。在疼痛增加的区域,通常筋膜抵抗也会提高,同时筋膜的滑动和滚动也会下降。有时滚动组织可能会使组织更不舒服,反而会增加 ARTT 中的最后一个元素(疼痛)。

练习 4

针对其他人的腰骶部区域进行练习 1、2 和 3,尝试评估其表面组织相对受限的方向。现在开始以你的方式训练触诊能力吧。

临床总结

- 通过观察进行整体评估:受限的或功能异常的区域在静态和运动时会表现出某些特征。
- 功能评估会帮助你辨别值得进一步检查的结构。
- 直接触诊能够区分出组织改变的地方。

你唯一需要考虑的是如何处理你所发现的问题。这本书提供了这些问题的解决方案。

参考文献

Barker, P.J., Briggs, C.A. & Bogeski, G. (2004) Tensile transmission across the lumbar fasciae in unembalmed cadavers: effects of tension to various muscular attachments. *Spine* 29(2): 129–138.

Chaitow, L. (2010) *Palpation and assessment skills*. Edinburgh: Churchill Livingstone.

Fourie, W. & Robb, K. (2009) Physiotherapy management of axillary web syndrome following breast cancer treatment: Discussing the use of soft tissue techniques. *Physiotherapy* 95: 314–320.

Franklyn-Miller, A. et al. (2009) IN: *Fascial Research II: Basic Science and Implications for Conventional and Complementary Health Care Munich:* Elsevier GmbH.

Fryer, G., Morris, T., Gibbons, P. et al. (2007) The activity of thoracic paraspinal muscles identified as abnormal with palpation. *JMPT,* 29(6): 437–447.

Fryer, G., Morris, T. & Gibbons, P. (2004) The relationship between palpation of thoracic paraspinal tissues and pressure sensitivity measured by a digital algometer. *J Ost Med*. 7: 64–69.

Fryer, G., Morris, T. & Gibbons, P. (2005) The relationship between palpation of thoracic tissues and deep paraspinal muscle thickness. *Int J Ost Med*. 8: 22–28.

Greenman, P.E. (1996) *Principles of manual medicine*. 2nd Edition. Maryland: Williams and Wilkins.

Grinnel, F. (2009) *Fibroblast mechanics in three-dimensional collagen Matrices. Fascia Research II: Basic Science Implications for Conventional and Complementary Health Care*. Munich: Elsevier GmbH.

Hammer, W. (1999) Thoracolumbar Fascia and Back Pain. *Dynamic Chiro Canada*. 31(10): 1.

Huijing, P. (1999) Muscular force transmission: a unified, dual or multiple system. *Arch Physiol Biochem*. 107: 292–311.

Janda, V. (1983) *Muscle function testing*. London: Butterworths.

Janda, V. (1996) Evaluation of muscular balance. In Liebenson Ceditor: *Rehabilitation of the Spine*. Baltimore: Williams and Wilkins.

Key, J. (2010) *Back Pain - A Movement Problem: A clinical*

approach incorporating relevant research and practice. Edinburgh: Churchill Livingstone.
Langevin, H. et al. (2009) Ultrasound evidence of altered lumbar connective tissue structure in human subjects with chronic low back pain. Presentation 2nd Fascia Research Congress.
Myers, T. (2009) *Anatomy Trains*. 2nd edition. Edinburgh: Churchill Livingstone.
Stecco, L. & Stecco, C. (2009) *Fascial Manipulation: Practical Part*. Italy: Piccini.
Willard, F.H., Vleeming, A., Schuenke, M.D. et al. (2012) The thoracolumbar fascia: anatomy, function and clinical considerations. *J Anat*. 221(6): 507–536.